［シリーズ］わがまちのササエさんとマモルくん

# 医療・介護・福祉の地域ネットワークづくり事例集

## ――住民、多職種、行政が協働する包括ケア

監修：辻 哲夫 東京大学 高齢社会総合研究機構 特任教授

# はじめに

わが国は、世界の最前線として超高齢社会を迎えており、75歳以上人口は間もなく総人口の5分の1を占め、更に4分の1に向かうと見込まれる。

近年、早死は著しく減少し、大部分の人が長生きできるようになったが、それは、虚弱な人が増える社会でもあり、併せて今後は、一人暮らしや夫婦だけの高齢者世帯が、都市部を中心に急速に増加する。未知の社会に向かっているといえる。

どう対応していけばよいのか。

まず、高齢期においてもできる限り元気で自立した状態を維持することを目指すことである。これまでも国においては、生活習慣病予防を推進するとともに介護予防政策が導入されてきた。今後の介護予防政策においては、フレイル(虚弱)予防ということが重要となる。特に、フレイルがかなり進行してからでは回復は容易でないことから、早い段階からの対応を推進することが重要となる。近年の研究では、フレイルの早期の予防のためには、高齢期の社会性(人との交わりや活動の範囲の広さ)の維持が大切であり、高齢者を包括した地域コミュニティの活性化こそが必要であることが分かってきている。

一方、認知症の発症は長生きとともに大幅に増加しているのも事実であり、フレイルはできる限り遅らせたいが、最終的には、認知症の人を含めて多かれ少なかれ人のお世話になる期間をもつ人が増える。この場合、高齢期にあっても、住まいを基本に、できる限り地域で皆とともに自分らしく暮らし続けられるようにすることが、認知症をもつ人を含めて一番自立度を維持しやすく、本人も幸せであるということも分かってきている。

したがって今後は、地域包括ケア政策を基本において、医師をはじめ多職種が連携した包括的な在宅ケアシステムを地域にしっかりと整備しつつ、高齢期においても、できる限り自立して地域で皆がともに暮らすことができるようにしていく必要がある。国においては、このための制度改革が行われ、介護予防・日常生活支援総合事業などを推進するとともに、本年4月からは、全市町村で在宅医療・介護連携推進事業が実施される。

それは、地域のなかで、病院・診療所などの医療機関をはじめ、看護・介護等の分野の事業所が水平的にネットワークを組み、情報を共有し、多職種が専門性を活かして協働していくとともに、地域住民が自助・互助の精神を大切にしながら参加する「まちづくり」であり、更には、高齢者だけにとどまらず、子ども、障害者、生活困窮者なども含めて、誰もが安心して暮らせる地域共生社会の形成につながるものでもある。

以上のようにあるべき制度政策の枠組みは明らかになってきているが、従来の延長線上の手法にとどまらない取り組みが必要であり、その取り組みは、地域ごとのさまざまな実情のなかで、多様な形を描きながら発展していくこととなる。

本書は、そのような状況を踏まえ、現場をよく知るこの分野のジャーナリストたちが全国からピックアップした事例を掲載している。

第1章は「これからの医療と介護を考えたまちづくり」として、クリニックをはじめ、さまざまな主体がかかわって取り組まれている地域の医療介護のネットワークづくりの6つのかたちを紹介している。

第2章は「在宅療養を支えるチームケア」として、生活の場に向けての多職種のチームケアの中心となっているクリニックの多様なかたちを紹介している。

第3章では「地域を支える看護力」を取り上げた。医療・介護の一体的な推進を行う現場での一つの要は看護であり、訪問看護ステーションにとどまらず、地域の実情に応じた幅広い看護のかたちをさぐってみた。

第4章「介護予防・日常生活支援総合事業（総合事業）の取り組み」では、手探りのなかで、地域ごとの状況に根差しつつ、住民の力を最大限活用した独自性のある取り組みをとりあげた。

第5章では「認知症の人とともに暮らす地域支援」として、ますます増加する認知症をもつ人が、地域で生き生きと暮らしていくための取り組みの多様なかたちを、当事者組織も含めて紹介している。

最後に第6章「地域医療・介護の多彩なカタチ」では、医療・介護・福祉の枠を超えて行われている各地での多彩な活動を取り上げた。「地域共生」のまちづくりを目指す自由な着想の更なる展開が期待される。

本書においては、現在の地域包括ケア政策のモデルになったような典型的な事例はかなり知られているので、できる限りきめ細かに各地の多様な事例を紹介することに努めたが、ここで一点強調したいことがある。今後すべての人に制度改革の願いが届くためには、最終的には地域住民の主体性が大きな鍵となるが、まずは、市町村行政と地区医師会の役割が極めて重要で、そのもとで多職種の関係団体をはじめ多くの関係者が心を一つにすることが不可欠であるということである。

本書の企画にあたっては、国レベルで在宅医療介護連携を推進する「全国在宅医療会議」

にかかわっている各団体の関係者にアドバイスをいただくとともに、それぞれの考える「医療・介護・福祉を核とした地域づくり」に関して原稿を寄せていただいた。取材に快く応じて下さった各地の方々はもとより、日本医師会、全国在宅療養支援診療所連絡会をはじめとする多くの団体の関係者の方々に、深く感謝しお礼を申し上げる。

今、全国各地でさまざまな主体が果敢に新しい取り組みに挑戦されているが、それは迫りくる超高齢社会の国づくりでもある。全国自治体の担当者や住民活動に携わる方々を含めてさまざまな分野で、本書で今回取り上げた各地の多様な実践事例を参考として活用していただき、取り上げた事例も含め、各地でさらに深化した取り組みが展開されることを強く願っている。

2018年3月

辻 哲夫［東京大学高齢社会総合研究機構特任教授］

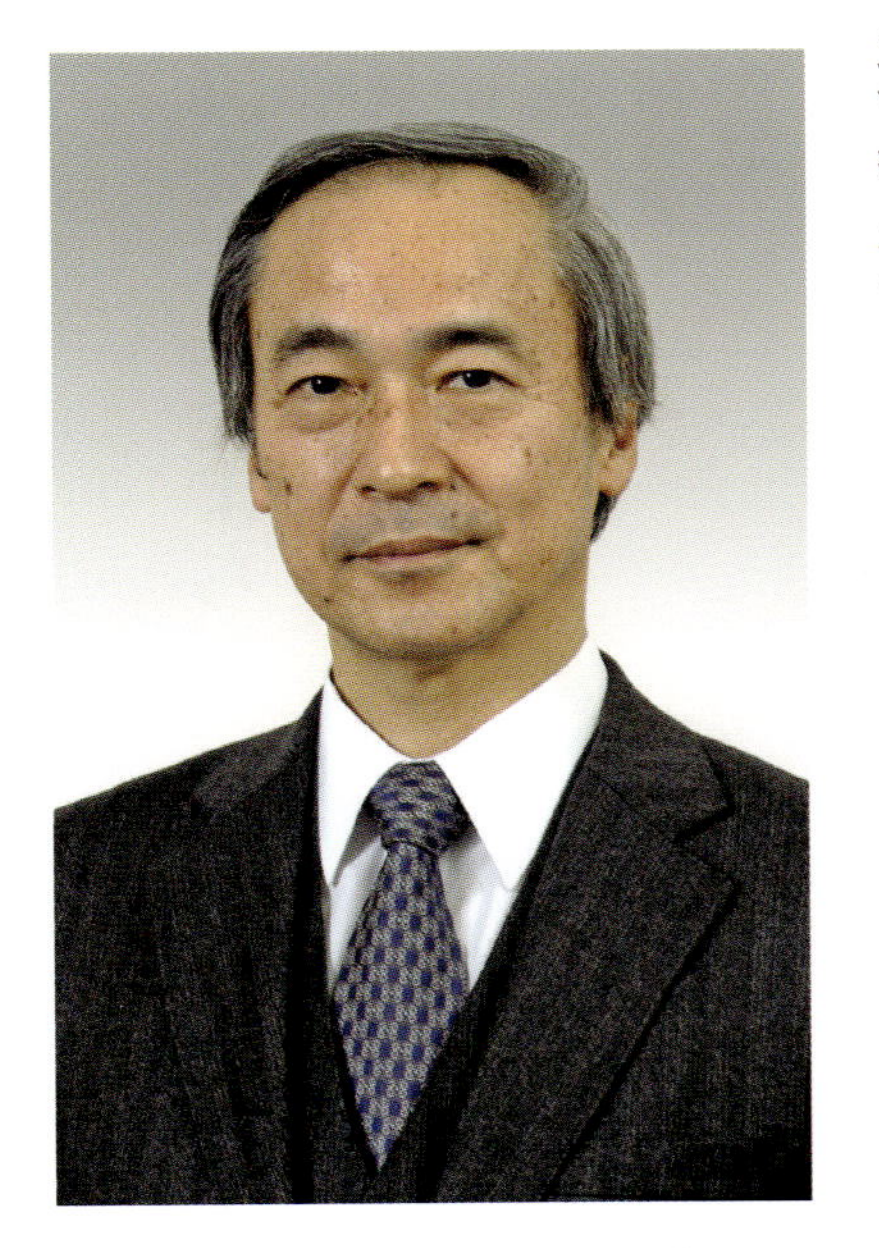

## 第3章　地域を支える看護力

第4章 介護予防・日常生活支援総合事業（総合事業）の取り組み



第5章 認知症の人とともに暮らす地域支援



第6章 地域医療・介護の多彩なカタチ

第1章

# これからの医療と介護を考えたまちづくり

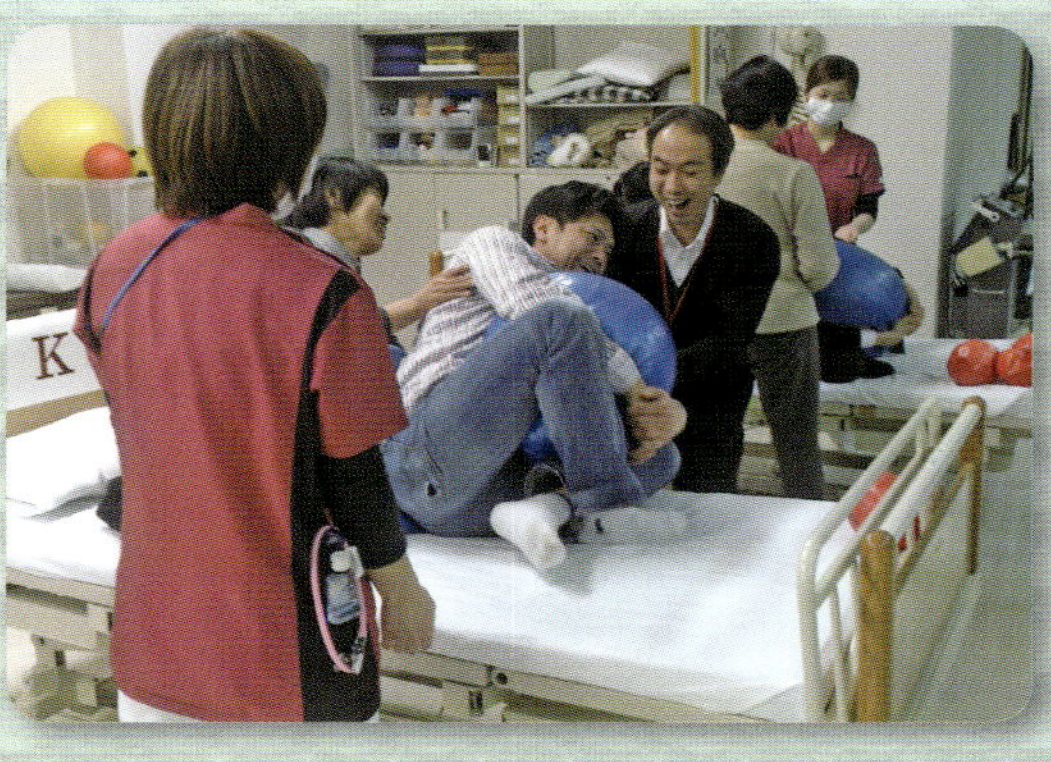

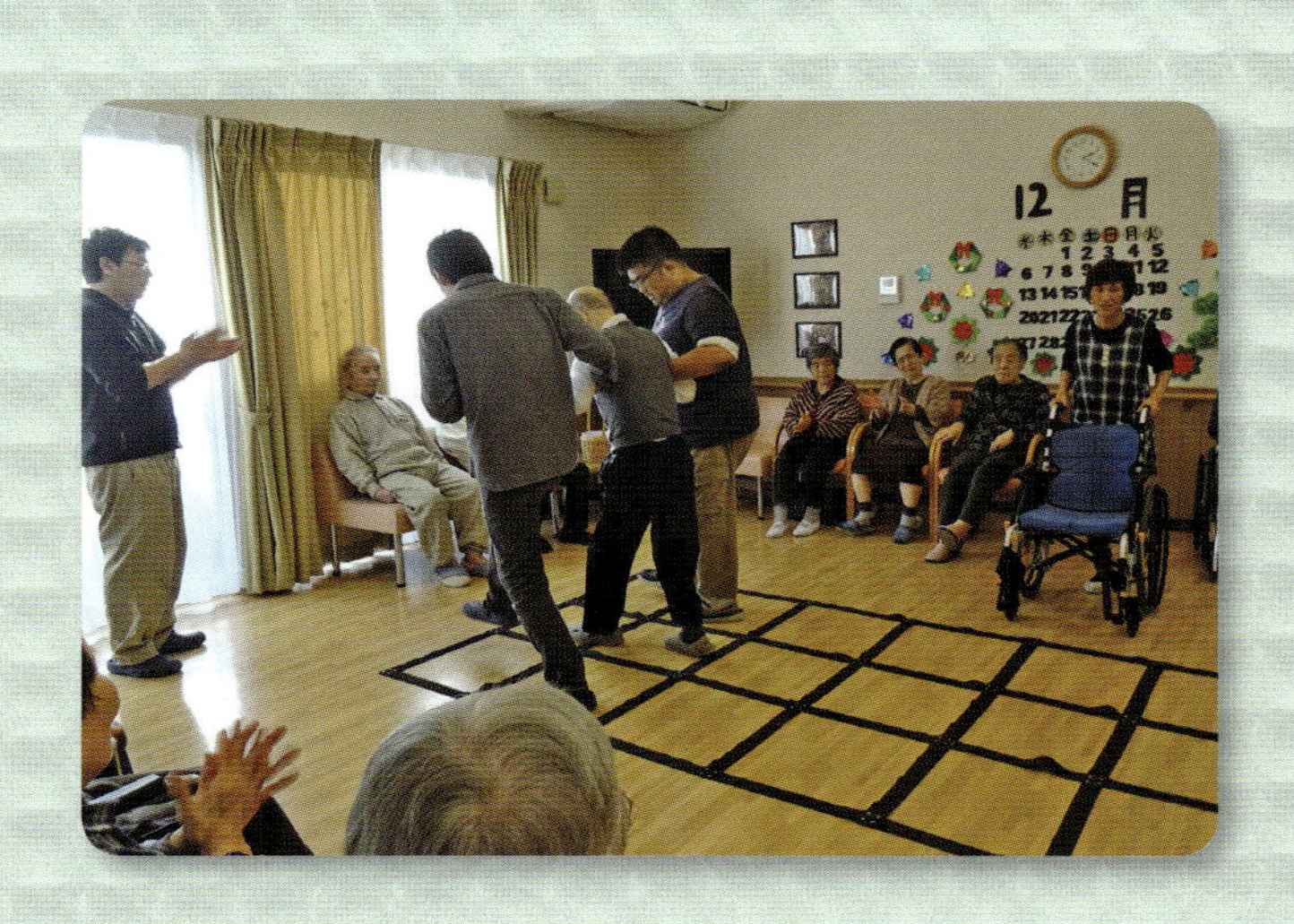


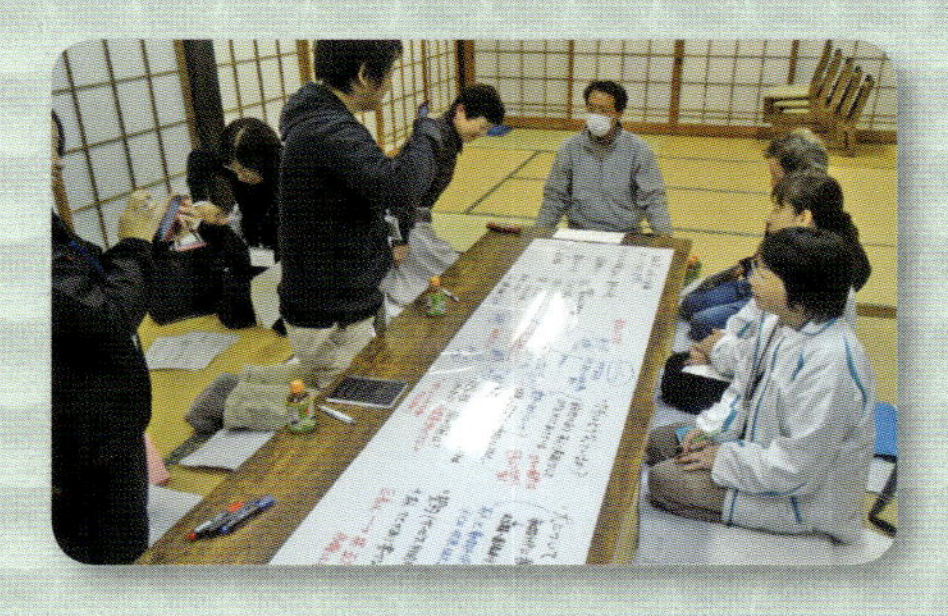

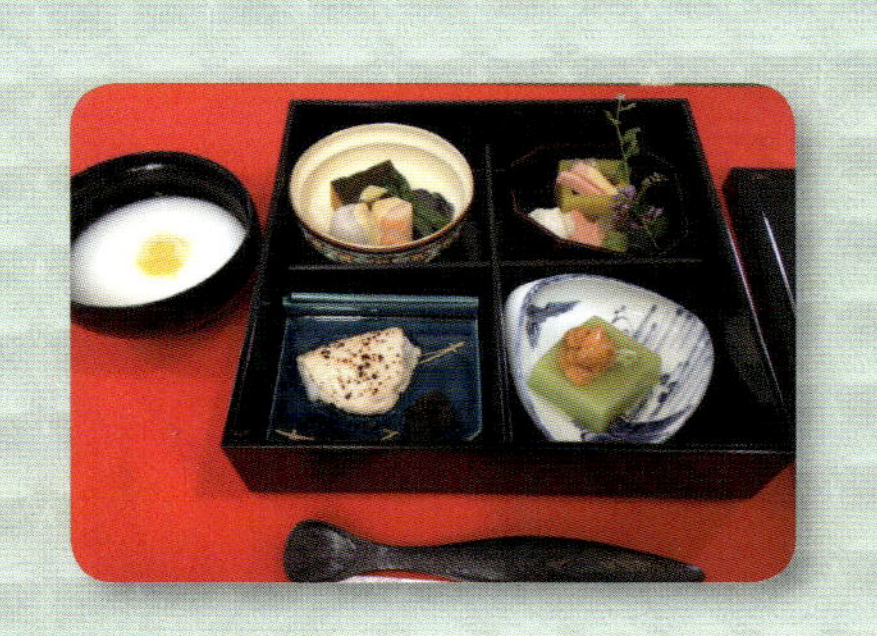

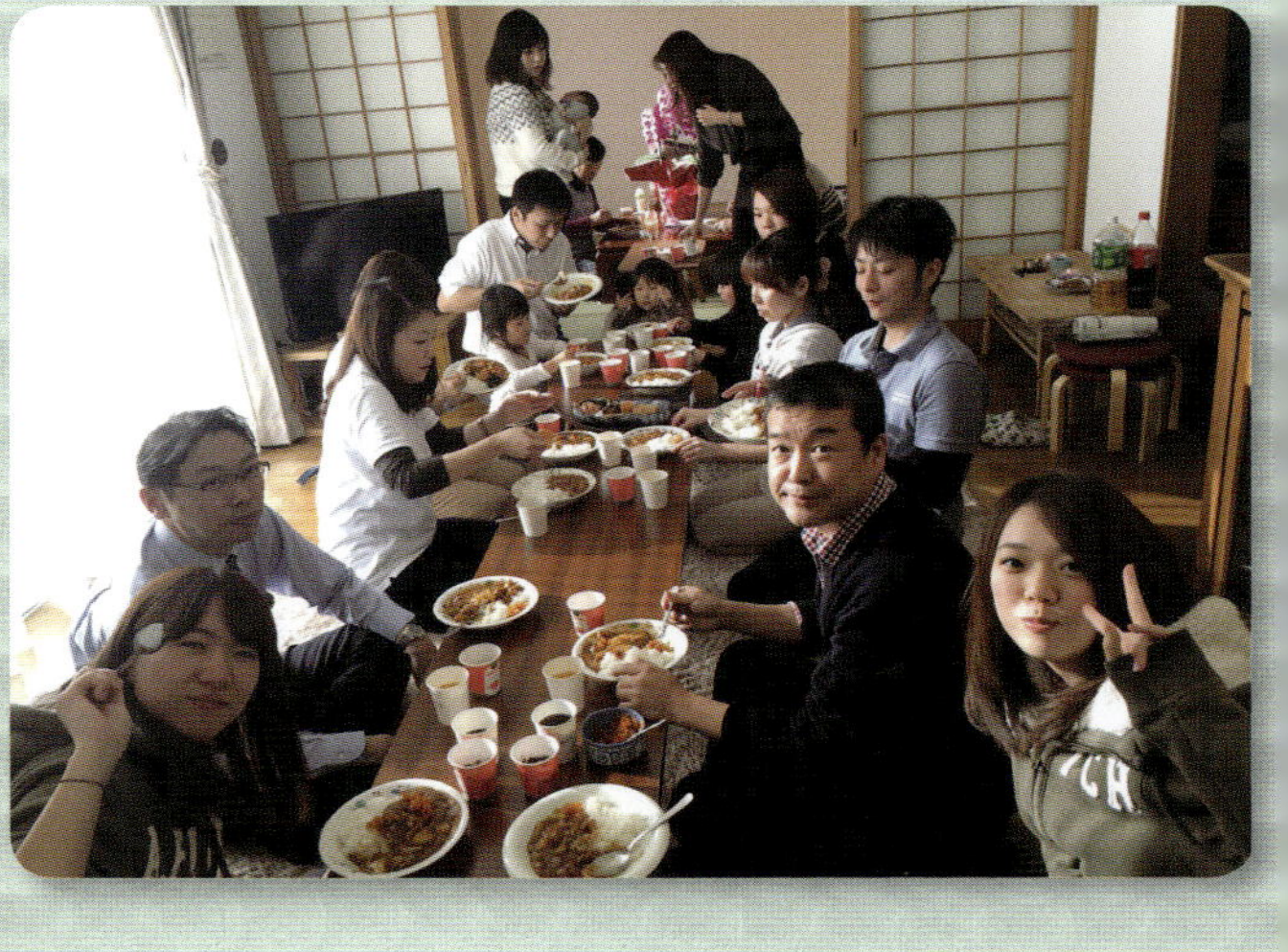

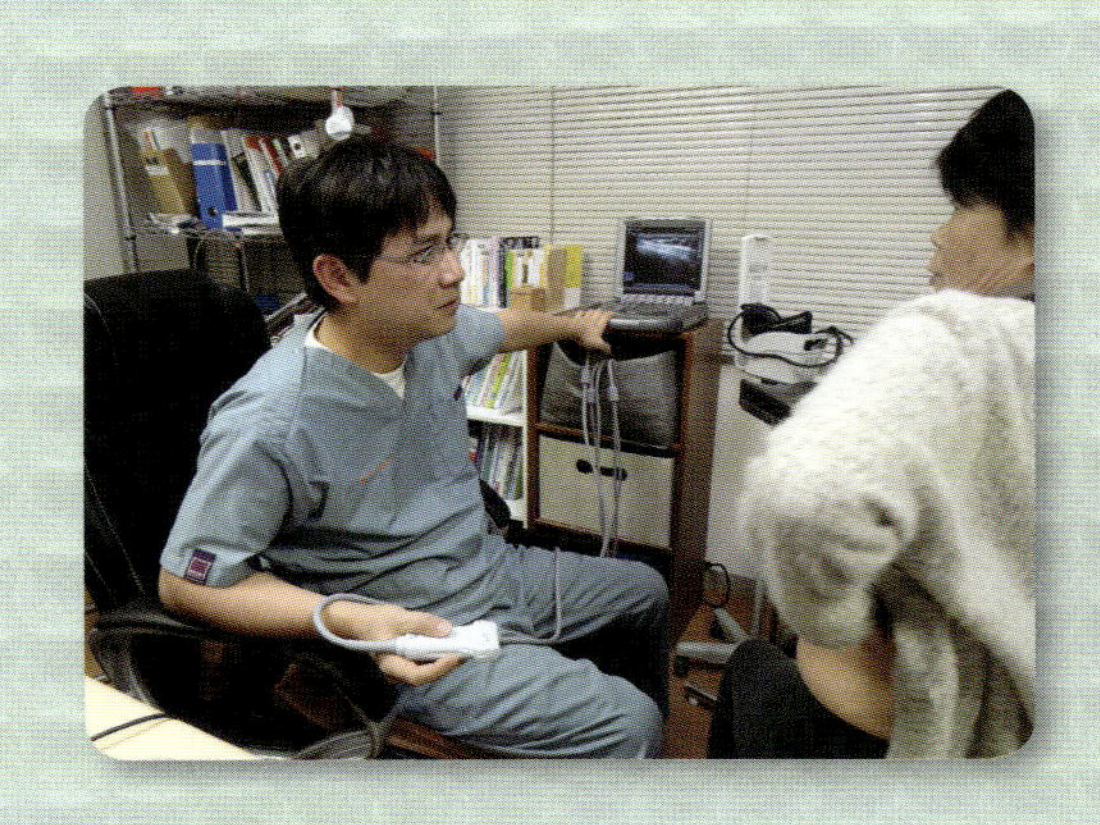

# 医療法人社団　ささえる医療研究所

## 医療・介護を核に地元に雇用を生み支えあう地域をつくる

### 夕張での出会い

ホワイトアウトだ。運転していて先が見えない怖さ。遭難しそうななか、必死で待っている人のところに向かう訪問診療。2018年の冬、雪深いところでは、あちこちで見られた風景だろう。医師、看護師、医療事務などがチームとなり、医師や看護師が患者を診る間、事務職は電子カルテをチェック・記入し、さまざまな用品をそろえる。

北海道の岩見沢・栗山・長沼・由仁・旭川で地域を支える「ささえる医療研究所」(「ささえる」)。財政破綻した夕張市で、2007年、171床の市立総合病院を解体し、19床の有床診療所、患者を在宅に帰すための40床の老人保健施設(老健)、そして訪問診療の推進、を3本柱に市の医療改革を進めたのが、村上智彦医師。あわせて、市民の意識改革に努め、予防医療にも力を入れた。

「病院から、老健でのリハビリを経て在宅復帰し訪問診療を受ける患者さんが、それまで0だったのに、1年で100人にまで増えました」と、ささえる医療研究所理事長の永森克志さんは振り返る。地域包括ケアシステムを1年で達成したようなものだと。

永森さんは、見学に行った夕張で村上さんに出会い、すっかり意気投合。当時、佐久総合病院から母校である東京慈恵医科大学に戻り、いろいろ悩んでいた時期だった。地域医療には、たった一人の優秀な医師が全体を引っ張るのではなく、医師が行きやすい環境を整えることが必

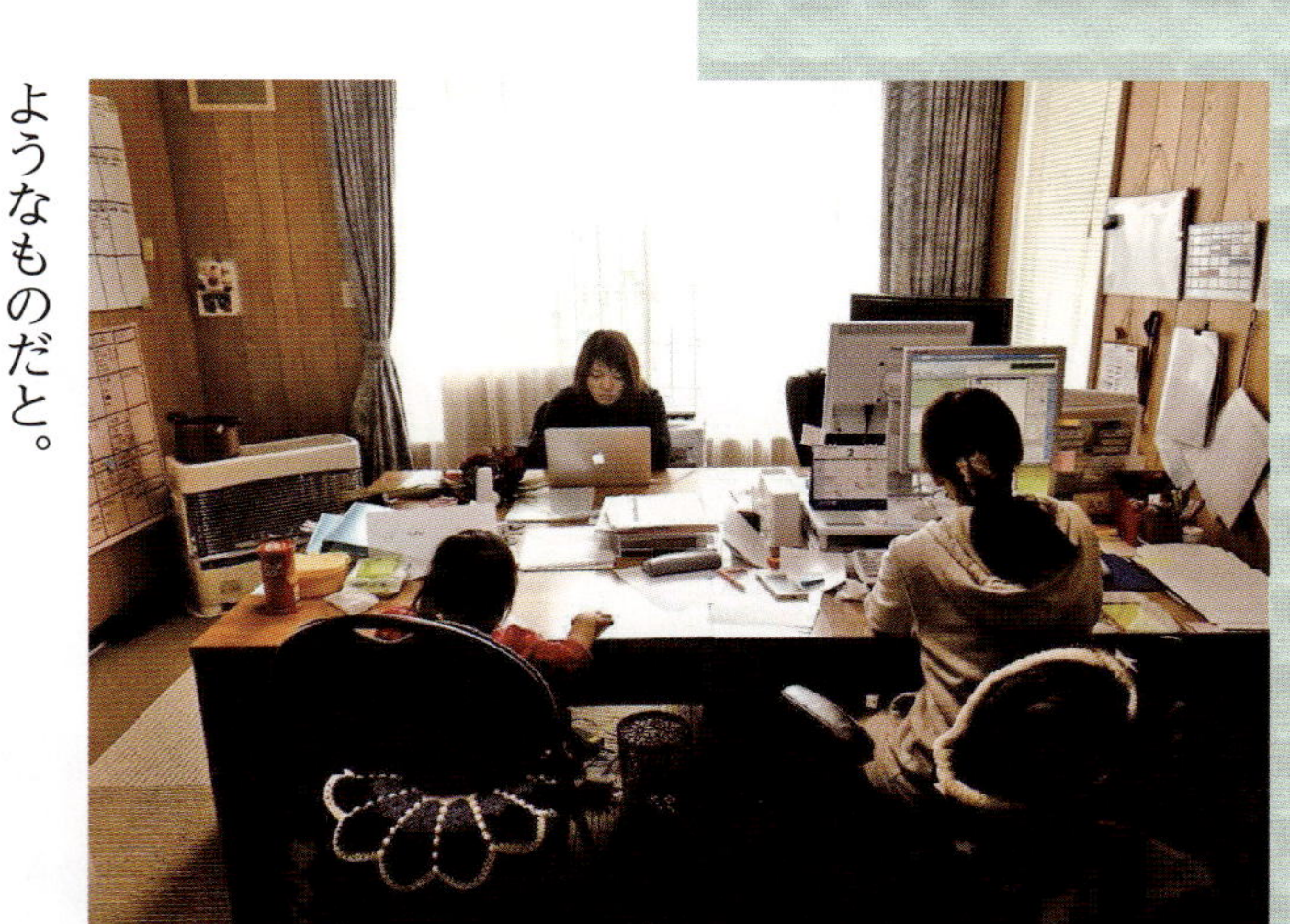

ママの仕事をみている2歳児。ママは18歳でクリニックに就職

要との村上医師の考えに共感した。早速に夕張行きを決め、家族の賛成も得て夕張に移住。村上さんとともに「キュアよりケア」に力点を置いた医療を目指し、夕張の医療改革を引っ張ることになった。

ところが2012年、改革の成果が目に見え始めたころ、その成果とともに、医療主体の地域包括ケアシステムの限界も見え始め、まちづくりの手段としての医療介護を実践するため、村上さん、永森さんは岩見沢に「ささえる医療クリニック岩見沢」を立ち上げた。以来、かわらず二人三脚を続けてきたが、

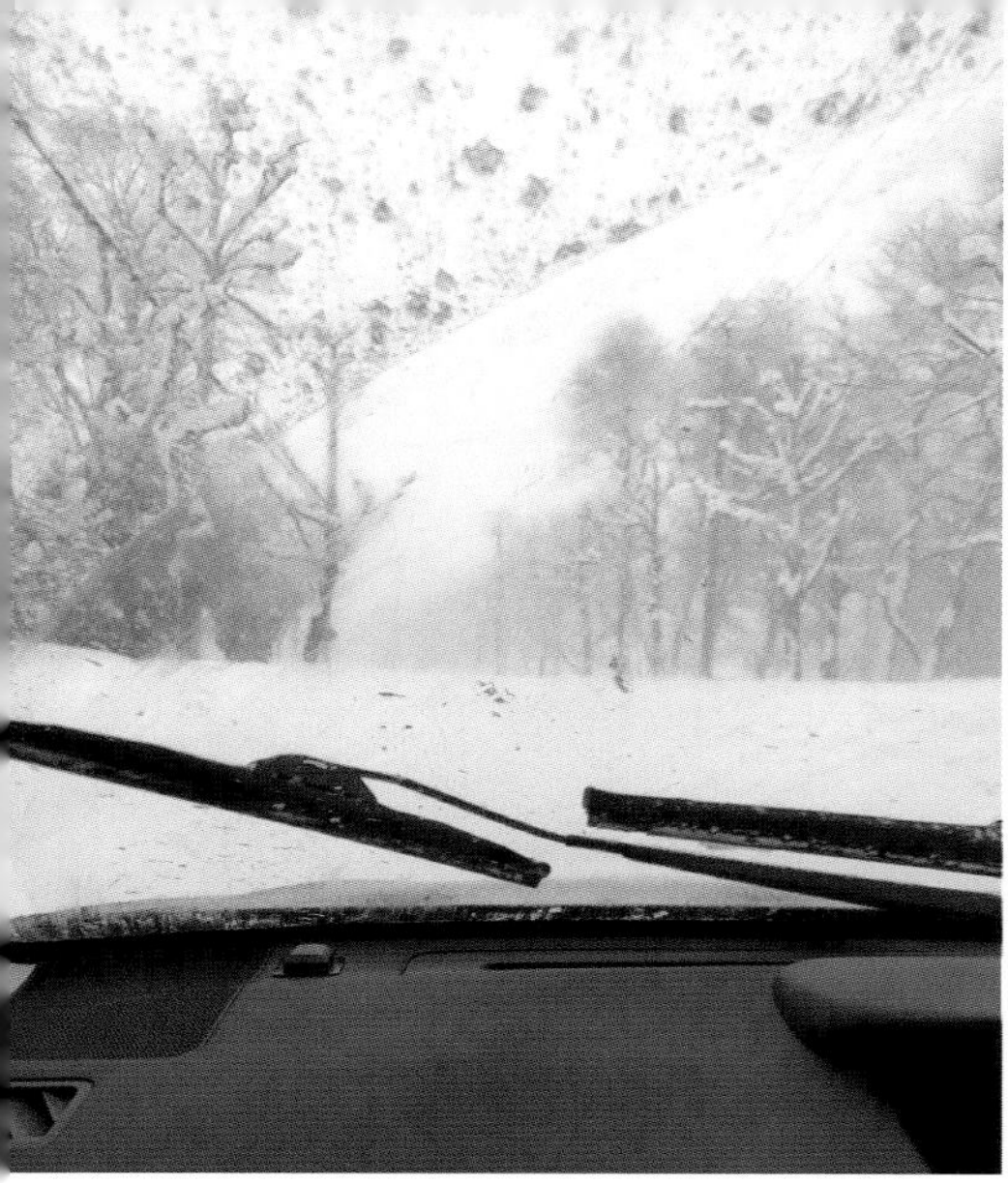

2018年2月、訪問診療に向かう途中で

2017年5月、村上さんは前年からの闘病の甲斐なく急性骨髄性白血病で亡くなった。盟友の永森さんが、その遺志を継いで、医療と介護での地域づくりを目指している。

## 働く仕組みのつくりかた

広い北海道の地域を、車で走りまわりながら訪問診療を続ける永森さんたち。「ささえる」には訪問診療のクリニックのほかに、訪問看護事業所、訪問介護事業所もある。「都市部と違って周辺部には医療・介護資源が少なく、在宅生活を支える環境が整っていませんでした。そこで、『ささえる』が医療・看護・介護をワンパッケージで届けることにしたんです」

現在、常勤の医師3名、看護師11名、介護職7名、事務職10名。ところが、職名は仕事の内容を語らない。事務に採用されると「ささえるさん」となり、まず、全員介護士の資格をとる。訪問診療に付き添い、準備から当日の記録、スケジュール管理などを担当、看護師にパソコンでの記録管理を指導したりもする。ホームページやSNSでの発信、チラシやポスターづくりなどイベントの企画も広報も担う。介護職員の手が足りないときは応援に入り、介護職も看護の補佐をし、看護師も介護や事務を手伝うなど、どの職種も「ちょっとずつはみ出して仕事をし、お互い重なる部分で協力しあう」仕組み。これを事務長の博田彩奈さん流にいえば「マルチスキル化」だ。

さらに注目すべきはスタッフの採用方法。できるだけ、地元住民、それも地縁・血縁・友人・知人を優先して採用する。「前職や経験は問いません。『ささえる』のやり方に賛同してやる気があれば大丈夫」と太鼓判。ラーメン店の店長だった人や、定職についていなかった人もいる。博田さんは、初代事務長の山田奈緒美さん（*）の長女で2児の母。次女の千

田亜季紗さんも、元スポーツインストラクターのささえるさん。

　また、給与体系もユニークだ。ささえるさんに入ると初任給は16万円。そして、資格を取ればアップするのではなく、そのスキルをもって職場に貢献するとアップする貢献給だという。たとえば、千田さんの親友は旭川の村上医院の事務に入って1年。訪問介護のサービス提供責任者の資格を取りその業務を始めたことで5000円アップ。さらにチームへの貢献が評価され現場リーダーとなって22万円となる。

　博田さんの給与も、よその医療事務よりずっと高く、2015年に家を購入でき、安心して子育てをしている。

「『ささえるさん』がどんどん活躍して、給与が上がれば、地元経済に貢献できます。税金も増えてまちも潤う。子どもも育てられる。やがて個々人が自立して起業するのが目標」と、永森さんは考えている。だから、定年はないが昇給は45歳まで。その後は若い世代に譲ろうよ、あるいは起業しようよ、ということだ。

　これが、高齢化率30%を超え、経済の地盤沈下が著しいまちに、若年人口と活気をとり戻す契機になるという。

　こうした就業規則や給与体系を作り上げるには、専門家である片山展成（のぶしげ）さんの力が大きかった。村上医師と高校の同級生で、岩見沢に開業する当初からサポートをしてくれた社会保険労務士。いまも経営全般をみてくれている。ここにも、友だち縁がある。

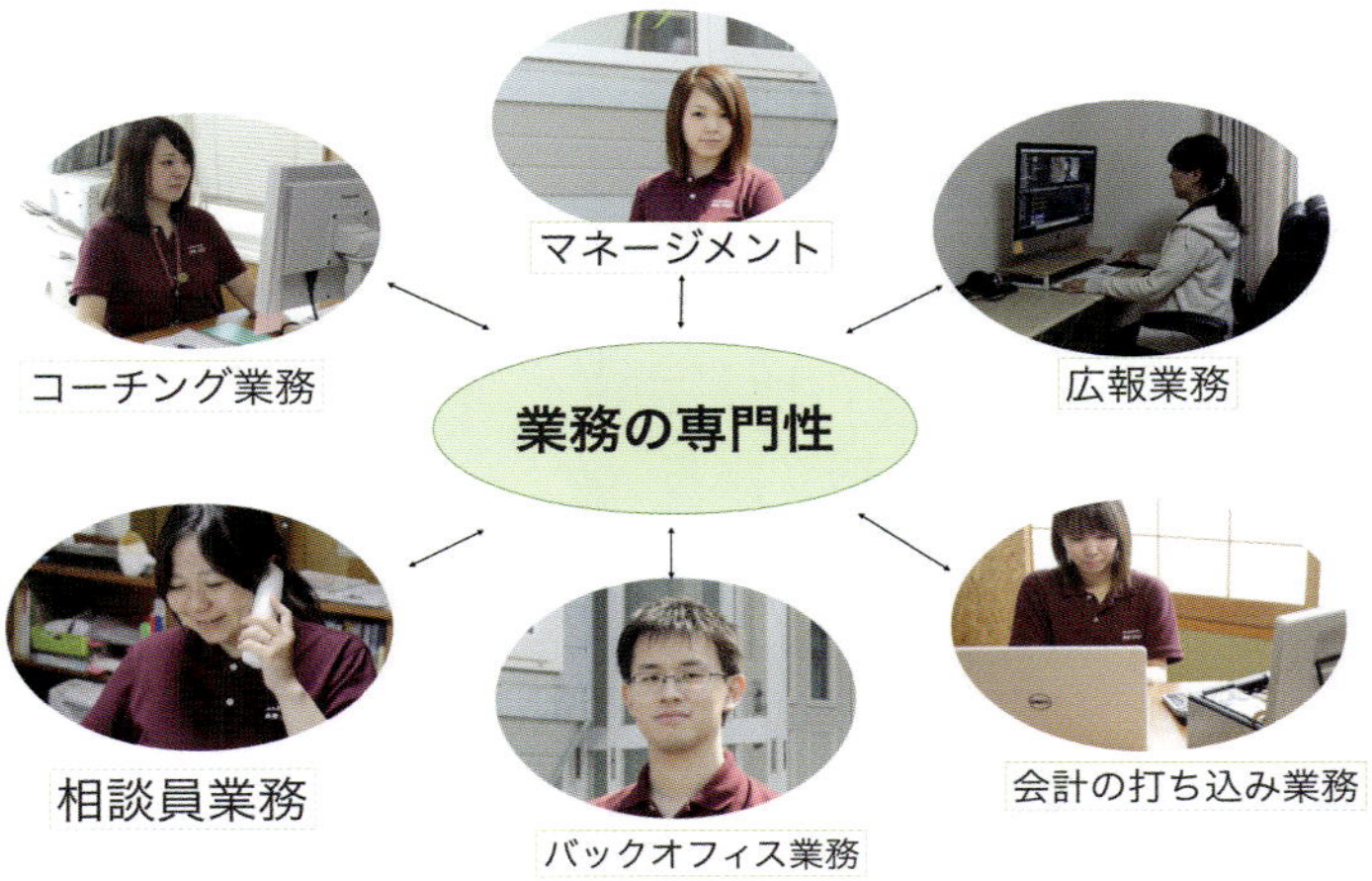

＊　現在、医療法人本部事務局長と株式会社支える医療研究所社長を兼務

業務の専門性

マネージメント

広報業務

会計の打ち込み業務

バックオフィス業務

相談員業務

コーチング業務

①医療事務
　レセプトや外来、会計業務、書類整理、来客対応など
②訪問診療（在宅医療の効率化を目指す取り組み）
　カルテ入力や訪問看護の補助、物品の管理・準備、
　情報提供書など書類の作成、医師のスケジュール管理

## ビュートゾルフを目指す

「こんにちは」と明るく声をかけながら、永森さんが訪問診療をするお宅に入っていく。同行するメンバーは看護、介護、事務など、患者ごとにチームを組んでいる。ささえるさんは、細かい地域情報に詳しい。この患者と親しいのはだれか、家族関係はどうか、など、医師よりはよほど詳しい情報をもっている。その多様

な情報を駆使して、そのとき、その患者に重要な情報が何かを判断し、必要なものを医師に伝える。

「地域を支える大きな力は看護。日本版のビュートゾルフを目指しています」と永森さんはいう。ビュートゾルフはオランダ発祥の在宅介護を支援するための組織。特徴は、指示・命令をするマネージャーが存在しないこと。12名程度のチームがそれぞれ独立して運営している。2006年に始まって以来、オランダ全土に瞬く間に広がったという。日本型のビュートゾルフの構築は、村上医師の存命中から、永森さんたちと話し合ってきたことだった。

「医師が主導していくのではなく、介護や看護、事務、そして地域の人が一緒に動きやすい環境をつくったり、寄り添っていくのです」

もっとも、医師として厳しい面をみせることもある。乳がんはあるものの、「先生が訪問診療をしてくれるから行かなくてもいい」と、病院での検査を拒む女性患者。永森さんは病院への紹介状を渡して「僕はもう、診ない。きちんと病院に行きなさい」と言い渡した。その後、訪問に行くことはなかったが、先日、その女性からクリニックに電話があり、「先生に厳しいことをいわれたときはショックだったが、考え直して病院に行き、診察を受けてから、元気です。ありがとうございました」というのだ。

「その人の『ものがたり』に寄り添うことは重要ですが、ときには厳しく突き放す勇気も必要です。優しさばかりではだめだと確信した例です」という。

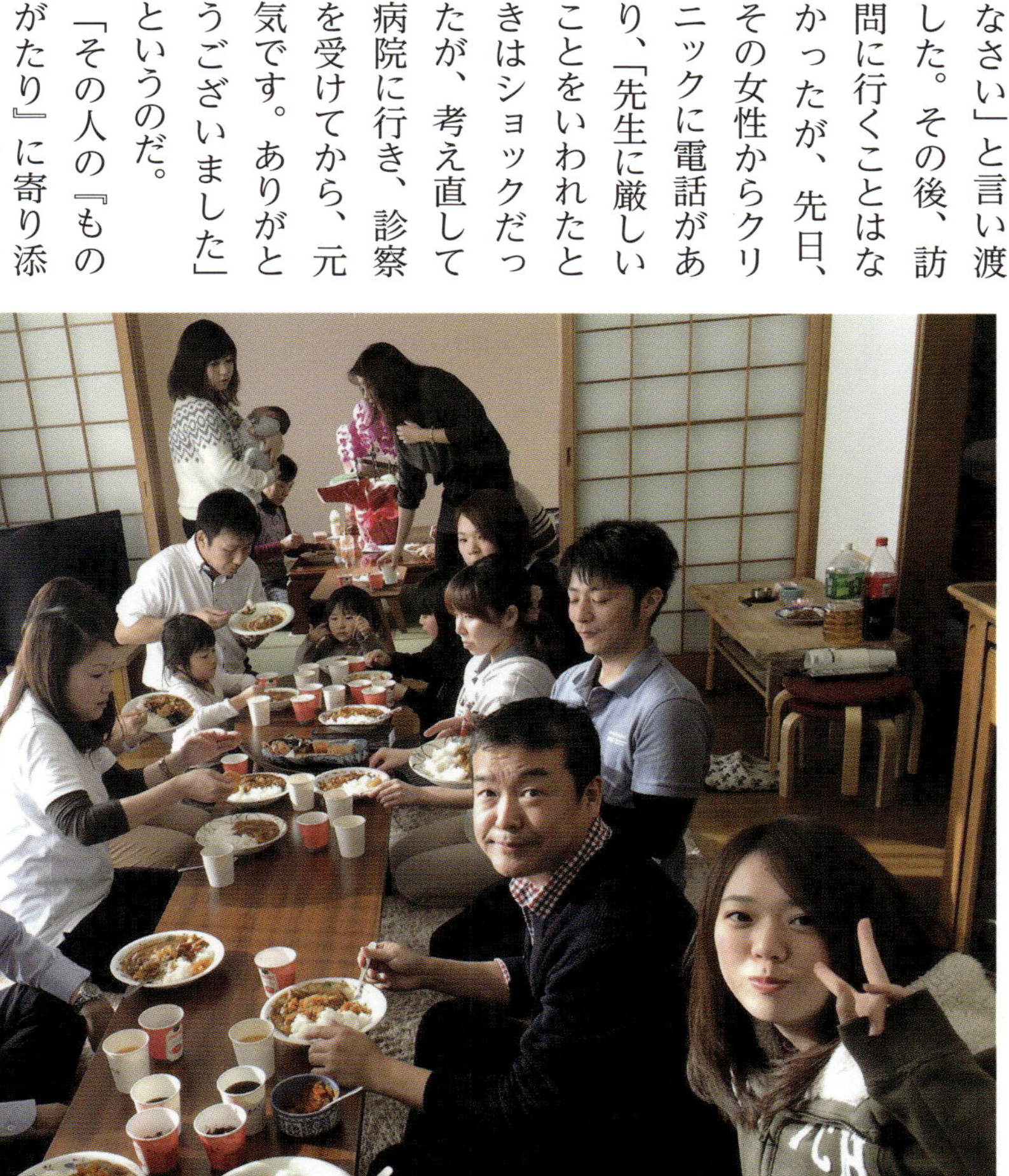

ささえるさんの家にて、みんなでカレー。右は千田さん、その隣が永森さん

## まるごと・ささえる

岩見沢のクリニックの前には、かわいい家がある。冬には雪に埋まっているが、春になれば、前庭には色とりどりの花が咲き乱れる。「まるごとケアの家いわみざわ」は、2017年4月オープンし、待ち望んでいた村上医師もその開設を喜んだ。介護保険や医療保険の枠にとらわれず、地元で必要とされることを何でも形にしていこうという場。

訪問看護・訪問介護・居宅介護支援の各事業所が入っているので、大きなテーブルのあるコミュニティスペースで、ゆっくりとお茶を飲みながらいろいろな相談もできる。スタッフ相互の距離も近く、わざわざ「会議」といわなくても、数人が集まればその場で打ち合わせもできる。

一室にはベッドが用意されている。体調の悪くなった人を一時的に預かるなど、ショートステイ替わりの利用ができるようにしている。気軽に利用できるこういう場所があり、サポートをしてくれる人がいれば、在宅生活をさらに続けることが可能な人もいるからだ。

ここにはまた、別の機能もある。現在、旭川の村上医院の事務長をしている村上浩明さんが塾長の「ささえる寺子屋」では、放課後、集まってくる子どもたちに勉強を教えたり、あるときはみんなでスキー場に出かけ「スキーを学ぶ体操の授業」となる。体操といえば、元・スポーツインストラクターのスキルを生かし、千田さんはここで体操教室を開き、人気を集めている。

とはいえ、そうしたプログラムにかかわりなく、常時、近隣の人や患者・元患者、その家族などが訪れては、緩やかにかか

まるごとケアの家　外観と内部

**医療法人社団 ささえる医療研究所**
**ささえるクリニック**

〒068-0845
北海道岩見沢市志文本町五条2-1-11
TEL: 0126-25-2550
FAX: 0126-35-1615
nagamorikatsu@hotmail.com

わりあっている。まるごとケアの家の周囲に花壇をつくり、その手入れをしてくれるのは、ご近所さんや、寺子屋に集まる子どもの親などの「ささえる」サポーターともいえる人たち。別に頼まれたわけでもなく、自発的に、できるときにできるやり方で支えてくれる。ここは、「ささえる」のスタッフやサポーターも含めて、賛同する仲間たちが資金をもちよってつくった場所。誰もが利用できる、居心地のいい地域の居場所だ。

2018年1月には、「ささえるさんの家」もオープンした。築40年を超える元・高校の寮を、スタッフ、家族、友人、知り合い、みんなで手作業で改装。シェアハウス、シェアオフィス、コミュニティスペースに生まれ変わらせた。すでに事務局長の山田さんが入居、東京から移住する人もあって、シェアハウスとなっている。料理教室や寺子屋、子ども食堂など、いろいろな企画が実現、あるいは計画が進みつつある。

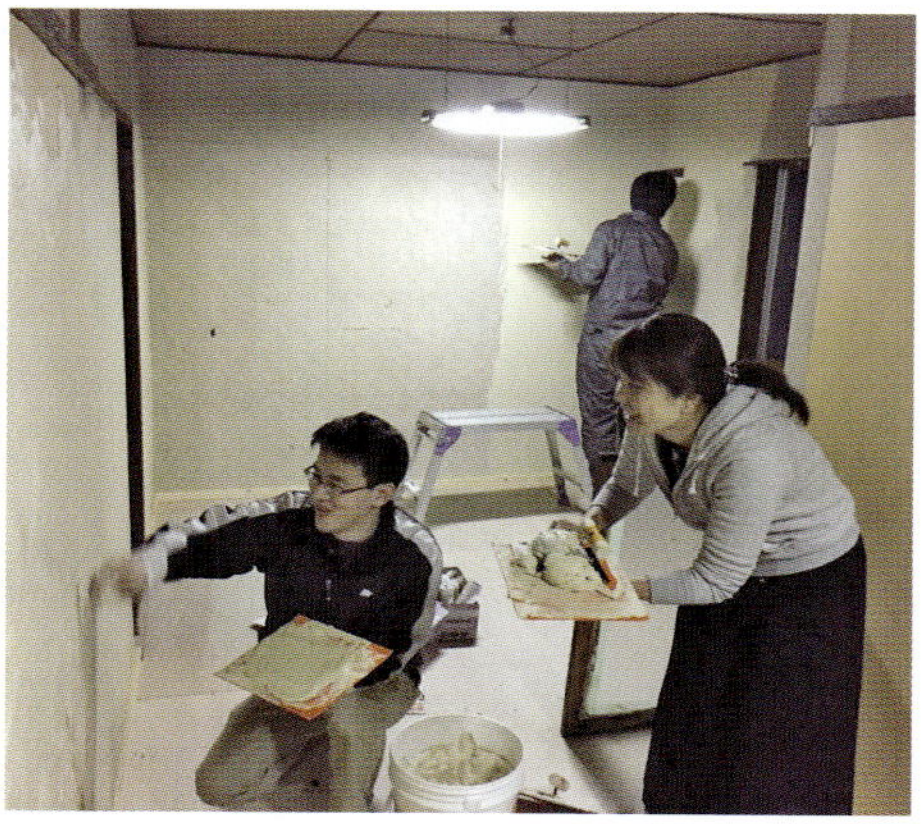

ささえるさんの家の内装工事、左は村上浩明さん（智彦医師の長男）

「施設型介護やホームホスピスなども考えましたが、最終的には、高齢者も若者も、誰でも住める家があればいいんじゃないのかという結論に至った」という。シェアハウスにすむ終末期の高齢者を、隣室の若者が自然に気にかけるような空間にしたいと。さらに、「こうして医療や介護サービスを新たに立ち上げていくことで、この地域にさらに雇用を生み出すことができるんです」と永森さん。

事実、「ささえる」のクリニックができたことで、近隣に新しくデイサービス数カ所と訪問介護事業所も2カ所がオープンしたという。

永森さんと村上さんが出会って一緒に夢みてきたことが、徐々にかたちになってきた。「ささえる」方式で開業をする医師も各地に出はじめ、「まるごとケアの家」も着実に増えている。すでに、東京から、若い優秀なメンバーが続々とスタッフとして就職してきている。永森さんは、次の目標をどこに置くのか。

「『ささえる』では、普通の『おばちゃん』、『ねえちゃん』が、場所と機会を得て成長し、輝くことのできる環境を整えています。そういう環境を魅力的ととらえる都会の若者たちも、入ってきています。高齢化する地域で課題を解決するために、どんどん彼らが活躍してくれて、税金を納め、家族を増やしていかれるといい。医療や介護を核に、地域に新しいサービスやビジネスも増えていきます。その後方支援を含め、地元の人々と一緒に地域の暮らしを支えていきたい」（野田真智子）

# ぱんぷきん介護センター

## 被災の混乱から立ち上がり、地域に活力と楽しさを生み出す挑戦

### 高齢住民のサポーター

あれから7年。2011年、予想もできなかった大津波に襲われ、11事業所のうち6事業所が被災した。「事業再建をあきらめなければならないと考えた時期もありました」と、ぱんぷきん介護センター(ぱんぷきん)を率いる株式会社ぱんぷきん代表取締役を父から引き継いだ渡邊智仁さんは述懐する。再建を決心させたのも全国の仲間から寄せられた支援だった。

「会社はつぶさない。何とか再建するから、残れる人は残ってくれ」と社員に告げた。石巻を暮らしやすいまちにするとの高い理念を掲げて、会社を続けようと思った。「会社をつぶしてしまったら、当時、支援に入ってくれたボランティアの皆さんや、残って一緒に頑張ってくれた人たちに申し訳が立たないでしょう。会社をつぶさず、地域を支える会社として残すことが恩返しだと思っています」

根こそぎ、あらゆるものが失われた、当時のリアルな体験のなかで、「普段から地域そのものを支えることをしておかないと、いざというときどうにもできない」という危機感が常にある。

まだ地縁組織の残る地方の暮らしに、

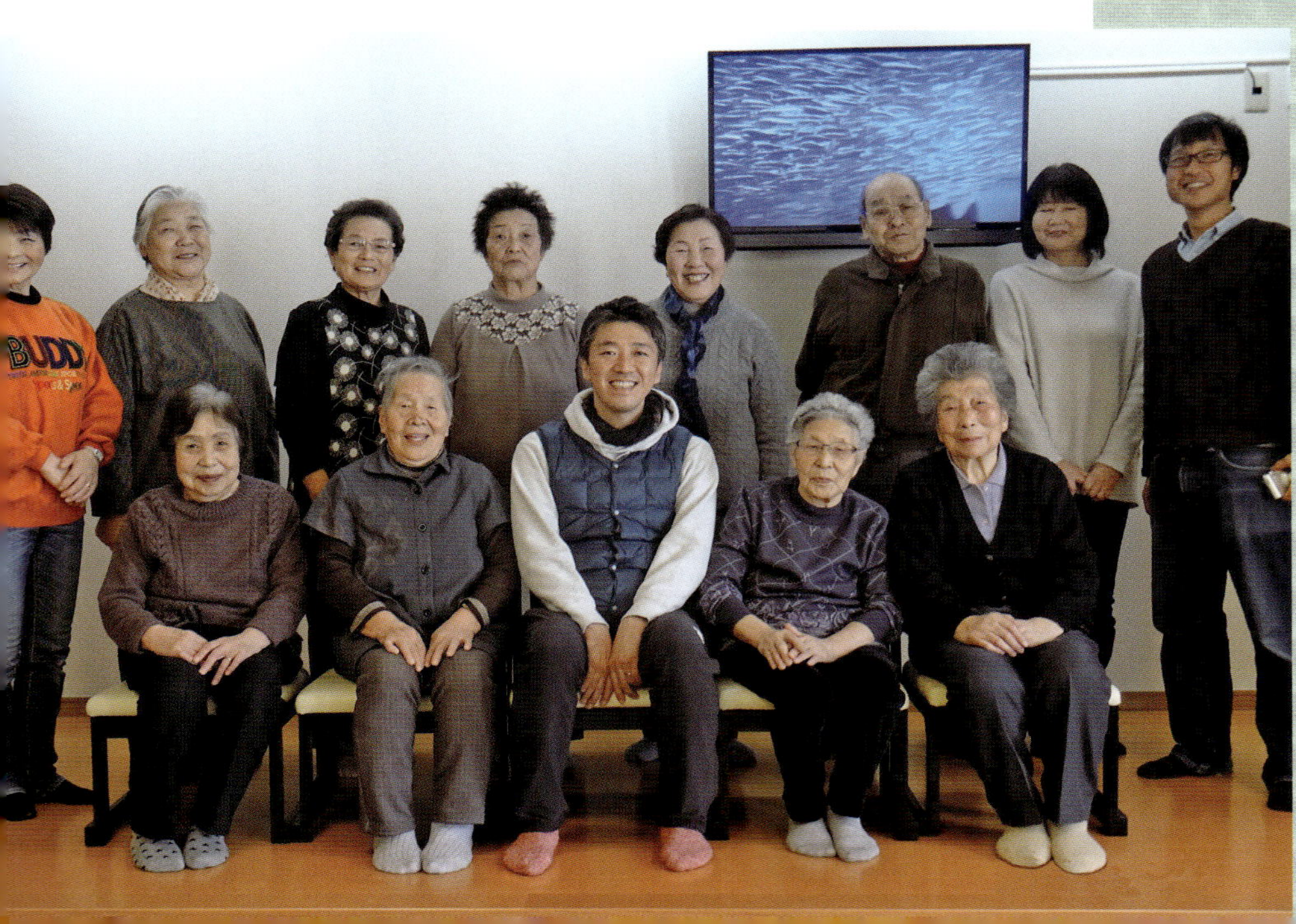

まじゃらいん牡鹿。前列中央が渡邊智仁さん

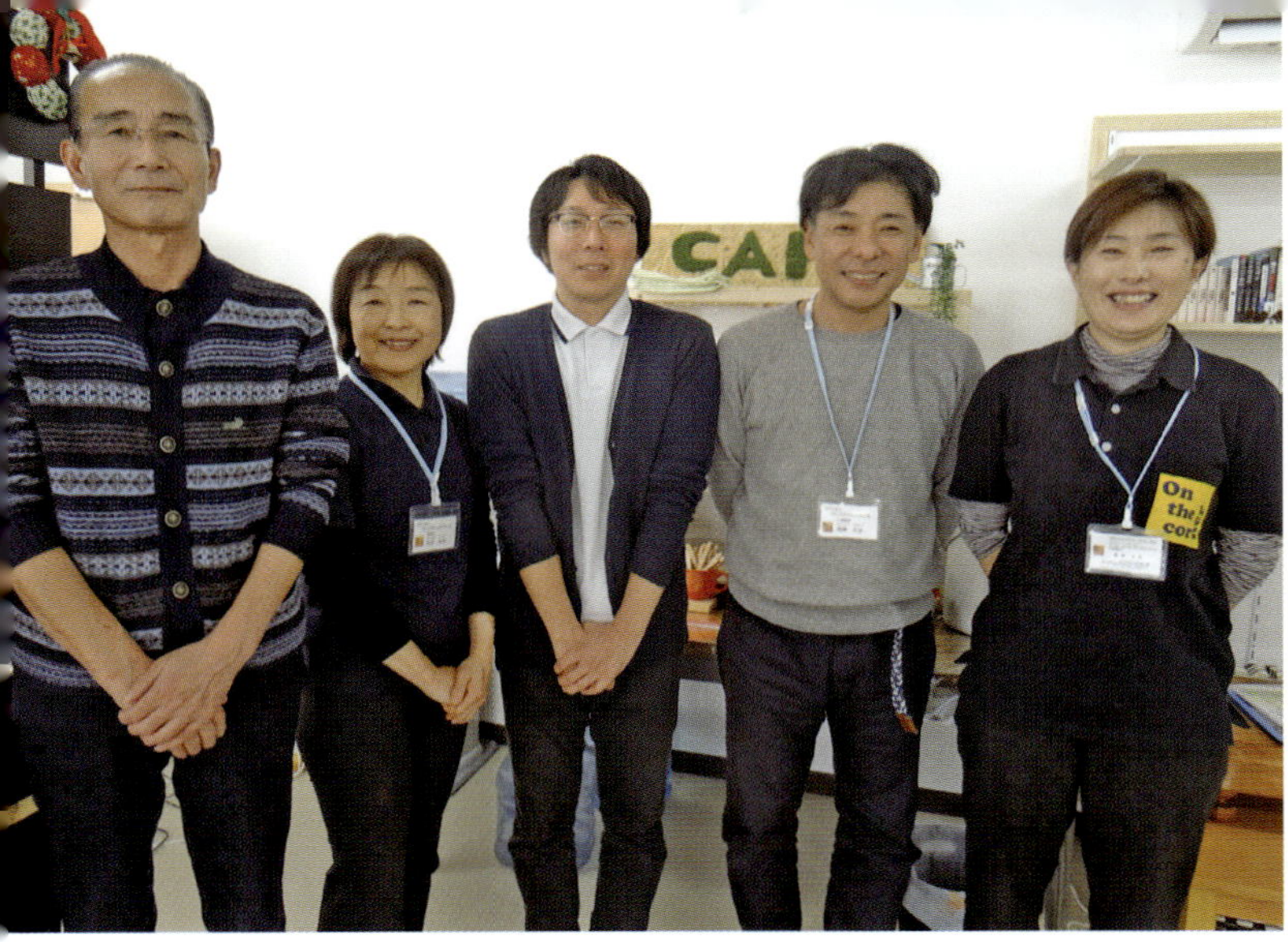

NPOぱんぷきんふれあい会　この日のメンバー

高齢化、過疎化が進んでいる。

「そこで、われわれが顔の見える関係づくりをサポートすれば、地域からの信頼を得て、将来的なビジネスにもつながる。自分たち単独でできないことは地域のほかの資源とつながって共同事業者としてネットワークを組めばいい」

その一つのかたちが、湾岸被災地域、牡鹿（おしか）半島のまちまち。最盛期に1万人を超えたが、徐々に若年層からまちを離れていたなか、津波被害でとどめをさされ、いまは2500人程度。以前、この牡鹿地域に公設民営でデイサービスを運営していた「ぱんぷきん」は、いまは市の委託事業として、新たな試みを始めている。

それは、元気な高齢住民自身が担い手として、住民の手で地域の健康づくりや支えあいを進めるもの。公民館などの公的施設を会場に、地域に交流の場、集いの場を提供する活動で、その担い手は、地域の比較的若い元気な婦人会メンバーのうち希望者に、介護事業者である「ぱんぷきん」が介護の基本などを教えて養成するサポーター。「ぱんぷきん」のパート職員として活動に参加し、報酬を受け取る。参加は、無理のない範囲でいい。

保健福祉センター清優館を拠点に、毎月5回、年に60回ほど開催する「まじゃらいん（＊1）牡鹿」の場合は、サポーターは現在7名。交代で月に1、2回ずつ活動に参加し、超高齢の参加者の見守りや会の運営補助などにあたる。ボランティアではなく、報酬を得るパート職員である点が重要だという。働いて生きがいと責任をもち、対価を得て経済活動に参加、税金も払うようになれたらいい。

「ぱんぷきん」は事業の主催者として職員が参加し、全体を見守る。

「サポーターは地域住民なので、普段の生活のなかでの住民の健康状態などがわかり、活動の日に教えてくれます。健康の悪化や、認知症状の進行などから、介入したほうがいい人を早期発見でき、必要に応じて公的サービスにつなぐなどしています」

早くから手を差し伸べることによって重度化を防止でき、住民の安心を支えられるうえ、介護事業者としてのビジネスにつながることもある。

「まじゃらいん牡鹿」は、送迎付き。通院や買い物の足の役割も果たしている、

「ここは歌やおしゃべりが楽しい」「みん

なの顔をみられるからうれしい」「皆と一緒にご飯を食べるとおいしい」「ついでに買い物ができて便利」という参加者たち。多くは被災により、住んでいた海沿いの土地を離れて高台に移り、あるいはまだ仮設住宅に住む人もいる。長年の近隣の友も失い、ほとんどの社会インフラがなくなったなか、慣れ親しんだ仲間との定期的な集まりが果たす役割は大きい。

＊1　この地域の方言で「混ざりませんか」「参加しませんか」の意

## ケアマネの仕事

自身もケアマネジャー（ケアマネ）である渡邊さんは、ケアマネの役割を保険制度のなかだけで考えない。

「インフォーマルサービスを見つけるだけでは不足。社会資源を自らつくり出すソーシャルワークの視点が必要です」

その例を、「ぱんぷきん」の石巻東部ステーション管理者で看護師・ケアマネである渡辺裕美さんはこう語る。

「サービスを利用していた方が亡くなると、ご家族とは縁が切れていました。でもその後が気にはなっていたんです」

そこで、遺族や、利用者を施設に入居させた家族などに呼びかけてグリーフケアの会をもった。「しばらく外出できなかった。この会で呼びかけてもらえてようやく出てきた」「しばらく、だれとも会いたくなかった」など、予想はしていたが、やはり引きこもりになった人も多く、家族を施設に入れた罪悪感を誰にも話せずつらかったという人もいた。

「利用者のみならずその家族や地域に住まうさまざまな住民とつながる手段を構築するのが、地域包括ケアではないでしょうか。それによって不調を早期発見でき、重度化予防もできます」と渡邊さんと渡辺さん。渡邊さんは「介護保険制度のなかでケアマネには、地域づくりにかかわり、縁をつなぐサイクルを回し、フォーマル、インフォーマルサービスにとらわれない最適な解を見つけるケアマネジメントを求めたい」と期待する。「なにかあったらきてください、ではなく、自ら地域に出ていって発信し、普段からふれあえる仕組みをつくり、交流のなかで状態の変化をキャッチする。困ったときにはつながれる専門家がいると、常時、知らせる。それが地域包括ケアの活動の

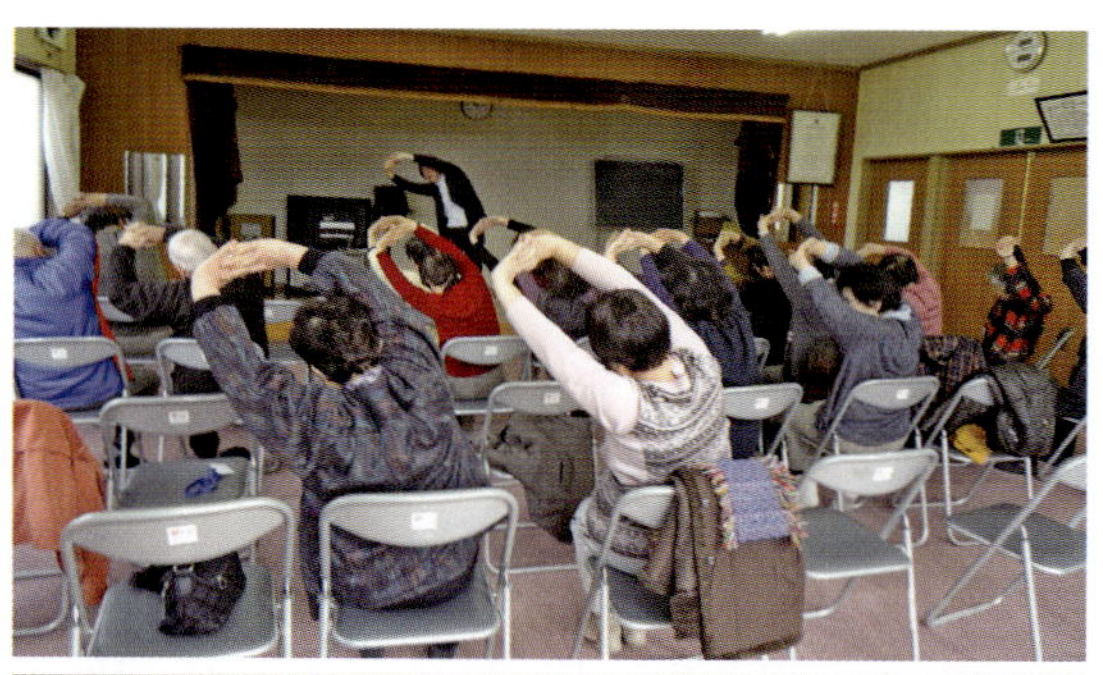

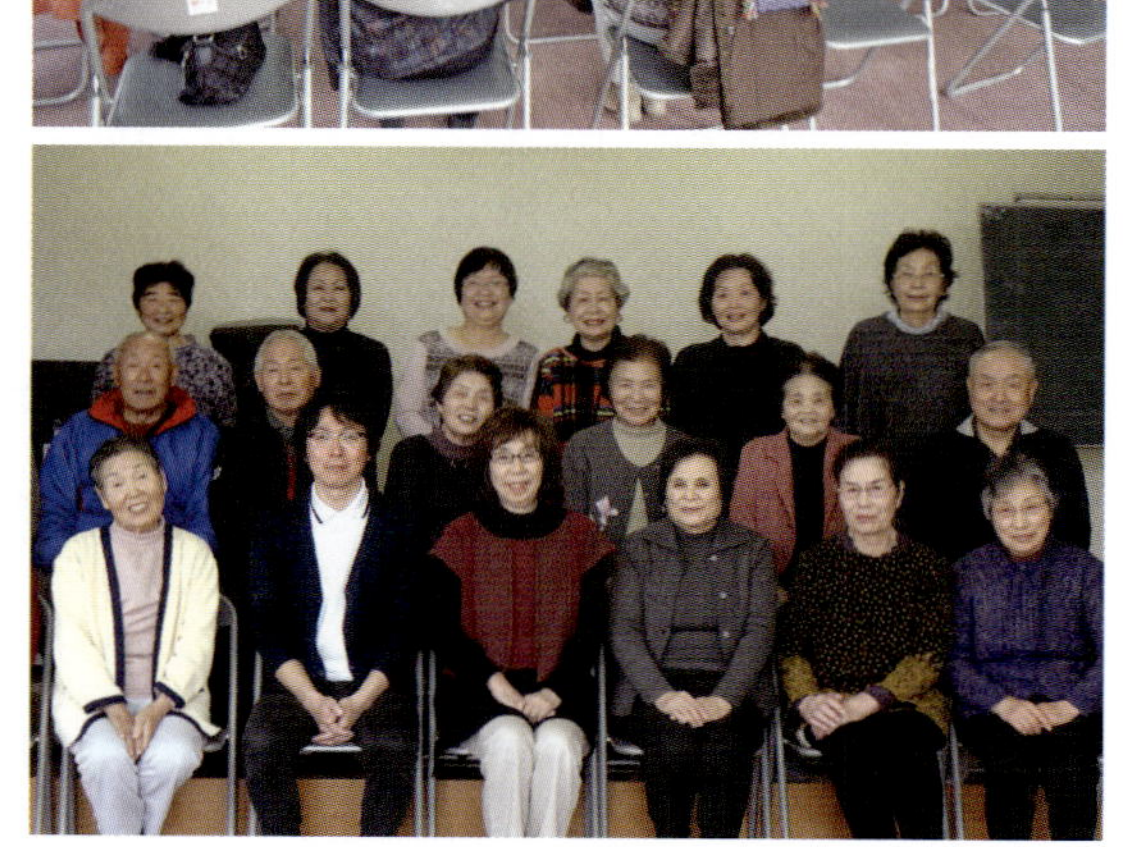

湊遊ぼう会　前列左から2人目が武田賢二さん。上は体操中

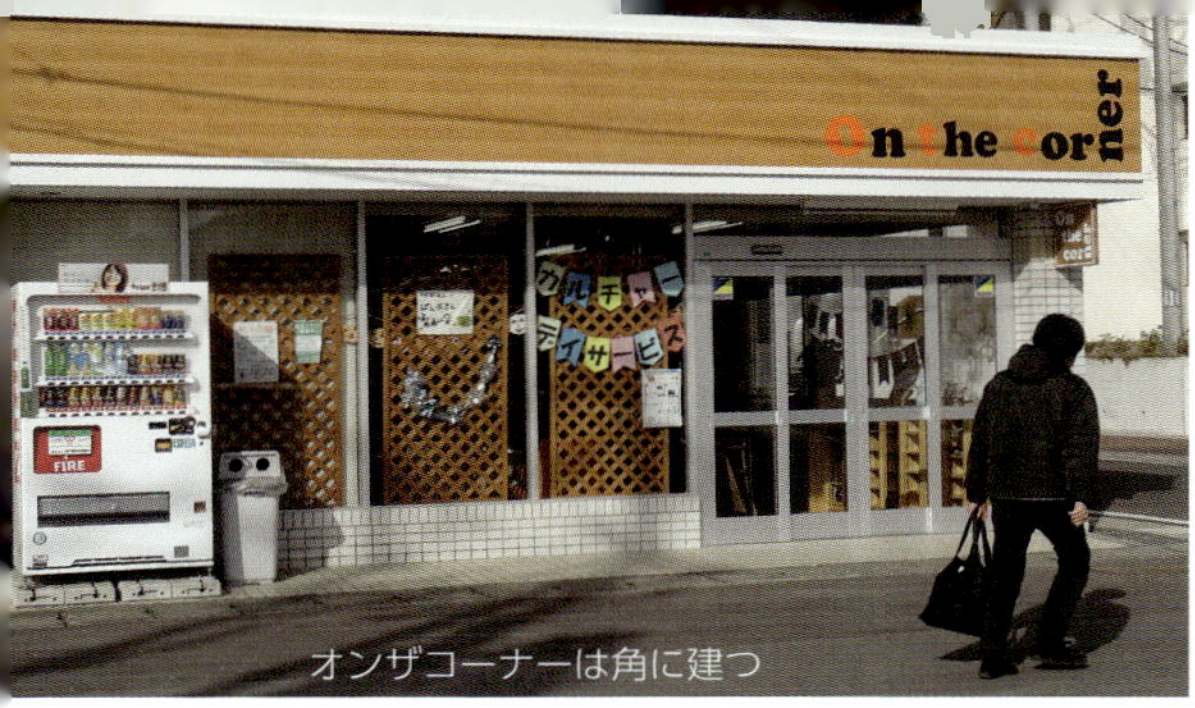

オンザコーナーは角に建つ

ひとつだと思います」

2013～2014年、「ぱんぷきん」は、ICTを利用して、高齢者の生活全体を地域で支える仕組み「在宅医療・訪問介護連携モデル」の実証実験に参加した。その後、さらにその先の、医療を軸に、医療と介護の連携をさぐる在宅医療・介護連携推進協議会にも参加し、渡辺さんはその会議に「ぱんぷきん」を代表して毎回出席していた。いずれも、インターネット上にあるクラウドを利用して情報を交換、共有する仕組みで、いままでのところ、中重度の方の情報共有に成果が上がるとの結果が得られている。

渡辺さんがこうした会議に参加するには、ただでさえ多忙といわれるケアマネ業務の見直しが必要だったという。

「通常業務を見直して、根拠のない仕事を省き、効率化することで、チーム全体の賛同を得て出席しています」という。

## カルチャーデイ

理学療法士（PT）の武田賢二さんは、2017年12月、前年に続き「湊遊ぼう会」の依頼を受けて「首と腰について～講和と体操」の講師を務めた。NPO法人ぱんぷきんふれあい会所属の武田さん。市内吉野町2・3丁目、御所入の3町会でつくる湊遊ぼう会の20人ほどが集まって、皆で体操。巧みな話術で笑わせながら、体をほぐし、飽きさせない。

その武田さんが案内してくれたのは、同じ吉野町にある「オンザコーナー」。確かに角にある。月～金、総合事業対象者・要支援・要介護の人を対象にカルチャーデイサービス（＊2）を開催。武田さんはNPOが運営するここの管理者だ。

「趣味や創作活動を行うデイサービスで、送迎つき。健康チェックやティータイムなど以外のカルチャータイムはメニューを自分で選択。興味のある活動のある日に参加してもらえます」と選択制。

午前・午後、半日コースで、外出のきっかけや、友だちづくりにもなる。リハビリテーションへの意欲の低い人も、個別にその人にあうプログラムで対応する。

カルチャータイムの講師は地域の人。ボランティアだが趣味が人の役に立つ経験は、教える側にも大きなメリットだ。

もう一つ、オンザコーナーの大事な機能が、地域の居場所であること。デイサービスを提供する衝立の向こうは、明るいガラス窓に沿ってテーブルといすが並び、だれでも自由に出入りできる。

「被災によるコミュニティーの崩壊で、地域の仲間と集まる場所もない。ここを地域交流の場にしたら、要介護の方が混じっていたり、参加したいが交通手段がないという声がありました。そこから、介護保険＋地域支援のデイサービスをしようと始めました」という武田さん。

2017年10月にオープンしたばかり。本棚やコーヒーの置かれた棚もスタッフの手づくり。水曜日は映画の日で、懐かしい映画上映が人気という。全体の参加人数はまだ多くはないが、この地域で着実に必要とされているサービスだ。

＊2　管理者（PT）1名、看護師2名、介護士3名、介護＋生活相談員1名。ドライバー1名、の体制。

## ふまねっとで元気

オンザコーナーでも実施されているのは、「ふまねっと運動」のグループホーム「ねむの木」「ぱんぷきん」のホール。中央の床に広げられた50センチ四方のマス目の網。この網の線を踏まないように歩く「ふまねっと運動」が、各地で人気を呼んでいる。

2015年からこの運動を開始し、「歩けなかった方が歩けるようになられたり、身体を動かすことで、以前より元気になられた方が多いです」と効果を話すのは、管理者の堀内祐洋さん。

利用者が網の周囲をぐるっと取り囲んで順番を待つ。インストラクターの資格をもつ職員がリーダーとなり、「〇〇さん、ではゆっくり歩きますよー」と声をかけ、みんなで拍手や応援をする。歩けなくても立ち上がるだけでも運動になる。楽しい雰囲気に、見ているだけでも笑いが広がる。「1日のなかで生活のリズムをつくるためにも、『ふまねっと運動』など、何かアクティビティをしたいと始めました」

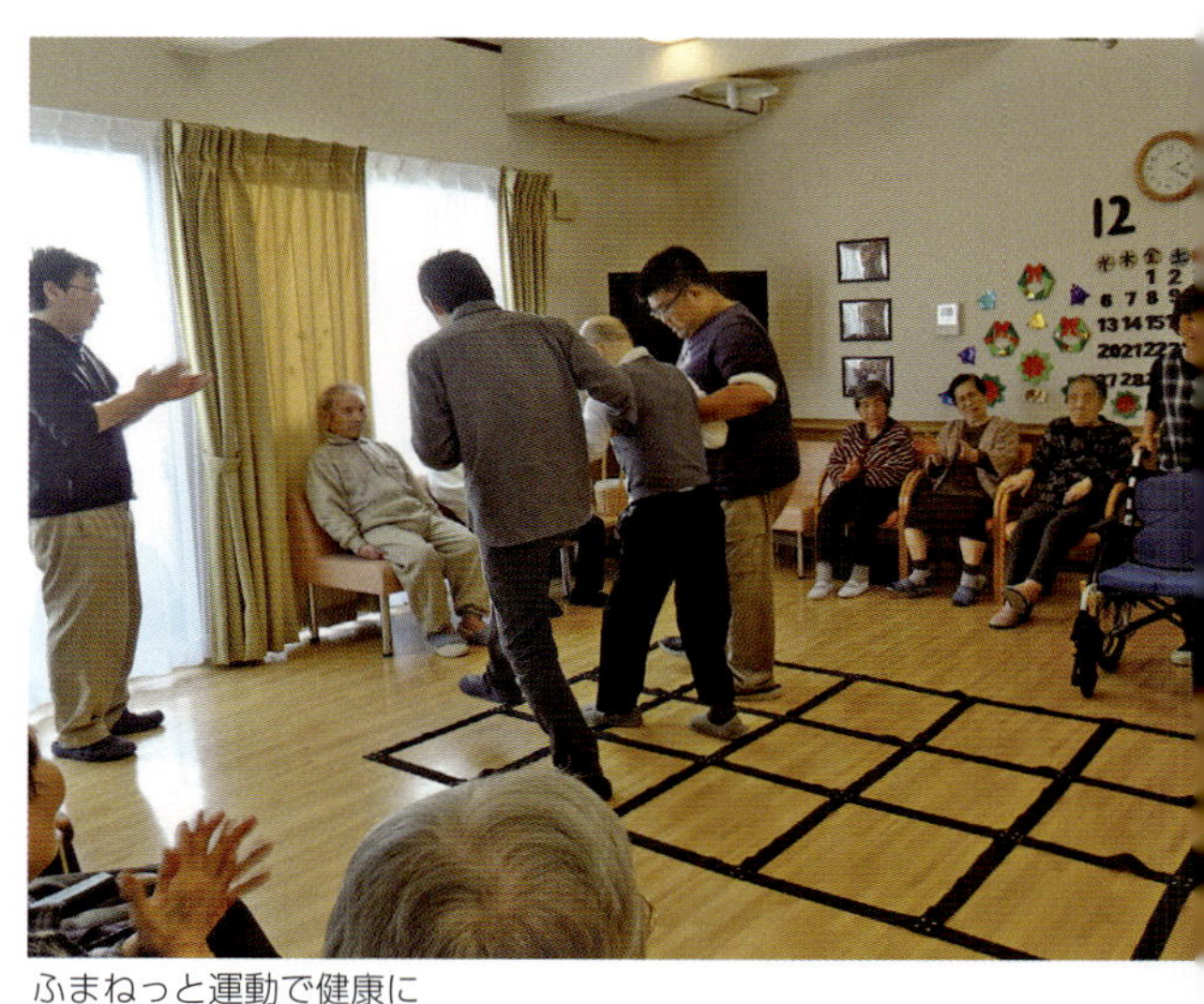
ふまねっと運動で健康に

ねむの木は、2016年4月から共用型認知症デイサービスを始めた。入居者のほかに通いの利用者を受け入れ、これまでに2名が、通いから入居者になった。「なじみの場所やスタッフのせいか、入居当初から不穏になられることもなく、落ち着いていました」といい、現在も2名が通いで参加している。2ユニットのこじんまりしたグループホームに、「ふまねっと運動」などの取り組みで、活気がでてきたという。
地域の人に呼びかけて地域交流会も開始した。焼きそば会やいも煮会で、まだそれほど参加者が多いわけではないが、徐々に増えている。町内会長や民生・児童委員には毎回、協力してもらっているが、今後はもっと積極的に地域住民に参加をよびかけていきたいという。
「継続が大事です。ここにこういう施設があると知ってもらえると、今後、相談ごとができたときにも声をかけてもらえると思います。そのうち、『ふまねっと運動』にも参加してもらえるといいですね。地域の方の健康増進にもなります」

## 自治体と民間の連携

「ぱんぷきん」は実に多彩な事業を展開している。もともと、飲食店を営んでいた渡邊さんの父が、タクシー会社も始め、1996年に、訪問入浴事業者として介護事業に参入、2000年の介護保険制度施行と同時に、在宅介護サービス、老人ホームなど住まいのサービス、配食サービスや教育サービスなど事業を拡充し、地域に必要とされ、地域に根差す地元事業者として発展（＊3）してきた。

その多様な事業を「遊・食・住」をキーワードで整理する。「外出支援（介護タクシー）やデイサービスは遊、給食や配食サービスが食、住にはその他在宅生活を支える多様な介護保険サービス、有料老人ホーム、サービス付き高齢者向け住宅などが含まれます。地域で元気に働き、楽しく遊び、おいしく食べて安心して暮らす。そんな生活を1日でも長く続けられるように、『ぱんぷきん』は何ができるのか」と渡邊さんは考える。

従来、国がフォーマットを提示して自治体が動くというスキームに慣れてきた。だが、「マンパワーも社会基盤も潤沢にはないなかでは、地方自治体と民間が連携するしかないです。自治体が苦手な分野はわれわれ民間が担えばいい。隙間ができてきたら、それぞれの専門分野、得意な領域を組み合わせて民間が埋めていくしかない。地域で生活する人たちそれぞれが、顔の見える関係のなかで、少しずつ手を差し伸べあい、隙間を埋めていく作業が求められます。牡鹿モデルのように、自治体では時間も費用もかかることを、われわれは新しいモデルとして提示していきます」

大震災で極限をみた渡邊さん。スタッフたちの若い力に任せ、それを伸ばす活動にも力を入れている。自身のパワフルで行動的な日々は、これからも続く。

（野田真智子）

石巻東部ステーション所長でケアマネジャーの渡辺裕美さん

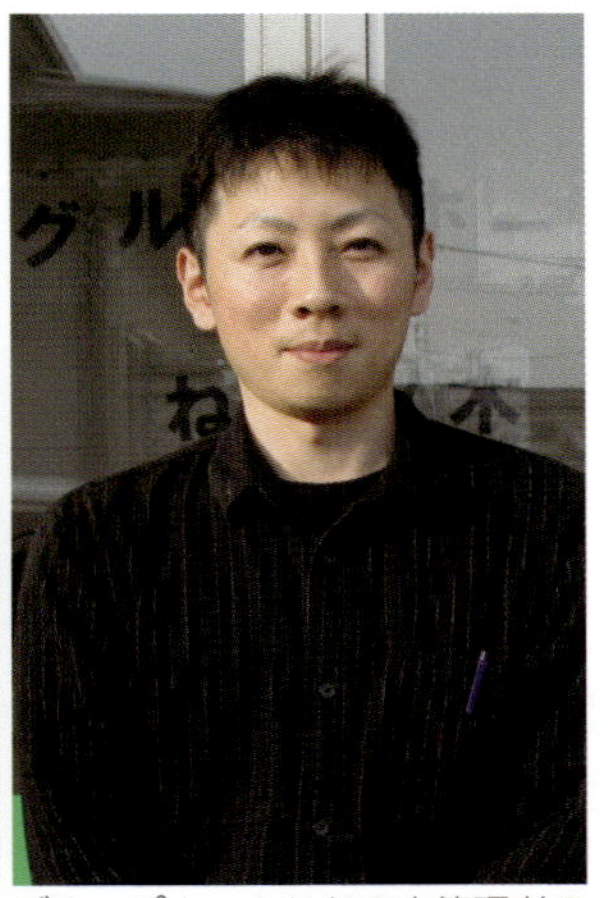

グループホームねむの木管理者の堀内祐洋さん

**ぱんぷきん介護センター**

運営：ぱんぷきん株式会社
〒986-0865
宮城県石巻市丸井戸3-3-8
TEL:0225-96-7845（代表）
FAX:0225-93-4871（代表）

＊3　現在、12の事業を、本社のほかに10拠点で推進。

# いおうじ応急クリニック

# 日本初トリアージ型応急クリニックの外来＋在宅による地域づくり

## 救急医療の危機

そのクリニックは不思議な診察時間だ。木曜日の12時半〜20時も相当変わっているが、火曜・金曜に至っては18時半〜翌朝8時（＊1）だ。逆に、日曜は朝から開始。日本初のトリアージ型応急クリニックを標榜するいおうじ応急クリニック。トリアージ型応急クリニックとは、夜間・休日などに軽症の患者を受け入れ、重症患者は適切な総合病院に紹介・誘導する機能をもつクリニック。

院長の良雪（りょうせつ）雅（まさし）さんは、なぜ、このようなクリニックを開設したのか。話はその経緯にさかのぼる。

2013年のある日、良雪さんは、当時の三重県松阪市長・山中光茂氏から要請を受けた。「力を貸してほしい」と。当時の松阪市は、救急車出動件数が国内トップクラス。年々出動件数は増えていた。しかも6割が軽症（＊2）という状況。出動1台当たり4万円がかかるとされ、市の財政にも響く。何より、本当に重症の患者が依頼しても、救急車の到着時間は延びてしまい、救急病院も人手不足になる。

その原因は、一つには夜間・休日に対応する医療機関がないこと。人口21万人の医療圏にただ一つだった医師会運営の休日夜間応急診療所が、開業医の高齢化のため年間の休日のうち、半分も診察できなくなっていた。

そして、もう一つの原因は、在宅医療が市民に浸透していないことだと分かった。自身が医師である当時の山中市長は、この状況を変革

院長の良雪雅さん

**いおうじ応急クリニック**

〒515-0044　三重県
松阪市久保町字1925
（旧村田建設事務所）
TEL：0598-31-3480

| 診療時間 | 月 | 火 | 水 | 木 | 金 | 土 | 日 | 祝 |
|---|---|---|---|---|---|---|---|---|
| 8：30〜20：00（21:30〜22:30を除く） | | | | | | | ○ | ○ |
| 12：30〜20：00（15:30〜17:00を除く） | | | | ○ | | | | |
| 18：30〜翌8：00（21:30〜22:30を除く） | | ○ | | | ○ | | | |

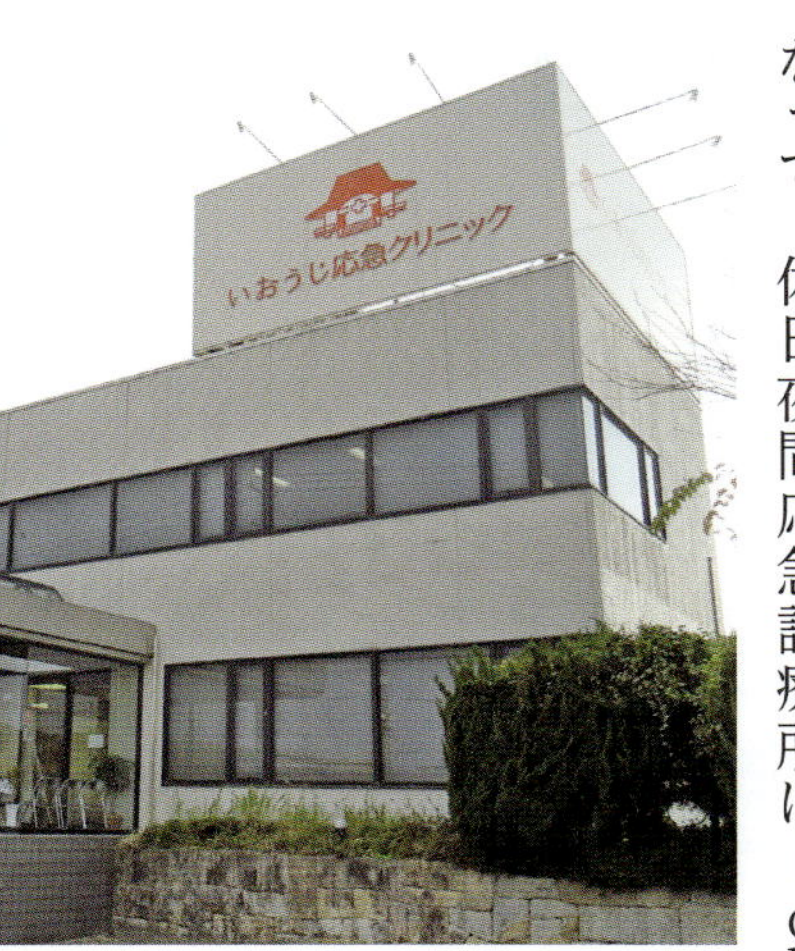


しようと、志ある若い医師を探して良雪さんにたどりついた。

依頼を受け、状況を知って良雪さんは受諾を決意する。2001年、高校1年生のときに起きたアメリカの同時多発テロ。テレビで見たその光景に「ヒトの命を救う仕事をしたい」と決め、医師を目指したという。人を救いたい、地域を救いたい。その熱い思いが、松阪での活動を決意させる。

はじめに取り組んだのが、一般社団法人i-oh-ji（いおうじ）の設立（2014年4月）。若手を中心とする26名の医師がチームとなって、休日夜間応急診療所にi-oh-jiから医師を派遣して地域の休日救急体制を確保した。チームに参加した医師たちは、三重県内はもちろん、東京や大阪などで勤務している医師たち。医師たちの確保にも腐心した。もともと県内は医師不足。県外からの支援も疲弊してくる。結局、この試みは1年間で幕を下ろす。医師の確保に悩む状況をみていた市に、良雪さんは「救急車の出動件数を減らす分、委託金を出してほしい」と市長に直接交渉し、行政と一緒に制度設計をする一方、市議会へも根回しをした。その結果、年間2500万円の予算を確保してクリニックを開設するという案が提示されたのだ。それを受け、2015年11月、「いおうじ応急クリニック」が誕生した。

＊1　火・金曜の21：30～22：30は休診、木曜は15：30～17：00は急患のみ
＊2　2014年松阪地区広域消防組合

## 怪我、風邪、精神疾患

診療開始時間になると、次々と患者が訪れる。最初は立ち上がっていた椅子から落ちたという女性。頭を打ったというので、耳のなかもみて、隣接の松阪厚生病院で胸のレントゲンと頭のCTの検査をしてもらうよう指示。検査は5時までなので急ぐよう伝える。松阪厚生病院とは提携しており、他にも3つ、提携先がある。

「ここには大型検査機器はないので提携先で検査してもらいます。診療報酬はこちらで、厚生病院には検査料を支払う仕組み。検査がすんでここで確定診断できれば、患者さんも安心できる。明日また、別の病院にいかずにすみます」

しばらくして検査結果をもって戻ってきた女性は、レントゲンの結果、骨折の疑いがあったので、再度、胸の超音波をとって確認、骨折という診断になった。

次は階段から落ちた少女。左足首をひねったようだが、松阪厚生病院でのレントゲンの結果、骨折所見はなく、固定し、松葉杖を渡す。「もし明日痛くなったら、病院へ行ってくださいね」

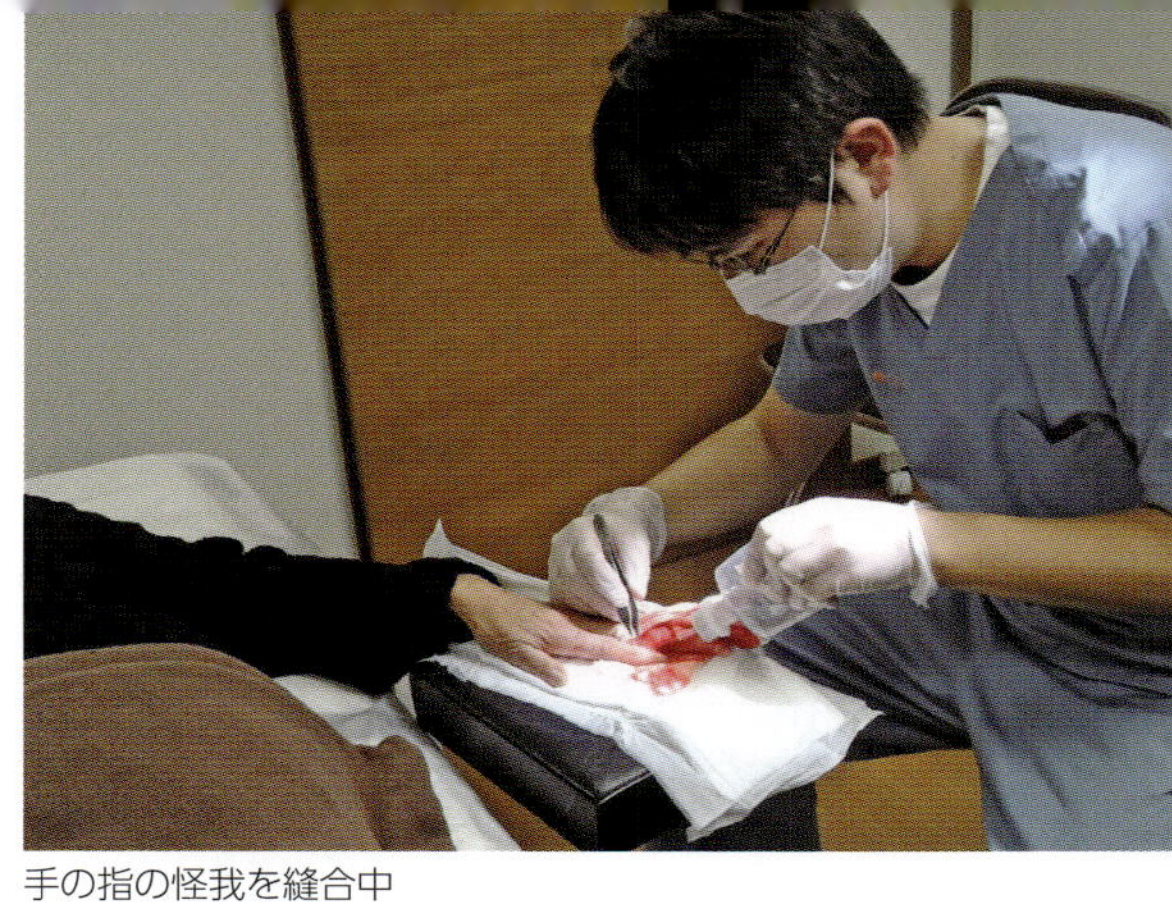

手の指の怪我を縫合中

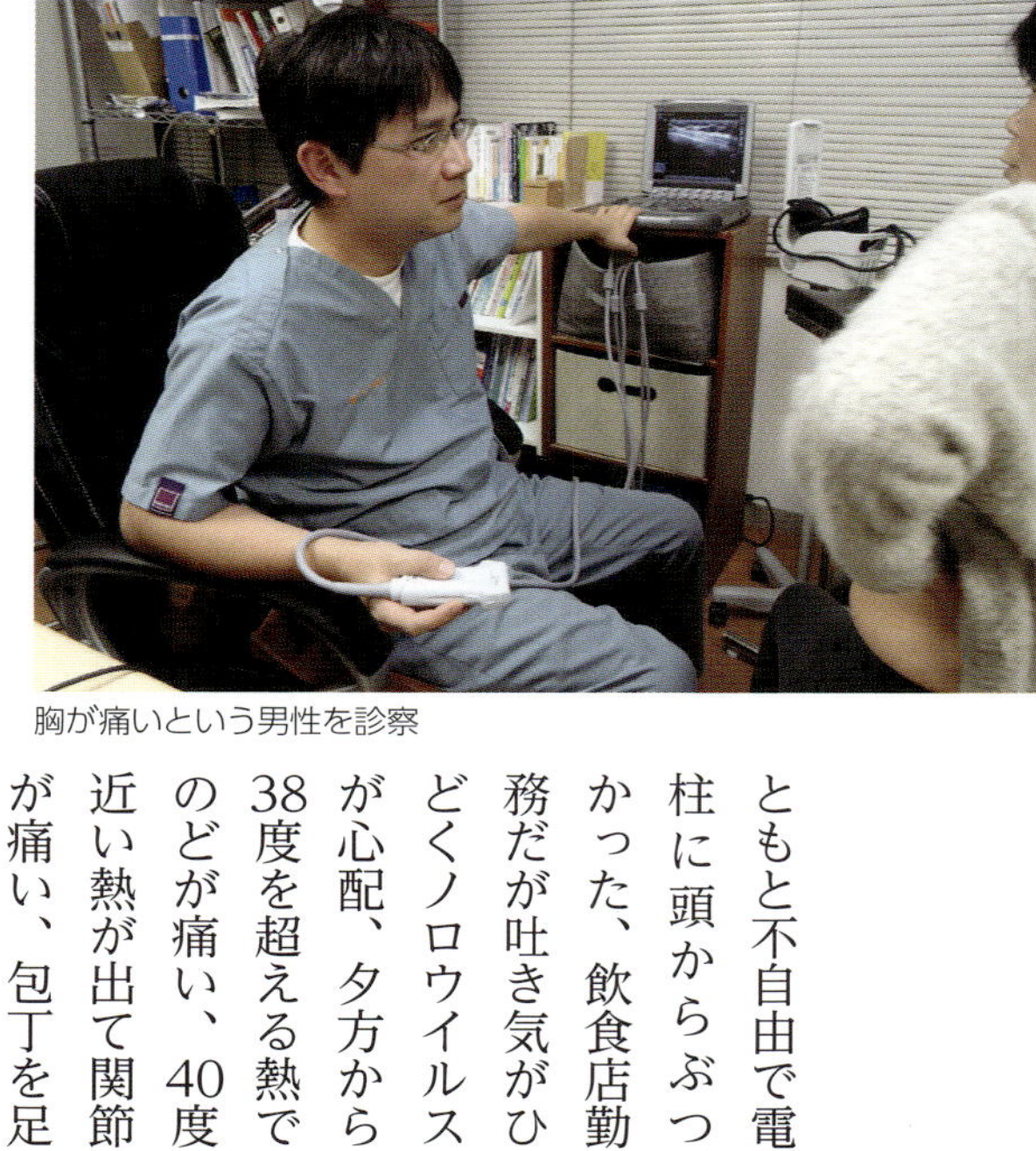

胸が痛いという男性を診察

3番目は左手の人差し指を鎌で切った75歳の女性。家が遠く、自分で車を運転してきたという。腱を傷つけている可能性もある。夫が昨年亡くなって、以前は夫がしていた草刈りを自分でするしかなかったのだという。4針縫い、破傷風予防の処置をする。今後、近くの整形外科に通うよう、病院の位置も教える。

犬にかまれた、のどが痛くて常用の薬が飲めない、風邪から蓄膿になりかけている、ドアに指を挟んだ、おなかの痛い子ども、ヘルペスがでてきた、左目がもともと不自由で電柱に頭からぶつかった、飲食店勤務だが吐き気がひどくノロウイルスが心配、夕方から38度を超える熱でのどが痛い、40度近い熱が出て関節が痛い、包丁を足の甲に落として刺さったという小学生、などなど、患者は引きも切らない。冬のせいか、風邪症状からインフルエンザを疑う人まで何人もいた。なかには、チック症状がある精神疾患を疑われる例もあり、次々患者は来るものの、そういう場合は、付き添いの人の話も含めてじっくりと話を聞かざるをえない。

処置室は3つ。日曜はだいたいどの部屋もいっぱいになり、順に診察・処置をして回る。この日は木曜日で、木曜のこの時間はよその医療機関が休診のことが多く、患者が多めなのだという。

「年間５２００人くらいの来院数で、高齢者が17％、子どもが31％で、高齢者以外の大人が半数。だいたい来院者の94％くらいがここで初期診断と治療が完結でき、二次救急病院に紹介するのは６％程度です」

当初、引き受けてくれる病院がみつからないこともあったが、いまでは安心して引き受ける病院が確保できている。

これまで、生後1週間目の赤ん坊から１００歳超えの高齢者まで診察してきた。この地域の特性かもしれないがと前置きをして、ちょっとのことで心配症になる人がいると話す。

「それなら医療機関が開いている時間帯に早く受診すればいいのに、様子をみて状態が悪くなってから受診する人も多い。日中、仕事などを優先して医療機関が開いている時間帯に受診せず、夜間や休日、このクリニックに来る人が結構多いのも気になるところです」

## 守る会ができた

クリニック開設時には、市の予算が確保されたのだが、その後、新市長になったとき、医師会の圧力があったのか、委託契約を打ち切るという話が出た。もともと、医師会の休日夜間応急診療所が機能しなくなっていたから、地域にとって必要だと始めたクリニックだ。本当にクリニックがなくなってもいいのか、市民に問うことにした。

基本的に、夜間診療所は赤字になるのが普通。儲かるならもっと増えるはずだが、全国的にも数えるほどしかないのが現状だ。採算がとれないのだ。だから、市からの予算は、夜間休日診療を継続するためには欠かせない。

市民集会を開き、勉強会も何回か重ねた。なぜ夜間休日診療が必要か、救急車出動を減らすにはどうしたらいいのか。すると、市民のなかから「休日夜間診療を守る会」ができ、いおうじ応急クリニックをつぶすなという要望書が52市民団体から8000人の署名を集めて市に提出された。改めて、市民にとっての必要性が浮き彫りにされた。

ところで、救急車出動件数を減らすためのもう一つの大きな柱が、住民への啓蒙活動だ。

「どんな医療がこの地域に必要とされているのかは、住民が決めるべきことで、医療者が決めるものではありません。そこで、住民の声を聞く集まりを何度となく開いて、いろいろな声を集めました」

子どもの受診も多いので、かわいい仕掛けも用意

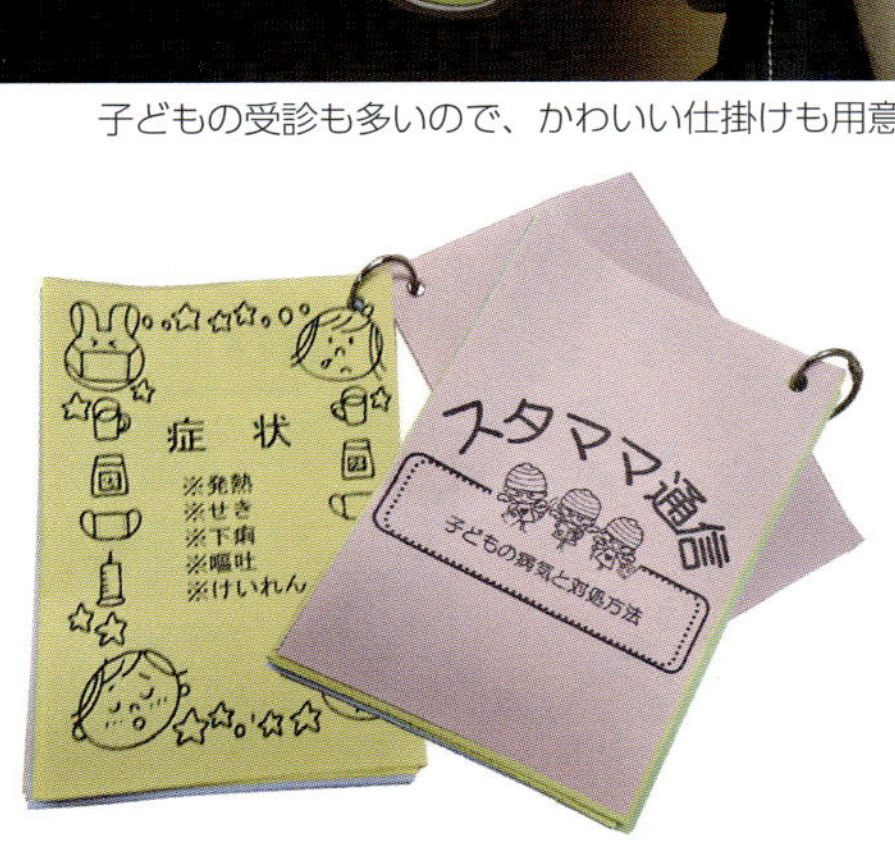


母親たちの声を反映したスタママ通信

また、市民向けの講習会も開いてきた。なかでも救急受診が多い、小さな子どもをもつ母親向けの勉強会などを繰り返し開催している。

「お母さんたちは楽をしたくて救急車を呼ぶのではなく、急に熱を出した子どもの様子に驚き、大変な病気ではないかと心配して救急車を呼ぶことが多いのです」

それなら、どんな状態なら救急車を呼んだほうがよくて、どんなときは様子を見ていていいのかを、あらかじめ母親たちに知らせておけばいい。そう考えた良雪さんは、地域の子育てサークルなどで勉強会を開く一方で、母親たちの意見を取り入れた「スタママ通信」（＊3）の配布や、子育て支援のWEBサイト「まつさかママカフェ」で孤立を防ぎ、相談できる場をつくった。

「病気のことだけではなく、お母さんたちの意見

をもとに、子育て全般の内容になっています。不安な人を減らして地域で子どもを育てるというところにつなげたい。地域の力そのものを高めていくことにもなります」

＊3　兵庫県西脇市「西脇小児医療を守る会」作成。許可を得て使用

## 在宅診療も支える

現在、いおうじ応急クリニックの経営は在宅診療が支える。地域医療に興味をもったのは東京の病院で研修中のとき。実際に体験したいと、山梨県の病院に移り、地域の住民とのプロジェクトで、一緒に健康食の弁当を開発した。

「それが進化しながら、いまでも売られているそうですよ」と、うれしそうだ。

医療は大切だが、地域全体を元気にする健康づくりの活動も重要だと考える。

いま、訪問診療をしているのは、120人くらい。この地域でいちばん多い患者数だ。内訳は、居宅が40人、施設80人の割合。年間、15～20軒の看取りをする。死因トップは46％の老衰で、呼吸不全（肺炎等含む）、悪性腫瘍、心不全と続く。松阪市の統計で老衰は8・5％とされるのでその違いは大きい。

在宅を支えるには、多職種によるチームづくりが重要になる。ときには、顔を合わせてのコミュニケーションも必要だが、通常の連絡や情報共有は、バイタルリンクという多職種連携情報共有システムを使って、SNSでやり取りする。

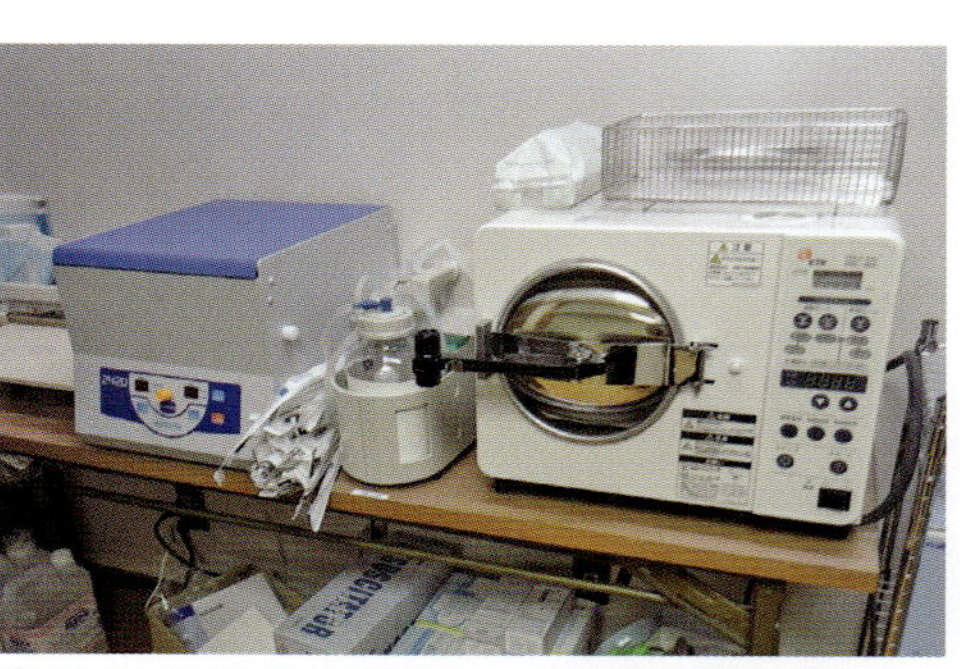

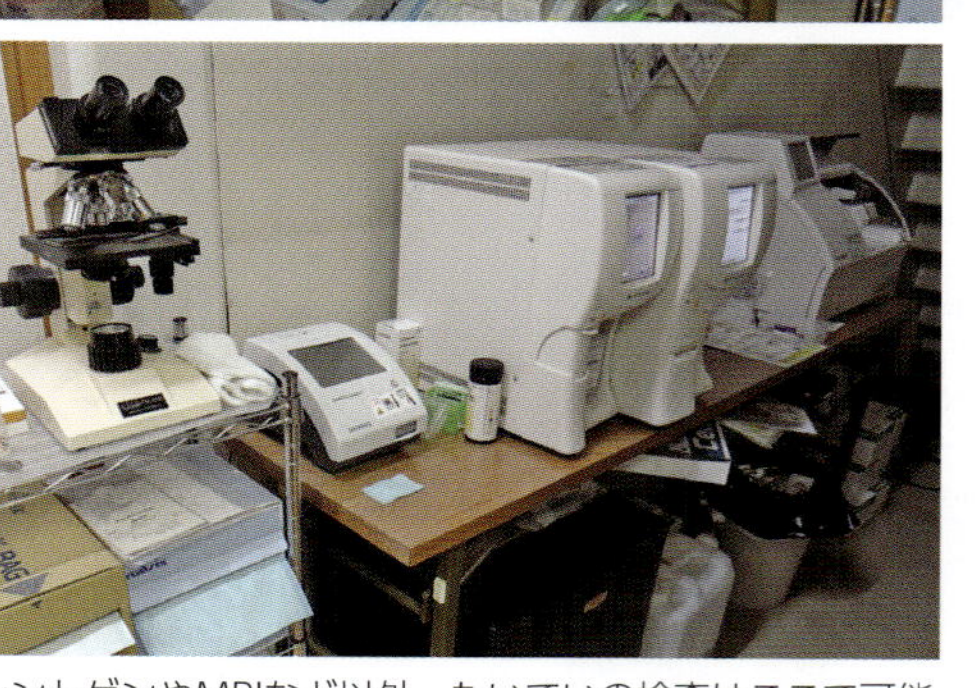

レントゲンやMRIなど以外、たいていの検査はここで可能

「高齢の人は、状態の変化が速く、看取りの近い方など状態変化が大きい。このシステムを使うと画像もクリアに送れるので、在宅でも施設でも安心です」という。もっとも、2次医療機関に送る書類は、ICT利用ではなく、昔ながらの紹介状だと笑う。

在宅の高齢者を支えることは、地域の暮らしを支えることだ。ただ、本人が在宅を望んでいても、周囲が心配して施設入所や入院を決めてしまうケースも多い。

「在宅医療のキープレイヤーは、看護師や、地域連携スタッフ、ケアマネジャーです。家族が納得するまで説明し安心させる必要がある。これには、平時からの住民の勉強も必要です。安全は医療が担当する、しかし安心は住民自身が決めること。どんな医療を地域に求めるのか、決めるのは住民です」

（野田真智子）

# 特定非営利活動法人　三方よし研究会

## 医療、介護、福祉、保健、市民・住民ネットワークの実践を行政が後方支援

2017年にNPO法人となった三方よし研究会は、別々に動いてきた医療者と介護にかかわる市民が出会ったことで、双方の意識が大きく変化した好事例である。


三方よし研究会

〒572-0045　滋賀県東近江市中小路町483

hanato-circ@umin.ac.jp

（タイトルに「三方よしメーリングリスト入会希望」、本文に所属・名前を記入）


### 「地域まるごと」のケア

琵琶湖の湖東にある滋賀県東近江市は、近江商人ゆかりの地として「売り手よし、買い手よし、世間よし」の「三方よし」の精神が始まった地でもある。その東近江市で「患者よし、（医療）機関よし、地域よし」を掲げ「三方よし研究会」が発足したのは、2007年のこと。2018年3月現在で研究会は123回。脳卒中の連携パスをつくるために始まった会は、10年間で「地域まるごと」（医療、介護、福祉、患者・家族、市民）で、ケアのまちづくりをしようという方向に変化した。

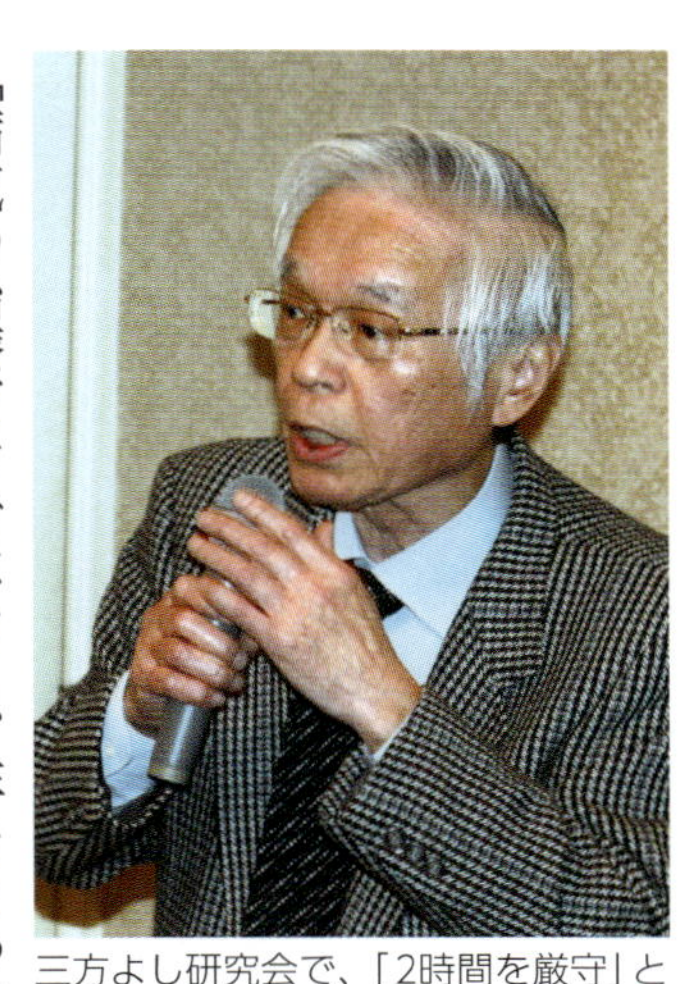

三方よし研究会で、「2時間を厳守」と話す小串さん

「病気の治療だけではなく、年をとっても認知症になっても安心して暮らせ、互助のこころがコンセンサスになったまちと、まちづくりが、だんだん目標になってきたのは、それこそが地域包括ケアの目標だからです」

三方よし研究会の代表として10年間、会を牽引してきた小串輝男医師はそう語る。

### 市民の企画から

滋賀県には7つの二次保健医療圏がある。東近江市を含む東近江医療圏の人口は約23万5000人、高齢化率は21・5％。圏域内には12の病院と103の診療所があるが、とくに公立病院での「医師不足」「経営難」「市の財政圧迫」という課題を抱えていた。

三方よし研究会（当初は「東近江医療連携ネットワーク研究会」）は、2007年に制定された4疾病5事業に基づく医療連携を、東近江医療圏で始めようという取り組みとして始まった。背景にあったのは脳卒中の患者を在宅に戻し、自立した生活を送れるようにするための連携パスをつくろうという、リハビリ関係者間の気運の盛り上がりだった。

いっぽう、救急車が日常的に30分以上も病院を探す同市の医療の課題を語り合っていた「NPOしみんふくしの家八日市」を中心とした住民グループは、「住民がもっと安心して死んでいけるような地域づくりは、行政や医療関係者にまかせておいたら、あかん」（小梶猛さん）と、2006年に連続講座「市民が考える医療フォーラム」を企画し、「東近江医療連携ネットワーク研究会」のキーパーソンだった角野文彦東近江市保健所所長（当時）と小串さんに協力を要請した。地域ケアのあり方について本音で話すうちに3者は意気投合。協力して翌年からの2年間に5回にわたるフォーラムを開催した。その間にネットワーク研究会の名称も「三方よし研究会」と変わり、「顔の見える関係」はゆるやかに広がっていった。

発足時の参加者はリハビリ関係者が中心だったが、医師や看護師、介護職も次第に参加。さらに自治体や図書館職員、医学生、NPO、介護家族や住民へと広がり、現在では200近くの機関から毎回150人ほども月1度の研究会に参加し、事例検討や東近江の地域医療、まちづくりについて話し合っている。

## 豊かなソーシャルワーク

三方よし研究会は、地域で広い意味での「ケア」にかかわる活動を行う、さまざまな人々のゆるやかな集合体だ。研究会は当初から4つのルールをつくった。

それは、①車座。顔の見える関係づくり、②形から入らない。できることから始める、③会場は持ち回り。時間厳守（2時間）、④医療のあり方は住民も参加して議論。

発足当初からこれらを意識的に行ってきたのは「連携を語るのなら、縦割りをやめる」という意識がキーパーソン間にあったからだ。「会場の持ち回り」につい

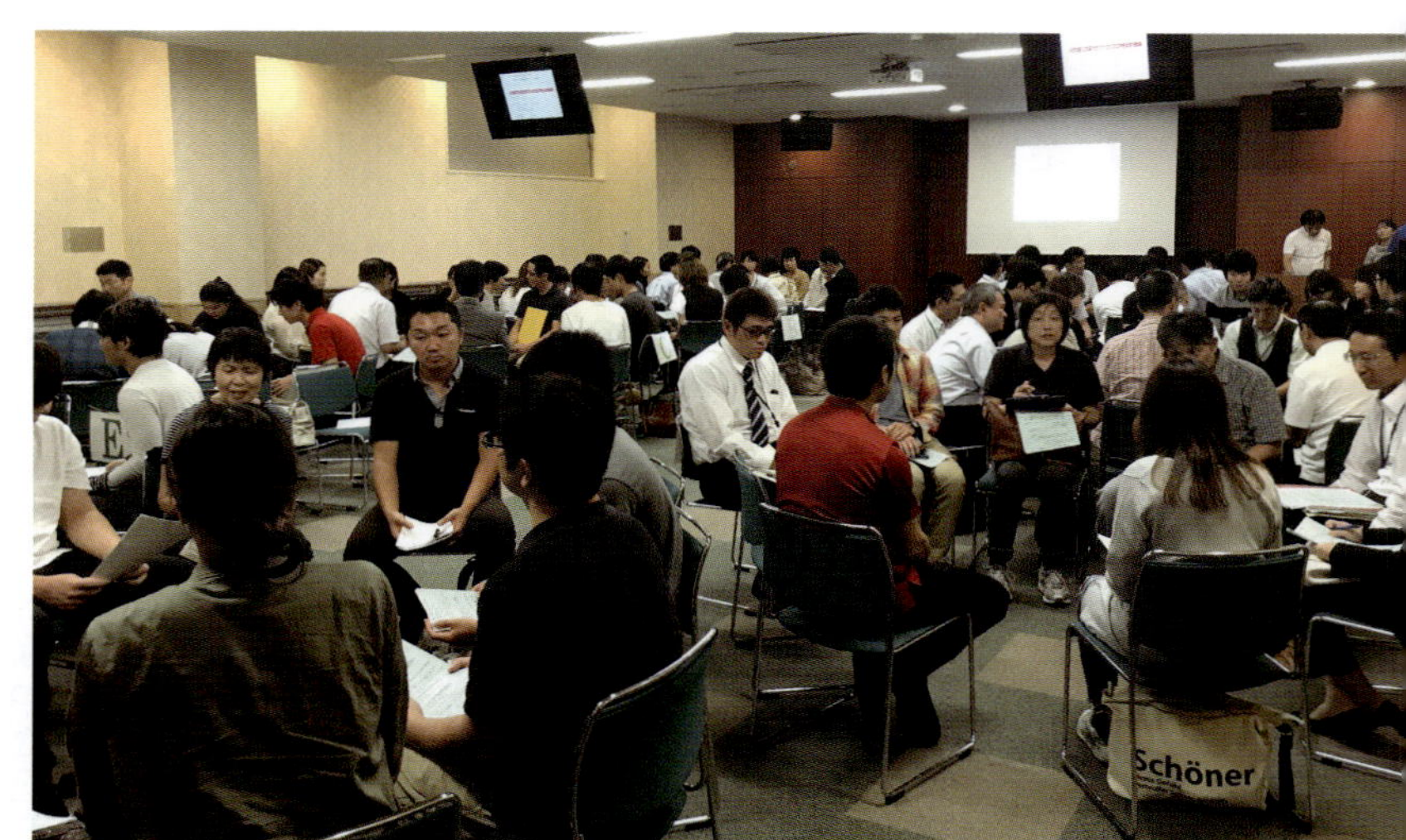

三方よし研究会は、毎月持ち回りの会場で開催

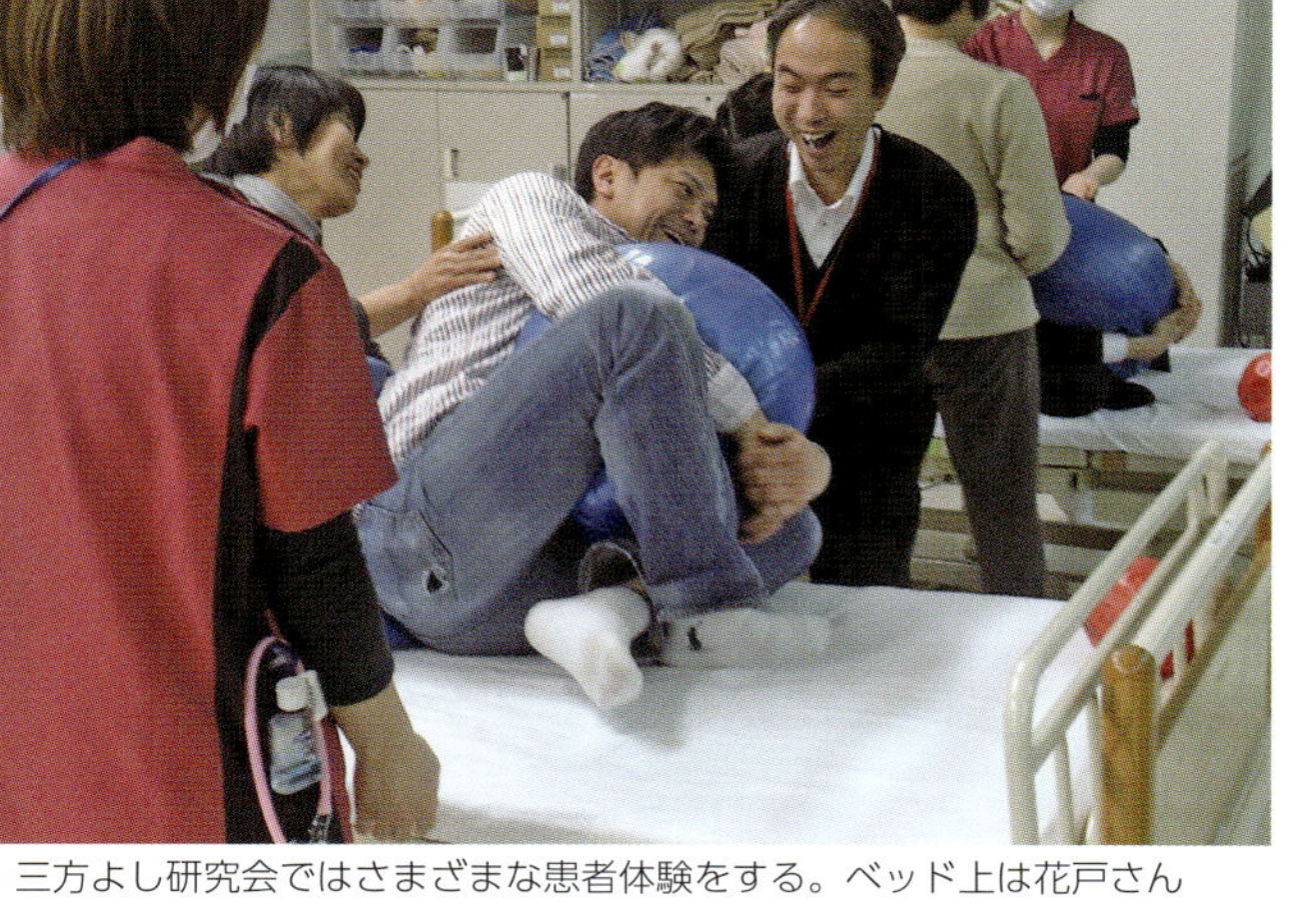
三方よし研究会ではさまざまな患者体験をする。ベッド上は花戸さん

ては、その月の担当機関（病院、施設など）が準備段階から主体的にかかわるため、ともに行う地域づくりへの熱意を高めることにつながる。「時間厳守」は2時間という時間内で、どれだけ集中した議論を行う環境をつくれるかという、持ち回り担当機関への課題提起だ。その結果、「熱いけれども関係はゆるやか。患者のためにいいこと、楽しいことは何でもやる」という、研究会のユニークなキャラクターが形成されることになった。

三方よし研究会の10年間の原動力は、行政にぶら下がらず、人々が手をつなぐ面白さをプラス思考で実現してきたことだろう。研究会のメーリングリストのメンバーは全国で670人以上。活動に刺激され、近隣市や県内に同会と連携する市民・住民を交えた多職種連携「子三方よし」が、次々と発足した。これまでのフォーマルで縦割りの地域ケアに飽き足らない医療・福祉・介護関係者や行政職員が「こんな形でなら、私たちも自分たちの地域で、ケアのまちづくりができるかもしれない」と考え始めたのだ。

埼玉県幸手市から「地域包括ケア幸手モデル」を発信している東埼玉総合病院の中野智紀医師は、「好事例」の条件を3つあげている。①ステークホルダーが多いこと、②ソーシャルワークが多いこと、③後方支援（行政は後方支援に徹すること）の多いこと。

そのソーシャルワークのひとつが、同研究会の副代表でもある花戸貴司医師が、市内南東部の永源寺地区でつくる「チーム永源寺」だ。永源寺診療所に花戸さんが赴任した18年前、在宅看取りはほとんどなく、地域の多くの人は病院で亡くなっていた。今では患者の9割以上が在宅看取りを希望し、5割の人が在宅で亡くなっている。それを支えているのは、医療や介護にご近所さんやボランティア、警察までも含めた地域全体の力だ。それを花戸さんは「地域まるごとケア」と呼んだ。

「ここではおまわりさんもお寺さんもチームの一員です。何かあるとすぐに連絡が回る。永源寺に来て、いろんなことを地域の人たちから教えてもらいました。地域のつながり、お互いを思いやる気持ち。そんな中で、自分がこの地域でできるのは医療だけじゃない。医療を通じたまちづくりではないかと思ったんで

す」（花戸さん）

小串さんも大牟田市に倣い、地元の五個荘地域で、住民、警察・消防まで巻き込んだ「認知症の人の早期発見訓練」を2008年から毎年行い、住民の認知症理解と地域ぐるみの見守りの啓発を行っている。

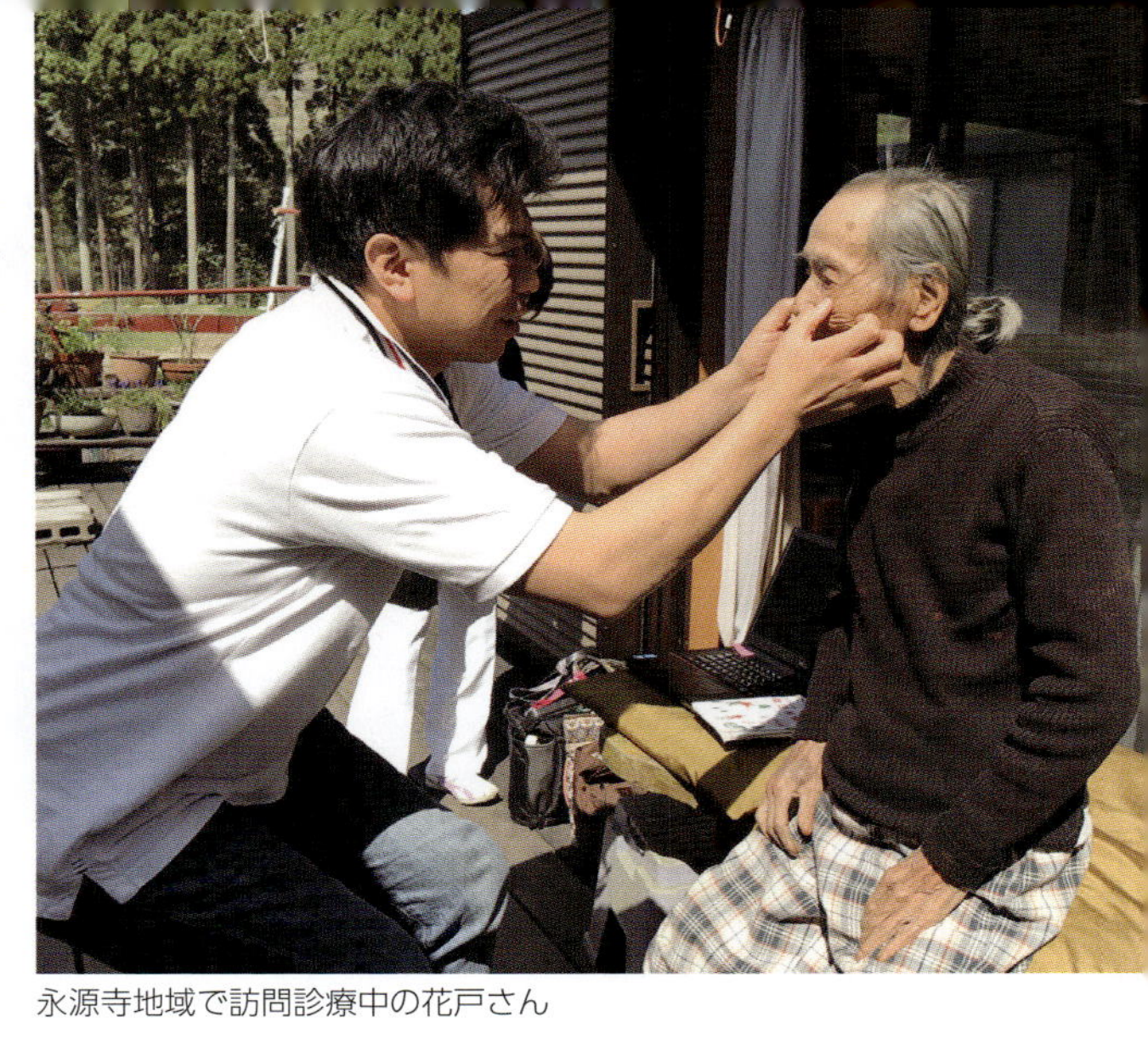
永源寺地域で訪問診療中の花戸さん

## 〝妄想〟が生んだコラボ

2016年、東近江市は総務省の平成28年度ふるさと大賞を受けた。「市民と行政が地域の課題を共有。解決に向けて協働で取り組み、地域が一体となったまちづくりを実践」などが評価されている。市民自治の精神は、惣村文化や近江商人の歴史に加え、1970年代後半に起こった琵琶湖の淡水赤潮の発生を機に、市民による環境保全運動が広がったことにもつながった。その豊かさを見せるのが、同市でさまざまな活動を行う100人以上のキーパーソンの交流の場「SOYORI（創寄り）」が作成したネットワークマップ「東近江魅知普請曼荼羅」だ。ここには「食、環境、エネルギー、ケア」をキーワードにした市民団体が50近く掲載され、10年間続いている同市の「ローカルサミット in 東近江」や各地域のまちづくり協議会の活動を支えている。

地域が抱えている医療と福祉の実態を見つめ直し、住民自らが解決に動き出すにはどうすればいいのかを考えようという「地域から医療福祉を考える東近江懇談会」も2008年から始まった。この会議に参加していた介護事業所「結の家」を運営する太田清蔵さんは「自分たちの活動や、地域がもっている資源を生かし、どんなことができるのか」という〝妄想〟を、月1回、飲みながら話し合おうと、知人たちに呼びかけた。障害者支援、環境活動や食支援にかかわる人たちも参加し、20～30人が3年間かけて熱く話し合った結果、〝妄想〟は「あいとうふくしモール」として実現した。ここでは

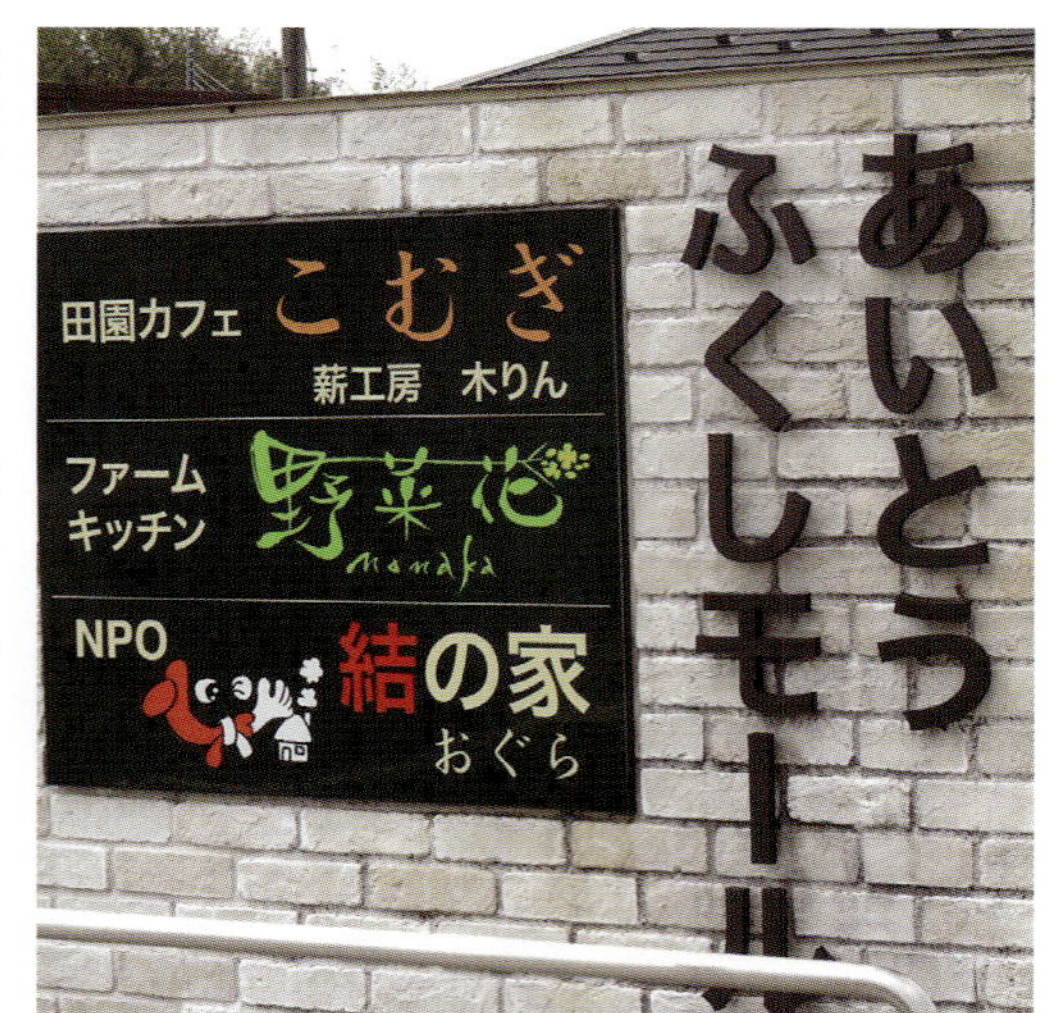

あいとうふくしモールの入り口にある看板

3つの事業がコラボしている。①NPO法人結の家（デイサービス、訪問看護ステーションなど）、②NPO法人あいとう和楽（知的障害者が働く場所と地域交流施設としての田園カフェ「こむぎ」、薪の生産と販売を行う薪工房「木りん」）、③株式会社あいとうふるさと工房（配食・総菜販売もある安心の食材を使った福祉支援型農家レストラン「ファームキッチン野菜花」）だ。広場では「もったいない市」を行うなど、地域福祉・環境・農業を融合させた取組みは大きな関心を呼び、全国から見学者が訪れる。

## 地域資源の再利用

八日市中野地区では、三方よし研究会に市民の視点を吹き込んできた小梶さんが、伊勢参詣道筋として栄えた御代参街道添いの古民家を活用したまちづくりに力を入れている。この地に住んで15代という、生粋の土地っ子。1級建築士でありながら、学校教育への疑問から通信教育の高校（司学館）を開校したり、認知症の人の居場所づくりからグループホームやデイサービスをつくったり、地域の祭りや大凧上げ、「50年森」の再生などを通して、地域づくりにかかわってきた。

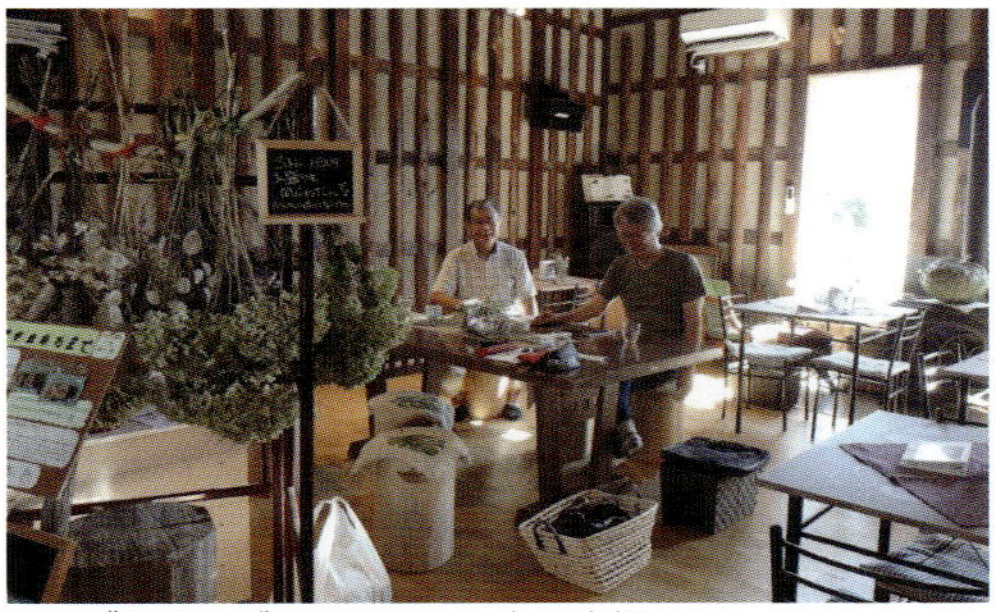

大正時代の煙突がある醤油製造所が壊されると聞き、地域の女性たちと一緒に総菜販売とレストラン、コミュニティホールのある地域の居場所「レンガのえんとつとまれ」をつくったのは2001年のこと。その後、地域に増えてきた空き家を「何とかしようや」と、地域の人たちとワークショップを重ねた。「50年森」の再生を通じて、地域の子育て世代や国際交流関係団体ともつながり、

中野ヴィレッジハウスにて。右は小梶さん

2017年4月にオープンしたのが、塩蔵を改造した新しい地域の拠点「中野ヴィレッジハウス」だ。週4日は日中、金曜は夜まで延長してカフェが開かれ、英会話、イタリア語、絵画、書道、DIY、手芸などの教室やキッズカフェに場所貸し。週1日は地区のボランティアセンターが借り受ける。地域ケアにつながる「認知症カフェ」や「暮らしの保健室」の開催も視野に入れている。地域の懇親会、音楽会なども開かれ、2017年12月には東近江市が開催する「第3回わがまち協働大賞」の優秀賞に選ばれた。

「地域ケア」のニーズは、地域のなかに眠っている。地域で何が起こっているのか、どうしたらそれを解決できるのか。「三方よし研究会」は、ゆるやかにつながる医療、介護、福祉、保健、市民・住民ネットワークの実践を行政が後方支援し、できることから一歩ずつやってきたことの結果だ。三方よし研究会からのヒントは、全国に広がっている。

**（中澤まゆみ）**

# 京滋摂食・嚥下を考える会

## 味と見た目に伝統の技を生かし おいしく美しい介護食で人生の楽しみを提供

### 京漆器と京焼・清水焼の松花堂介護食弁当

介護食の松花堂弁当を平らげた妻に夫は号泣。供した料亭の女将が目を潤ませた。胃瘻を造設していた女性が「食」を楽しんだ瞬間だ。「これほどドラマティックな場面になるとは思いませんでした。居合わせたみんなが驚いて、泣いてしまいましたね」。一般社団法人愛生会山科病院消化器外科部長で京滋（京都・滋賀）摂食・嚥下を考える会（「考える会」）代表世話人の荒金英樹さんが当時を振り返る。

2015年9月開催の日本摂食嚥下リハビリテーション学会のサテライトイベントでの出来事だ。「京都の伝統産業で作る介護食器プロジェクト」（＊1）を披露する食事会に、摂食嚥下に障害をもつ在宅の患者と家族を招待したのだ。京漆器と京焼・清水焼の器に京料理の嚥下調整食（嚥下食）を、荒金さんは「心が沸き立つようで、おいしいものは食べられるんだと確信しました」と評する。

介護食器プロジェクトは、高齢者、障害者への食支援と京都の伝統食産業が融合した、新たな食文化を創出するのが目的だ。2014年2月、「考える会」所属

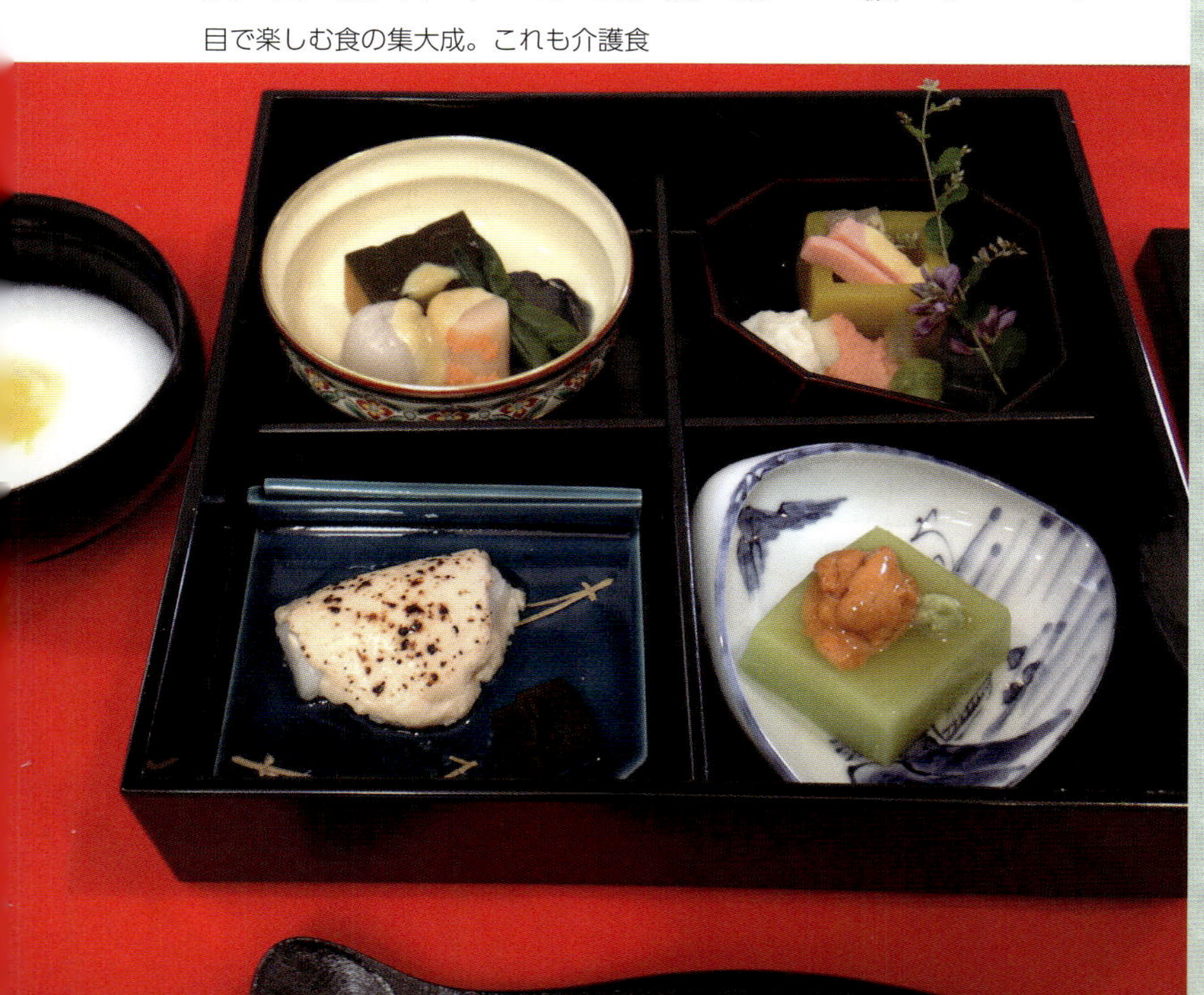
目で楽しむ食の集大成。これも介護食

**京滋摂食・嚥下を考える会**

京都支部事務局
愛生会山科病院　栄養科
〒607-8086
京都府京都市山科区
竹鼻四丁野町19-4
TEL：075-594-2323

の作業療法士（OT）と清水焼団地協同組合、京漆器の老舗会社、産業技術研究所（＊2）の産業デザイナー、NPO法人日本料理アカデミーなど京都の伝統食を支える産業人たちがチームとなってプロジェクトが始動した。まず、管理栄養士とOTが他業種のメンバーに嚥下調整食について説明し、器とスプーンの「すくいやすい」形状の提案から始まった。

伝統産業サイドは、作品の特性や作業工程、色や季節に合わせたデザインを説明し、日本料理アカデミーは扱いやすい食器の形状の提案、季節感を考慮したデザインを助言した。それを京都市産業技術研究所がデザインし、3Dプリンタで形状見本を作成。病院、介護の現場で試用を繰り返した。荒金さんはいう。

「何度も試作を重ねました。OTの視点は細かくて鋭いし、伝統産業と京料理の職人たちにも妥協がありません。メンバー全員が『おいしく、たのしく食べられる』をめざして知恵と技を絞り続けましたよ」

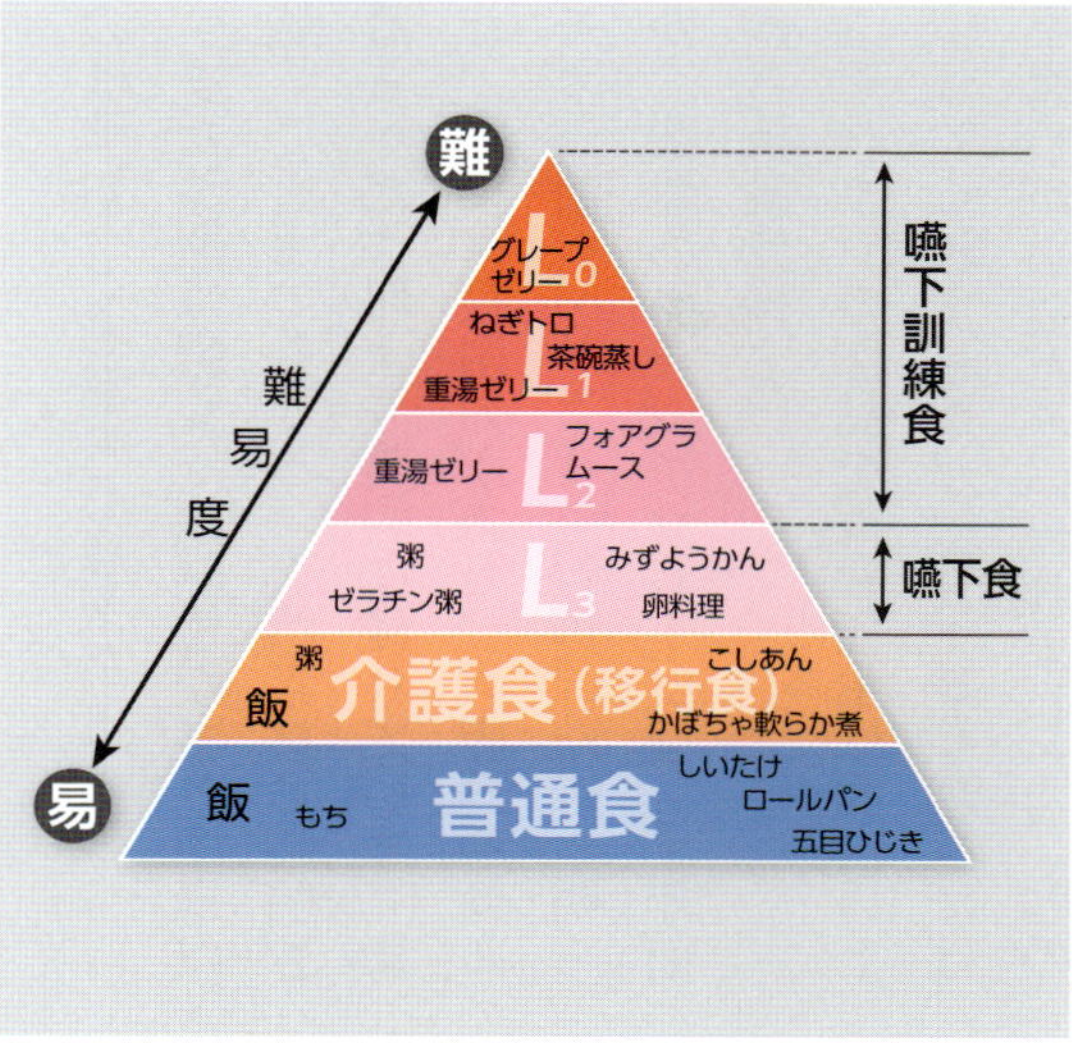

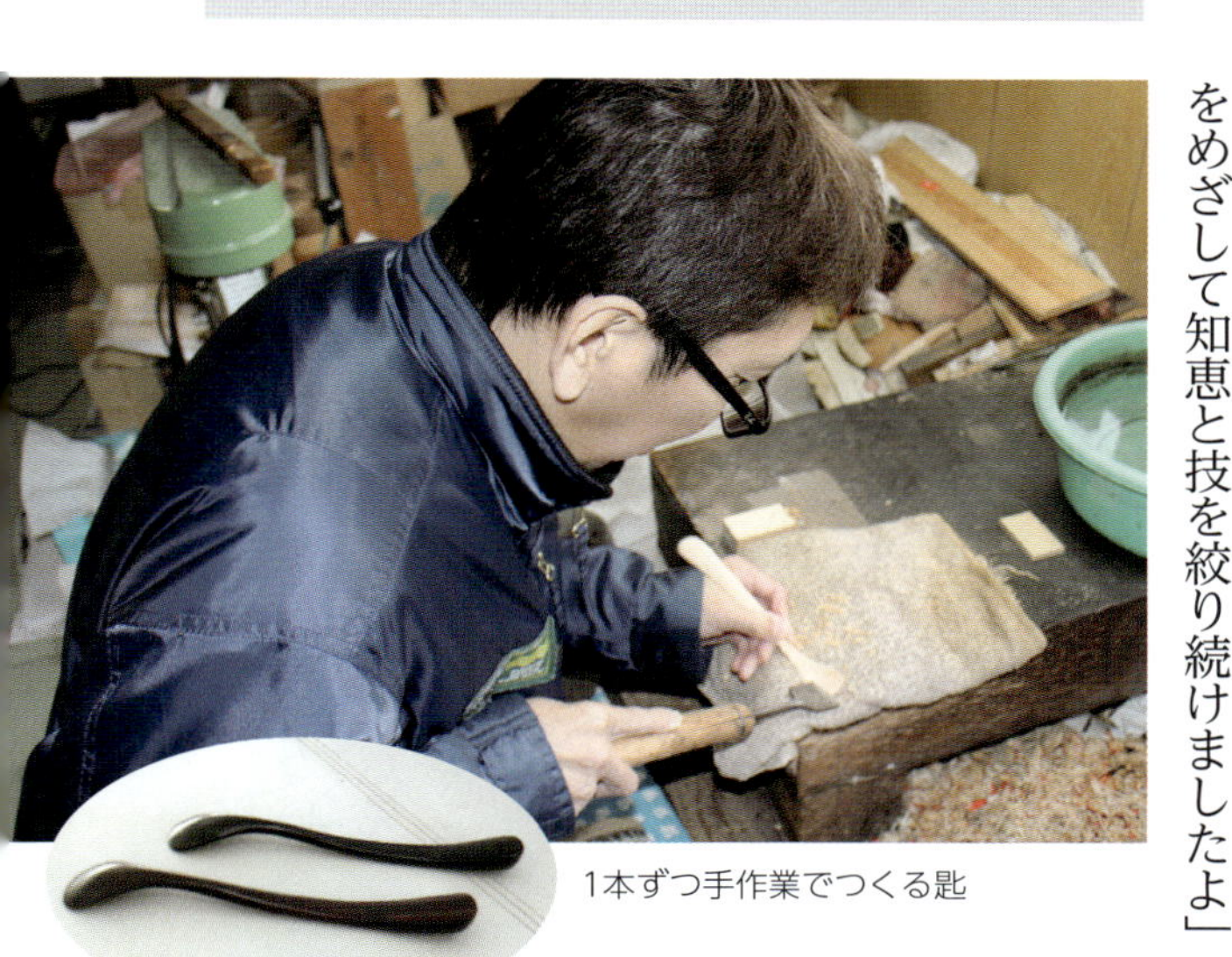

1本ずつ手作業でつくる匙

＊1　2014年に京都産学公連携機構が「高齢者のQOL向上のための、京都の伝統工芸による美的感性価値の高い機能性介護食器の開発」を研究テーマに採択した事業

＊2　地方独立行政法人京都市産業技術研究所

## 千年前から抗菌仕様

京漆器の老舗、遊部工芸株式会社代表取締役の遊部尋志さんは、「3年前、荒金先生が、いまの介護食器はおもちゃのようだから、本物を作りたい」と訪ねてきたという。遊部さんはその前から、独自にユニバーサル目線の椀と匙、湯呑みを作っていた。「手が不自由になっても使える漆器の試作をしていたんです。生活の幅が狭まると『食べること』は何よりの楽しみですからね」。漆器にこだわったのは、器に口をつける「椀」は日本独自の文化で、日本人の食に欠かせない食器だから。「自らの手で椀から汁が飲める形を模索していました」。一つひとつ手作りで高価になる。「数多く売れない

のは承知」と老舗の心意気だ。

また漆器は軽く、耐熱性があり中身が熱くても手でもてる。天然素材で感触も滑らかだ。何より美的に優れている。また、漆には殺菌力があり、大腸菌やサルモネラ菌、MRSAへの抗菌効果も明らか。漆器のキャッチフレーズは「千年前から抗菌仕様」だ。

「それまでの作品を荒金先生は面白いといってくれましたが、OTさんたちには手直しが必要だといわれました」。匙の頭部や持ち手の形状など介護食器を名乗るために改良となった。

食器の図面を描いたのは、かねて親交のあった京都市産業技術研究所の産業デザイナー・竹浪祐介さん。「プロジェクト参加前から、自分の研究として介護食器を作っていました。気になっていたんです」。既存の介護食器について竹浪さんは「デザインのないデザイン」と難点を指摘する。使い手の気持ちを無視した道具を食器とは呼ばない。竹浪さんのデザイナー魂が機能優先にはみえない匙を作った。OTや職人、医師らの意見を入れ、食べやすい食器づくりに腐心する。

「お皿や器の縁や端に『返し』をつけると自分で掬（すく）えるようになる。匙も、一口の量が多すぎるとむせやすく上手に飲みこめません」

ふつうの食器に見えるよう何度も話し合い、完成までに1年を要した。竹浪さんは現在も介護食器のデザインを続けている。「ふだんの食事に使えるカレー皿や丼に使える丸陶器の商品化を進めています」

## 京料理に宇治茶、京菓子まで

「考える会」は2010年に発足した。荒金さんによると、2009年の実態調査（＊3）では、多くの施設で嚥下食が導入されていたが、種類や段階数が多く、同じ嚥下食基準であっても名称が異なるなどバラつきがあった。「地域連携や共通理解に多くの課題がありました。そこで『考える会』では、施設独自の工夫は活かしたまま、施設間の情報伝達手段と

介護食器プロジェクトで試作品について話し合うメンバー

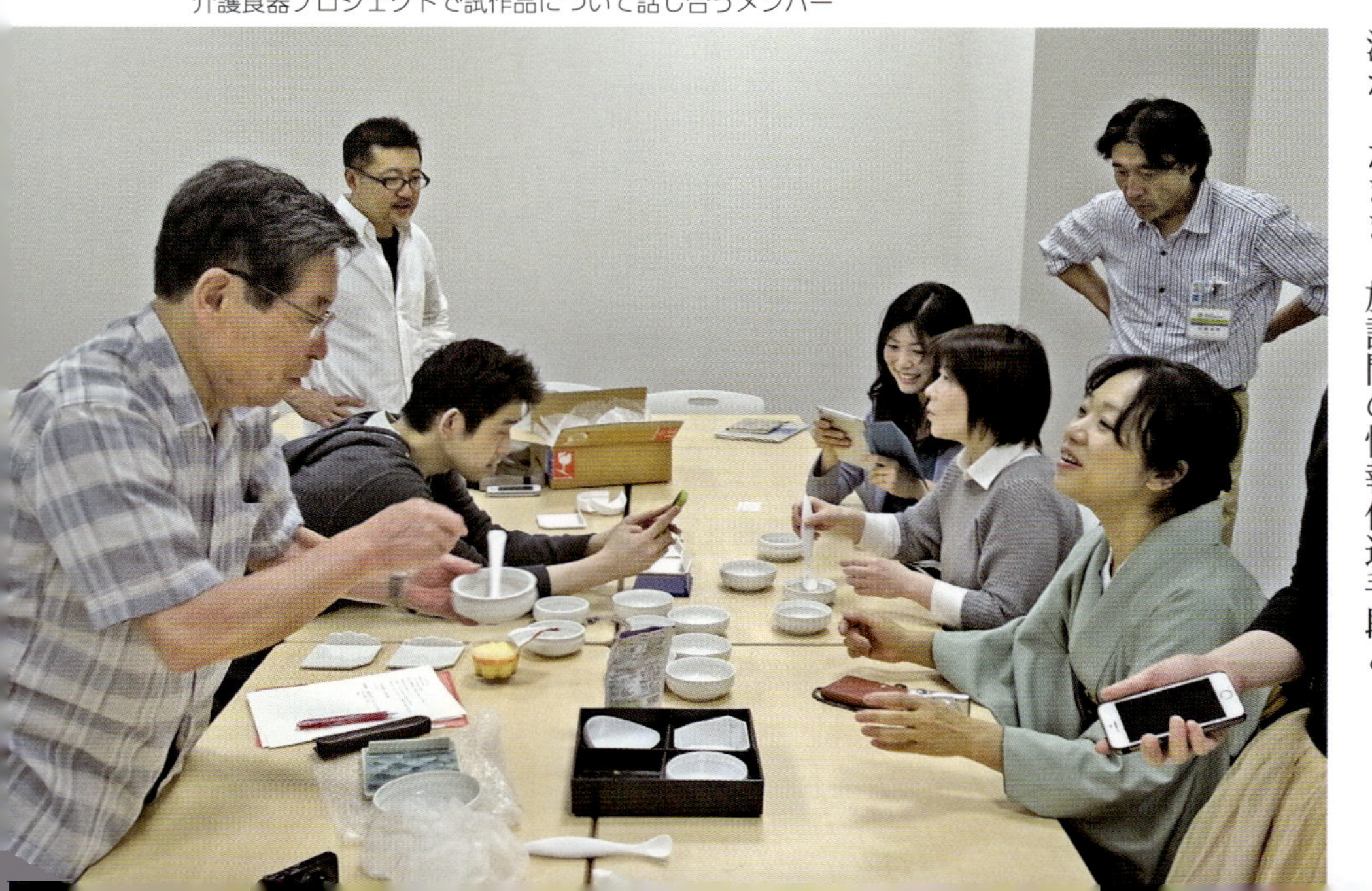

して当時、最も使用されていた基準の嚥下食ピラミッドの符号の使用と、施設間連携のために会が作成した『摂食・嚥下連絡票』の運用を提案したのです」。この提案は、京都府医師会、歯科医師会、栄養士会などさまざまな職能団体、病院や介護施設団体、在宅関連団体から京都府基準として承認をされ、2011年8月には「京都府脳卒中地域連携パス」に摂食・嚥下連絡票の導入が決まった。

さらに「考える会」は、2012年1月、NPO法人日本料理アカデミーと嚥下食の共同事業「嚥下食プロジェクト」を始めた。同アカデミーは日本の食文化を次世代へ伝承し、世界に広報することを目的とし、本部を京都に置く。嚥下食改善支援としてアカデミーから派遣される料理人と「考える会」所属の管理栄養士、調理師たちが月1度のペースで検討会を開いた。

「料理人からは、嚥下食の特徴である『均一性』が、見た目や味、香りなどを損ねると指摘がありました。安全性とおいしさは、相反する部分がある。せめぎあう点に京料理の技法を採り入れながら試作を重ねました」。同年8月には「お茶プロジェクト」として福寿園CHA研究センターと京都山城総合医療センターとの共同でおいしいトロミ茶、お茶ゼリーの研究に着手。9月には、京都府内の4施設で季節の行事食として「京料理による嚥下食」を提供した。ふだんは食事を見ただけで目をつぶる人、口をつけない人たちにも楽しんでもらえた。食の力、食支援の重要性を実感したという。2013年6月には京都府菓子工業組合、京都府生菓子協同組合と「お菓子プロジェクト」が始動しており、一部はネットでの購入が可能になっている。

＊3 摂食・嚥下障害に関する地域の現状を把握する目的で京都の病院、施設を対象に実施

## 伏見の酒と「人によい」とうふ

「はじめの一歩」は何だったのだろう。

「なぜ、むせるんだろうって思っていたからです。むせの原因を食形態だけと決めつけていいのだろうか。まずさから、むせたり吐き出すこともあるんじゃないかと考えました」。「摂食・嚥下障害」と判断する前に、おいしいものを出すのが先だと思ったのだという。その着想の理由を聞くと「僕が外科医で嚥下の分野は素人だから」と言い切った。

「食べることは生涯を通しての楽しみです。その選択肢をできる限り多く提供できたら、みんなしあわせになります。嚥下食の取り組みは、自分を含めて関わる人がみんなわくわくするんですよ」。次のわくわくは何か。荒金さんは日本酒に照準を当てる。

「嚥下食プロジェクト～京の酒～」が始まったのは2015年11月。ターゲットになったのは伏見・清酒富翁の醸造元、株式会社北川本家の松味利晃さん。料亭で飲んでいたら、そこで「考える会」の和菓子プロジェクトの月例会が開かれて

いて、荒金さんに出会う。
「先生の布教活動っていうか話術につかまりました」と苦笑いする松味さんの嚥下食に対する第一印象は「食べられたものではない」。どろどろの見た目と食感が受け付けられなかった。トロミ剤の入った酒は「まずい。かなわんな」だった。トロミをつけても旨い日本酒を模索する日々が始まった。

　当初、松味さんはそう難しいとは考えていなかった。「トロミ剤は種類も多く、相性のよいものもあるだろうと。しかし難儀しました」。なるべく無味無臭がいい。実際に溶かしてみると、溶けないものや、トロミ具合がいま一つだったりした。そこで、清酒酵母の開発を共同研究している京都市産業技術研究所に協力を仰ぎ、ある物質にたどり着いた。その物質を使い、嚥下酒の製造に至ったが、商品化まではもう少し時間がかかるという。また、日本酒は米・米麹・水のみという定義で、トロミ剤が添加物となり、酒税法上はリキュール類に分類されるらしい。

「クリアすべきことが多く、しんどいですね。でも楽しいですよ」と目を細める松味さん。「もともと、日本酒は神様に供えるもので、ハレの日に欠かせない。会話を楽しくするし、料理も引き立てる。障害をもったために縁が切れてしまうのは寂しいですよ」

　最も新しい嚥下食プロジェクトは２０１６年11月から始まった「京とうふ」だ。主役の京とうふ藤野株式会社代表取締役の藤野清治さんは「荒金先生の布教活動に乗せられたんですわ」と豪快に笑う。同年、京都デザイン賞で「考える会」の介護食器が京都府知事賞を受賞した。そのとき、スポンサー企業として名を連ねた藤野さんは荒金さんと出会った。その前年に藤野さんは脳梗塞を患い、立てない、歩けない、話せない、飲みこめないという状態を体験しており、一も二もなく引き受ける。「豆腐の嚥下食を作れないかという。豆腐は柔らかく一般的には食べやすい食品ですが、嚥下障害の方に

竹浪祐介さん

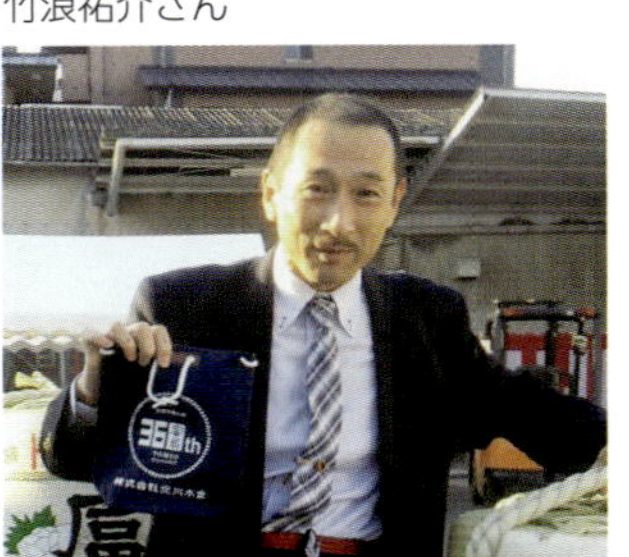

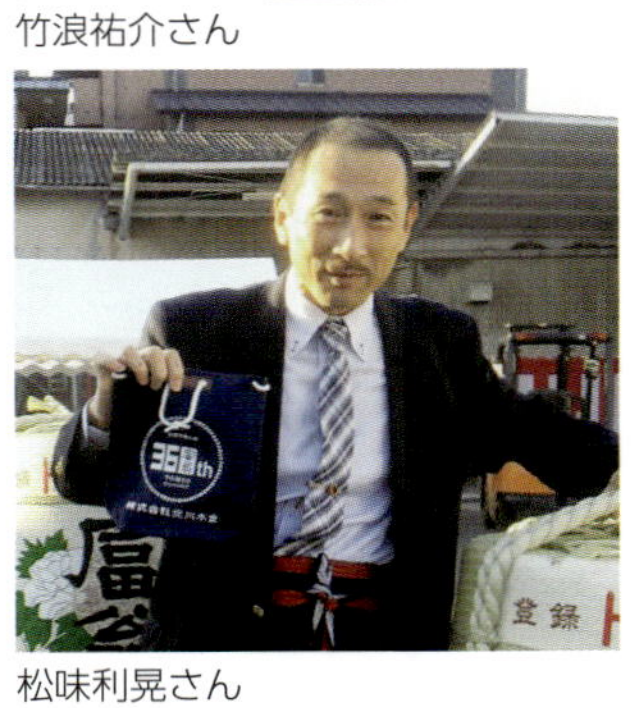

松味利晃さん

藤野清治さん

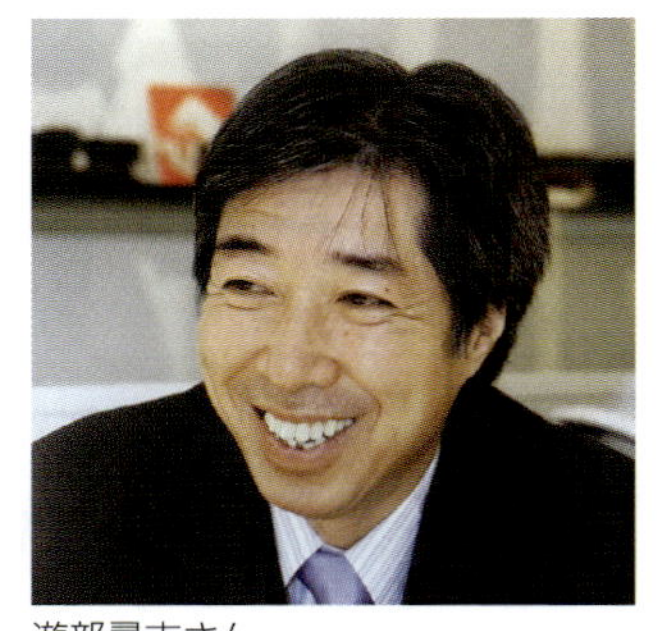

遊部尋志さん

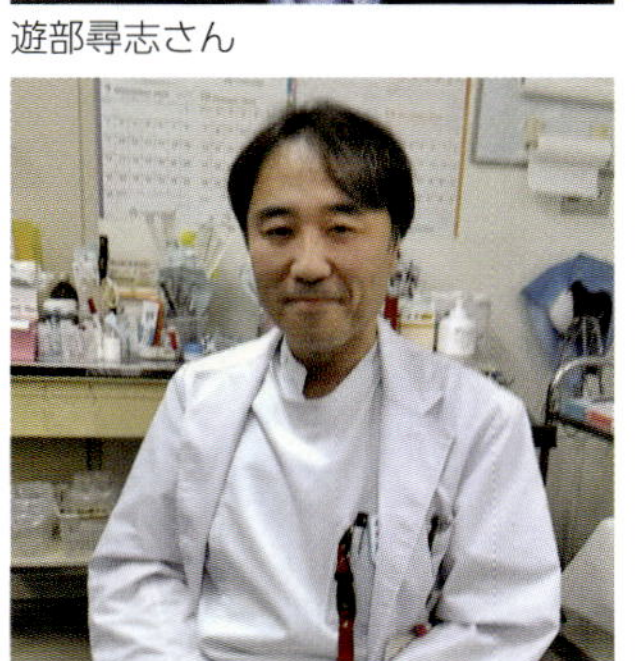

荒金英樹さんは「おいしい」を追い求めて東奔西走

はむせやすく、その物性の調整が重要です」。商品化は容易ではなく、藤野さんは現在も生産機器の図面と格闘中だ。

　荒金さんからは意外な指摘も受けたという。「豆腐は低カロリーで人気ですが、高齢者には少量でカロリーを摂れることが大事だというんです」。提案されたのが亜麻仁油を加えるなどで、研究課題は多い。「食品の食は『人』に『良い』と書きます。飲みこみが難しくなった人が、おいしく食べられる豆腐を作るためにいろんな人の知恵を借りてがんばっています」

## 課題は商品の安定性とブランド化

　荒金さんはいう。「嚥下食プロジェクトは日本料理アカデミーとコラボできたことで今後につながるさまざまな道が拓けました。日本料理アカデミーには料亭の看板、料理人のこだわりと、それぞれ極めた人たちが集まる場ができていました」。百年単位の老舗京料亭の看板が嚥下食にも二十四節気を採り入れる。「嚥下酒は商品の安定性だけではなく、製造工程や酒税法の問題などまだまだ課題山積ですが、取り組み始めてまだ2年。和菓子が4年、京料理も5年近くかかりました。豆腐もまだこれからですが、きっといいものができますよ」と期待を寄せる。

　現在の課題を問うと「課題だらけ。だからこそ、おもしろいんです」と破顔しながらも「具体的には、商標の問題がありますね」と表情を引き締めた。

「いまはみなさんボランティアです。医療以外の方々を巻き込んだからには、これを永続するビジネスにしなければなりません。医師の立場でどのようなサポートができるのかを検討しています」。

2020年のオリンピック・パラリンピックの年には「考える会」が発足して10年の節目となる。それまでに、取り組んできた医療・介護と伝統文化の融合した京都の新たな食文化を京都の地域ブランドとして確立できないかを研究している。

　関わる人たちを前のめりにさせる理由はどこにあるのか。「人生の終わりに、あれ食べるな、それ飲むなとダメが続くのは悲しいでしょう。栄養だけじゃなく、味と見た目と季節を添えた食のラインナップを揃えたいんですよ」

　いま「考える会」では新たな企画を進めている。「要介護の人でも安心して楽しめる京都ツアーです。京都駅から介護タクシーでバリアフリーの神社仏閣を巡り、料亭では介護食にとろみ酒が提供され、オプションで舞妓さんの踊りや食事介助を受け、茶寮で高齢者向けの和菓子とろみ茶がふるまわれ、お土産に介護食器を買って帰っていただけたら素敵ですね」と嬉しそうな荒金さん。

　老いて失う駒をひとつでも減らしたい。人生の最終コーナーに「おいしさ」と「楽しさ」を欠かしてはならない。その一手を本気で考える人たちの取り組みが続く。


（藤ヶ谷明子）

# 兵庫県朝来(あさご)市地域ケア会議

# 「暮らし続ける」に関わる人が膝を突き合わせ、共に考える場所づくり

## 地域ケア会議は既存のものを整理活用

姫路発の播但線を1時間余り北上すると兵庫県朝来市に入る。朝来市は2005年に旧生野・和田山・山東・朝来の4町が合併して生まれた。生野と和田山は南北に22キロほど離れている。この山あいのまちは高齢化率33％、後期高齢者や独居・高齢者夫婦世帯の増加、高い認定率など課題を抱えながら、地域包括ケアシステム構築に取り組んできた。旗振り役の朝来市地域包括支援センター（包括）（＊1）主任ケアマネジャーの足立里江さんは「包括が声をかけ、立ち上げた地域ケア会議の体制デザインでしたが、実際の取り組みは、地域住民、関係機関やケアマネジャーが、一人ひとりの困りごとを、自分ごととしてとらえ、尽力してくださいました」と説明する。

特徴は、地域ケア会議の構築にあたり、新たな会議を設けるのではなく、これまでの取り組みを地域ケア会議の5つの機能（＊2）と照らし合わせて有機的に連動させたこと。以前から利用者の困りごとを住民と専門職が一緒に考える「①向こう三軒両隣会議」、包括と居宅介護支援事業所の主任ケアマネジャーが協働で実施する「②ケアマネジメント支援会議」を行っていた。また、認知症の課題を共有しながら予防ツールの開発や集いの場づくりを検討する「③脳耕会」、介護・医療連携の仕組み作りなどを検討する「④在宅医療・介護連携会議」も開いてきた。2013年度からは、ひとつの

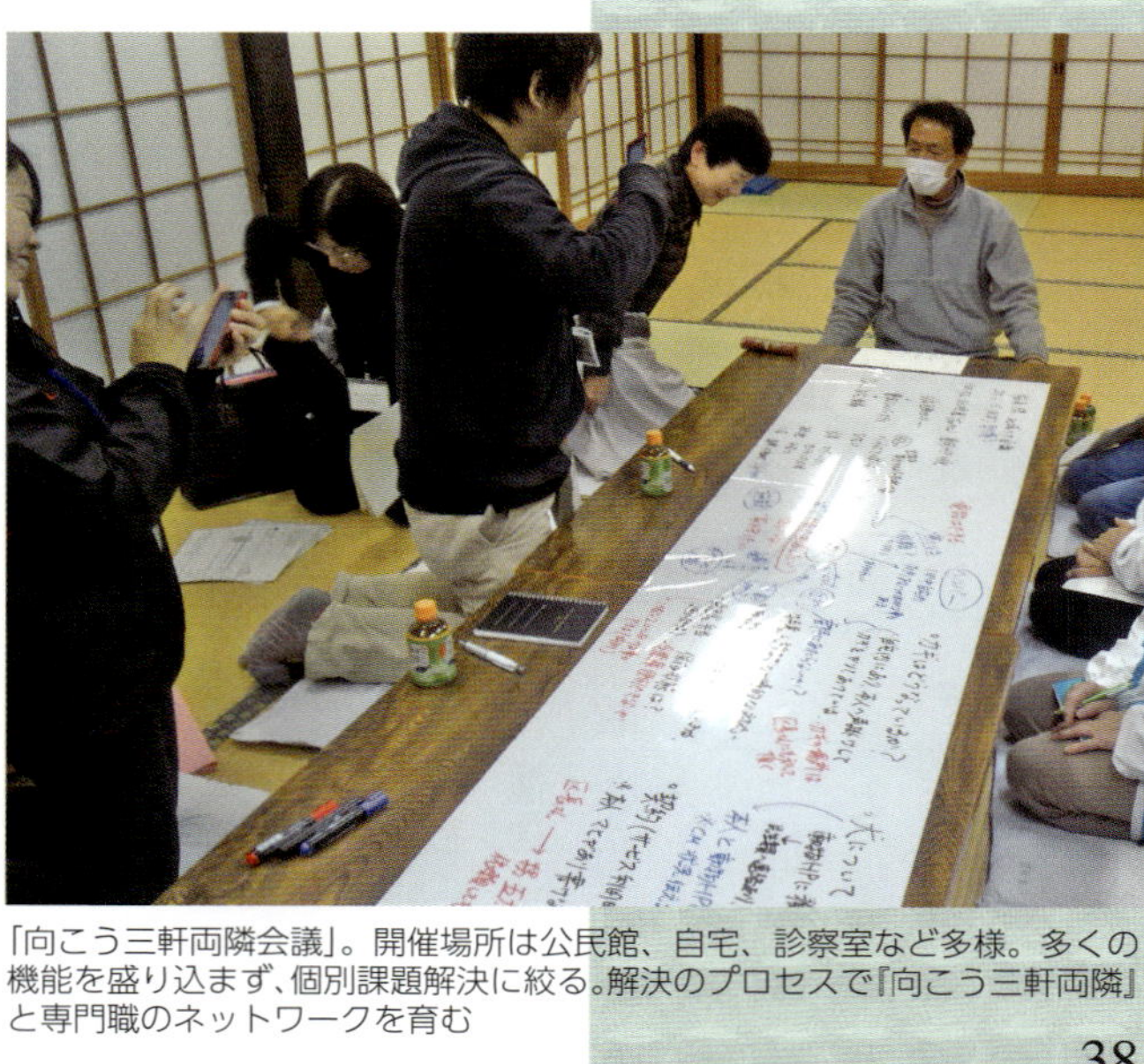

「向こう三軒両隣会議」。開催場所は公民館、自宅、診察室など多様。多くの機能を盛り込まず、個別課題解決に絞る。解決のプロセスで『向こう三軒両隣』と専門職のネットワークを育む

会議が担う機能をできるだけシンプルにして、各会議体がうまく連動できるように整理し（表）、翌年度には①〜④の会議体の議論をつなぎ、政策形成に向ける「地域包括ケアシステム推進会議」を設けた。

表　既存会議の機能を整理する

| 会議名 | 内　容 | 参集者 | 個別課題解決機能 | ネットワーク構築機能 | 地域課題発見機能 | 地域づくり・資源開発機能 | 政策形成機能 |
|---|---|---|---|---|---|---|---|
| ①向こう三軒両隣会議 | 利用者支援 | 当事者・地域住民・関係機関等 | ◎ 対象者が抱える課題 | ◎ フォーマルとインフォーマルの連携 | △ 困難ケースの蓄積 | ◎ 自助・互助を育む | × |
| ②ケアマネジメント支援会議 | ケアマネジャー支援 | 主任CM13名・理学療法士1名 | ◎ ケアマネジャーが抱える課題 | ◎ 主任ケアマネジャーとケアマネジャーの関係性 | △ 困難ケースの蓄積 | ◎ 指導マニュアル開発・研修会の開催等 | × |
| ③脳耕会 | 認知症支援策の検討 | 関係機関代表者 15名 | × | △ 住民・専門職のネットワーク | ○ ⑤からのオーダーによる検討 | ◎ 普及啓発等のツール開発 ケアパス作成 | × |
| ④在宅医療・介護連携会議 | 介護・医療の連携に関する仕組みづくり | 医療・介護専門職（事業所代表者）25名 | × | △ 介護・医療のネットワーク | ○ ⑤からのオーダーによる検討 | ◎ 連携マニュアル作成等 | × |
| ⑤地域包括ケアシステム推進会議 | 地域課題の抽出・優先順位の決定・③④への指示 | 関係機関代表者 13名 | × | △ | ◎ ①②から地域課題の抽出・決定 | ◎ ③④と連動しながら開発に向けた検討を | ◎ 介護保険運営委員会への政策提言 |

[『地域ケア会議を通じたマネジメント支援』より]

これらの地域ケア会議を地域づくりに活用するには、「段取りと根回しが重要」だと考えた足立さんは、各会議のキーパーソンとの意識共有に力を入れた。全体をデザインする際には、㋑目的達成に寄与する「内容」「参集者」「開催方法（随時／定期）」とし、㋺ひとつの会議に多くの機能を盛り込まない、㋩各会議を連動させて効果的に機能させる、㋥個別課題と地域課題を別テーブルで扱う、㋭個別課題は、「本人・家族」「ケアマネジャー」どちらの課題かを明確に、の5点をポイントとして整理した。

会議の開催回数を抑えるために、個別課題と地域課題を同じ会議体で扱う自治体もあるが、「朝来の場合、各課題に対応できるメンバーは異なることも多いと考えました。個別課題の解決には、本人・家族・近隣住民、ケアマネジャーを含む専門職がネットワークを組み、地域課題には、一定の権限のもとに地域や組織、予算を動かせる役職者の参加が欠かせません」。朝来市の地域ケア会議では、明確な目的と意識を持った人を集めている。

朝来市地域包括支援センター主任介護支援専門員の足立里江さん

＊1　直営1か所、委託1か所、ブランチ（高齢者支援センター）4か所
＊2　個別課題解決機能、ネットワーク構築機能、地域課題発見機能、地域づくり・資源開発機能、政策形成機能の5機能

## 暮らしを支える視点で話し合い

高齢者の抱える個別課題を話し合う「向こう三軒両隣会議」は、必要に応じて行う随時開催。「医療、介護の専門職のほか、近隣者、民生委員、自治会長、弁護士など課題に合わせて担当者が依

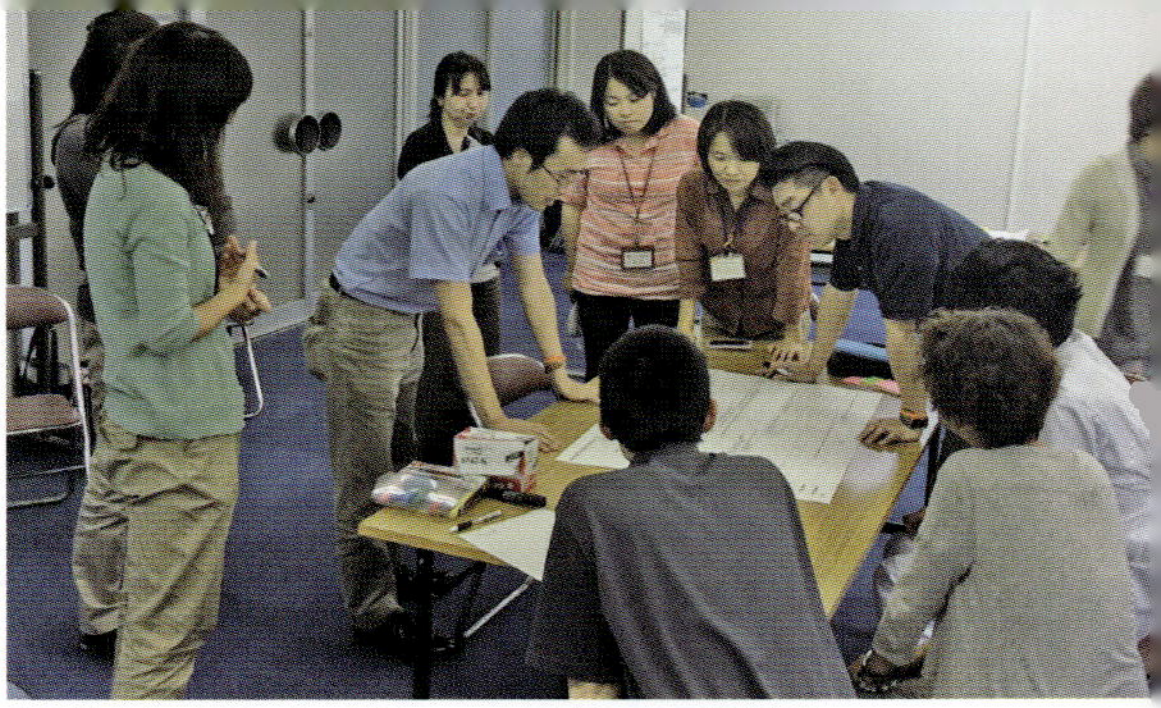

頼」し、1回1事例を丁寧に検討し、実際の個別支援に結び付ける。

「地域の皆さんは『力』を持っていらっしゃる。会議に参加するたびに、そう思います」と語るのはさくらの苑居宅介護支援事業所の管理者・中島寛子さん。高齢者相談員として個別課題に向き合うことの多い中島さんは「認知症が急激に進み、遠方に住む子どもさんとも疎遠な方について地域の区長さんが相談センターに声をかけてくださった」というある事例を語った。地域住民と専門職がアイデアを出し合う過程で、住民側から情報が提供されたが「施設入所や子どものところに行ってもらうという提案は出なかった」ことに驚いたという。「近隣として心配事もあるなかで、排除ではなく、自分たちに何ができるかを話し合う場」だった。その後、介護保険を申請、サービスを利用し住民が見守るかたちで在宅生活を続けているという。

そこは認知症などへの質問も出て、直接、専門職が回答できる場であり、ケースによって作業療法士が加わり、助言をすることもある。

中島さんは、家族から「母はこんなに多くの人に支えられているんですね」と言ってもらった経験もある。「会議で顔を合わせることで、みんなが前向きになれます。地域は『みんなでつなげていくもの』ですね」と「共有する場」の大切さを語る。

「脳耕会」。認知症に関わることが多い関係機関の代表者を招集して、地域の認知症施策について検討する

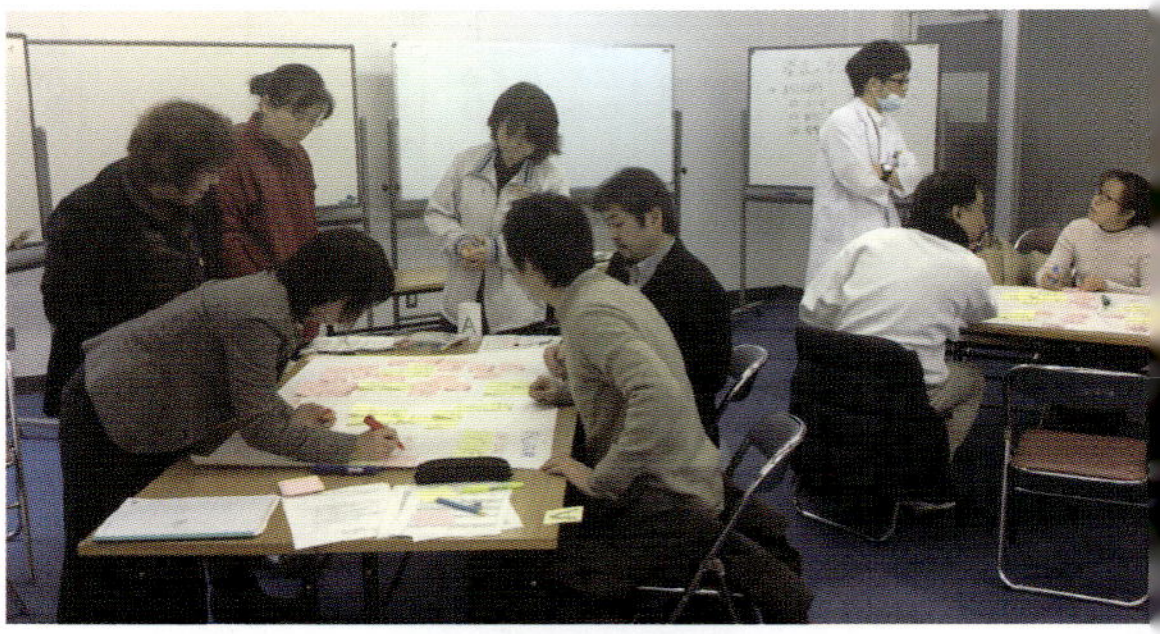

「在宅医療連携会議」。医療と介護連携トラブルに包括が1つずつ対応していたが、根本的な解決には共有できる場が必要だと前身の在宅医療・介護連携会議が設置された

## 住民だから知り得る人間関係

中島さんに前述の「話し合い」の声をかけたのは、松浦修三さん。約40戸120人が暮らす旧和田山町竹田地区の区長だ。「以前は70戸ほどでしたが空き家が増加。50代以上が多く、子どもがいる家は1軒だけ。区長として地域全体の情報を把握して民生委員と共有しています」とまとめ役のアンテナを張る。

足立さんは松浦さんについて「会議の開催に欠かせない情報を持つ存在」だと評する。地域は全員が良好な関係というわけではない。対象者を軸に「地域の本音」であり課題解決の「肝」となる地域内の人間関係や価値観を、会議の前に伝えてくれる。

「この辺りは昔からまとまりがある地区。年に一度の秋祭りで大人も子どももつながれる。地域力がありますね」と松

浦さんはいうが、それも地域のキーパーソンとなる人材がいてこそだ。

ここは住民と相談員（ケアマネジャー）の距離の近さが「強み」だが、当然、地区ごとに濃淡があり、ケアマネジャーの力量も異なる。そこで「誰が見てもわかる個別課題から資源開発への筋道の可視化」を目的に考えられたのが「朝来市地域ケア会議体制デザイン図」だ。

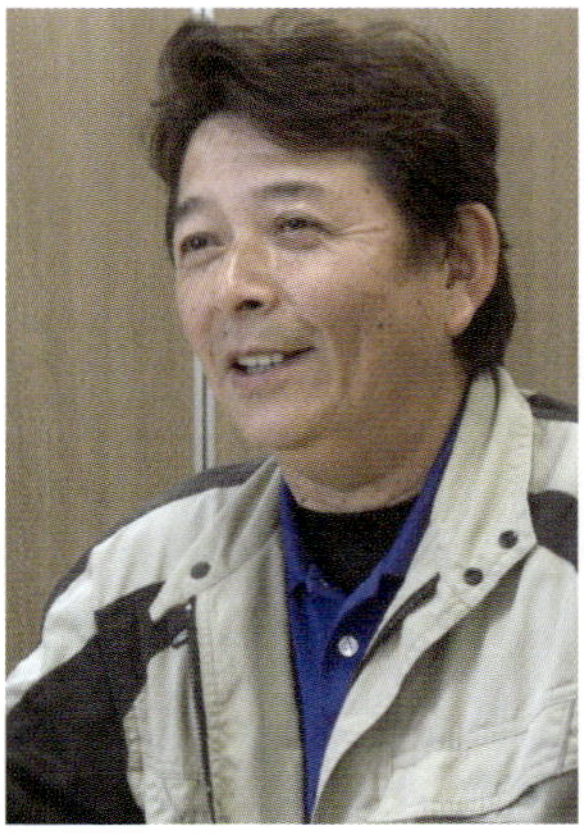

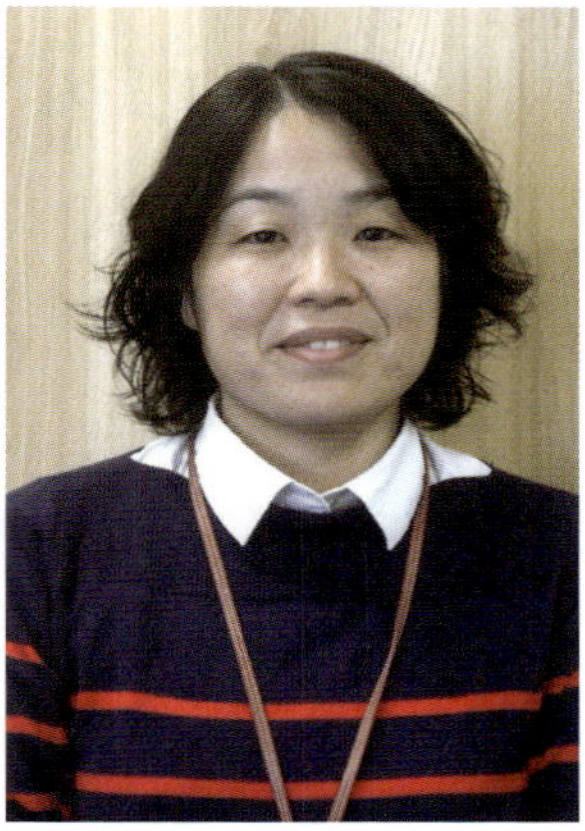

社会福祉法人神戸聖隷事業団さくらの苑居宅介護支援事業所管理者の中島寛子さん

父の代から区長を務める松浦修三さん。竹田地区は秋祭りで団結力を強める

「できるだけ多くの住民と専門職に地域ケア会議を知ってもらうことがスタート」と足立さん。地区ごとのバラツキをなくし、全体の足腰を強めるツールのひとつである。

## 住民と専門職の役割を確認

朝来市ケアマネジャー協会会長の三多久実子さんは「向こう三軒両隣会議は尊厳を守り、その人らしく暮らすために何が必要かを話し合う場」という。「ある地域で精神疾患のEさんについて検討したとき、精神科の主治医が『甘やかしたらアカン』という趣旨の発言をし、看護師も厳しい態度でした。これに対し、地域住民が、Eさんは昔からここで暮らしていた、排除することはできないと異議を唱えたんです」。実は会議の前は、地域の人はEさんを困った人と捉えていた。が、医師の言葉をきっかけに変わった。突き放すような医師の言葉が「Eさんも同じ住民」という意識を覚醒させた。

「たぶん、それぞれの『役割』を確かめたのだと思います。結論として医師は何かあれば24時間いつでも入院できるようにしてくれて、地域住民に見守るゆとりが生まれました」。ケアマネジャーは、こうした「変化」を言語化し、関係性を深めていく役割を担っているという。

今や「朝来ブランド」ともいえる地域

**朝来市地域ケア会議体制デザイン図**

朝来市総合計画
介護保険運営協議会
（介護保険事業計画策定委員会）
⑤地域包括ケアシステム推進会議
中枢会議体
③脳耕会（認知症施策）
③'作業部会
④在宅医療・介護連携会議
④'作業部会
①向こう三軒両隣会議　利用者支援
②ケアマネジメント支援会議　ケアマネ支援
一人歩き　妄想　看取り　買い物困難　閉じこもり　移動不安　健康不安　後見人なし
地域の声を集める・共に考える
自治協・民生委員・住民・公民館・ミニデイ・ボランティア・学校・職能団体・警察・消防・企業…等

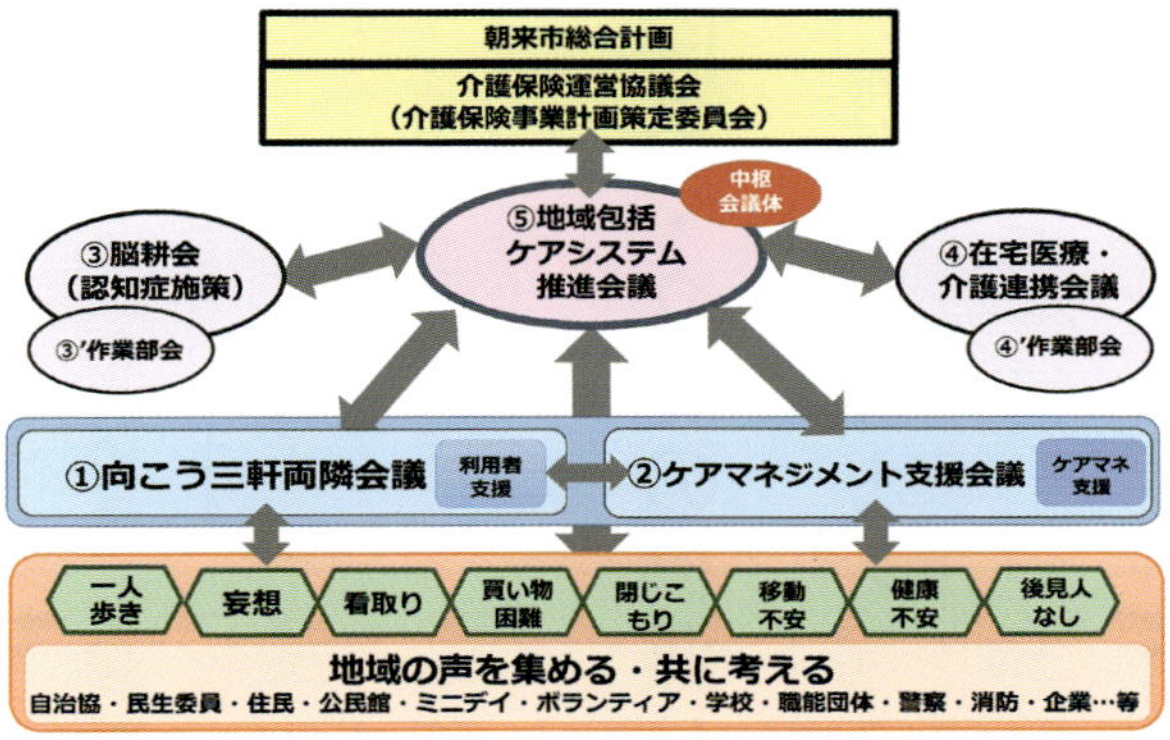

個別課題を検討する①②で集約された地域課題を、中枢の会議体である⑤に挙げる。⑤で吟味された地域課題は、認知症に関するものなら③、医療・介護連携に関するものは④に資源開発のオーダーを出す。その後、③、④の検討内容を⑤で再度集約し、介護保険運営協議会、朝来市総合計画に反映させる。

ケア会議だが、「以前は賛同者は少なく、足立さんの孤軍奮闘でした」と三多さん。意識の変化は緩やかにやってきたという。朝来市では、ケアマネジャーの実践力育成を目的に2017年度から地域ぐるみで事業所の枠を超えたケアマネジメント支援を進めていた。

「2006年度に包括が設置されると153件もの処遇困難事例の相談がありました。背景には小規模事業所が多く教え合う人がいない、主任ケアマネジャーは部下や後輩への関わり方がわからない、という実態があったのです」(三多さん)。そこで、足立さんが取り組んだのが「よい支援を受けた援助者はよい支援が提供できるというスーパービジョンを意識したケアマネジャー支援」(*3)。基礎から学ぶカリキュラムは1クールに3年をかけ、人が人を育て、役割が人を育てるもの。三多さんは「力をつけた主任ケアマネジャーが増え、後輩にもよい影響を与えています。ここ数年で、地域ケア会議に向き合う姿勢も変わりました。ケアマネジャーと利用者、家族が結びついてきた証でもあります」と成果を語る。

*3 気付きの事例検討会、スーパーバイザー養成事業、介護給付費適正化事業としての自立支援型ケアプラン作成技術指導などを主任ケアマネジャーの力量に合わせて段階的に実施。

## 医療・介護の橋渡し

地域ケア会議における「②ケアマネジメント支援会議」は、包括主催の「包括ケアマネジメント支援会議」と居宅主任ケアマネジャーが主催する「居宅ケアマネジメント支援会議」を設置した。「特徴は、居宅ケアマネジメント支援会議を包括がバックアップすることで、安定性と連続性を担保しています」と足立さん。

いま、朝来市のケアマネジャーには、本人・家族・地域というトライアングルの調整が強く求められていると足立さんは考える。課題を抱える本人は家族に迷惑をかけたくないし、地域住民は、近所には迷惑をかけてもいいのかと思い、親のことを考えない子どもに腹を立てたりする。本人と地域住民の過ごしてきた時間軸を把握し、丁寧にアセスメントを行い、本人をよく知る「地域の人」が持つ力をケアプランに組み込むスキルを身につけることが求められているのだ。

2015年、「②ケアマネジメント支援会議」で抽出された地域課題が資源開

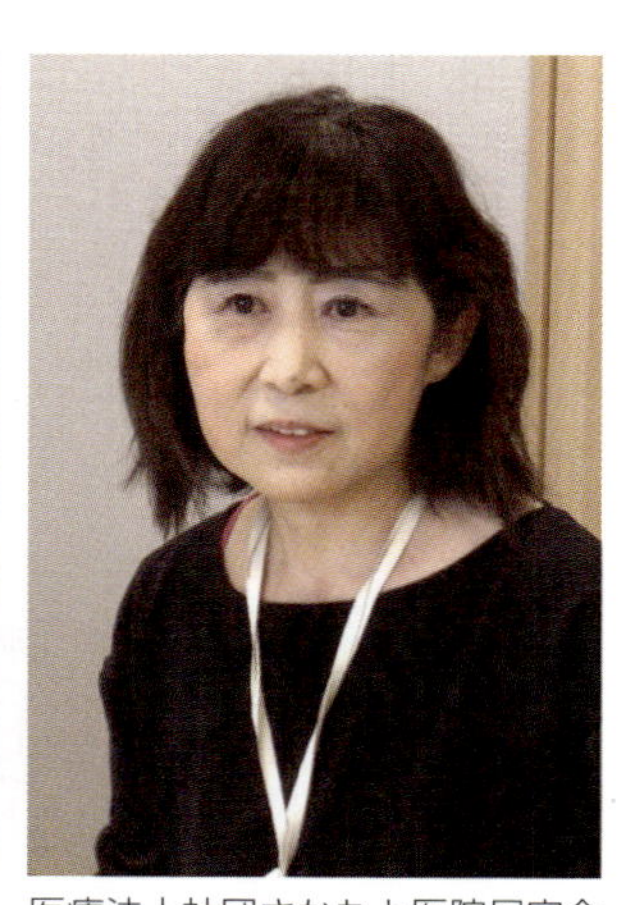

医療法人社団さかもと医院居宅介護支援事業所管理者・主任介護支援専門員の三多久実子さん

公立豊岡病院組合立朝来医療センター診療部地域医療連携室主任・医療ソーシャルワーカーの稲葉政人さん

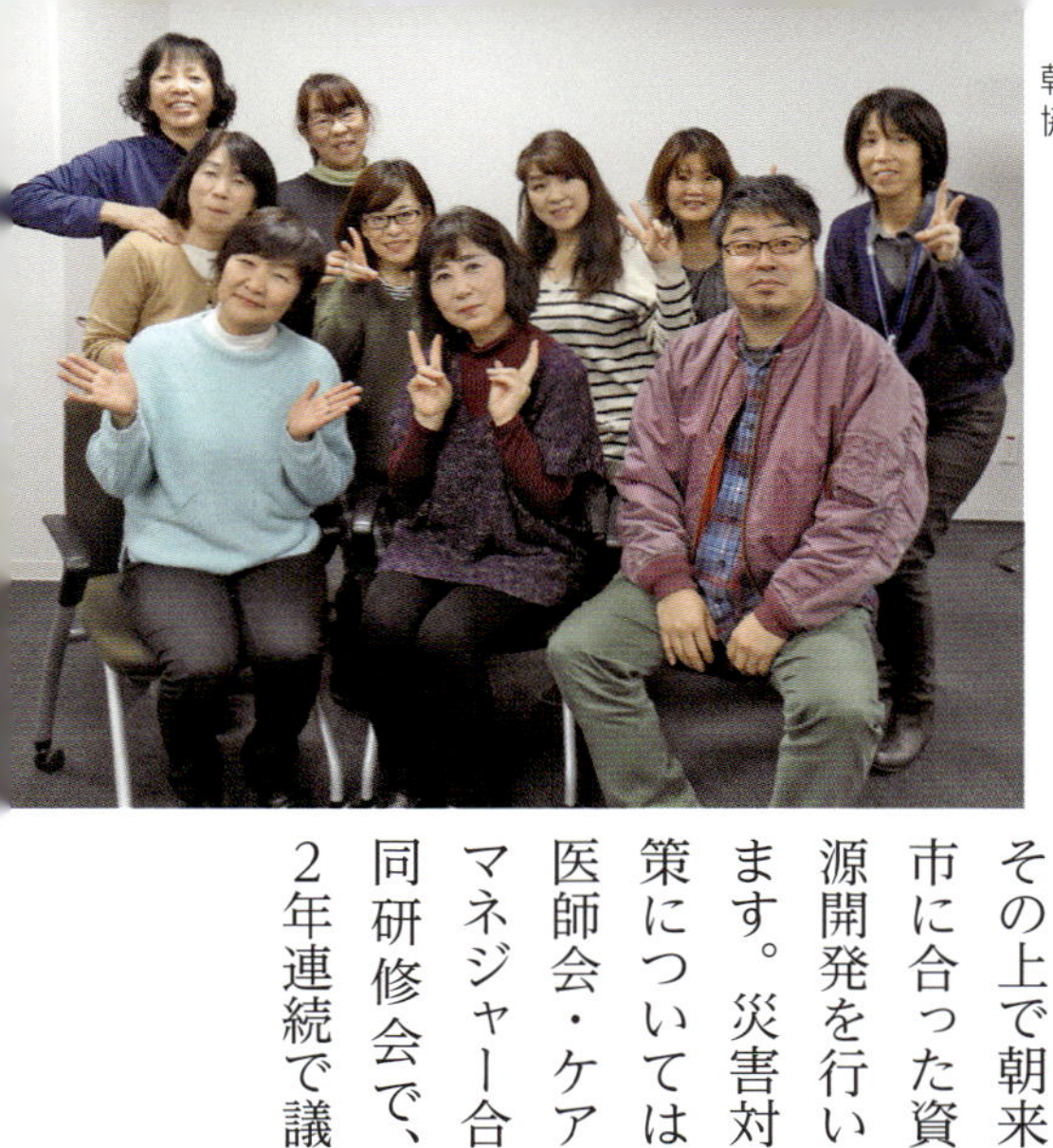

朝来市ケアマネジャー協会のみなさん

発へと結びつき、「薬管理リーフレット」が住民に配布された。作成の主役となった「④在宅医療連携会議」で会議体の長を務める医療ソーシャルワーカーの稲葉政人さんは「⑤地域包括ケアシステム推進会議からオーダーを受け、市民目線に立って、『使えるもの』を作ることにこだわりました」と経緯を説明する。この作業部会に市内の多くの調剤薬局が参加したことから「兵庫県薬剤師会但馬支部朝来ブロック」が立ち上がった。

2016~17年度は、災害対策に取り組んでいる。「スタートは現状を知ること。その上で朝来市に合った資源開発を行います。災害対策については医師会・ケアマネジャー合同研修会で、2年連続で議題に挙げ、内容の充実と専門職間での知識共有に努めています」

もともとの「在宅医療・介護連携会議」が設置されたのは2010年。市内で退院時の医療・介護の連携トラブルが繰り返し起き、情報共有の図り方や多職種間でのルールの共有などが必要となった。開催は年間5~6回で、新規ツールを作成する場合など作業部会を立ち上げる。

「医師会をはじめ専門職集団にはそれぞれの思いがあります。『地域課題解決のツール作成』にも、根回しと事前準備がとても重要です。声の大きい意見に流されず全委員の声を拾うことを大事にしていきたい」と稲葉さん。苦労はあるが「新しい社会資源が生まれて、役に立ったという声を聞くと、地域づくりに貢献できたと感じます」と笑顔をみせる。

今後、「看取りのマニュアルや身寄りのない患者への対応マニュアルが必要」と稲葉さんは指摘する。「その人らしく看取りたい。その場所が病院でも自宅でも尊厳あるものにしたい。そのためには行政頼みではなく、地域全体の仕組みを作ることが重要です」。患者のためだけでなく、医師など専門職のためにもマニュアル作りが求められているという。

住民と専門職が「共に歩む」ことを第一に、地域づくりを進める朝来市。細心にして果敢な取り組みが、いま、地域を包みこんでいる。

（藤ヶ谷明子）

**朝来市**

〒669-5292　兵庫県朝来市和田山町東谷213-1
TEL：079-672-3301（代表）
　　　079-672-6125（直通）
FAX：079-672-4109
人口：約31,053人
高齢化率：33.3％
要介護認定者：約2,276人
独居高齢者：約2,151人
居宅介護支援事業所：11カ所
地域包括支援センター（直営・委託）各：1カ所
高齢者相談センター（在宅介護支援センター）：9カ所
（2018年1月1日）

公益社団法人　日本医師会　常任理事　鈴木　邦彦

# 地域住民に信頼される「かかりつけ医」として多様な職種と連携し、地域の課題解決に努力する

わが国では、よく知られているように国民皆保険のもと、保険証をもっていれば、どこの医療機関にも自由にかかれるフリーアクセスが保障されており、さらに専門医が開業するので、大病院でなくても医療機関の質が高く、設備も整っていることが多い。これは、日本が向かおうとしている超高齢社会にあった仕組みといえる。

医療機関は、これまでは、急性期の大病院を頂点として中小病院、かかりつけ医と、垂直型の医療の連携が中心となってきた。しかし、高齢化に伴い高齢者医療と介護は一体化していくので大きなパラダイムシフトを必要としている。かかりつけ医にはリーダーとなってほしいが、医療や介護などさまざまな地域の資源が同じ目線で連携する、いわば、水平連携の時代に入っている。すなわちこれが、地域

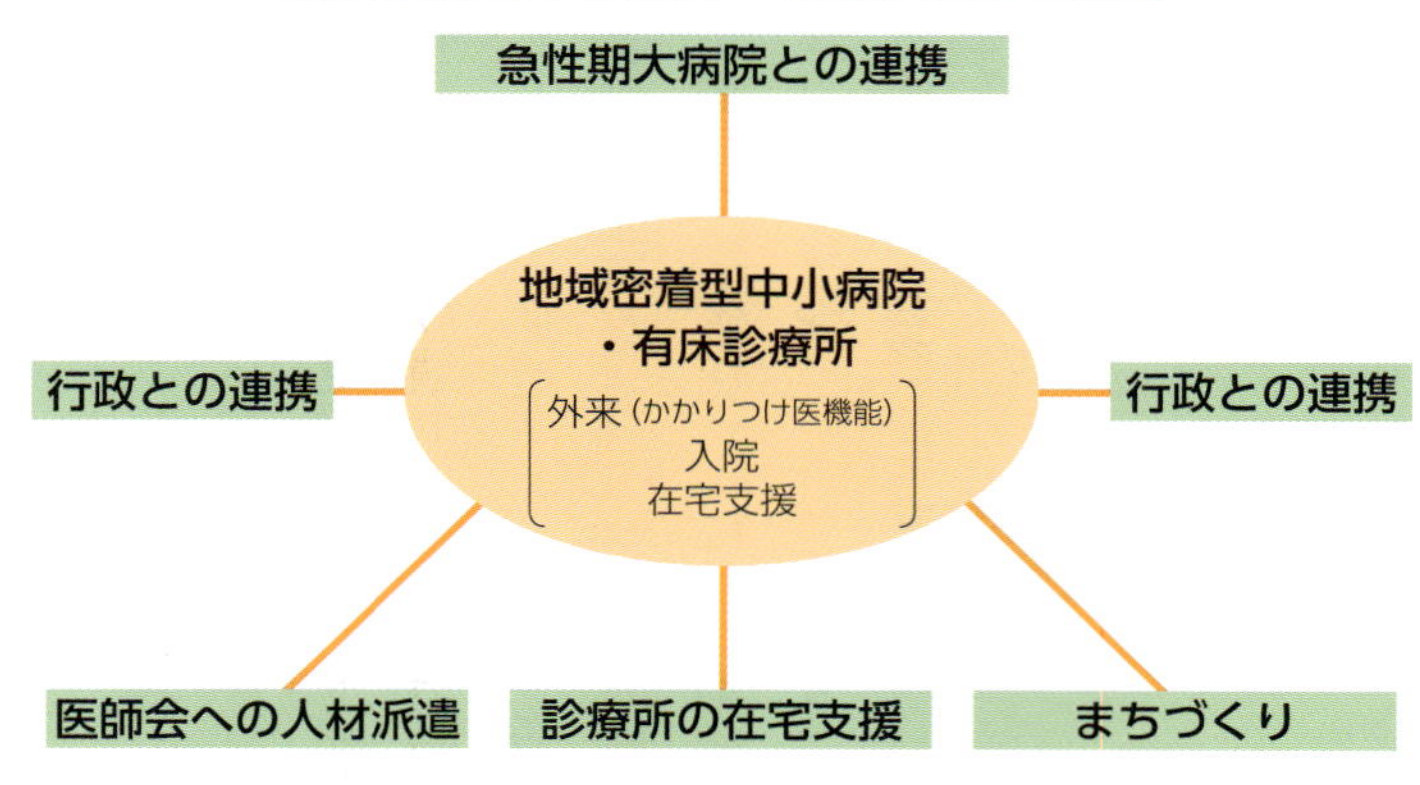


**「かかりつけ医」とは**

なんでも相談できる上、最新の医療情報を熟知して、必要な時には専門医、専門医療機関を紹介でき、身近で頼りになる地域医療、保健、福祉を担う総合的な能力を有する医師

［「医療提供体制のあり方」2013年日本医師会・四病院団体協議会］

包括ケアシステムである。急性期の大病院は、2次医療圏の最後のとりでとして機能を充実させつつ、しかし、ベッド数は減少の方向に進むものと思われ、かかりつけ医の役割が、ますます重要になってくる。

そうしたなか、日本医師会(日医)では、2016年度より、「日医かかりつけ医機能研修制度」を発足させた。3年間のうちに基本研修、応用研修、実地研修のすべてで必要な単位を取得した場合、都道府県医師会より、有効期間3年間の修了証書または認定証(*)が受けられる。

これは、「地域住民から信頼される『かかりつけ医機能』のあるべき姿を評価し、その能力を維持・向上するための研修」で、実施を希望する都道府県医師会が主体となって実施している。すでに2017年5月までで延べ1万5000人以上が応用研修を受講しており、受講希望者も増加している。

最期まで住み慣れたところでの暮らしを支える在宅医療には、訪問診療を行う医師だけではなく、24時間対応の訪問看護、そして後方支援をする地域の中小病院や有床診療所との連携が不可欠といえる。この3つがセットとなってはじめて在宅医療が成り立つ。そのほか、多様な職種とも連携し、障がいや貧困などの福祉、保健などへの理解も含む幅広い知識や視野をもつことが、かかりつけ医に求められている。

高齢者が安心して暮らし続けられるまちづくりを目指して、地域や社会に目を向け、行政と医師会が連携しながら、多職種連携のリーダーとしてさまざまな課題解決に積極的にかかわることが、今後のかかりつけ医に望まれる姿といえる。日本医師会は、これからもその支援に力を注いでいく。

* 修了証書または認定証のいずれになるかは、各都道府県医師会の判断による。

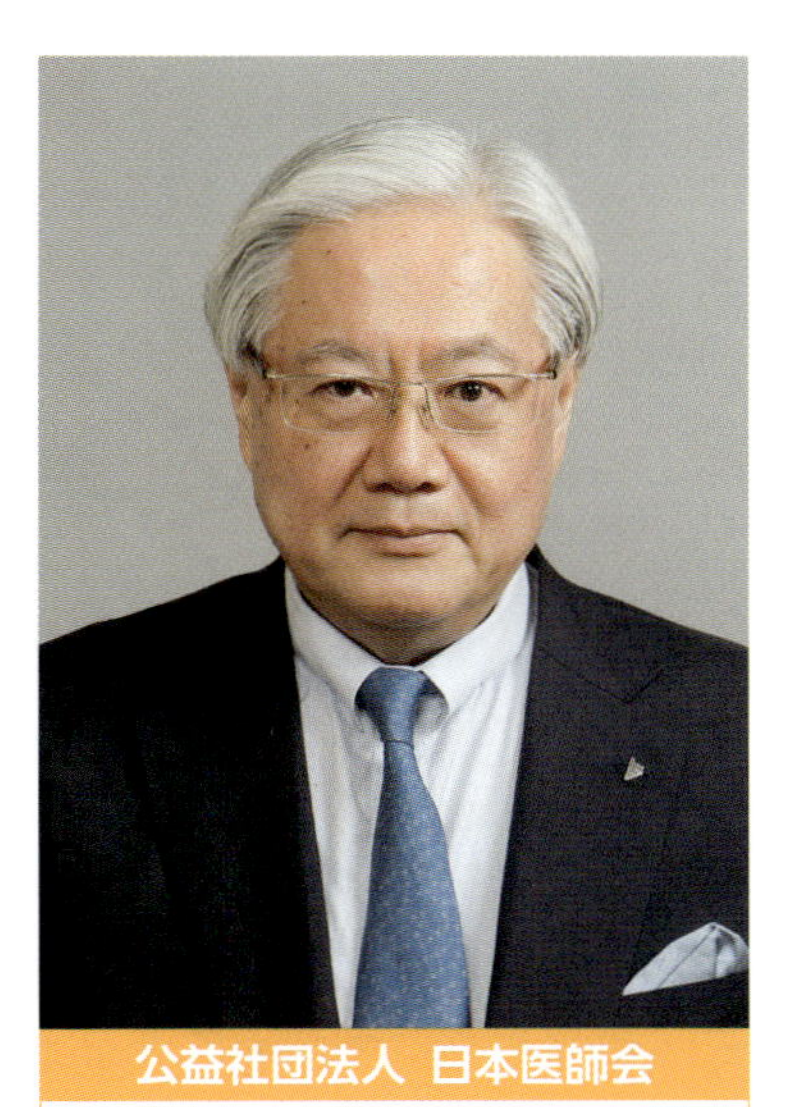

公益社団法人 日本医師会

〒113-8621
東京都文京区本駒込2-28-16
TEL: 03-3946-2121(代表)
FAX: 03-3946-6295

一般社団法人 全国在宅療養支援診療所連絡会 会長 新田 國夫

# 「治す」プラス「支える」多職種が同じ目標を共有してこそ

わが国の在宅医療は、1990年代に、社会的入院をしていた人たちへの対応から始まった。病院では経管栄養、気管切開など先端医療が進み、帰る場のない人たちは社会的入院となり、寝たきりにされた。その人たちをどう地域に戻すかが大問題となったが、手本はなかった。

当初は、入院医療と同じことを在宅医療でも行おうとし、在宅で開腹し、胸腔ドレナージを入れ、IVH（中心静脈栄養）や気管挿管も施した。その後、「それでいいのか」との疑問が出て、逆に何もしないのが在宅医療、と振り子が大きく振れてきた。しかし、やはり肺炎やがんの終末期でも治療が必要な場合はあり、何もしないのではなく必要な医療はする、という方向になっていった。

入院医療では疾患を診ることが仕事で、患者を「生きている人」として診てこなかった歴史があるが、当初の在宅医療もまったく同じだった。しかし、在宅ではその人の生活、人生も診なくてはならず、暮らしも含めた「人」として診るには、医療も変わらざるをえなかった。「治す」だけではなく「支える」ことが重要になり、「キュア」から「ケア」への転換が起こった。今ではよく聞かれる言葉ではあるが、90年代前半の当時、この言葉を使い始めたとの自負がある。

医学が「命を守るもの」、すなわち自然科学、臓器医学であるのに対し、医療は「幸せを求めるもの」。入院を中心とする病院が医学中心である一方、在宅

一般社団法人
全国在宅療養支援診療所連絡会
〒102-0083　東京都千代田区麹町3-5-1　全共連ビル麹町館5階
TEL: 03-5213-3766
FAX: 0296-20-8667

医療では医学以外の、その人の生きかた、自己実現、人間の復権、尊厳、QOL、自立、などが重要になる。例えば認知症の人への対応も、本人の意思の尊重や権利の擁護よりも家族の意向が重視されてきた経緯がある。いま、最も重視されるべきは、本人がどのように生きたいと考えているのかであり、その権利を守る方向での医療の提供、ということになる。

しかし、在宅での暮らしは個々人によってそれぞれ異なり、その対応策もおのずと変わる。これらは医学の言葉では表現しきれるものではなく、その教育も大変難しい。

また現在、一般開業医の多くは、総合医ではなく専門医として開業しているが、在宅医療で求められているのは総合医療である。加えて多くの場合、一人開業であり、24時間体制をとるには困難が伴う。全国に在宅療養支援診療所は1万3000カ所あるものの、実際に機能しているのは3000カ所ほどという残念な結果が、それを表している。いまだ、全国どこでも24時間、安心して在宅医療を受けられるという態勢にはほど遠い。

しかし、対応策がないわけではない。診療所には多くの場合、医師のほかに、看護師や事務職がおり、そのスタッフと役割を分担して機能を発揮する仕組みへと見直すことが一つの解決策となる。

24時間安心・安全システムと、24時間いつでも駆けつける体制は異なる。24時間安心・安全システムでは、9割以上は電話で解決できるが、在宅療養支援診療所は24時間いつでも駆けつけることが要件とされており、一般のかかりつけ医には、参入障壁になっている。

20年以上前から「医療・介護連携」の重要性がいわれながら、その実現には至ってない大きな理由が、情報の一元化が進まないことにある。何のためにケアをするのか、ケアの方向性の「統合」が重要になる。誤嚥性肺炎を例にとっても、医師、看護師、介護士など、多職種がバラバラなケアをしていては肺炎は防げない。多職種が同じ目的に向かって、連携を取りながら各自の仕事を進めていく。

全国在宅療養支援診療所連絡会は、希望する人に全国、いつでも在宅療養が提供されるよう、相互に切磋琢磨しつつ、多様な活動を通して在宅医療体制の充実を目指していく。

一般社団法人 日本プライマリ・ケア連合学会 理事長 丸山 泉

# 寡黙な現場の声を集積して「人間のための医療」を地域に

日本プライマリ・ケア連合学会は、前身の日本プライマリ・ケア学会、日本家庭医療学会、日本総合診療医学会が２０１０年に合併してできたものである。日本のプライマリ・ケアの強化とＷＨＯと歩調を合わせた国際的なプライマリ・ケアの啓蒙、プライマリ・ケアに関わる研究や教育を目的としている。

プライマリ・ヘルス・ケアに関するアルマ・アタ宣言が出された１９７８年に、日本プライマリ・ケア学会が設立されたことを振り返れば長い道のりであった。しかしながら、日本のプライマリ・ケアは臓器別専門医療の目覚ましい発展に比較すれば、未だ緒に就いたばかりと言わざるを得ない。

２０１７年から、プライマリ・ケアの診療に重きをおいた総合診療専門医制度が日本専門医機構においてスタートした。原型は、日本プライマリ・ケア連合学会が運営を続けてきた家庭医療専門医であり、長い道のりであったが多くの先達の労苦が認められたのだ。

我が国の多くの医師や看護師などの医療・介護職は、自らの仕事の場で制度変化の荒波にもまれながらも、寡黙に、善なる医療・介護に取り組んでいる。身近な臨床の現場からの切実な問いかけを、真摯に自らの課題となすことによって地域を守っている。日本のプライマリ・ケアが上質である理由はここにある。しかし、科学技術、そして医療の革新の中で、臓器別医療の発展が主に大学医学部や大病院によっ

一般社団法人
日本プライマリ・ケア連合学会
〒100-0005
東京都千代田区丸の内2-2-1
岸本ビルヂング６階
e-mail：office@primary-care.or.jp

て華やかに牽引されてきたこととは、その様式は明らかに違う。プライマリ・ケアは住民のために、住民とともに、寡黙さと実直さで表舞台に出ることもなく作り上げられてきたのだ。

今、日本の医療や介護を取り巻く環境は劇的に変化しはじめている。このままでいいのだろうか。

私たちは、医療や介護を含む、人と接点を持つ全てのシステムが断片化、あるいは分断化されることを恐れている。医療の現場ではすでに数十年前から顕著になっており、最近では介護ですらも若干の危うさを持っていると考えている。科学技術の進歩の恩恵に、実は、人間そして家族、身近なコミュニティそのものが飲み込まれつつある。私たちは「医学の進歩」と「人間のための医療」が両立する社会を願っている。

本書で紹介されている地域での医療や介護の事例では、このような思いを大上段に振りかざすことなく、独善ではなく地域に住む方々の連携によって着実に実践されている。私たちの立場で言えば、そのことがアカデミアまでの連続する流れに乗り得ていないことが問題なのであるが、幸い日本プライマリ・ケア連合学会においても、多くの医学教育者や研究者が中枢で活動していただけるようになった。全体の中では、脆弱ではあるが着実に連続する流れを形成しつつある。寡黙な現場の声の集積が、やがて大きな力になると信じている。

プライマリ・ケアでもっとも大切なのは現場である。知識として、プライマリ・ケア、あるいは家庭医療学、あるいは総合診療を学んだとしても、実践として、例えば、他者への言葉の選択を間違い、診療や介護への態度が尊大であれば、そして、ほんの一人を見る目が社会的洞察力まで昇華できないのであれば、それは違う。

現場での実践にこそ最大の価値を求めるべきであり、高齢者の医療や介護の地域における連携の実践には未来への可能性が隠されているのである。

私たちは、華やかさに欠けた医療や介護を当たり前のこととして軽視しがちである。そのもっとも大切なもの、つまりPrimary(最も大切な)であるものを、世に出すこと、言語化すること、その中から将来への証左を積み上げていくことを怠ってはならない。

本書の役割は、本書の読者にかかっている。

# 地域包括ケア推進に向けての作業療法士協会の取り組み

一般社団法人 日本作業療法士協会 会長 中村 春基

日本作業療法士協会では2015（平成27）年度に、地域包括ケアシステム推進委員会を設置し、地域包括ケアにかかる作業療法の課題と対応に集中的に取り組むとともに、2017年度には「第三次作業療法5カ年戦略（2018～2022年）」を策定して、向こう5年間、作業療法士が地域包括ケアシステム構築に寄与できるよう、活動のさらなる強化を図っているところである。

さらに本会は、患者団体を含め19団体からなるチーム医療推進協議会の中で多職種協働、連携に関する取り組みを進めている。

2016年度には、老人保健健康増進等事業「介護保険施設等における寝たきりゼロのためのリハビリテーションの在り方に関する調査研究事業」において、生活行為向上マネジメント（MTDLP）に基づく看護・介護・リハビリテーション専門職との共同介入により離床と活動・参加に効果を上げ、高齢・重度障害者の自立支援への多職種協業による支援方法を提示した。

2017年度には在宅医療における高齢、重度障害者への具体的な介入方法を提示する予定である。

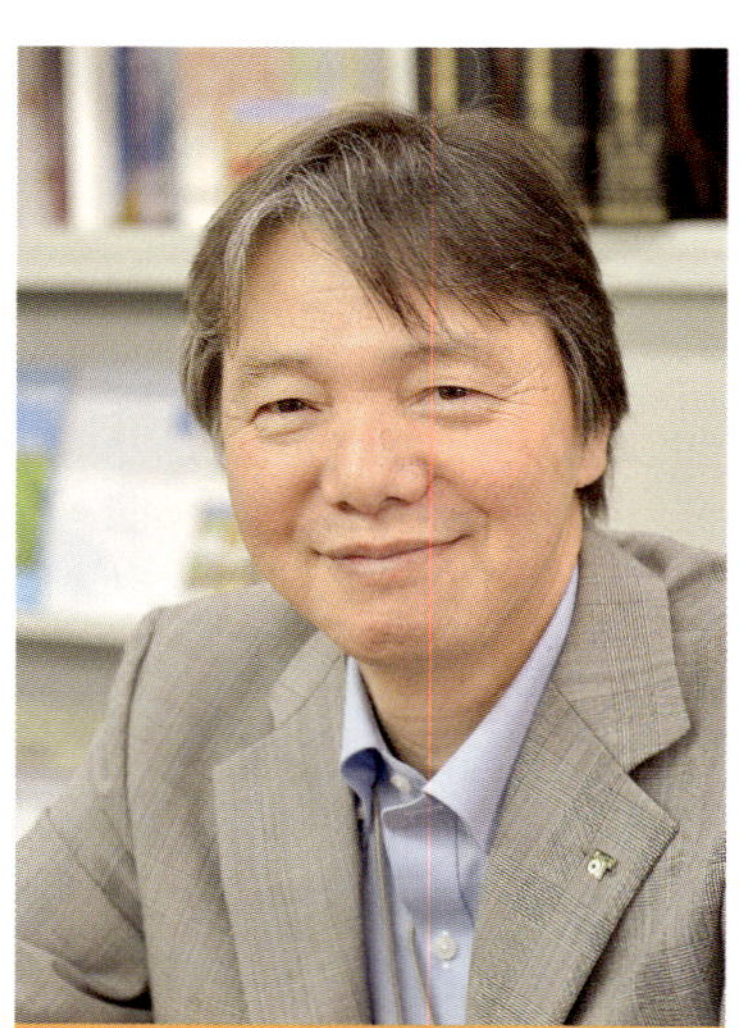

一般社団法人 日本作業療法士協会
〒111-0042 東京都台東区寿1-5-9
盛光伸光ビル7階
TEL：03-5826-7871
FAX：03-5826-7872

利用者主体の、国際生活機能分類（ICF）に基づくMTDLPによる取り組みにより、患者、家族との具体的なコミュニケーションの促進を進める。MTDLPは、3年前より普及を図っており、基礎研修修了者は2万人を超え、協会員の35%が研修を修了している。この患者、家族の参画を求める支援ツールにより、関連職種とも連携し、さらに認知症の人と家族の会、日本リウマチ友の会、各種難病患者の会、発達障害関係等多様な団体との連携、協力も進めている。

日本理学療法士協会・日本言語聴覚士協会・本会から構成されるリハビリテーション専門職団体協議会においては、さまざまな案件と並んで地域包括ケアシステムに資する人材育成研修、都道府県士会での3士会の連携促進にも力を入れている。

各団体は卒後教育において、地域包括ケアや在宅医療、地域リハビリテーション等に取り組んでいるが、課題は「卒前教育と卒後教育との一貫性」である。

現在、理学療法士・作業療法士学校養成施設カリキュラム等改善検討会で指定規則の見直しがなされており、その主眼は、地域包括ケアシステム推進に資する専門職の養成である。新カリキュラムの実施は2020年度入学生からだが、これにより体系的な教育・研修が進展するものと考えている。

地域包括ケアの要である地域ケア会議への参画は、行政から強く求められている。

本会は、それに資する人材育成のための研修会を行っており、その参加者が地域ケア会議のノウハウを各都道府県に持ち帰って、医療介護総合確保法の基金の活用等、地域の実情に応じて都道府県、市町村と連携しながら人材登録や人材派遣などに取り組んでいる。

「治す医療から支える医療」に転換が図られるなか、在宅医療、地域リハビリテーションは今後ますます重要になる。

いつでも、誰でも、住み慣れた地域で必要なリハビリテーションを受けられるよう、今後、提供拠点の整備が必要なのではないか。誰もがその地域で、豊かな生活、自立した生活を具現化するために、リハビリテーションは大きく寄与できる。

多くのリハビリテーション専門職が活躍できる環境整備に、いっそう努めたい。

# 対人援助技術に磨きをかけ、地域や行政とも連携してご利用者の暮らしを守る

一般社団法人 日本介護支援専門員協会 会長 **柴口 里則**

介護支援専門員（ケアマネジャー）は、介護保険法に基づいて、利用者の自立した日常生活を支援する専門職であり、２０００年の制度発足当初から、在宅介護を支える「かなめ」と位置付けられてきた。国全体として病院から在宅へという流れが明確にされているいま、ケアマネジメントとは何か、介護支援専門員は何をすべきか、介護支援専門員個人個人の専門職としての心構えが問われている。

介護保険制度発足当初は、介護保険のご利用者は明治・大正生まれの方々が主流であったが、現在では昭和10年代生まれの方々も増えつつあり、介護保険制度の認知度も上がっている。情報機器を使いこなし自ら多くの情報を手にしてわれわれ介護支援専門員との話し合いに臨む方もいるほど、ご利用者像も、求められるものも変わってきている。そうしたなかで、介護支援専門員はどのようなケアマネジメントを提供していくことができるだろうか。

介護支援専門員の受験資格はさまざまあり、制度発足当初から医療系・介護系など、その基礎資格によって、ケアマネジメント能力に違いがあるとの指摘も受けている。しかし、それぞれ学んできた専門過程も期間もまったく異なる以上、同じ医療系といっても医師と看護師との間にも違いは

**介護支援専門員の研修の目的**

ケアマネジメントにおいてその中核的な役割を担う介護支援専門員について、その養成段階で行われる介護支援専門員実務研修や現任者を対象とした研修等を体系的に実施することにより、介護保険制度の基本理念である利用者本位、自立支援、公正中立等の理念を徹底し、専門職としての専門性の向上を図ることにより、利用者の自立支援に資する適切なケアマネジメントの実現に資することを目的とする。

［厚生労働省『介護支援専門員研修ガイドライン』平成28年11月〈ガイドライン作成の背景〉より抜粋］

あり、また違いがあって当然といえる。

その違いはあるうえで、担当する事例によって必要な知識を学び、また他の専門職とも連携してケアマネジメントを進めていくことで、基礎資格がどうあれ、十分に介護支援専門員としての役割を果たすことになる。私個人としては、名刺に書く肩書きは、介護支援専門員または主任介護支援専門員であるべきで、ほかの肩書は不要と考えている。それが専門職としての誇りではないだろうか。

では、介護支援専門員にとってもっとも必要な能力は何か。それは対人援助技術であり、その技術を生かして、地域の情報を幅広く収集し、それを実際のケアマネジメントに落とし込んでいく力といえる。その力をさらに学び磨いていくには、多様な職種の人々との連携や、行政も含めた地域社会との協調も重要となる。

介護支援専門員の仕事とは、「ご利用者の暮らしを守り、輝いていただくこと」、そして、国民誰もが安心して生活できる環境を整えていくこと。よそからの指導や管理ではなく、自らの考えに基づいて質の高いケアマネジメントを提供していくことができる環境が整備されなければならない。

自立支援や重度化防止に資するケアマネジメントや、公正中立なケアマネジメントを提供するために、日本介護支援専門員協会は各都道府県支部と一体となって、研究や研修・開発事業に取り組んでいる。誰かがしてくれるのではなく、会員一人一人が自ら、介護支援専門員とはどうあるべきか考え、行動していくことが、その基礎となる。

小中学生がなりたい職業として「介護支援専門員」を挙げるような社会を目指し、ますます研鑽をし、ご利用者・ご家族や地域とともに、ご利用者のよりよい暮らしの実現を目指して進んでいきたい。

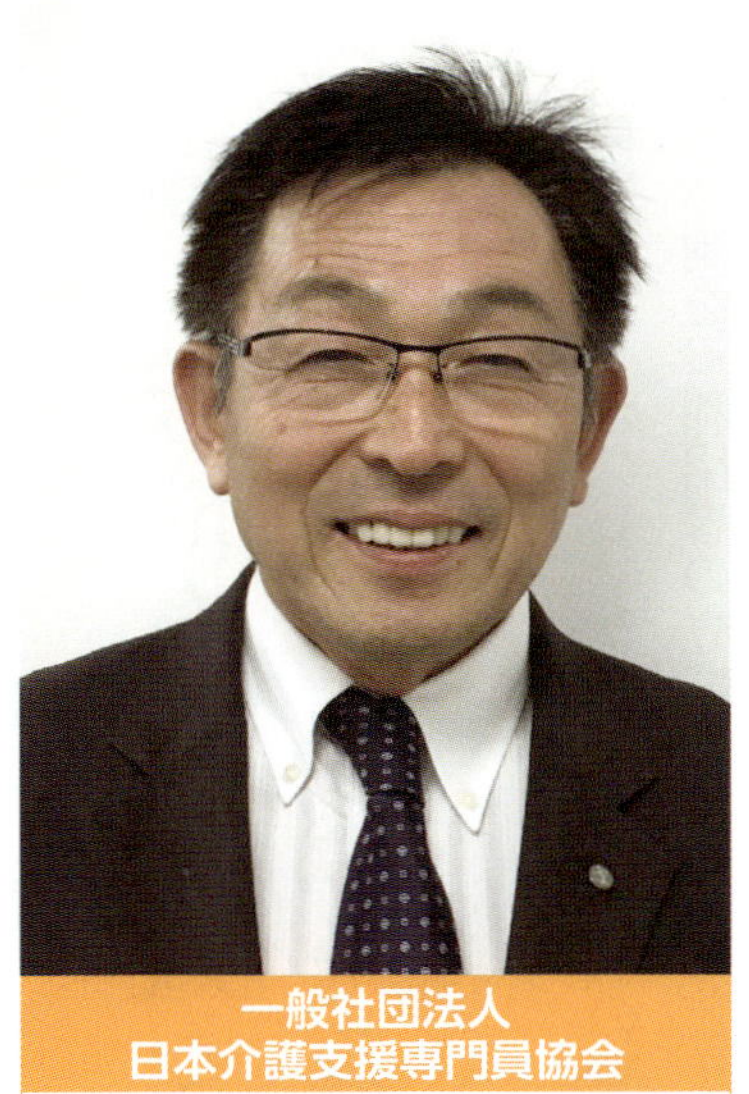

**一般社団法人**
**日本介護支援専門員協会**
〒101-0052　東京都千代田区神田小川町1-11　金子ビル2F
TEL：03-3518-0777
FAX：03-3518-077

# 苦痛・苦悩をもつ人々を地域と共に支え、理解を深める活動を展開

特定非営利活動法人 日本ホスピス・在宅ケア研究会 理事長 **蘆野 吉和**

当研究会は、ホスピスケアや在宅ケアの普及とその提供体制を、利用者の立場で進めることを目的として活動しており、設立は1993年と古い。在宅医療やホスピス緩和ケアに関心をもつ医療従事者、市民、介護関係者、宗教家など、専門多職種と意識の高い市民が、共に「生活する市民の視点」で協働体として活動している。

活動目標は、当初より在宅（自宅および居宅）での緩和ケア・ホスピスケアの普及であり、現在展開されている地域包括ケアシステムの中核が、在宅看取りを伴うあるいは在宅看取りを念頭においた在宅医療体制の構築であることを考えると、当研究会が果たすべき役割は大きい。

2015年には「『地域包括ケアシステム』構築に対する日本ホスピス・在宅ケア研究会の立場表明」を発表し、「当会に参画する保健、医療、福祉、介護の他各分野の専門家および会員は、研究会事業の中で、あるいは地域の中で協働していくために、以下の立場で積極的に活動していくことを表明します」という前文につづき、表のような8項目を提示した。

現在、地域での看取り推進のための研修会、ホスピス・ボランティア育成のための研修会、「独居老人の在宅看取りができる地域づくり」プロジェクト（在宅医療助成勇美記念財団事業）などに取り組んでおり、さらに今後、①地域社会のシステムとしての地域緩和ケア（community-based palliative care）提供体制の構築と普及、②プライマリケアレベルでのアドバンス・ケア・プランニングの普及にも、積極的に取り組んでいく。

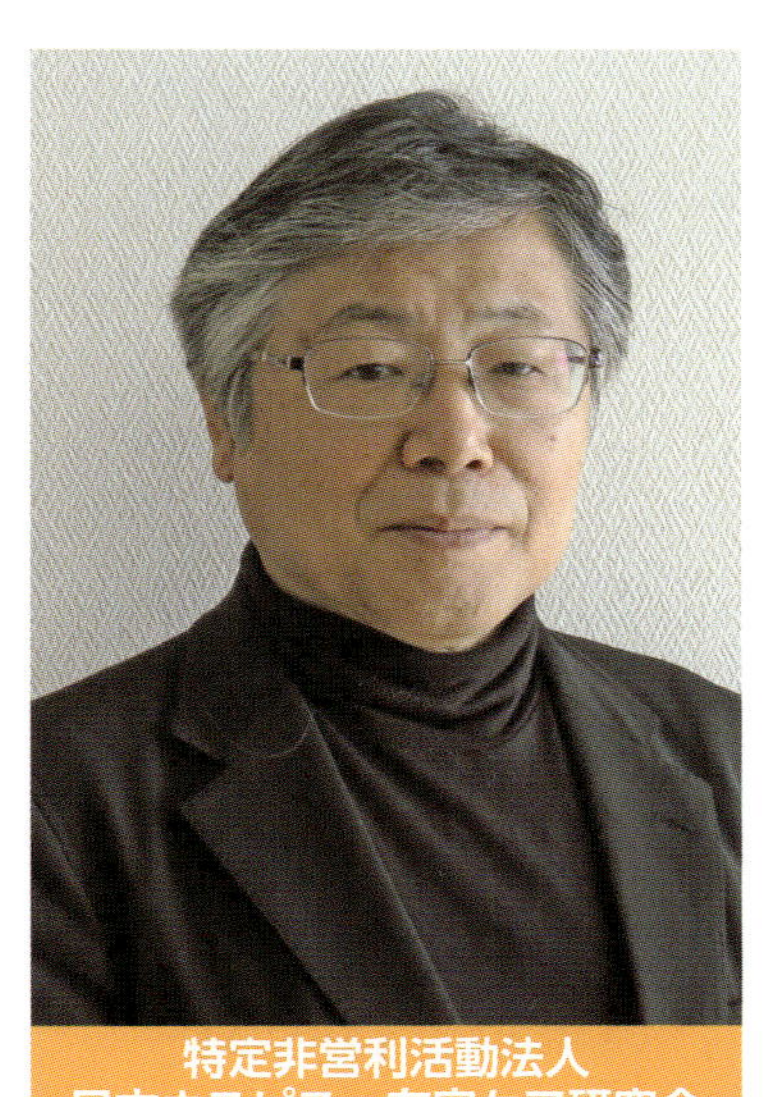

特定非営利活動法人
日本ホスピス・在宅ケア研究会
〒652-0035　兵庫県神戸市
兵庫区西多聞通1-3-30-402
TEL: 078-335-8668
FAX: 078-335-8669

**地域包括ケアシステム構築のための立場表明**

| | |
|---|---|
| 立場1 | 「地域」および「生活」に根ざした医療への転換を図る |
| 立場2 | 人生の最終段階を穏やかに過ごすことのできる環境を整備し、在宅での看取りを推進する終末期ケアおよび在宅ホスピスケアの充実を図る |
| 立場3 | 在宅医療および在宅ケアの質の向上を図る |
| 立場4 | 医療や介護を受ける利用者本人の意思を尊重する体制および利用者の権利を擁護する体制を整備する |
| 立場5 | ホスピス・ボランティアの育成を図る |
| 立場6 | 「災害弱者」および「医療弱者」に対する支援体制の構築を目指す |
| 立場7 | 地域包括ケアシステムの地域格差の解消を目指す |
| 立場8 | 在宅医療の推進に取り組む市民および各種団体との連携を深める |

高齢者は加齢、障害および持病（慢性疾患やがん）の進行に伴う様々な苦痛・苦悩（身体的、心理社会的、スピリチュアルな側面）をかかえ、そして必ず死を迎えるという事実の認識が重要である。また家族も様々な苦悩を持ち、死に直面し、死後の悲嘆を経験する。こうした高齢者と家族を支えるために、多様な視点（多職種）で苦悩とニーズを評価し、必要な支援を協働で行うことが必要となる。また、他人事ではなく自分事ととらえる視点を、専門職のみならず、地域で暮らす人々も共有することが求められる。これが地域緩和ケアであり、生活を支える医療介護のあり方といえる。

その実現には、地域緩和ケアの理解を促す研修会（緩和ケアの理念、身体的ケア、心理社会的ケア、スピリチュアルケア、グリーフケアなど）の開催や、地域ボランティアの育成、さらに、緩和ケア、エンド・オブ・ライフケアの、健康な時からの理解増進のためのアドバンス・ケア・プランニングの普及活動が必要不可欠と考えており、よりいっそう、これらの活動に邁進したい。

## かかりつけ薬局の推進で、より安全・安心な薬の提供と地域の健康増進をめざして

公益社団法人　日本薬剤師会　常務理事　吉田　力久

２０２５年には、約８００万人いるといわれる「団塊の世代」が75歳以上の後期高齢者となり、わが国は３人に一人が65歳以上、５人に一人が後期高齢者という「超高齢社会」を迎える。こうした社会に対応するために、薬局や薬剤師が地域の中で担うべき役割を考えると、大きく以下の３つがあげられる。

ひとつには地域住民への適切な医療を提供する役割。すなわち在宅、外来医療において薬の適切な服用方法などを伝えること。

ふたつ目は、地域住民の健康の維持・増進。すなわちＯＴＣ医薬品（一般用医薬品）の提供を含めた健康サポート体制を構築すること。

そして、医療・介護のファーストアクセスとして、種々の相談を受け付ける役割を担うこと。

これらのことを果たしていくために、日本薬剤師会は「かかりつけ薬剤師・薬局」の推進に取り組んでいる。これは、かかりつけ薬剤師を決め、その薬局をかかりつけ薬局にしてもらうという取り組みである。

かかりつけ薬剤師・薬局を持つことにはさまざまなメリットがある。なにより大きなことは、薬の重複が避けられ、本人の体質を考え、より安全・安心な薬を使用できるということである。

複数の医療機関に通っている方は、それぞれの医療機関の近くにある薬局で薬を調剤してもらうことが多い。しかし、かかりつけ薬剤師・薬局を持ち、すべての医療機関の処方箋を一つの薬局で調剤するようにすれば、本人のすべての服薬状況を把握でき、薬の重複はもちろん、飲み合わせによる害を防ぐことができる。

薬を服用する上で飲み合わせは非常に大切なことで、薬によっては同時に服用すると互いに効果を低減させたり、逆に増大させたりするものもある。つまり効かなかったり、効きすぎたりするわけで、患者の体に負担を与えるケースが少なくない。患者にとって、かかりつけ薬剤師・薬局を持つことは、自分の副作用歴やアレルギーなどの体質を把握してもらうことで安心して薬を使用することができ、さらに、休日や夜間など開局時間外でも、電話で薬の使い方や不安なことなどの相談にも応じてもらうことも可能である。

多くの薬局では、外出困難な独り暮らしの高齢者を訪問して服薬指導や残薬の確認をすることも行っている。

認知症が進んでいる独居老人のために、薬を飲み忘れたり、逆に飲み過ぎたりしないように、薬剤師が通っているという例が増えている。こうしたことができるのも、かかりつけ薬局があるからこそといえよう。

かかりつけ薬剤師・薬局の存在は、地域医療の中でますます重要になってきており、薬局同士の連携も進められている。地域包括支援センター単位で考えても、ひとつの薬局、一人の薬剤師だけで、そのエリアに住む地域住民全員の支援を行うことはできないのが現実である。そこで、複数の薬局同士がカバーしあえる体制づくりを積極的に推進していくところである。

薬局は、保険証も予約もなしで立ち寄れる垣根の低い医療提供施設である。気軽に寄ってもらえるという特徴を活かし、処方箋による調剤だけではなく、さまざまな健康相談にも応じていく「まちの保健室」的な機能を持ち、地域の人たちの暮らしを支える役割を果たしていきたいと考えている。

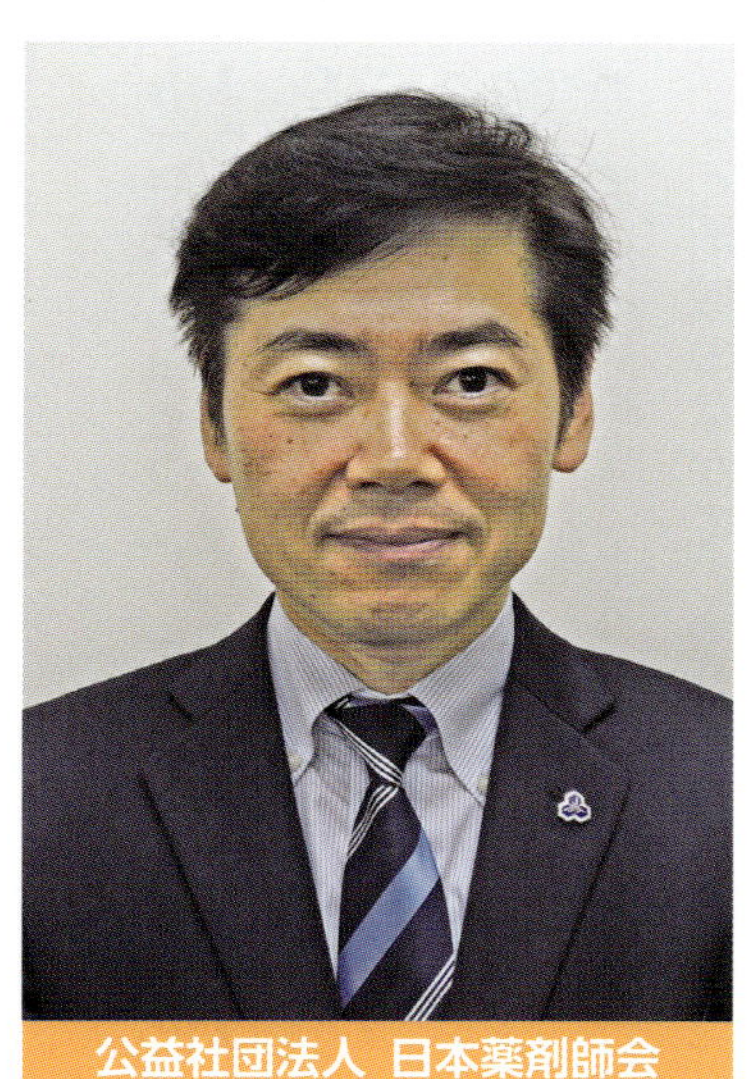

公益社団法人 日本薬剤師会
〒160-8389 東京都新宿区四谷3-3-1
四谷安田ビル 7F
TEL: 03-3353-1170
FAX: 03-3353-6270

# 地域包括ケアは、地域緩和ケア。新たな時代への新たな歩みを

一般社団法人　日本在宅医療学会　理事長　城谷　典保

さまざまな調査によれば、国民の6割は、病院ではなく地域のなかでの療養や看取りを望んでいる。「地域包括ケア」や「地域共生社会」構築の重要性がいわれるが、いまや地域のつながりは薄れ、孤立した状況が増えている。

世界に先駆けて少子・超高齢・多死社会という事態に直面する日本人が、人生の最終段階を地域のなかでどのように過ごすのか、その仕組みづくりが問われているといえよう。

日本在宅医療学会では、従来から在宅における治療法の標準化、医療依存度の高い利用者に対するケア、従事者の質の向上、医療および介護人材の育成、情報共有体制の構築、継続医療を念頭においた病診連携体制の構築と急性期病院の医療従事者および地域住民の意識変容などを重要な課題として取り組んできている。

なかでも、医療依存度の高い疾患や病状をもつ人にとっての地域包括ケアシステムとは、すなわち「地域緩和ケア」である。

「緩和ケア」は、一般に、「がんの終末期における痛みへのケア」と矮小化してとらえられがちだが、地域緩和ケアとは、「生命を脅かす疾患や、生命予後のかぎられた疾患や状態にある人(小児から高齢者まで)、およびその家族に対し、病気の全

## 緩和ケアとは

生命を脅かす疾患による問題に直面している患者とその家族に対して、病気の早期より、痛み、身体的問題、心理社会的問題、霊的問題に関してきちんとした評価を行い、それが障害とならないように予防したり対処したりすることで、生活の質（QOL：quality of life）を改善するためのアプローチである。

［世界保健機構　2002年］

過程において提供されるケア」をさし、がんや高齢者、ましてや終末期に限るものではない。

「地域緩和ケア」の特徴としては、生活の場としての地域を視野におき、生活する人の視点に立って、地域の医療・介護者や地域住民によって提供されるものであること。

また、対応する問題は、身体的な問題にとどまらず、精神的、心理社会的、スピリチュアル（霊的）な問題にまで及ぶ。

「地域緩和ケア」のアプローチには、第1次（プライマリーケア）をベースに、在宅・がん拠点病院、緩和ケア病棟による専門的緩和ケア（2次）があり、さらに、第3次として研究・調査・教育がある。その実現のために、日本在宅医療学会では、「地域緩和ケア普及プロジェクトチーム」を立ち上げ、世界の情勢の調査も進め人材育成のための教材づくりに着手してきている。

さらに、全国の在宅医を対象に「抗がん剤治療はどの段階まで行うべきか」に関するアンケートを実施中で、その結果もまとまりつつある。

本人の生活の質を考えるとき、どこかの段階で抗がん剤治療をやめるという選択肢もありうるのではないか。

専門家として、医療者がどのように考えるべきか、「治す医療」から治らない病をもつ患者や家族に対して「支える医療」へと方向転換すべき時期ではないか、こうした課題への答えを模索中である。

2019年5月、日本在宅医療学会と日本在宅医学会は、一般社団法人日本在宅医療連合学会として、新たな歩みを始めることになっている。在宅医療を推進し、真に国民のためのよりよい医療の提供をめざして、着実に歩みを進めていきたい。

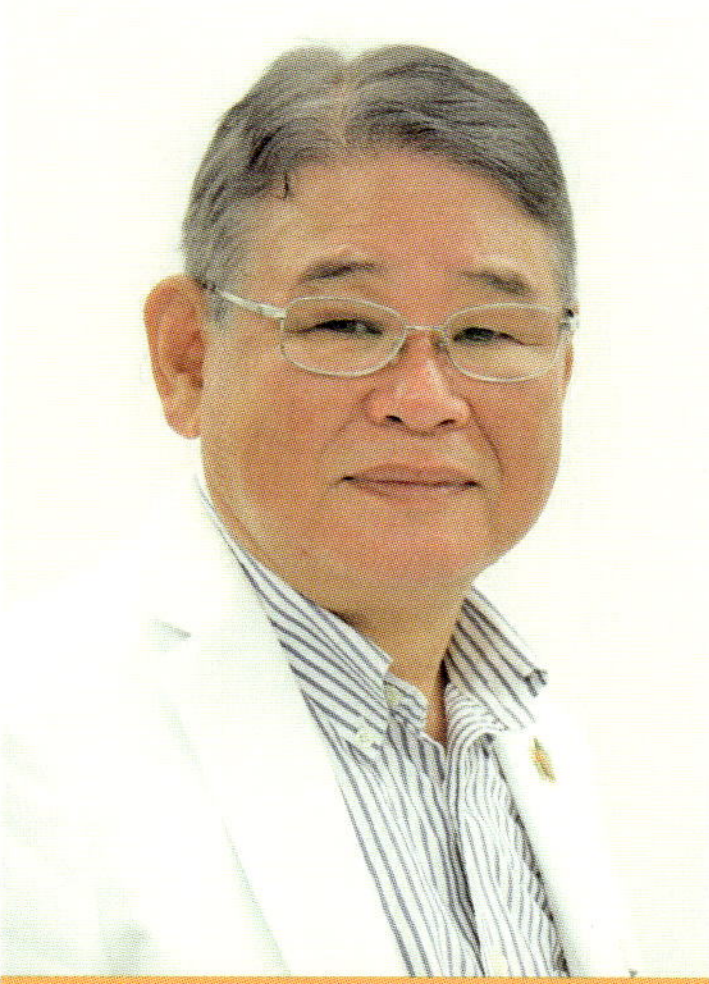

一般社団法人 日本在宅医療学会
〒103-0027
東京都中央区日本橋2-2-3
TEL: 03-3278-0202
FAX: 03-3281-8929

公益社団法人 日本歯科医師会 副会長 **佐藤 保**

# 医科歯科連携を深め、生涯歯科保健と在宅歯科医療の推進を目指す

少子化・超高齢化の進展によって、地域が抱える様々な問題が顕在化し、特に人口減少が著しい地域においては、地域そのものの変容に伴う保健・医療・福祉の在り方が課題となっている。

このような少子高齢化、人口減少化社会が進行する我が国においては、一人ひとりが住み慣れた地域で、生涯、心豊かに安心して生活を送れる地域共生社会の実現に向けて、多職種がより一層連携・協働し、地域包括ケアシステムを構築していくことが求められている。

日本歯科医師会が１９８９（平成元）年から当時の厚生省と共に進めてきた「８０２０運動」は、生涯自分の歯でなんでも食べられるように、との趣旨で、「80歳で20本の歯を残そう」との運動であり、多くの関係者と協働して展開してきた。当時は80歳で20本の歯を持つ方の割合はわずか7％であったが、２０１６年には51・２％に達した。

歯・口の機能とは、食べる、話す、表情の発出など多彩で、健康な高齢期を過ごすために重要な機能であり、フレイル予防などの取り組みも併せて必要である。

高齢期になっても歯・口の機能を健康に保つには、幼少期、学齢期、成人期と生涯にわたっての健康づくりが必要であり、生涯歯科保健の推進は健康な地域づくりへと繋がる。

我が国の超高齢社会に対する取り組みとして、健康寿命の延伸と健康格差の是正は基本的な視点である。健康寿命とは日常生活に制限の無い期間の平均寿命であり、その延伸とは、平均寿命の増加分を上回る健康寿命の増加を意味する。また、健康格差の

縮小とは健康寿命の地域による格差が少ないことを意味している。この実現に、地域に密着した歯科保健医療の活動、住民、行政、多種職との連携推進が欠かせない。

さらに、多くの保健医療関係者から評価を得ている口腔ケアは、高齢者介護施設における歯・口腔の清潔の維持、口腔機能の維持増進によって、肺炎、特に誤嚥性肺炎の予防に有効であることが、十数年前から広く知られてきた。

加えて口腔ケアは、阪神淡路大震災、中越地震、東日本大震災などの際に避難所での誤嚥性肺炎の予防に寄与し、災害時の歯科保健の重要性が示され、

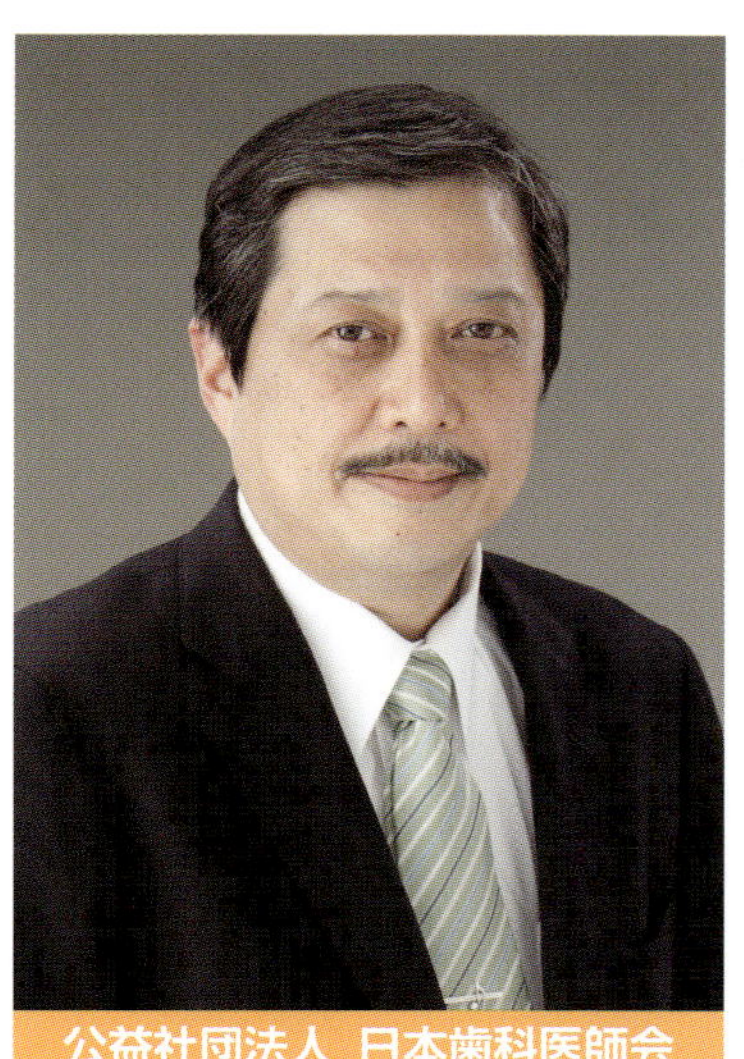

公益社団法人　日本歯科医師会
〒102-0073
東京都千代田区九段北4-1-20
TEL　03-3262-9321（代表）

いっそうその大切さが認識されるようになった。がんの手術や抗がん剤治療の前後での口腔ケアは、予後や入院期間を改善してきた。もちろん、高齢者の生活を支えるために、在宅医療でも口腔ケアの効果が明らかになっている。

在宅医療は、地域包括ケアとして特に職種間連携、なかでも医療と介護の連携が欠かせない分野であり、今後も必要性が高まる。日本歯科医師会では在宅歯科医療に対応できる歯科医師の養成に取り組んでおり、その歯科医師数も増加している。

地域包括ケアに果たすべき歯科医師会の役割は多大で、前述の取り組みや実践と同時に課題も多い。例えば、歯科医療機関の8割は歯科診療所であり、勤務する歯科医は2割程度にすぎない。歯科を持たない病院では歯科医師会との連携を強化している地域もある一方で、病院歯科がないことで医科歯科連携が十分に図れない地域もある。

これらの課題解決とこれまでの連携の推進によって、患者が住み慣れた地域で安心して暮らせるよう、地域包括ケアのさらなる推進が必要だと考えている。

第2章

# 在宅療養を支える チームケア

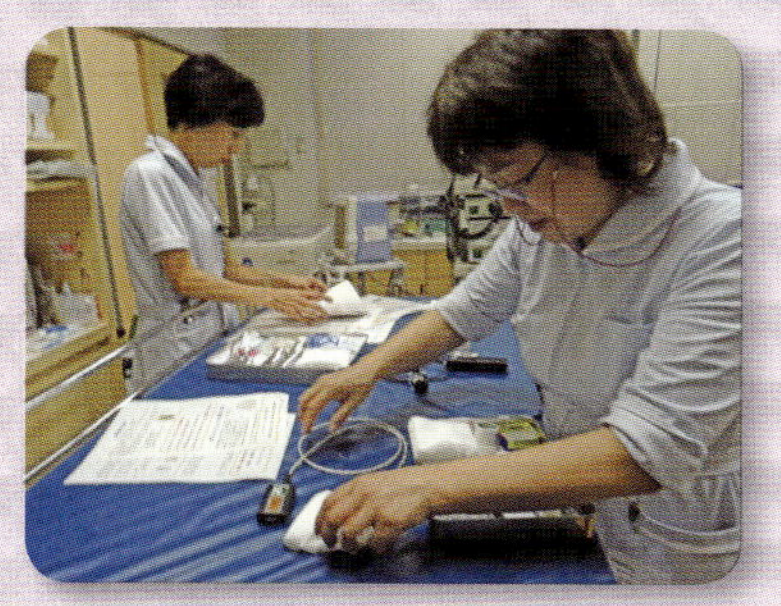

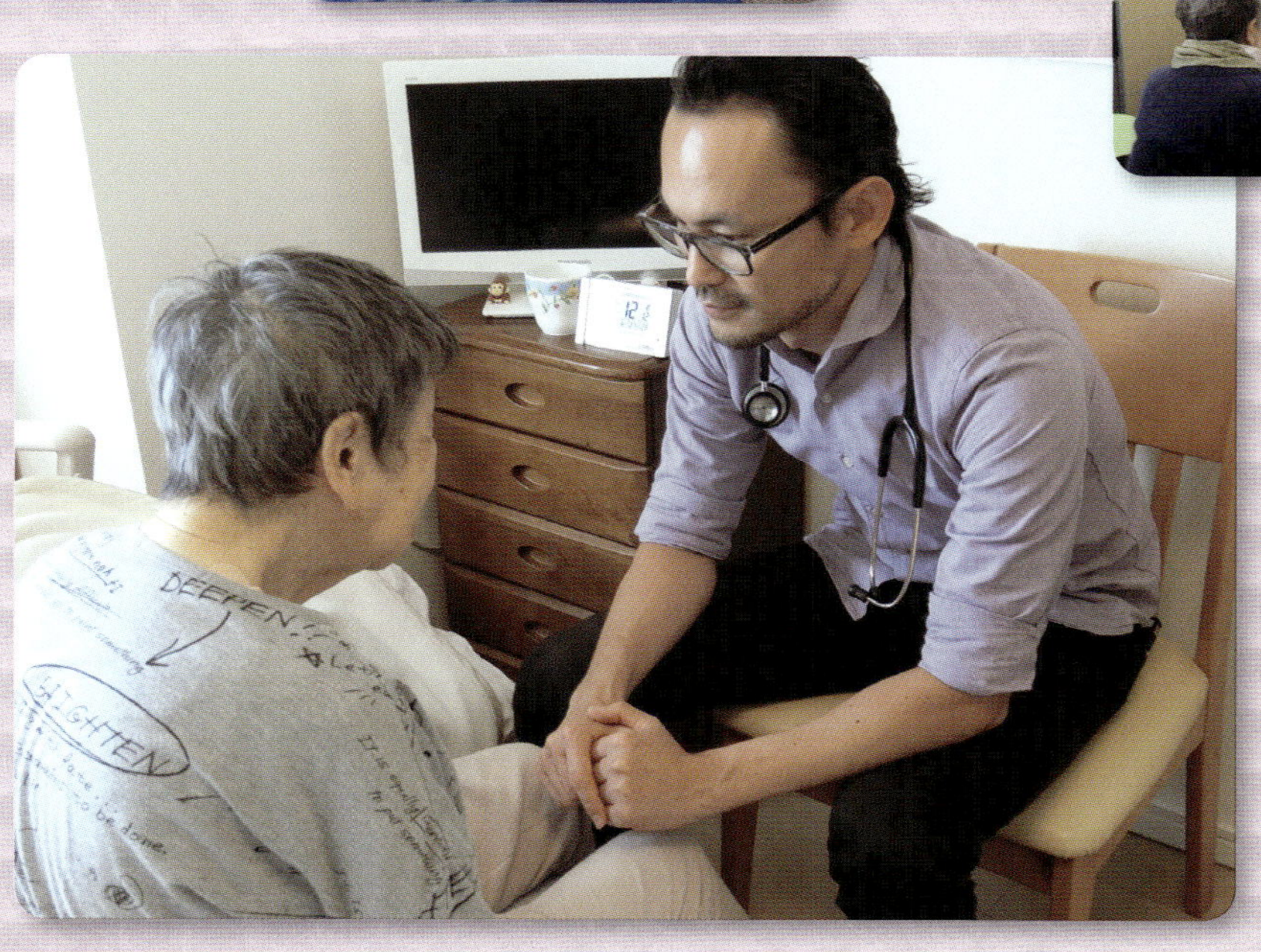

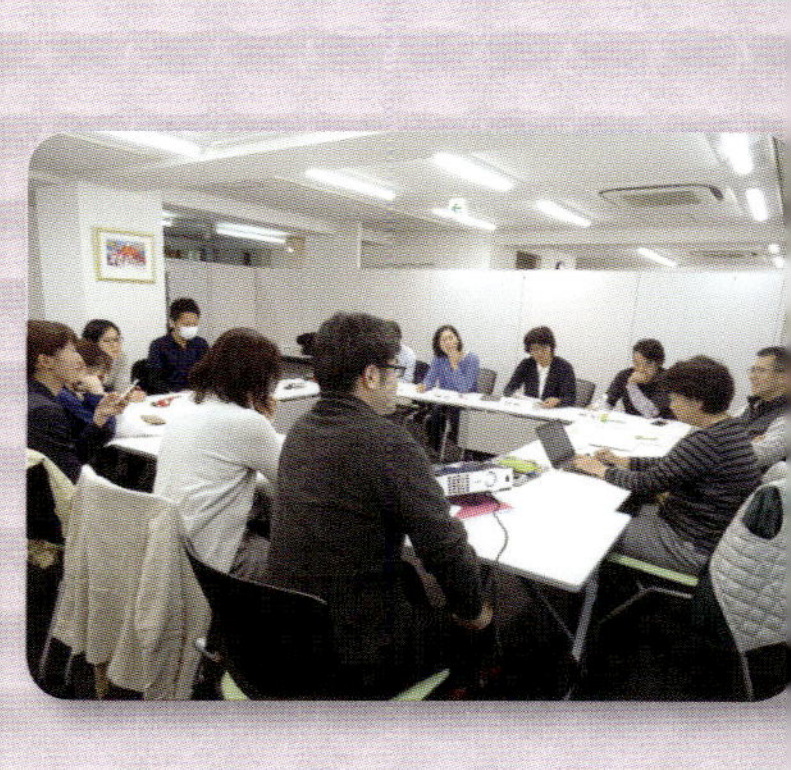

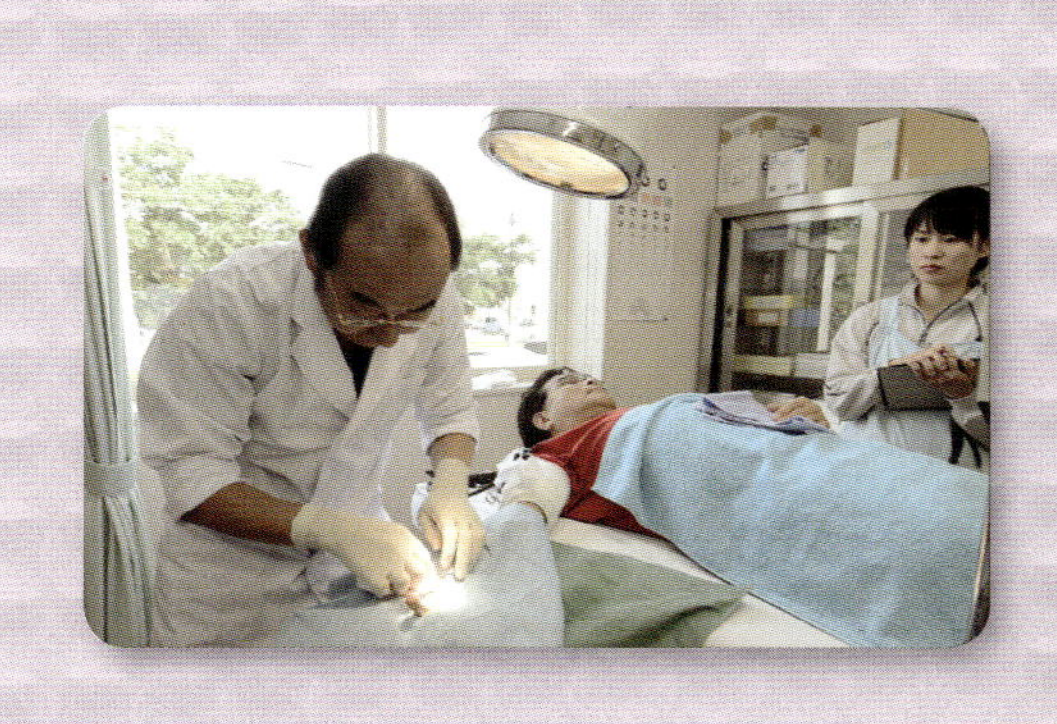

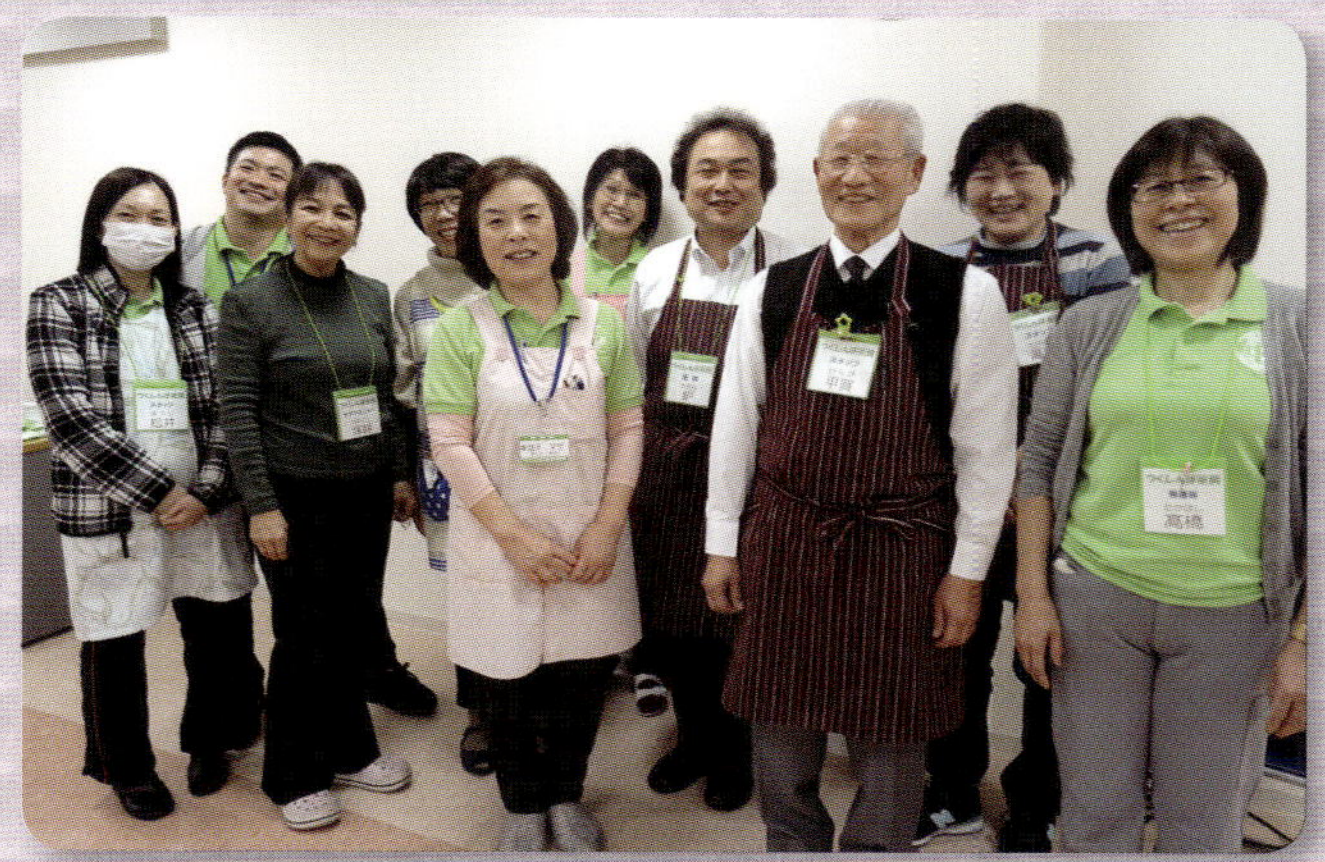

## 医療法人 アスムス

# 医療・福祉・NPO・学生・住民・当事者による在宅ケアネットワークで地域の足腰を鍛える

### 通院できない患者には医者が動いて診察する

栃木県小山市を中心に地域医療のネットワーク構築に尽力する人がいる。「治らない病気や障害があっても、充実した人生をおくるサポートをする医療」をめざす医療法人アスムスの太田秀樹理事長だ。1992年、大学病院を辞め、開業医になった。

きっかけは、「サイエンスとしての医学が、意外にも無力な場面に何度も遭遇した」ことだという。「例えば骨折を手術で治療できて、元気に歩いて退院した高齢者が、やがて寝たきりになって病院に戻ってくることが少なくなかったんです」

1990年に車イスの障害者の海外旅行に同行し、そこで聞いた彼らの本音が決定打となる。「体調が悪いときは救急車を呼ぶか、薬局の薬で様子をみるかの二者択一だ」と聞かされた。「風邪をひいて診療所に行ったら車いすがジャマだから来るなと言われたとか、脳性まひで言葉が不自由な人が医者に『何を言っているかわからない』と言われたと聞くと、返す言葉がありません。寝たきりになって病院に戻ってくる高齢者の姿が重なりました」

それなら、患者が「診てほしい」ときに医者のほうから患者のもとへ出向く。そんな「動く医療」を実現したいと「町医者」になった。めざすものの輪郭は明確だ。「たとえばお風呂を禁止するのは医療ではありません。どうしたら、安全に、安心して入浴できるか。日常生活の活動を支えるのが医療です」

こうして「訪問看護」を基軸に医者が出前を行う「おやま城北クリニック」が産声をあげる。法人名アスムス（＊1）は、新しい医療、介護を届けたいという太田さんの強い想いを込めたものだ。

**医療法人 アスムス**

〒323-0014　栃木県
小山市大字喜沢
1475-328
TEL：0285-24-6565
FAX：0285-25-0941

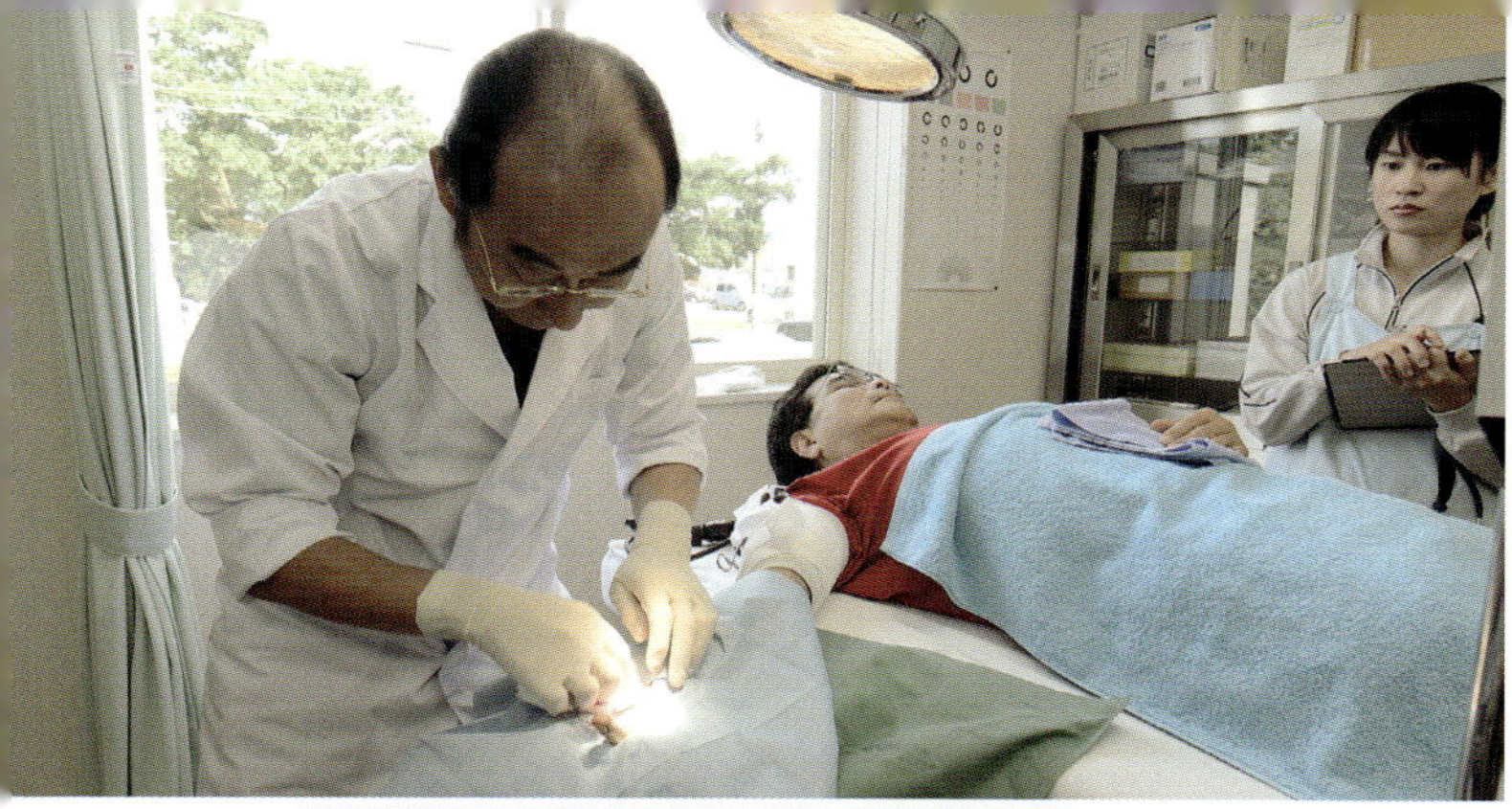

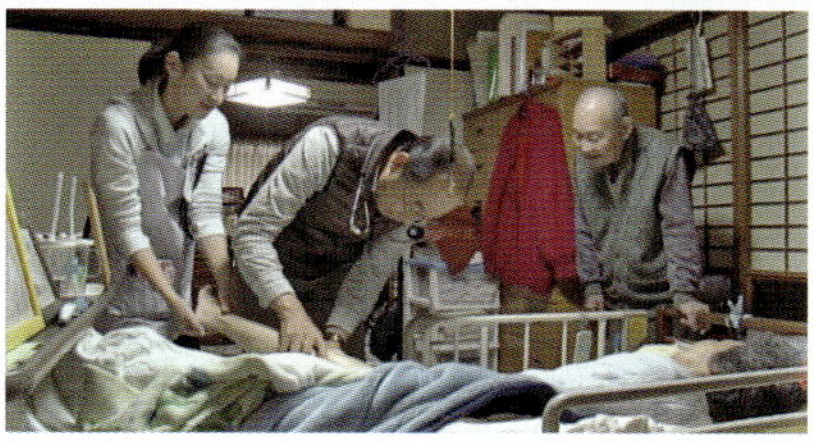

手探りで始めた在宅医療だが、その奥深さに太田さんは魅了される。「心や情といった精神面での支援が、薬物療法以上の効果を示すことを知りました。家族のしきたりや、地域ごとの慣習の理解、認識が療養生活に大きく影響することもある。在宅では科学的思考では解決できない問題に直面するんですね」。末期がんや誤嚥性肺炎の患者のQOLを高められるのは病院と家のどちらなのか、など。

家族の苦労はあるものの、在宅でも病院と同等かそれ以上のケアを受けることは可能だという。「救急搬送された病院で胃瘻造設に悩むのは、療養者自身が望んでいた姿でしょうか。在宅でも嚥下機能には言語聴覚士（ＳＴ）、食形態は管理栄養士などが連携して、食べられるものを探し当てることは可能です」と、自信をもって「暮らしの延長線にある治療」を出前する。

（上）週3日は外来も担当する太田医師（『「終活」としての在宅医療～かかりつけ医で人生が変わる』より）。（左）在宅への訪問診療中の太田医師。生活の場を訪れる医療（勇美記念財団DVD「在宅医療を知っていますか？」より）

＊1　Activities Supporting Medicine Systematic Services の頭文字 ASMss（アスムス）

## 時宜に即したテーマを語り合う

「これまでの医療は、急性期大病院を頂点にかかりつけ医を底辺とする『垂直連携』が中心。地域包括ケアシステムでは、かかりつけ医が中心となって訪問看護師や介護分野と連携する『水平連携』がメインになります。家で暮らしたい、好きなときに食べて寝たいといった患者の価値観を反映できるんです」。多職種協働と叫ばれるようになる前から、訪問看護師を軸にした在宅医療を提供してきたアスムスにとって、昨今の流れは「時代が後からついてきた」感じだろう。

太田さんは、在宅において医者はオーガナイザーに過ぎないと考えている。

「生活を上位概念におけば、在宅医療は看護師を中心にケアワーカー、理学療法士（ＰＴ）、作業療法士（ＯＴ）、ＳＴ、管理栄養士などで生活を支えることになります。医者は切れた電球の交換に訪問できませんからね。医者は判断して指示を出し、責任をとるのが仕事」と歯切れがいい。

太田さんは県内専門職を結ぶ「在宅ケアネットワーク・栃木（＊2）」を立ち上げ、代表世話人を務めている。1997年に第1回目の集いが行われて以来、毎年、多くの人が参加する。医療・福祉・介護の専門職だけでなく、行政、ＮＰＯ、学生、市民、介護者、そして当事者もメンバーになるのが特徴だ。テーマは在宅での看取り、在宅ケアの人材育成、食べること、生きることなど時宜を得たもので、2013年にはアスムスとの共催で「夢そして挑戦　在宅医療・在宅ケアの先進県を目指して!」と題した総会を開き、栃木県保健福祉部、県医師会、県看護協会、NPO法人とちぎケアマネジャー協会、県ホームヘルパー協会、国立病院歯科口腔外科、県薬剤師会、県がん診療連携拠点病院の8人の専門職が語り合い、親交を深めた。2017年には800人が集まり、さらに22回目となる2018年のテーマは「親を看取る、自宅で看取る、平穏死で逝く在宅医療」

国が地域包括ケアシステム構築を唱える10年以上前からの、地域ぐるみでの地域づくりを意識した先駆的取り組みで、注目すべきはその活動に現場主義、民主的運営など5つの原則(*3)を掲げたことだ。「いろいろな人が顔を合わせ、情報共有や意見交換をして、地域連携による質の高い在宅ケアを創り出し、提供していくための場。目標は当事者を中心とした一般の人たちが満足できるサービス提供のシステムの構築です」

基礎資格や職種を超え、連携の絆を強固なものにする。市民への発信にも力を入れることが、地域全体の足腰を鍛えることになると期待する太田さんである。

*2　1996年に「在宅ケアを支える診療所全国ネットワーク（現NPO法人在宅ケアを支える診療所・市民全国ネットワーク：苛原実会長）の地方分科会「栃木会議」をきっかけに誕生。

*3　①現場の語り部として行動し、現場主義を貫く、②個々の立場を十分に尊重し、主義主張の統一や思想の伝搬を目的としない、③専門用語の使用を控え、広く一般の人々に理解が得られる言葉を使う、④経済的・政治的独立を貫く、⑤職種を超えた民主的運営を行う。

## コミュニティづくりのツールを開発

地域の多職種とネットワークを築き、24時間365日対応の在宅医療を実践するアスムスは現在、栃木県小山市のクリニックのほか、栃木市、茨城県結城市、東京都世田谷区にも在宅医療の拠点となる診療所を設け、地域の特性に合った医療活動を展開している。地域事情の異なる自治体に診療所をもつことで、地域に密着した医療の実現が図れるという。

「在宅医療のステークホルダーは、一般に医師、歯科医師、薬剤師、訪問看護師、リハビリテーション職、管理栄養士ですが、地域包括ケアシステムの在宅医療・介護連携推進事業では市区町村の関わりがとても重要です」。在宅ケアネットワーク・栃木に行政職を巻き込んだのはその嚆矢である。

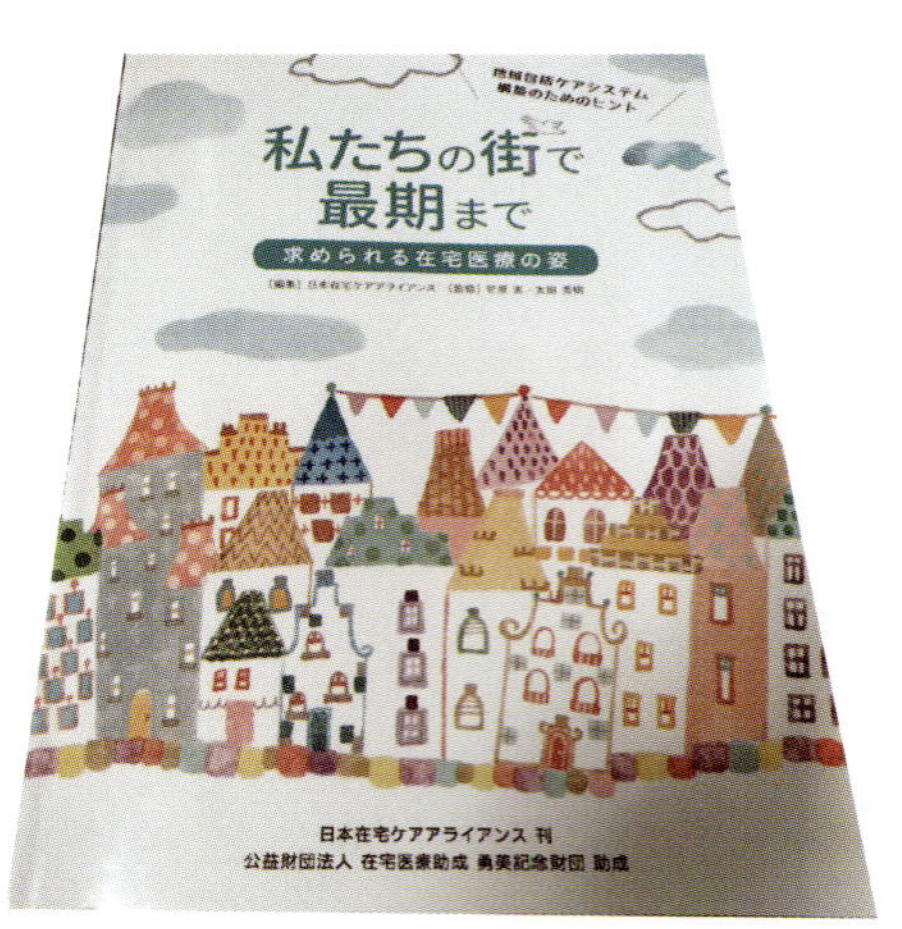

冊子「私たちの街で最期まで」。地域包括ケアと医療連携の基礎をわかりやすく解説

**図1 市区町村における在宅医療・介護連携推進事業の実施状況**

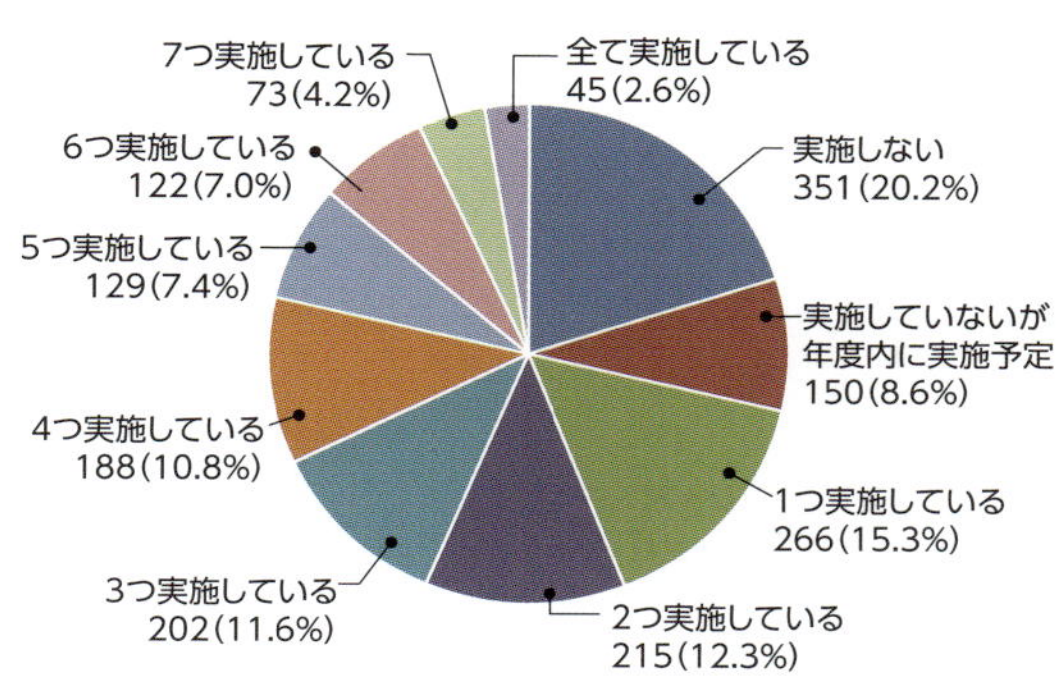


(ア) 地域の医療・介護の資源の把握、(イ) 在宅医療・介護連携の課題の抽出と対応策の検討、(ウ) 切れ目のない在宅医療と在宅介護の提供体制の構築推進、(エ) 医療・介護関係者の情報共有の支援、(オ) 在宅医療・介護連携に関する相談支援、(カ) 医療・介護関係者の研修、(キ) 地域住民への普及啓発、(ク) 在宅医療・介護連携に関する関係市区町村の連携の各項目を、実施していない、年度内に実施予定、実施している、で回答

**図2 在宅医療・介護推進事業の進め方のイメージ**

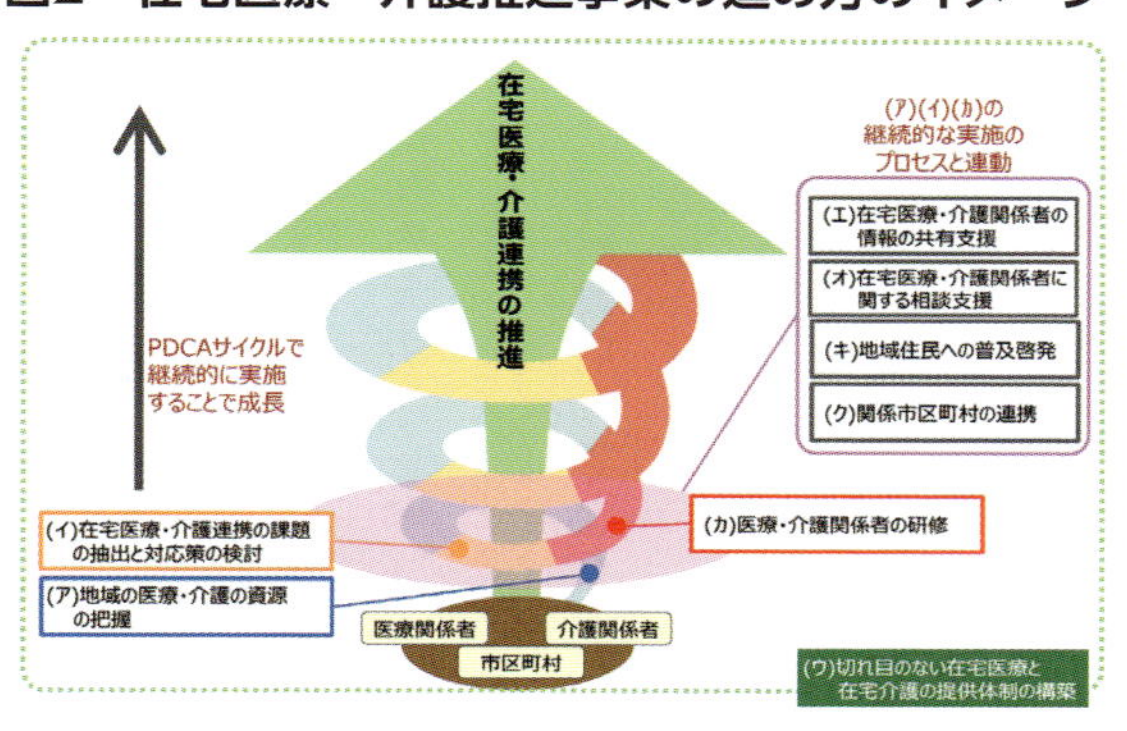


[「地域の実情に応じた在宅医療・介護連携を推進するための多職種連携プログラムによる調査研究事業報告書」2016年3月富士通総研より] 国立開発研究法人科学技術振興機構の研究開発領域の『在宅医療を推進する地域診断標準ツールの開発』という研究プロジェクトに採択された

だが、いまだ取り組みが不十分な自治体の存在を太田さんは危惧する(図1)。役所では2、3年での異動が多く、関係構築どころか知識や情報を摂取する時間もない場合もある。「それでも、やる気はもってほしい。行動変容を起こすには意識改革しかありませんから」。栃木市では、福祉畑一筋という首長(しゅなが)正博氏が地域包括ケア推進課長に就き、地域づくりの立役者であり黒衣(くろご)にもなっているという。

こうしたケースが稀だと知っている太田さんは2017年6月、共同事務局長を務める日本在宅ケアアライアンス(＊4)編集の「私たちの街で最期まで～求められる在宅医療の姿～」を監修した。市区町村関係者向けに地域包括ケアシステム構築のヒントをまとめ、イラストを多用し、在宅医療のQ&Aなど「わかりやすさ」に徹した一冊とした。また、研究活動にも力を入れている。自治体が地域の在宅医療を進めるために必要なものや問題の診断ツールを作成し、在宅医療を推進する具体的な手法を記載し、地域の特性に合わせて使えるマニュアルづくりを進める。行政職、医療・介護の専門職、そして地域住民が共に地域を見つめるきっかけづくりにもなるプロジェクトは、いずれ地域づくりの〝虎の巻〟になるはずだ(図2)。

＊4 「在宅医療推進のための共同声明」(国立長寿医療研究センター・在宅医療助成勇美記念財団共同主催在宅医療推進フォーラムにて公開 平成26年11月23日改定)に賛同し、在宅医療の普及推進を目指す専門職らが組織する団体によって構成。公益財団法人 在宅医療助成 勇美記念財団が事務局。略称JHHCA。共同事務局長は太田さんと苛原実医師。

## 医療を変えるのは患者自身

太田さんの強力な右腕となっているのが「わくわく訪問看護ステーションおや

ま」。その管理者の小薗江（おそのえ）一代さんが、アスムスが提供してきた四半世紀にわたる訪問看護を説明する。

「最初は『おやま城北クリニック』の訪問看護部でした。パンフレットには心温かな医療・看護のためにと書かれていました」。『小さな施設の大きなサービス』を合い言葉に、管理栄養士や理学療法士、薬剤師とチーム医療を実践してきた。

アスムス発の在宅医療を知るための冊子。厚労省在宅医療連携拠点事業報告書などを兼ねる

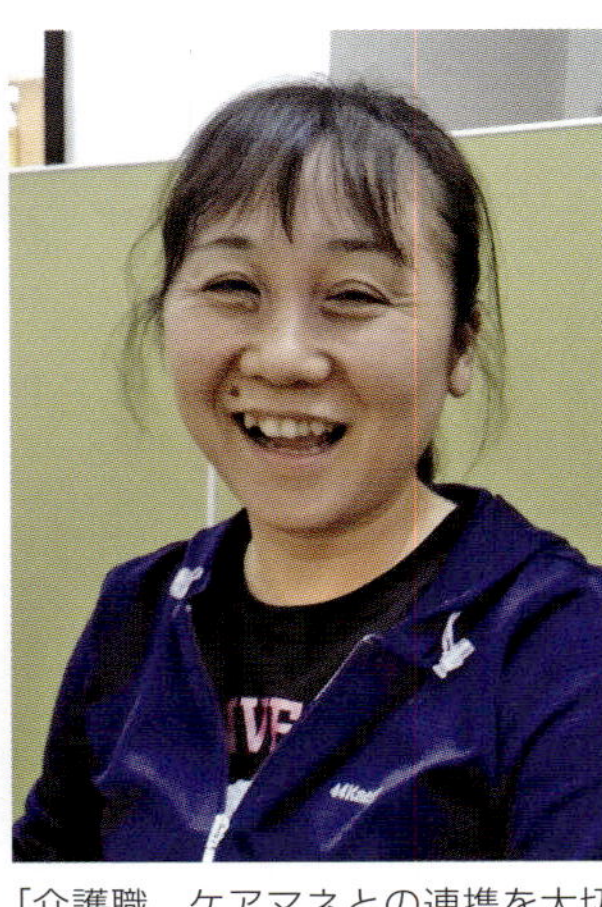

「介護職、ケアマネとの連携を大切にしています」と小薗江一代さん

「在宅医療のすばらしさや喜びを知る一方、困難に直面して、辛い思いもしながら看護専門職としての知識や技術を生かした援助の大切さを学び、生活の中にある看護の重要性を実感してきました」。患者は高齢者だけでなく、在宅療養を続ける小児もいる。

「訪問看護師は、かかりつけ医と連携しながら地域に根ざした看護を提供します。療養生活の中でほっとひと息つける身近な存在になりたいと思っています」

生きいきと、楽しい人生を送るためのサポーターになることが願いだが、そのための人材確保が課題だという。「後継者がいなければ、地域づくりも叶いません。やりがいのある仕事だということを知ってもらいたいです」

太田さんは「医療、福祉という縦割の考え方は、制度の歪みも大きいですが、医師自身も意識を変える必要があるんですよ。まず医療が変わらない限り縦割りは変わらないですね」と持論を語る。一方で、具合が悪いと真っ先に大病院に行きたがる患者・家族の意識にも苦言を呈する。「年を取ればいろいろな病気になる。そのたびに経緯を知らない病院での診療を頼っていると、救急搬送された病院で胃瘻造設の決断を迫られるようなことにもなりかねません。まずは、普段着の会話ができる町医者をかかりつけ医として付き合っておくことが大切なんです」

一語一語が持つ熱さが、聞くものを圧倒する太田医師。その熱源は「看取る」ためではなく「生きる」ための在宅医療であると信じて行動する力にあった。（藤ケ谷明子）

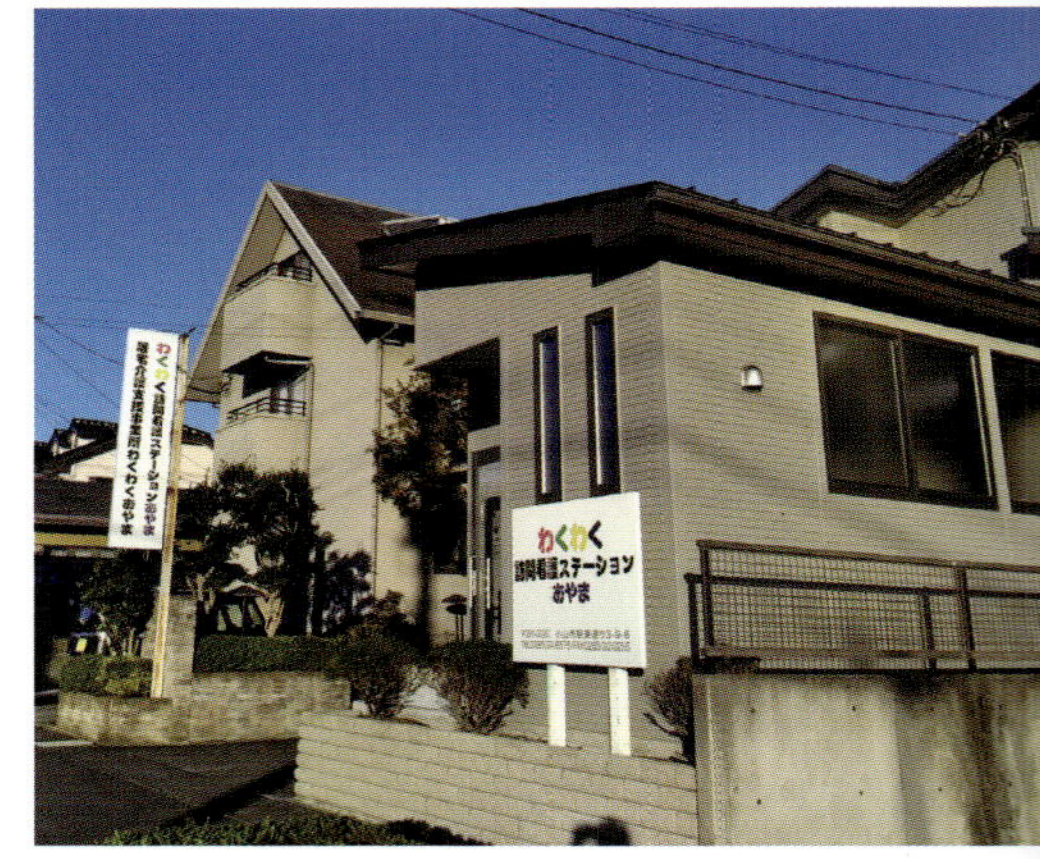


「わくわく」した暮らしをサポートする訪問看護は住宅街の一軒家が拠点。結城市まで訪問することもある

# 医療法人社団 悠翔会

## 増えていく在宅療養患者を専門医や地域の医師とともに支える

### 在宅医療の「総合病院」

病気や障害をもって地域で暮らす人が増える「地域包括ケア」の時代。医療ニーズは急性期から慢性期、在宅医療へとシフトしている。そのニーズに応え、2006年の開業から11年間で10カ所の機能強化型在宅療養支援診療所（＊1）を展開してきたのが、医療法人社団悠翔会だ。

理事長を務める佐々木淳さんはいう。

「治らない病気や障害を抱えていても、生活は続きますし、人生を楽しむことはできます。僕たちは在宅医としてそこにコミットして、在宅療養生活を支え、その人なりの幸せをサポートしたいのです」

在宅療養生活を支えるため、悠翔会が実践している取り組みの一つが、チーム医療の提供だ。在宅療養をしている患者の多くは、複数の疾患をもつ。また、状態の変化から新たな治療が必要になることもある。そのすべてに、在宅医だけで対応するのは難しい。そこで悠翔会では、病状に応じた専門診療を担う専門医を、法人内に抱えることにした。精神科・心療内科、緩和ケア科、麻酔科、皮膚科・形成外科、リハビリテーション科と、総合病院並みの充実度だ。

専門医による訪問診療は、主治医としてプライマリケアを担う内科医が、必要に応じてコーディネートする。専門医は一定期間、定期訪問する場合もあれば、アセスメントなどのためにスポット的に訪問する場合もある。精神科医の中野輝基さんは、とくに向精神薬の調整において、自身の介入の意義を感じるという。

「全体的な傾向として、向精神薬の処方

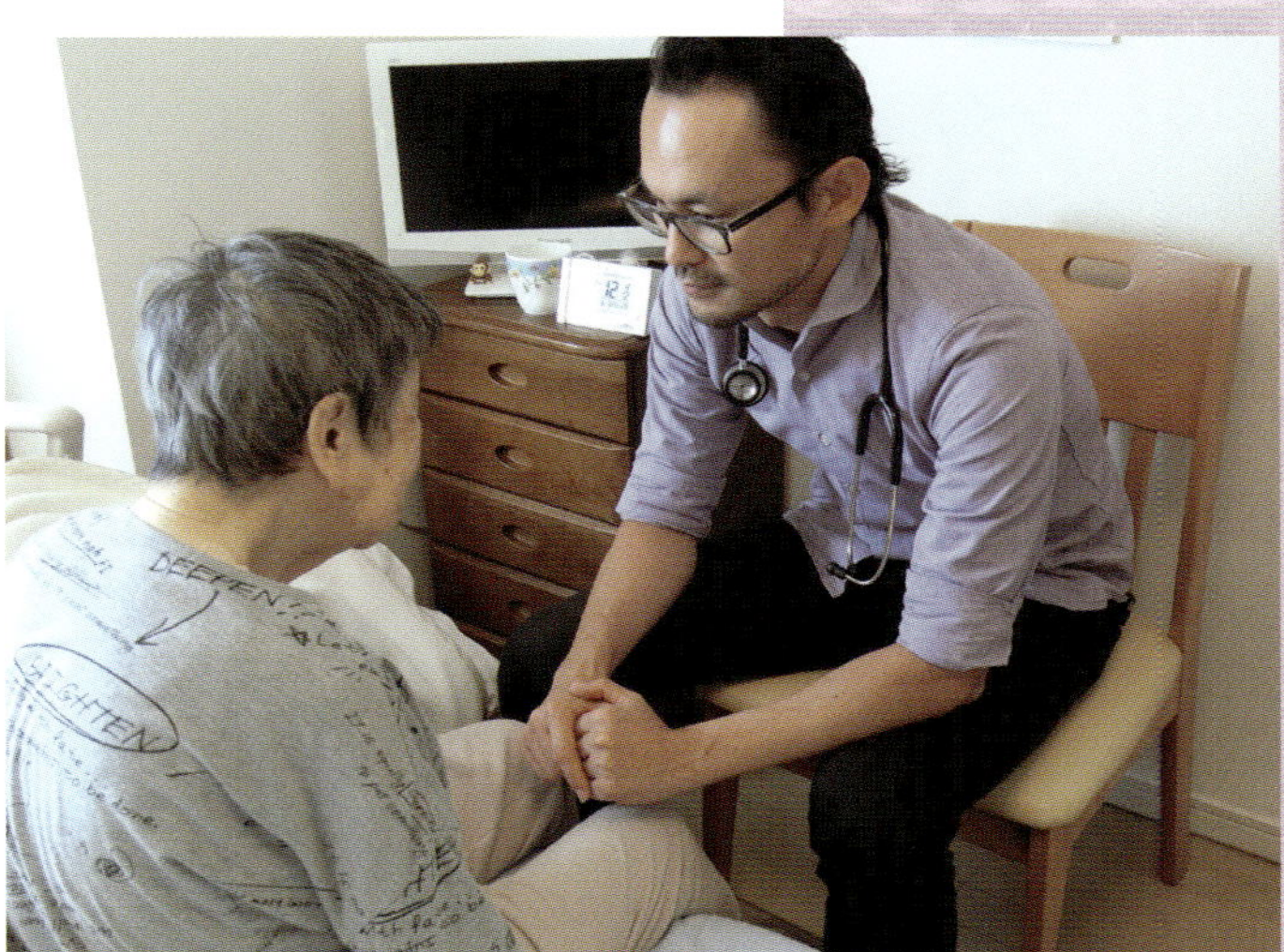

佐々木淳さんは、患者や家族が納得のいく選択をできるよう、必要な情報は伝えるが、決して断定的な物言いはしない

量が多すぎるといえます。そこに介入して不要な過鎮静状態を防げることに、精神科医としての存在価値を感じますね」

食事の摂取量が減ってきた患者を診察し、その背景に認知症の進行の有無を評価することもある。

「認知症の全般的な経過や、病状の進行で食べられないことをご家族に伝えますが、受け入れられないことも多いです」

だからこそ専門医である精神科医が介入し、丁寧に説明することが必要になる。

＊1　24時間連絡がつくだけでなく、常勤医の人数、緊急往診実績、看取り実績などの要件も満たす、より充実した在宅医療体制を整えている診療所。

## 専門職連携でレベルアップ

悠翔会にはさらに歯科医師、そして、歯科衛生士、管理栄養士、理学療法士、作業療法士などの専門職もいる。医科歯科連携に取り組んだのは、2009年。

「在宅で診ていると、患者さんたちをきちんとケアしていても、食事の摂取量が減って低栄養になったり、誤嚥性肺炎になったりして、死期を早めている場合が少なくなかったんです。それで早くから、口腔ケアや摂食嚥下の支援をやりたいと考えていました」と佐々木さんはいう。

歯科が入ることにより、まず職員の意識が変わった。

「口腔ケアにより夜間の不顕性誤嚥（＊2）や、それによる肺炎も起こりにくいことなどを学びました。また、自分に合う入れ歯をすることでしっかり食べられる人も増え、歯科は大事だ、という認識が生まれました」

ここに、管理栄養士が加わり、在宅NST（＊3）としての厚みを増したのは2013年から。管理栄養士の林裕子さんは、訪問栄養指導の意義についてこう語る。

「病院での栄養指導のままでは、自宅で実践するのはなかなか難しい。その点、在宅では、自宅の状況も把握でき、とろみの付け方一つとっても、実地でお伝え

歯科医師の若杉葉子さん。悠翔会以外の医師の場合、連携をとろうとしても難しいことも多いという

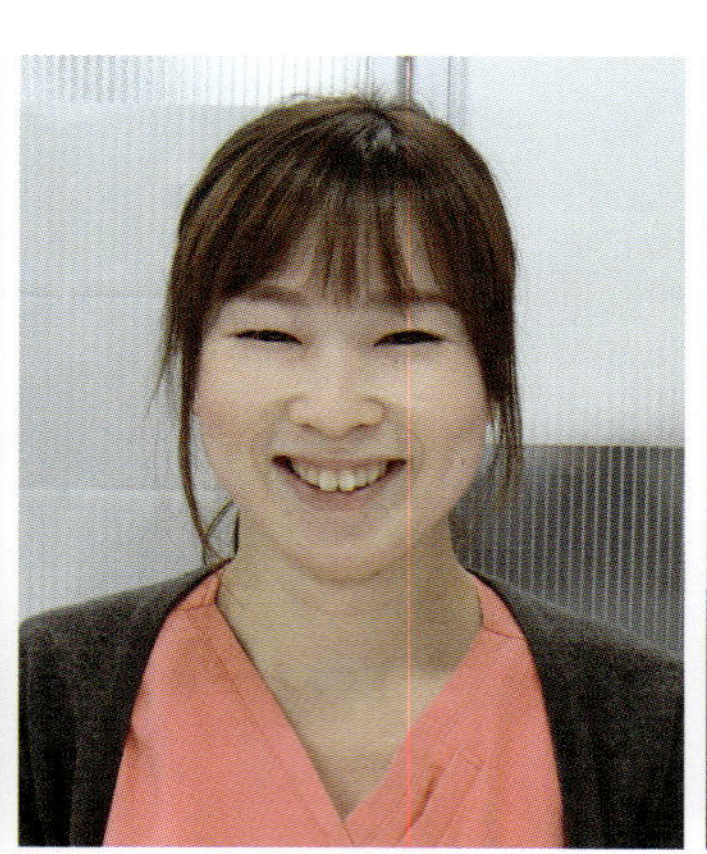

管理栄養士の林裕子さん。在宅で訪問指導をする管理栄養士の存在をもっと知ってほしいという

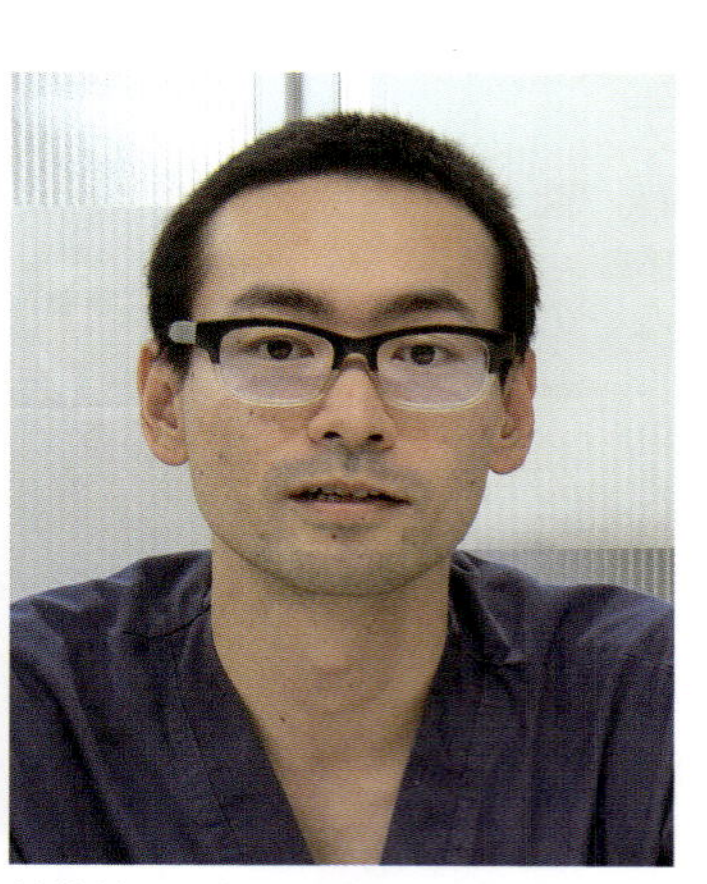

精神科医の中野輝基さん。精神科は病院内でもリエゾン（連携）で動くことが多く、在宅でのチーム医療に戸惑いはないという

するので、わかりやすく効果的な指導ができます」

歯科医師の若杉葉子さんは、他の法人の医師との連携と比べて、悠翔会での連携は格段にやりやすいという。

「全身状態の把握が必要でも、多くの場合、血液検査の結果も退院サマリーもみられません。その点、ここでは、主治医の治療方針も含め、ほしい情報がHOMIS（次項参照）からほぼすべて手に入るので、非常に仕事がやりやすいですね」

多職種が机を並べているメリットも大きいと、若杉さんはいう。

「他分野の専門職から、専門知識や意見を聞けます。先ほども管理栄養士と、ご家族の協力を得にくい低栄養の患者さんのケースを相談していたところです」

悠翔会では専門知識の共有やそれによるレベルアップも見越して、法人内に多数の専門職を抱えているのだ。

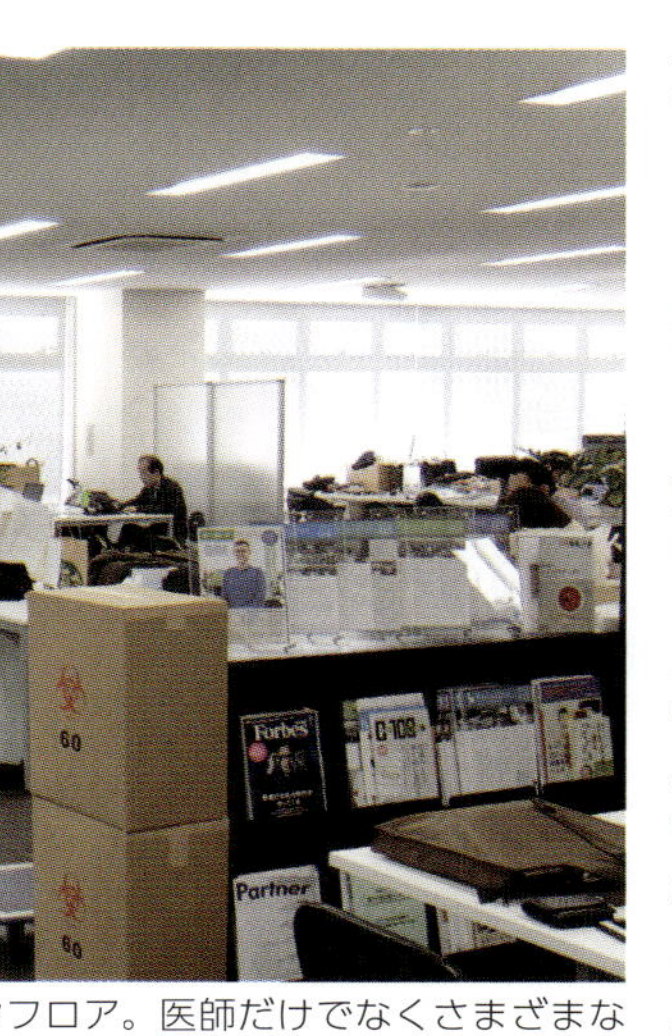
悠翔会法人本部は広いワンフロア。医師だけでなくさまざまな職種が机を並べる

＊2　寝ている間に唾液が肺に入ること。
＊3　在宅療養者を訪問して栄養のサポートを行うチーム。在宅Nutrition Support Team

## 多職種連携システム HOMIS

患者を支える情報共有のツールとして、自法人グループでシステム開発に取り組み、2012年から運用開始した、在宅医療に特化したクラウド型電子カルテシステムHOMIS。マニュアルなしで直感的に入力できるシンプルさが特徴。パソコン、スマートフォン、タブレット端末から閲覧、入力できるため、診療後、移動中の自動車内でもカルテに記入できる。また、診療情報提供書や訪問看護指示書などの書類作成は、カルテ内から必要な情報を自動的に引用し、作成できるため、大幅な省力化が図れる。

「入力は主治医をはじめ、精神科や皮膚科などの専門医、看護師や管理栄養士などの専門職、訪問診療の車を運転するド

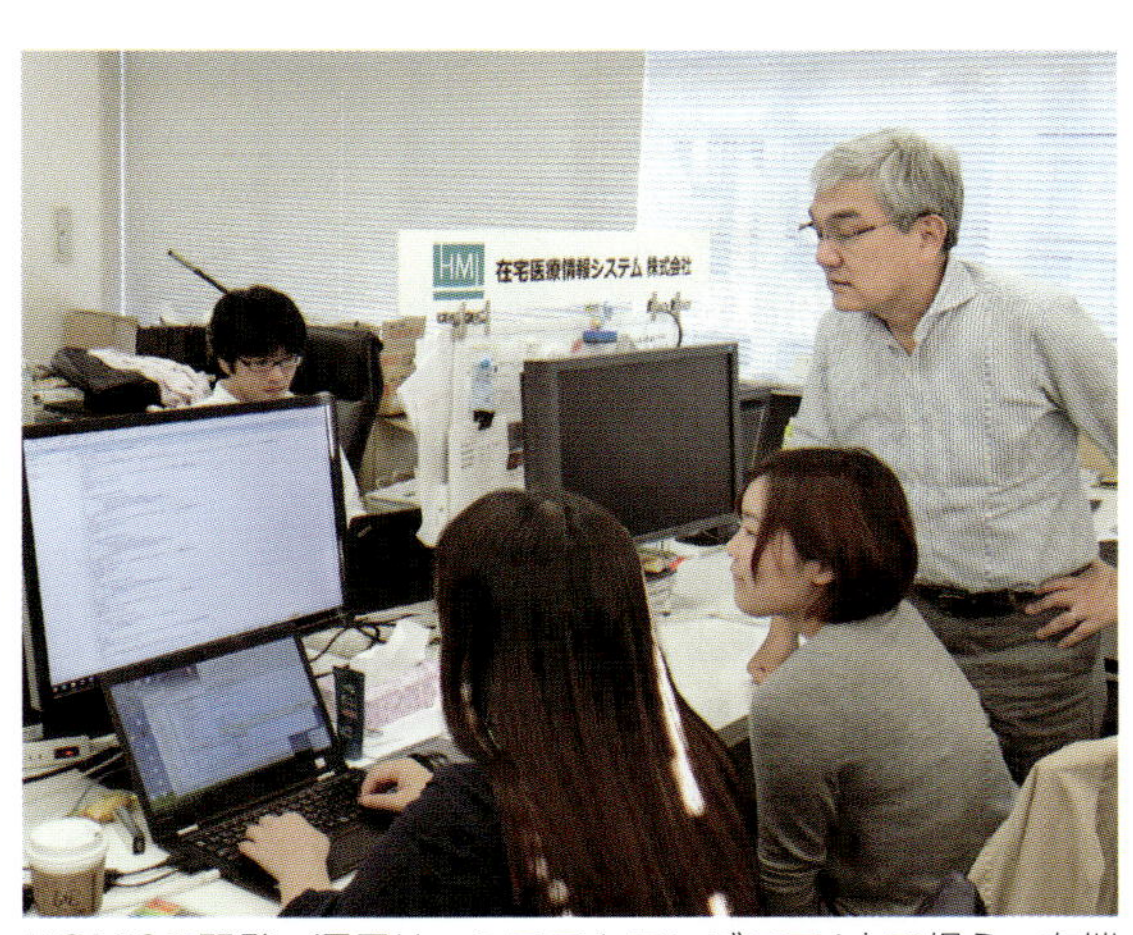

HOMISの開発・運用は、システムエンジニア4人で担う。右端が開発者の堂山眞一さん

ライバー、医事課の事務職員まで、患者に関わる全員です」と、HOMISを開発した堂山眞一さん。法人グループの関連会社、在宅医療情報システム株式会社の取締役を務めるシステムエンジニア（SE）だ。「同じフロア内にSEがいるので、とにかく機動力があります。ちょっとシステムの修正を頼むと、数時間後にはバージョンアップされている。本当に助かっています」と佐々木さんはいう。

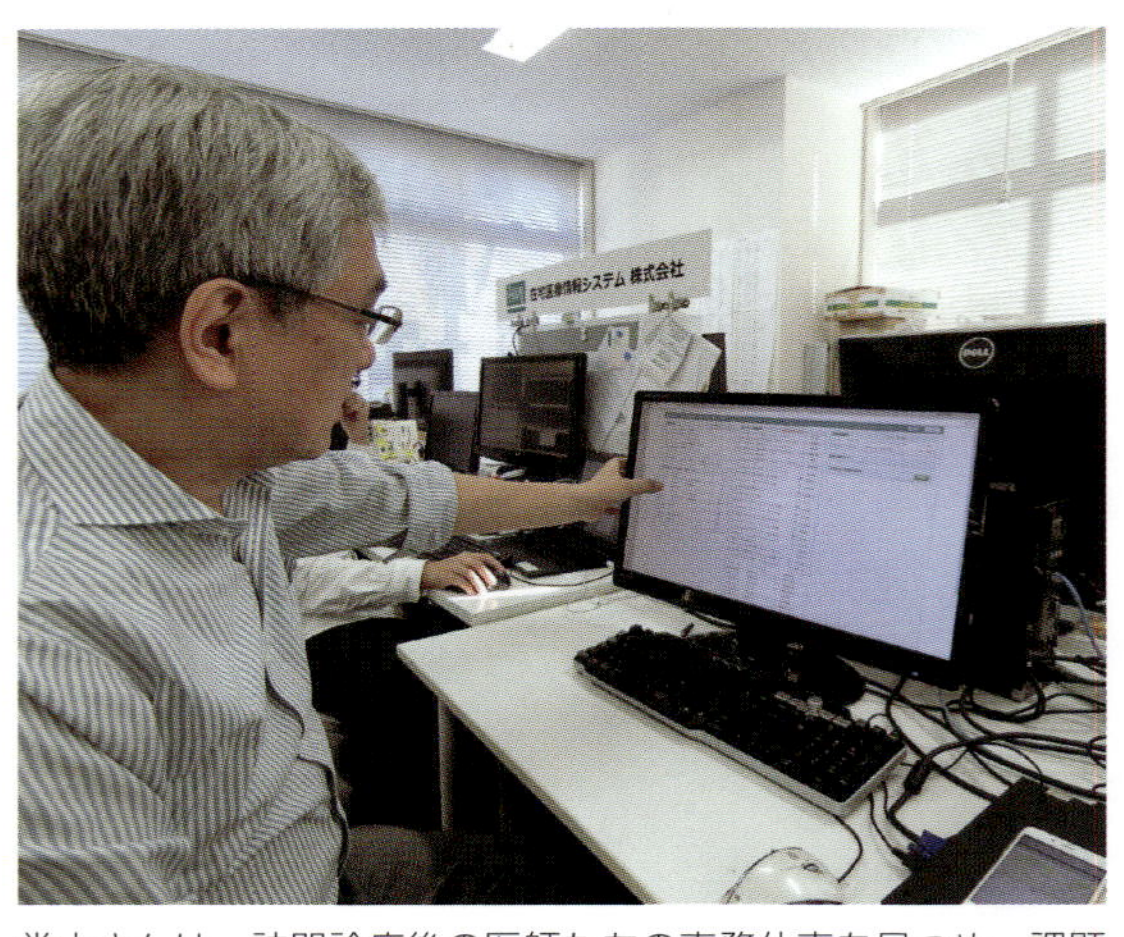

堂山さんは、訪問診療後の医師たちの事務仕事を見つめ、課題を把握。より省力化、効率化を図れるシステムを提案する

HOMISでは、常時約1万3000人（累積約4万人／2017年12月）の在宅患者の診療情報が管理されている。クリニックだけでなく、患者に関わる薬局や施設の看護師などにログインIDを発行。一部情報の閲覧や、書き込みも可能であり、強力な多職種連携ツールとなっている。

## 休日夜間専従診療チーム

24時間365日の診療体制の実現にも、HOMISは大きく貢献している。在宅療養中、夜間に強い痛みが出た。そんなとき、連絡が取れない在宅医では、患者は安心して療養生活を送れない。佐々木さんは、在宅の患者を支えるには24時間確実に診療できる体制が必要だと考えた。2012年、休日夜間専従チームとして「救急診療部」を立ち上げる。翌年には、当直医だけでの対応体制を確立。夜間2人、土日の日中は3人以上の医師が待機し、患者からの緊急対応要請に応える体制を整えた。

救急診療部ができるまでの緊急対応は、実は、佐々木さんが一人で行っていた。

「緊急時に主治医と違う医師が対応するという意味では、僕でも救急診療部の医師でも患者さんにとっては同じこと」

これに反発したのは、患者やその家族より介護事業者や施設が多かったと、

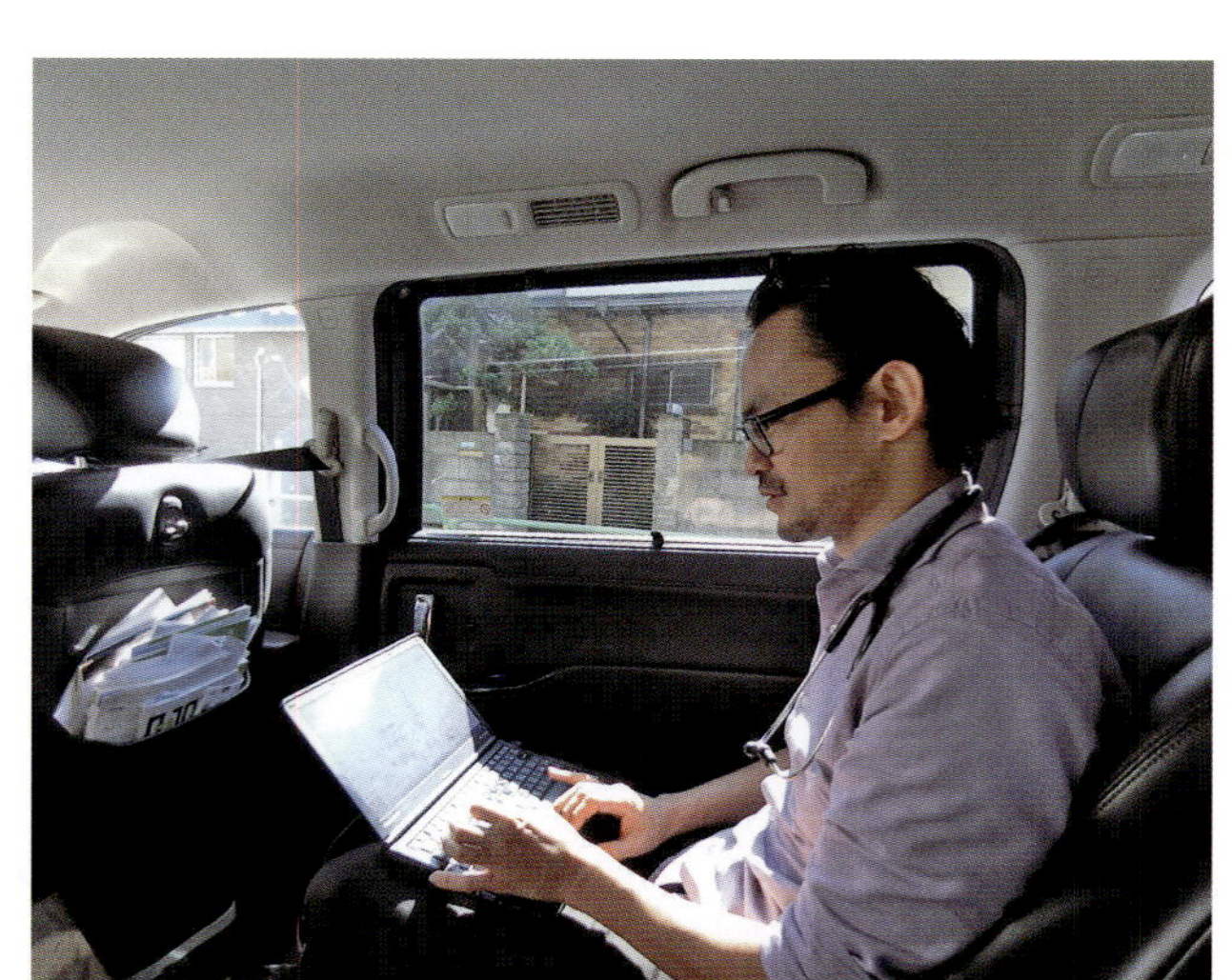
車中でも患者からの連絡を確認。この日は有料老人ホーム1件、在宅2件で約20人を診察

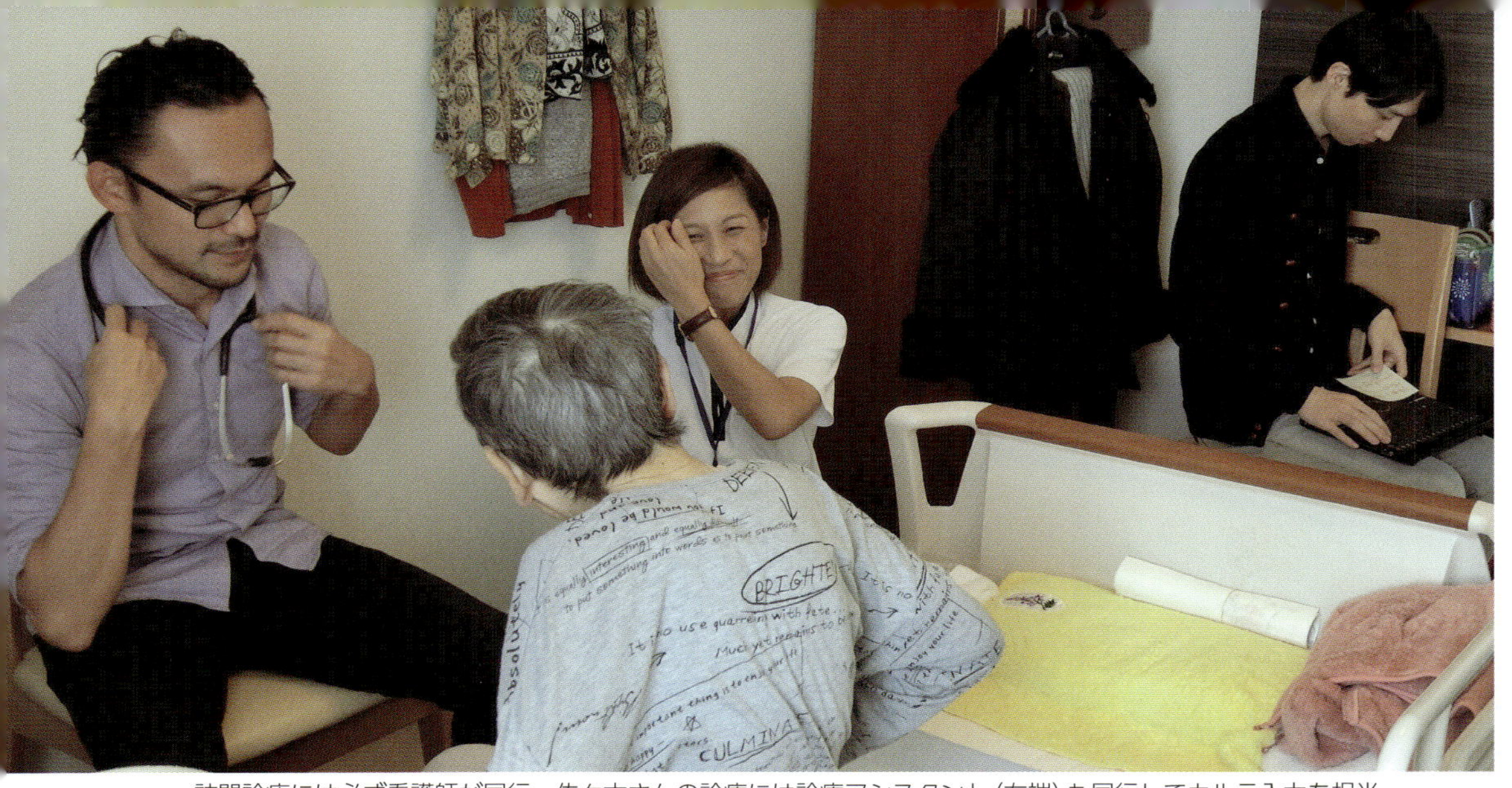

訪問診療には必ず看護師が同行。佐々木さんの診療には診療アシスタント（右端）も同行してカルテ入力を担当

佐々木さんは振り返る。

「悠翔会は患者さんの緊急時対応を非常勤の医師に任せるんですか、とお叱りを受けました。しかし、毎年実施している、当法人の診療に対する患者さんの満足度調査では、実は僕一人で対応していたときより満足度は高くなっていました」

救急診療部では、医学的必要性が低くても、患者や家族の求めがあれば原則として訪問する。「夜間発熱時にすぐに対応してくれて助かった」「夜間の緊急時は当番の医師が対応、翌日には必ず担当医からも電話がくるので安心」など、患者やその家族からは肯定的な意見が多い。

「今では、事業者さん、施設さんも緊急診療体制の方が安心だといってくれるようになりました」と佐々木さんはいう。

## 何よりも患者のために

2013年、この休日夜間診療体制（救急診療部）を、地域の医療機関と共有することを決めた。2017年12月現在、14クリニックと連携、HOMISを活用し、患者情報を共有している。連携したクリニックは在宅患者数も看取り患者数も大幅に増加した。

連携医療機関の一つ、東京都渋谷区にある柏木クリニック院長の柏木潤一さんは、2014年からHOMISで情報共有するこの体制を利用している。

「ひと月の半分近く、医師会の集まりや介護認定審査会などで、すぐに患者さんに対応できない夜があり、そのとき悠翔会に依頼しています。実際に往診してもらうのは年に2～3回程度ですが、バックアップがあるとやはり安心ですね」

柏木さんはファーストコール（患者からの電話）を自分で受けてその都度往診の必要性を判断する。

悠翔会在宅クリニック金町の院長、村林亮さんは、2014年4月の入職以来、土日や夜間に緊急対応で呼ばれたことは一度もないという。

「最初は、任せきりにできるわけがないと思ったんです。でも、HOMISで救急診療部の医師が患者情報をきちんと把握できているから可能だとわかりました」

それでも、時には救急診療部の医師が村林さんの思惑とは違う対応をすることもある。

「見直してみると、こちらのカルテへの記載不足が原因である場合が多いんです」と村林さん。この齟齬をなくそうと、悠翔会全体としてカルテを詳細に書く意識が格段に高まったという。

悠翔会在宅クリニック金町がある東京都葛飾区では、「支えあう街かつしか」という多職種による在宅ケアネットワーク活動が活発だ。2017年8月には、地域の子どもたちを対象にイベントを開催し、好評を博した。

「オフの日に地域づくりの活動に取り組めるのも、夜間や土日の診療から解放されて余力があるから。病院勤務の頃には考えられなかった」と村林さんはいう。

本来、差別化の大きなポイントとなるこのシステムを、あえて他法人にも提供する意図を、佐々木さんはこう語る。

「今後さらに増えていく在宅療養患者を地域で支えるには、悠翔会だけでなく、地域で開業する医師の力がどうしても必要です。夜間や休日の診療に不安を感じている医師が一人でも多く在宅医療に取り組んでくれるようサポートをしたい。これは、在宅医療専門で成長してきた僕たちの社会的使命だと考えています」

住み慣れた自宅で安心して療養してもらうために——。あくまでも患者中心に考えた、より広い視野からのチームケアの意識がそこにある。

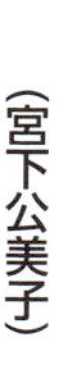
（宮下公美子）

柏木潤一さんは、悠翔会のバックアップを利用しつつも、極力自身で対応するよう努めている

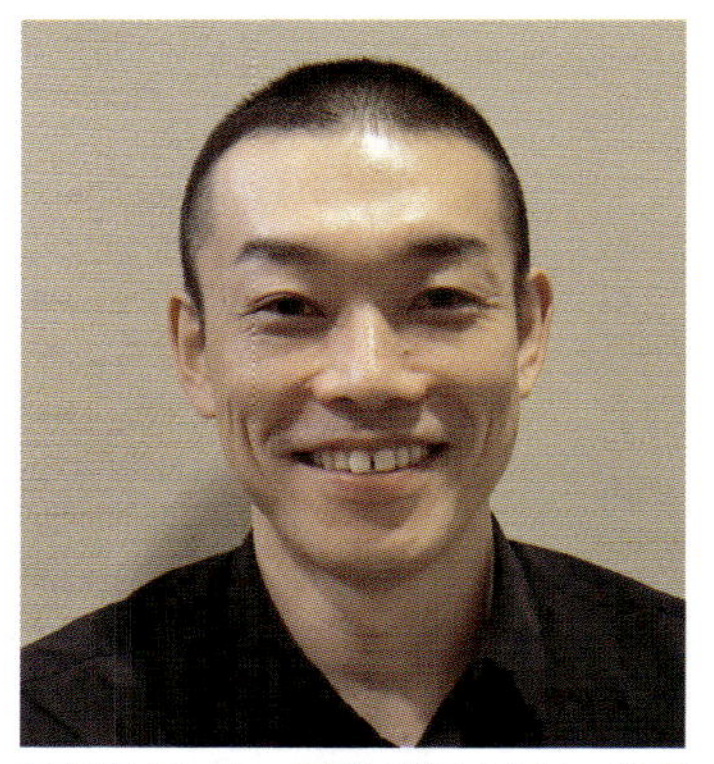

村林亮さんは、「夜勤がないのは、仕事を続ける上で大きなメリット」という

**医療法人社団 悠翔会**

理事長　佐々木 淳
〒105-0004
東京都港区新橋5-14-10
新橋スクエアビル7F
TEL：03-3289-0606

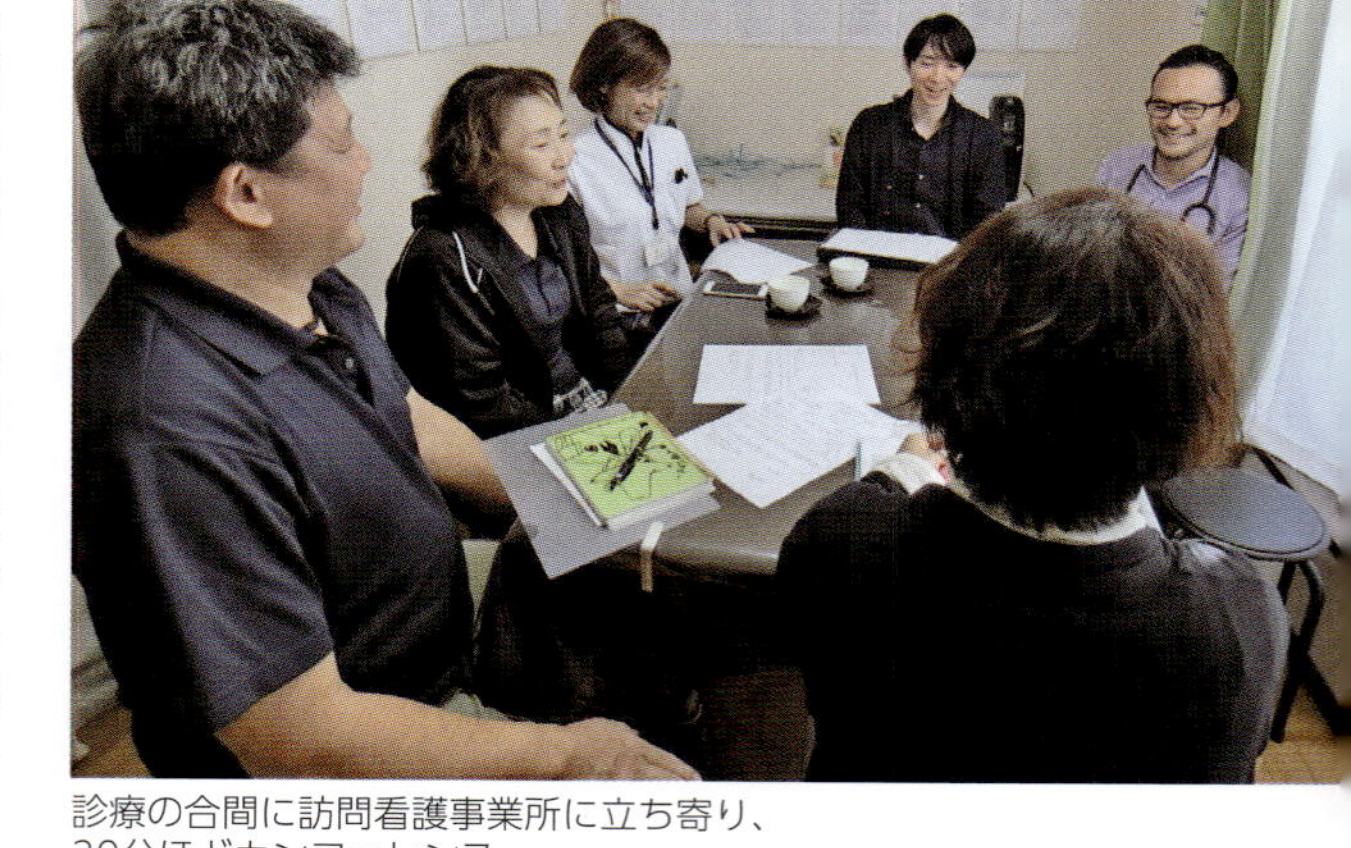

診療の合間に訪問看護事業所に立ち寄り、30分ほどカンファレンス

# 三軒茶屋リハビリテーションクリニック

## 地域で暮らす障害や病のある人もともに「暮らしやすいまち」を

リハビリテーションは、脳血管疾患や骨折を起こしたあとに機能回復のために受けるもの、と思っている人が多い。しかし、機能訓練の側面以上に大切なものがあると長谷川さんはいう。それは期せずして障害をもった本人の尊厳の回復と、家族と本人の生活の再構築。そして、障害のある高齢者になっても住みやすい社会をつくっていくのもリハビリテーションだという視点だ。

もともと整形外科医だった長谷川さんが、リハビリテーションに関心をもったのは、1980年に勤務を始めた長野県・鹿教湯（かけゆ）病院（＊1）での診療を通じてだった。1年後、杉並区のリハビリテーション専門病院に移り、脳の解剖からリハビリテーション医の基本を学んだ。翌年、世田谷区の玉川病院がリハビリテーション専門病棟を新設することになり、責任者として迎えられた。当時はリハビリテーション専門の医師は極めてまれで、医局からは奇異の目で見られたという。

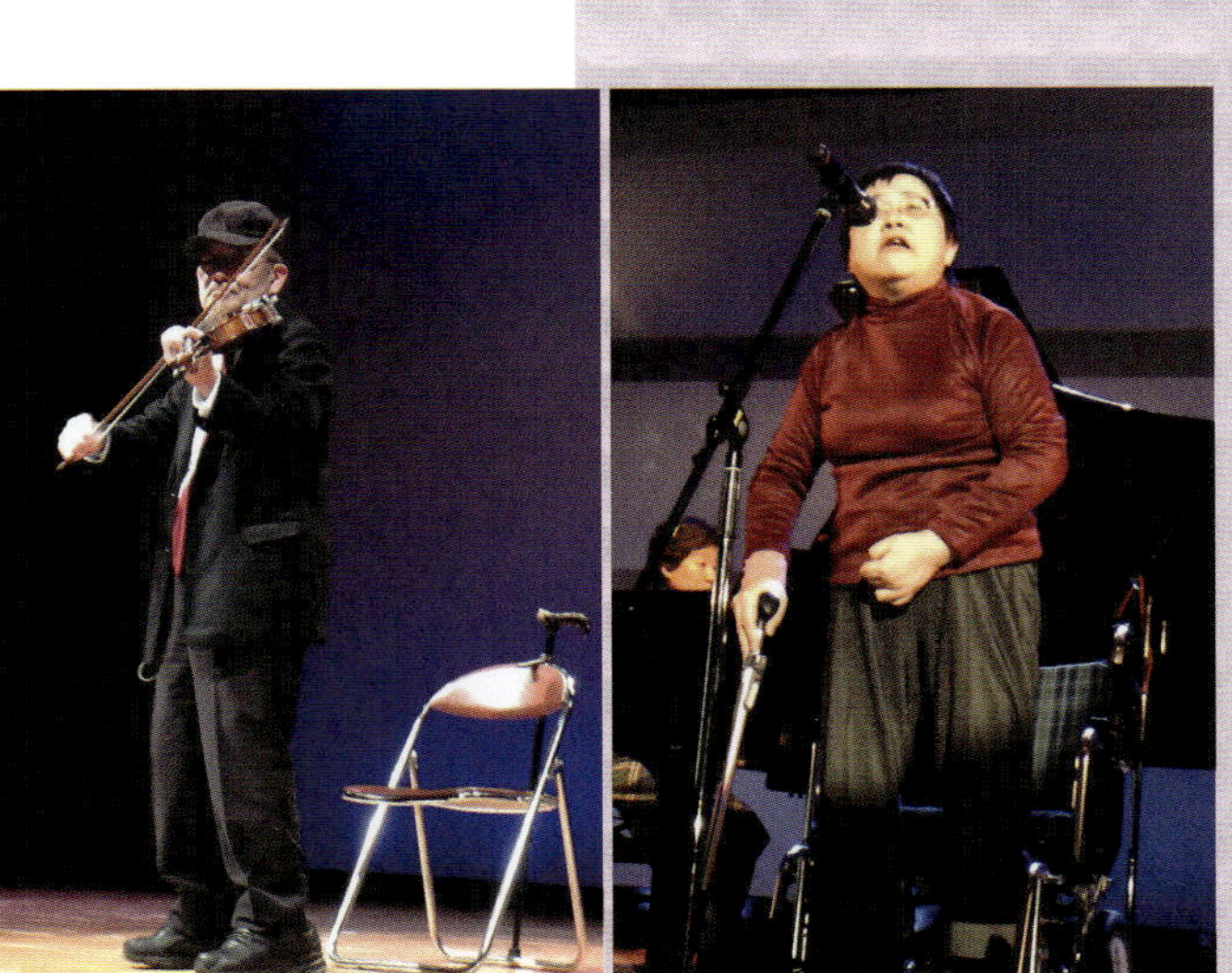

障害のある方々との春の音コンサート

＊1　鹿教湯三才山リハビリテーションセンター鹿教湯病院

### 地域リハビリテーションとは

「医療の世界にいると、医療者は多数派でも地域では少数派。地域には介護や福祉の人、町会の人や市民がいる。その人たちのほうが圧倒的多数だという自覚がないと、地域ケアはうまくいかない。それを教えてもらったのは、地域の人たちからです」

東京・世田谷区でいち早く訪問リハビリテーション診療を始めた長谷川幹医師は、地域で人々が支え合う「地域リハビリテーション」のさまざまな実践を、病院の勤務時代から30年以上続けている。

## 退院後の生活をスムーズに

玉川病院で多くの患者を診るなかで、長谷川さんは、高次脳機能障害についても悪戦苦闘しながら学んだ。

「当時は1年でも入院できたので、半年くらいリハビリテーションをすると状態がよくなる人がいる。それに力づけられました。当時、リハビリテーション科があったのは周辺では玉川病院だけ。人口数100万人の地域が対象でした。あとで知ったら、周辺病院は重い人をどんどん送り込んできていた。医者は僕ひとりだったから大変でした」

退院すると、脳卒中の患者は機能低下するといわれていた時代。本当にそうなのか疑問をもったのが、長谷川さんが地域に出るきっかけだった。「リハビリテーションとは、機能訓練だけではなく、退院後の生活をスムーズにすること。地域の保健・福祉関係者の協力が不可欠」と考え、保健師らと自主勉強会「地域医療をともに考える会」を1982年にスタートさせた。

いっぽうで長谷川さんは、別の保健師が立ち上げた脳卒中や脊髄損傷などの中途障害者と家族による自主グループにも参加した。当初は医療相談会的な色彩が強かったが、徐々に趣味などをテーマにすることが多くなり、2年後には45名で千葉県の館山に1泊旅行に行くことになった。

「先例のないことでドキドキものでしたね。事故は起きないか、夜はちゃんと宴会になるのか。泊まりは初めてなので家族も本人も心配で、行きのバスの中は静か。夜の宴会も最初はお酒なし。ところが誰かがビールを頼んだらみんなワーッと頼んで、飲めや歌えの宴会に。翌日は自信がついて、帰りのバスのなかでは次はどこに行こうかと、にぎやかになったんです。旅行は障害者が大きく変わるきっかけになると知り、僕も自分のやっていることに自信がつきました」

これを契機に長谷川さんは、障害者が自ら活動を企画する自主グループづくりに協力し、中途障害者のまち歩きや旅行も支援するようになった。山形県高畠町

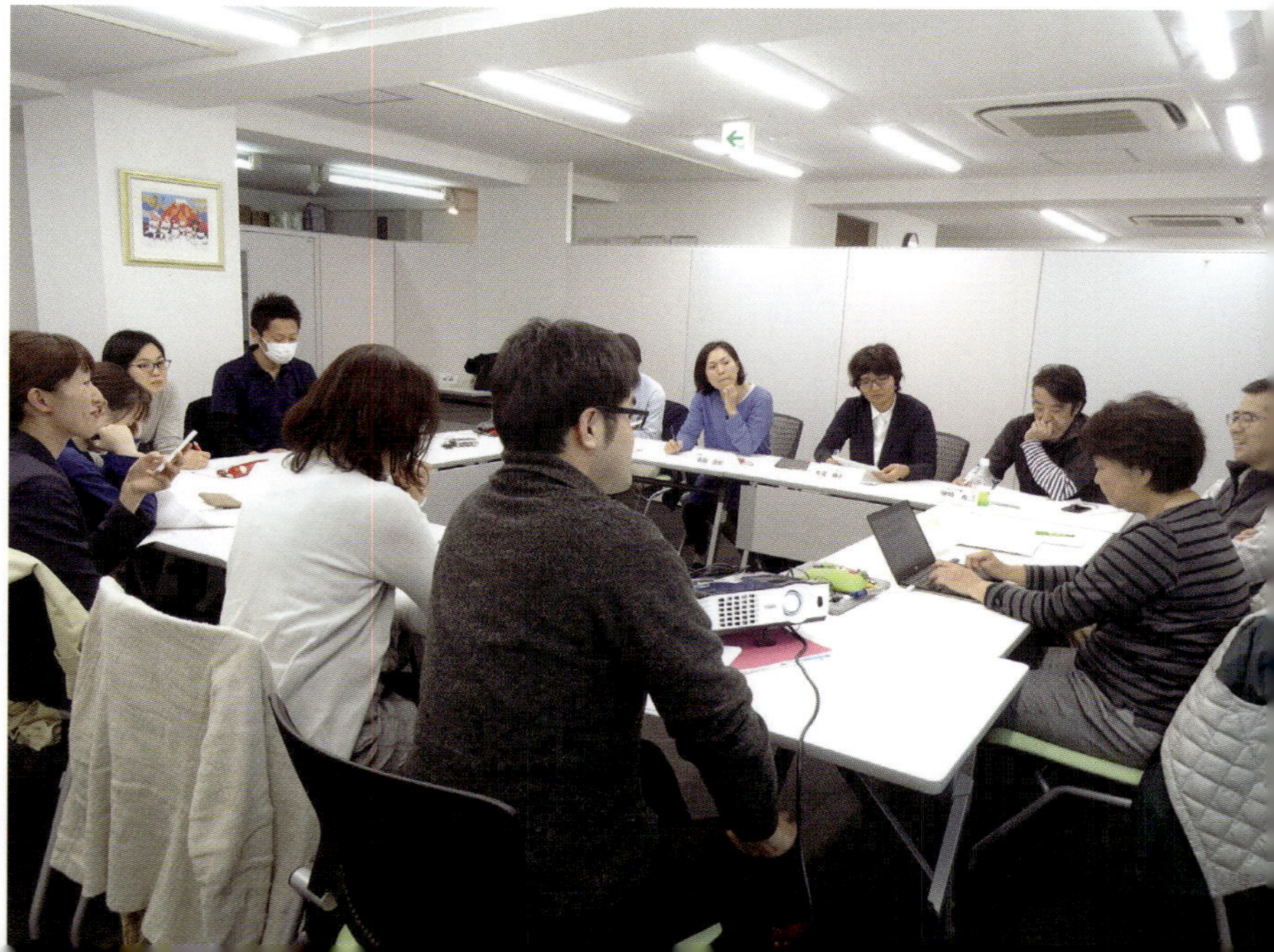

クリティカルパスに使用する言葉について、細かく議論を重ねる「チーム三茶」メンバーたち。右から2人目が中島さん

など、他の地域の自主グループとの交流も行い、家族と海外旅行に行く人たちも出てきた。

地域の人たちに、障害を理解してもらう働きかけも始めた。1994年、世田谷区では「福祉のまちづくり」を打ち出し、町会に参加を呼びかけた。それを知った「地域医療をともに考える会」は、活動地域の玉川町会に「障害の模擬体験」を提案した。障害者との接触経験のなかった町会は当初、まったく関心を示さなかったが、行政を巻き込んで何度か会合を重ねるうちに「ともかく一度やってみよう」と軟化。視覚障害者2名と電動車いすの利用者の協力を得て、車いすや関節を固定する下肢装具、アイマスクなどを使った模擬体験をし、あわせて障害のある本人たちがミニ講座を開いた。

「これで町会の人たちも、障害がどういうものかを理解できたんです。障害者の解説付きで体験できたのが画期的なことだった。障害をもつ人たちからも、町会の人と話せてとてもよかったという声が出て、これを繰り返していかなければと思いました」

当時、長谷川さんたちは、「障害者とともに街に出よう」という催しを行っていた。公共交通機関を使って土曜の下北沢の雑踏に出かけたり、都庁の展望台に行ったり。そこに町内会と小学生を巻き込んで、商店街やデパートに出かけた。こうした交流が町内会の人々とのフィジーへの海外旅行や、小学生を交えた多摩川でのバーベキュー大会や野草の天ぷら大会、ボート漕ぎや芋煮会などにつながった。

「医療者も病院の外で患者とつき合わないと、障害の本当のところはわからない。仲間になるとようやく本音が出る。病院にいる医療者はその人の『できない』ことを見ていますが、地域では5年10年かけて『できる』ところが見えてくる。誰でも工夫次第でいろいろな可能性が出てくることがわかって、考え方が変わるんです」

## 本人主体・住民主体

1993年に、長谷川さんの妻で看護師の幸子さんが脳出血で倒れた。失語症、片マヒが残った妻の介護を通じ、身をもって介護家族の現実、感じ方、考え方を知った。

50歳を迎えた1998年、長谷川さんは16年間勤務した玉川病院を退職し、在宅でリハビリテーションを行う「桜新町リハビリテーションクリニック」を開業した。世田谷区での草分けである。

「正直、勇気がいりました。ただ、在宅診療を始めると退院は早いほうがいい、と思うようになった。病院は非日常の整った世界で、医療者が治療を主導する。でも、在宅は暮らしの場。バリアフリーでもなく、医療者も24時間いるわけではない。本人はそのなかで自分が主体になって不安を克服し、生活を続けなればならない。それを支えるのが在宅の医療者であり、地域の介護・福祉・住民です」

長谷川さんが「本人主体・住民主体」を、積極的に発信しはじめたのも、このころだ。地域で介護・福祉を支える人たちに呼びかけ、区に福祉のあり方を提言する「政策提言の会」を皮切りに、区と区民が協働で福祉の実践を行う「世田谷福祉100人委員会」、区民が区長とともに福祉のまちづくりを議論する「世田谷の福祉をとことん語ろうフォーラム」も引っ張ってきた。毎回100人以上の区民が「福祉のまちづくり」を熱く議論しあうこのフォーラムは5回を重ね、現在も続いている。

「最近は地域包括ケアがいわれるようになって少しは変わってきましたが、行政が立案して市民がそれを聞くという官と民の縦の関係が世田谷でもいまだに続いています。そこを平らにしないと、持続可能な社会はつくっていかれません」

2011年に長谷川さんは「三軒茶屋リハビリテーションクリニック」を開いた。職員は長谷川さんのほか、現在、非常勤医2名、理学療法士2（非常勤1）名、作業療法士1名、事務スタッフ3名、運転手1名。「地域とともにつくる医療」を目指す長谷川さんは、ケアマネジャーとの事例検討会など介護職との連携も図ってきたが、医療と介護の壁をもっと縮めたいと考えていた。

そんな折、一般財団法人オレンジクロスから「地域包括ケアステーション実証開発プロジェクト」への参加呼びかけがあった。地元の地域包括支援センター、訪問看護ステーション、居宅介護支援事務所、訪問介護事業所に声をかけ、「チーム三茶」と命名したチームで、本人と支援者双方が主体的にケアにかかわりをもつための、情報共有の仕組みづくりを始めることにした。

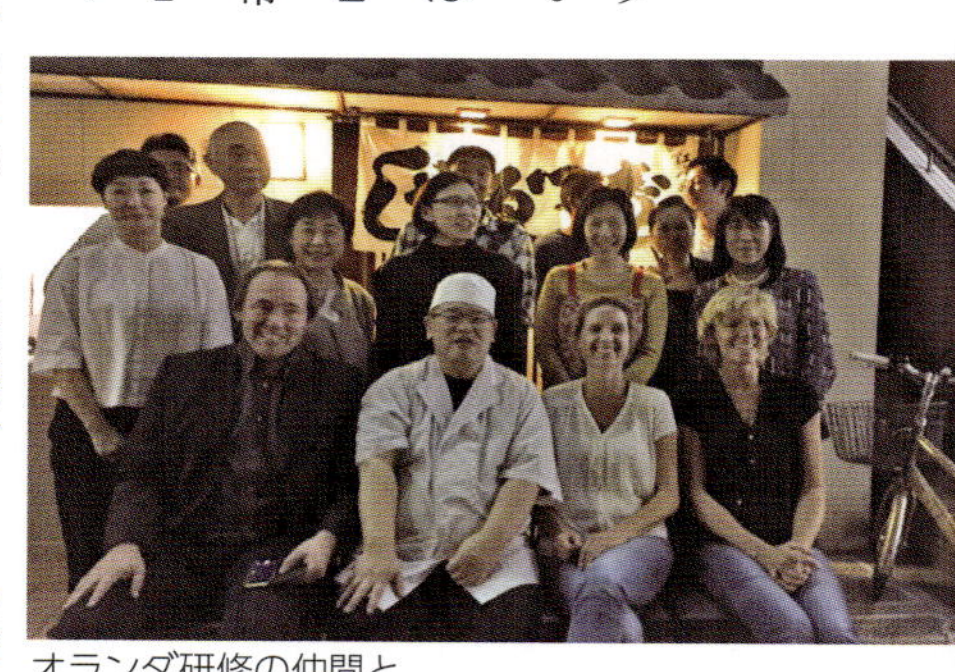
オランダ研修の仲間と

片麻痺者が巻く巻き寿司

「始めてから驚いたのは、実はお互いの職種についてちゃんと知らないということ。それを理解し合うための勉強会からすることにしました」と、同クリニックの理学療法士、中島鈴美さんはいう。

メンバーが、オランダのビュートゾルフ（＊2）の見学会や、コーチングの研修会に参加し、やがて考えたのが在宅版の「クリニカルパス」（診療計画表）づくりだった。最初に大腿骨頸部骨折の在宅版パスに取り組んだが、始めてみると、各職種によって言葉の使い方とその理解が違うことを発見。使用言語をひとつずつ確認、1年がかりで作成し、現場で使ってその効果を確かめた。

オレンジクロスのプロジェクトは1年で終わったが、チームは2年目のプロジェクトとして、在宅版の「脳卒中パス」を作成した。「本人版」もまもなくできる。当初6事業所で始めたチームも、15事業者に増えた。月2回のチームの研究会をあるとき訪れると、十数名のメンバー全員で、原稿の言葉が患者本人にどうしたら伝わるのかを、細かくチェックしていた。

「パスによって私自身はご本人のゴールを考えて動くようになりました。本人版ができれば、ご本人の心の準備にも役立ちます。メンバーが地域に発信し、広がっていくことを期待しています」（中島さん）

＊2　オランダ発の介護システム。在宅介護支援は、最大12名で構成される看護師などのチームが提供。特徴は完全にフラットな組織である点

## 本人とともに発言

長谷川さんが現在、力を入れているのが2015年からスタートした「日本脳損者ケアリング・コミュニティ学会」だ。毎年1回行う学会（＊3）には、医師、理学療法士、介護職員、障害者のほか、社会学者、心理学者など500人近くが参加する。「ケアリング」には「双方向で支え合い学び合う」というメッセージが込められている。

「支援されている人も支援する。それが、僕が考える〝地域包括まるごとケア〟の論理。いまある地域包括ケアは、支援をする側の視点しかない。支援の受け手が支え手に変わると地域包括ケアも変わります」

長谷川さんは、講演を依頼されると、その地域の障害のある本人に一緒に登壇してもらう。「遠くからいいモデルがきてもダメ。地元の人が出てくると、初めて自分たちもやれるかな、という気になる」。同じようなことを、若年性認知症当事者の丹野智文さん（＊4）もいっている。「呼んでもらえばうれしいですが、僕を講演に呼ぶより地域で探してください。きっと話せる人がいるはずですから」と。

本人が話すことを積極的に進める長谷川さんだが、先ごろ初めて、失語症の本人が、体験談を話すだけではなく、医療職と一緒に2か月間、失語症とは何かを勉強して話す、という試みを行った。本人がする解説には、医療者と違うインパクトがあった。次は片麻痺のある本人に、片麻痺の解説をしてもらおうと考えている。「ともに学ぶ」医療がそこにある。

**（中澤まゆみ）**

＊3　一般社団法人日本脳損者ケアリング・コミュニティ学会の第8回全国大会は島根県出雲市で2018年7月開催

＊4　おれんじドア代表。164ページ参照

三軒茶屋リハビリテーションクリニック
〒154-0022　東京都世田谷区
下馬2-20-11　小畑ビル101
TEL: 03-5787-6110
FAX: 03-5787-8120

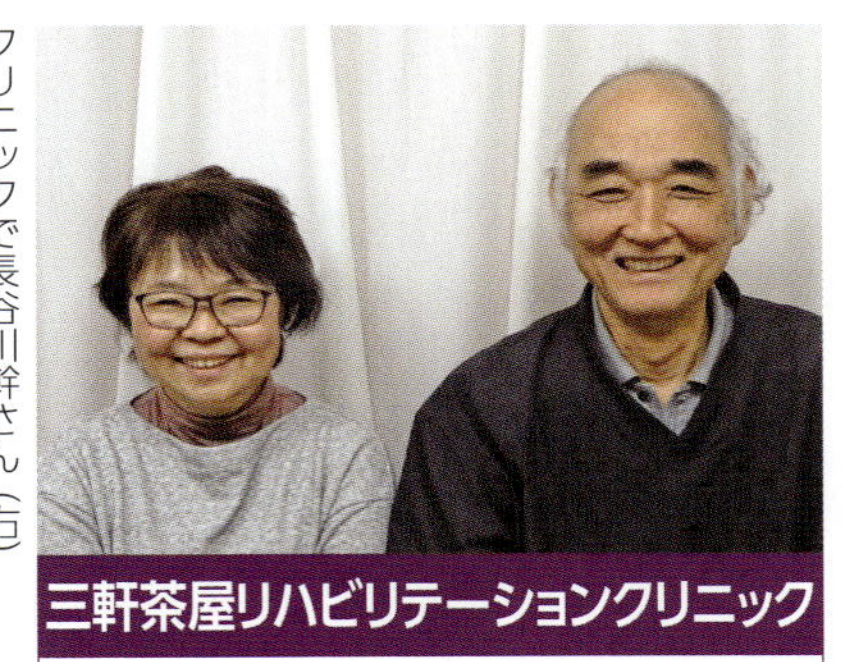

クリニックで長谷川幹さん（右）と中島鈴美さん

## 桜新町アーバンクリニック

# 現場を中心にICTシステムを実用化
# 患者本人や家族とも情報を共有

### 新しい取り組みをさせてくれる

人口約90万人の世田谷区。区内に急性期病院が少ないことから、区外の病院を退院した患者を地域で支えるため、訪問診療が早くから浸透したといわれる。現在、看取りを実際に行っている24時間365日対応の在宅療養支援診療所は、50カ所を超える。

そのひとつ、桜新町アーバンクリニック在宅医療部の患者数は約400人。在宅300人・施設100人と個人宅の訪問診療が多く、自宅での看取りも年間約100名（看取り率80％）と区内でも群を抜く。がんの緩和ケアを得意とし、モルヒネの持続注射をはじめ病院で行う医療の大半を、在宅で積極的に手がけているのも特色だ。

ここは、ICTを活用したカルテ開示や情報共有システムの開発など、先進的な試みをしてきた。国のモデル事業の採択を受け、世田谷区が行った「認知症初期集中支援チーム」の委託公募にも、看護師の熱意を受けて手を挙げた。2017年には世田谷区初の「看護小規模多機能型居宅介護」（看多機）もスタートさせた。「ここなら新しいことをさせてくれるという感覚が、スタッフのカルチャーにある」と、院長の遠矢（とおや）純一郎さんはいう。

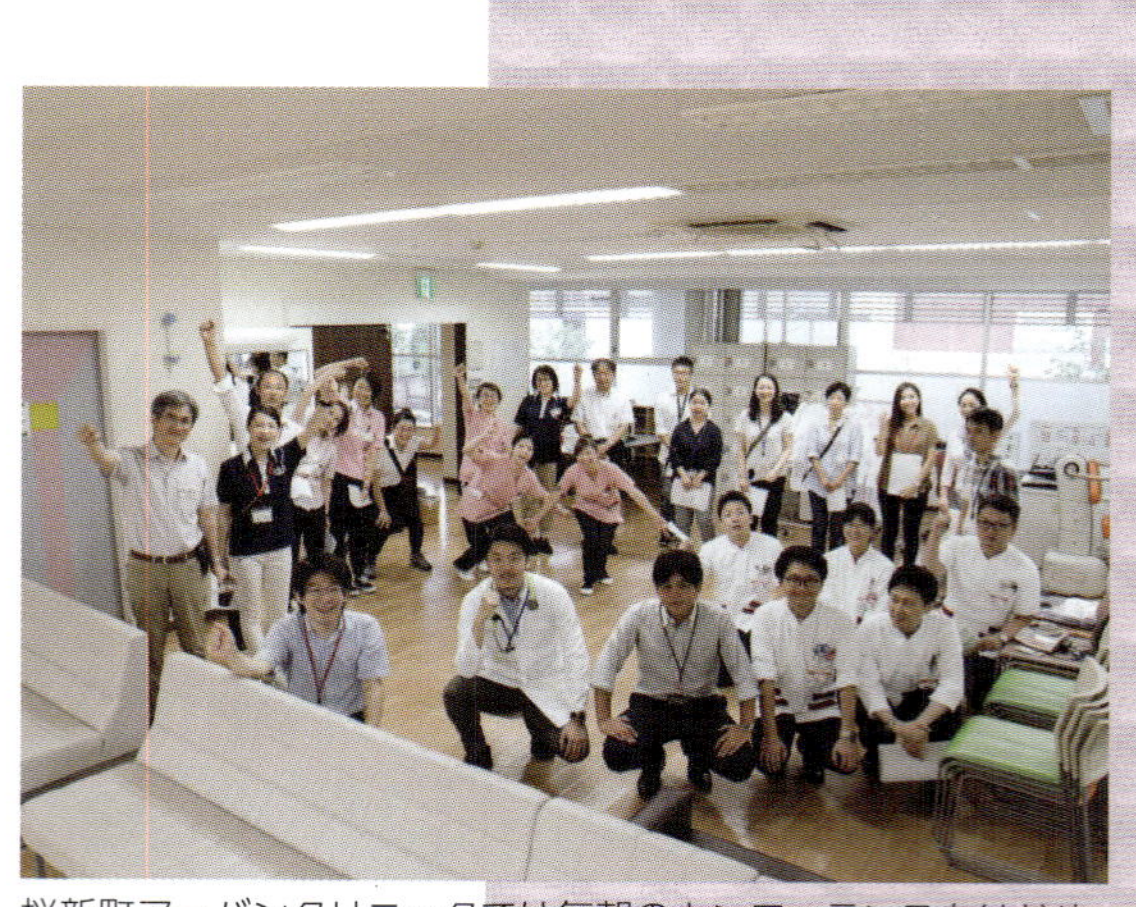

桜新町アーバンクリニックでは毎朝のカンファランスをはじめ、イベント企画など、スタッフの交流が盛ん

桜新町アーバンクリニックは、「医療法人社団プラタナス」グループのひとつ。遠矢さんと鹿児島大学医学部の先輩・野間口聡医師（＊1）が大手コンサルティング会社であるマッキンゼーの大石佳能子さんと出会い、患者視点にこだわった新

しい時代のモデルとなる家庭医療のクリニックを一緒に創造しようと、用賀アーバンクリニックを2000年に世田谷区に立ち上げた。2005年には区内の桜新町と松原、2006年に神奈川県鎌倉、2015年に横浜市青葉区にクリニックを開業した。

スタート当初から掲げたのは、①家庭医 ②参加型医療 ③チーム医療 ④地域連携 ⑤経営の5点。「すべての患者さんにその日の診療記録を渡そう、と初めから決めました。受け身ではなく主体的にご自身の病気について一緒に考えていくには、患者さん自身にも病気を知ってもらいたい。だから第1号の患者さんからお渡しして、いまもその流れが続いています」

＊1 現・用賀アーバンクリニック理事長

## ある女性患者との出会い

2003年、用賀クリニックの副院長だった遠矢さんは在宅医療部を設立した。在宅医療への思いは、急性期の病院勤務時代にある。担当していた40代の肺がんの女性患者が、「家に帰りたい」と繰り返す。酸素も点滴も必要で無理だと答えたが、女性はあきらめない。根負けして、救急車で酸素持参で付き添い自宅にいくと、女性は酸素チューブを引きずって台所に入り、小学生の娘と一緒に味噌汁を作り始めた。

「命がいつ終わるかという状態でも、これを伝えて死にたいという思いがその方にはあった。その大切な瞬間を奪ってしまうところでした。その思いに応え、自宅に帰せたことも、医者の役割じゃないかと」

女性は3日後に自宅で亡くなった。家族にも感謝され、遠矢さんは病院では気づかなかったことを教えてもらった。「いまも僕が看取りのあり方にこだわっているることにつながるのかも」と、遠矢さんは振り返る。

やがて、がんになった母親の看病のため2005年に鹿児島に帰郷。そこで勤務したのが、中野一司医師が運営するナカノ在宅医療クリニックだった。母を実家で診ながら、同クリニックで勤務した3年間、遠矢さんは在宅での「情報共有」のあり方を考えた。病院内では当たり前の診療情報共有や医療のサポート体制が、在宅には一般にない。地域でかかわる専門職とも、大切な情報を効率よく共有するにはどうするか。同クリニックではすべての記録を、かかわっている専門職全員にICTシステムで情報共有していた。

## ICT化による連携強化

母を実家で看取り、世田谷に戻った遠矢さんは、2009年に桜新町アーバンクリニックに在宅医療部を立ち上げた。電子カルテはすでに導入していたが、問題は在宅診療時の記録。パソコンを患者宅に持ち込むも、ナラティブな話も多く入力作業が追いつかない。画面ばかり見ていると患者も不満だし、医師やスタッフ間のすばやい情報交換、緊急コールや症状の問い合わせへの即時の対応も必要だ。

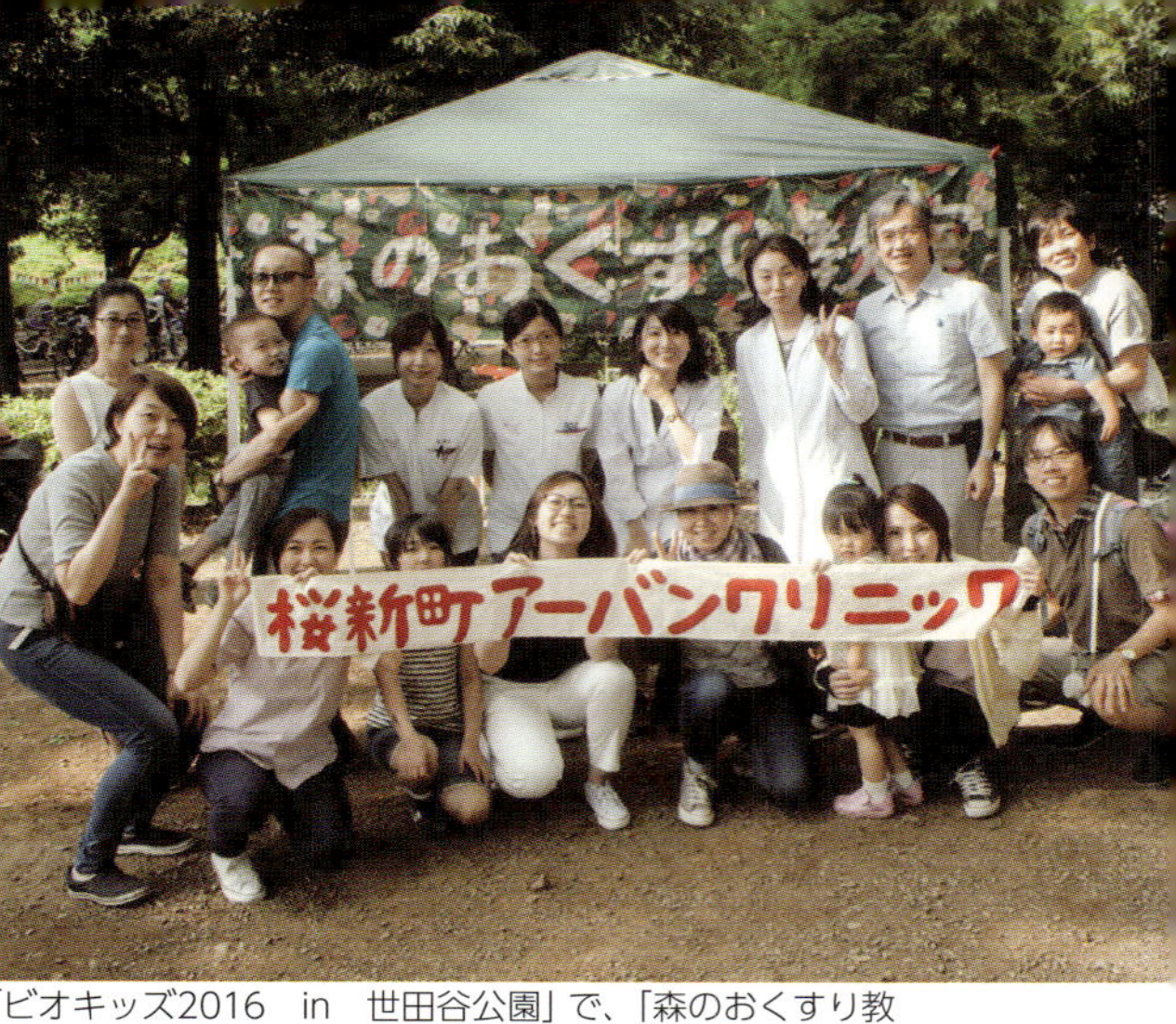


「ビオキッズ2016　in　世田谷公園」で、「森のおくすり教室」を出展。薬剤師の体験をしながら、手づくりのアロマクリームの手づくりも

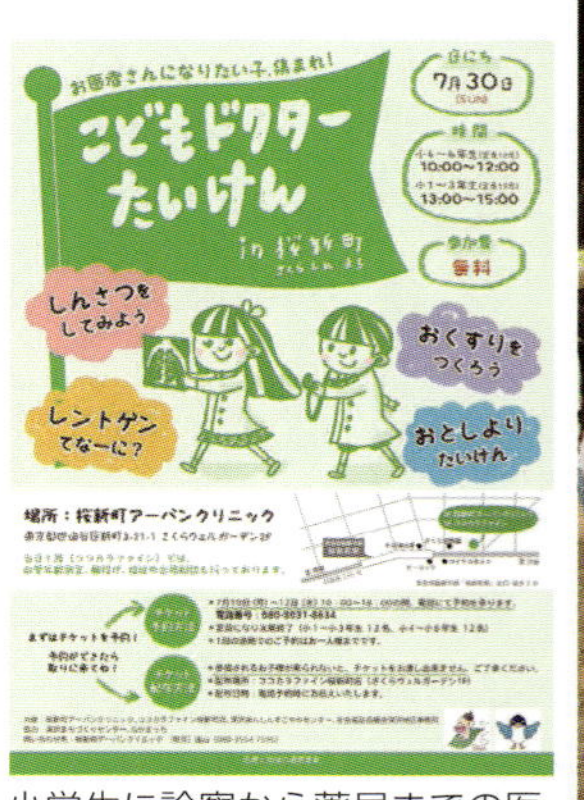


小学生に診察から薬局までの医療の流れを伝える「こどもドクター体験」。診察室での診察体験、ぬいぐるみや魚をエックス線で撮影する体験も

そんな折、動画撮影ができる3世代目ｉＰｈｏｎｅが発売された。機械や道具が大好きな遠矢さんは2台入手し、看護師と2人でアプリを少しずつインストールしながら、何かできないかと考え始めた。スタッフの人数も少しずつ増え、情報共有が喫緊の課題になってきた。そこで、専門家にアイディアを伝え、電子カルテの内容を外部から安全にスマートフォン（スマホ）で閲覧できるシステムを構築した。また緊急時に必要な情報にすぐアクセスできるように、電子記録のなかから重要な情報をまとめた診療サマリーが自動的に作成・更新されるようにした。サマリーはスマホで開け、どこでも、最新の患者情報にアクセスでき、救急搬送時に病院に送る「患者情報提供書」もひな形から簡単につくれる。

さらに、新機能を加えた在宅専用の業務支援システム「おかえりくん」も開発した。胃ろうの交換や血液検査の予定など、患者の予定をリマインドする機能や、処方箋を一括で出す機能があり、患者にかかわる地域の専門職の連絡先情報も入っている。遠矢さんは訪問診療が1件終わるごとに、移動の車内で所見などの記録をスマホに録音、専用サーバーに送る。その音声記録を文字にする「ディクテーション」のシステムもつくった。文字起こしをするのは、妊娠や介護、育児などで休職中の潜在看護師だ。こうしたＩＣＴ化の結果、医師の事務作業時間が減り、診療にあてる時間は5割ほどアップした。

遠矢さんは、訪問看護師、ケアマネジャー、ヘルパー、訪問薬剤師など、地域の専門職との連携を「在宅医療のキモ」と呼ぶ。「地域の専門職のアンケートでもっとも必要とされているのが診療記録でした。治療の段階、治療方針などでケアプランや対応が変わるので、医療の側は情報を提供する責任がある。掲示板のようなものが必要と、試行錯誤しながら専門家と一緒に地域連携システムをつくりました」
「EIR（エイル）」というこのクラウド型地域連携システムでは、医師を含めたケアチームのスタッフが患者宅を訪れるたびに、自分のスマホから掲示板にアクセスし、その日の様子を書き込む。ここに寄せられた記録はケアチームの全員が閲覧でき、写真とともにメンバーで共有できる。「主治医意見書」「訪問看護指示書」などの書類作成機能も利用できる。「オープン・データ」をモットーに、開業当初から医療記録をプリントして毎回、患者宅に持参してきたが、一部の制限はあるものの、患者本人や家族もこのシステムに入り、医療記録の閲覧や書き込みができる。

　ICTシステムを使い始めたのは開業2年目。以後はバージョンアップを重ね、現在に至る。だが、実は初期投資はあまりかけていない。「お金がなかったので」と笑いながら、遠矢さんが語った金額は「せいぜい100万～200万円」。クリニックの規模が大きくなるに従い、改良してきたという。地域連携システムの利用料は患者1名あたり500円／月。これはクリニックで負担しているため、その他の職種や事業所は無料で利用できる。地域のケアチームがシステムを利用するには、金銭的なハードルの低さも大切だ。

「医療と介護の連携がむずかしいのは、お互い学んできたことが違うから。だからこそ記録を開示して介護職にも学んでいただく。逆に僕らは患者さんの日々の様子を介護職から教えてもらう。最近ではがんの末期など、医療ニーズの高い患者が想定以上に増えています。病気の経過を予測できないケアマネジャーもいるので、僕らから十分に情報を出して見立てを伝えて、その状況を改善しなければならないと思います」

## 看多機をオープン

地域の専門職や、病院の医師・看護師に在宅医療を学んでもらおうと、桜新町アーバンクリニックでは勉強会を積極的に行っている。区民からの講座の依頼も気軽に受け、地域のイベントにもスタッフ一同で参加する。交流を続けることで「地域のケア力」がつくと考えているからだ。

　末期がんの場合、在宅に戻って緩和ケアが始まり、亡くなるまで多くは1～2カ月。ジェットコースターのように病状が悪化し、家族やケアマネジャーは右往左往することも。そうした在宅での対応

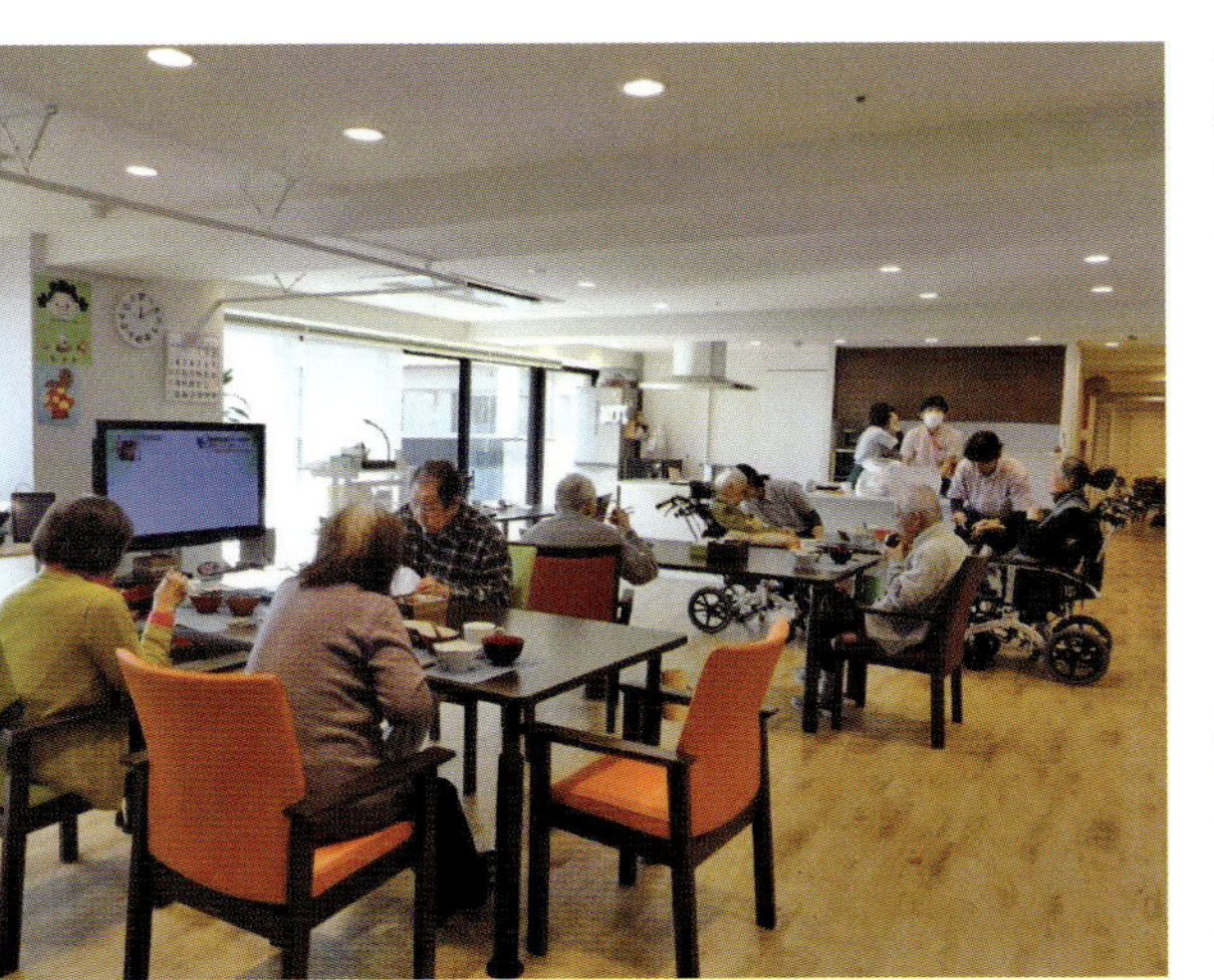
看多機ナースケア・リビング世田谷中町でのひととき

や、緩和医療への認識とスキルを平準化するために、スタッフがプロジェクトチームをつくり、緩和ケアのクリティカルパスを制作し、ホームページで公開している。肺炎での入院を避けるための「肺炎治療パス」もつくった。

2017年5月には、看護小規模多機能型居宅介護（看多機）「ナースケア・リビング世田谷中町」をオープンした。場所は東急不動産が「住まい、生活支援、介護、看護、医療」をコンセプトに約1万坪の大規模再開発を行った「グランクレール世田谷中町」の一室。シニア住宅と看多機の設計や内装には、桜新町アーバンクリニックが提案した英国スターリング大学の認知症サービス開発センター（DSDC）によるデザインが取り入れられた。

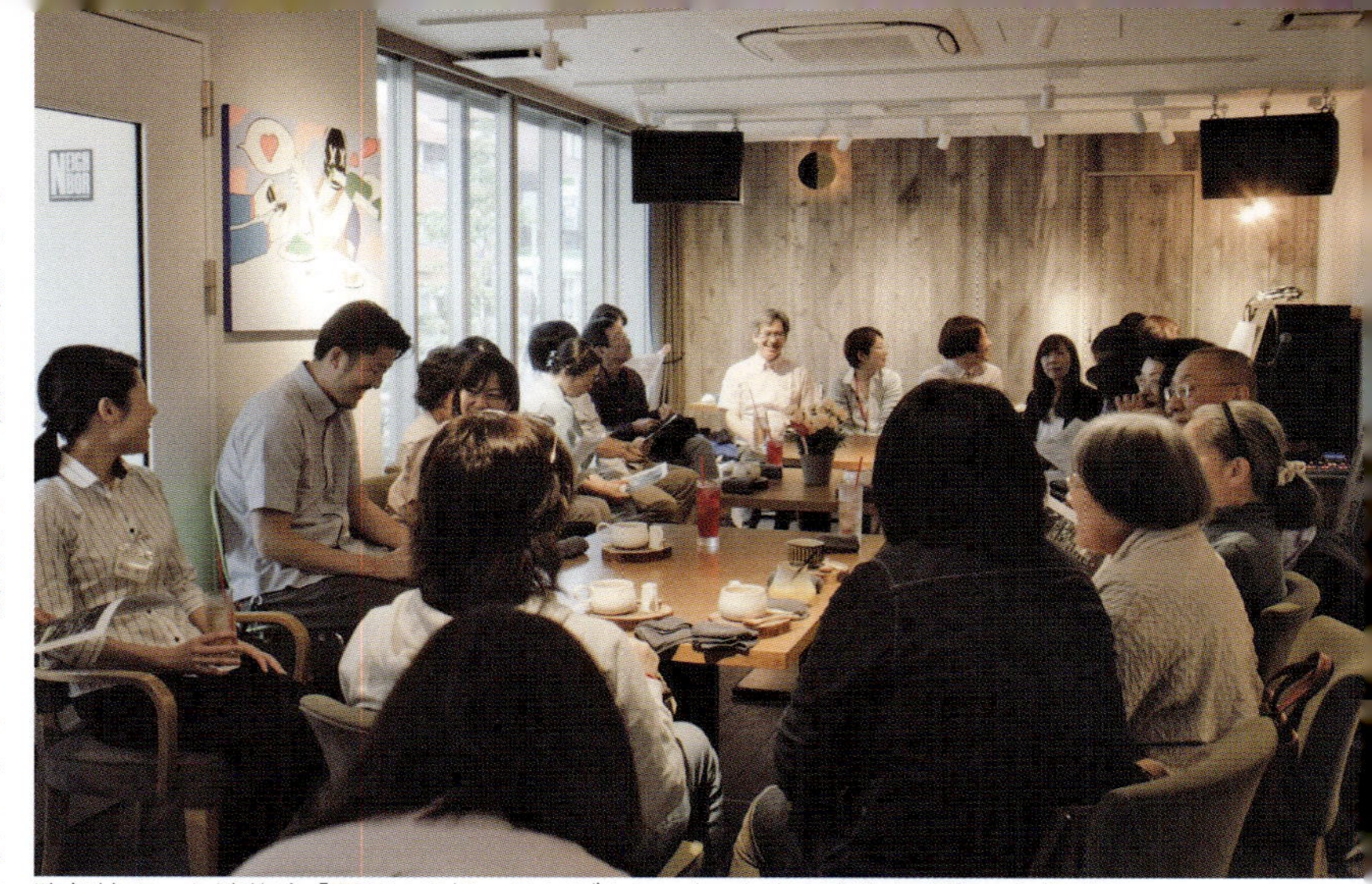
昨年始まった遺族会「語らいの場　こかげカフェ」。在宅で家族を看取った患者家族が集い、互いの「いま」を語り合う

「看多機はあくまで在宅生活を支えるためのサービス。できるだけ穏やかなよい状態を続けるために、通所や訪問、ときには宿泊を柔軟に利用でき、看護があることで医療的なケアにも対応できることが、在宅医療との親和性が高いと考えています」

だが、看多機のスタッフはほとんどが介護職。あらためて医療と介護の連携のむずかしさを実感した。「これを足掛かりに、地域の介護の人たちともよりよいチームを組むきっかけが得られれば」と遠矢さん。それには「一にも二にも情報共有」とe-Learningなども活用し、医療・介護職、患者本人・家族への教育にも力を入れている。在宅での「ケアチーム」では家族もその一員だ。ICTの活用でその実現が、より身近になってきた。

（中澤まゆみ）

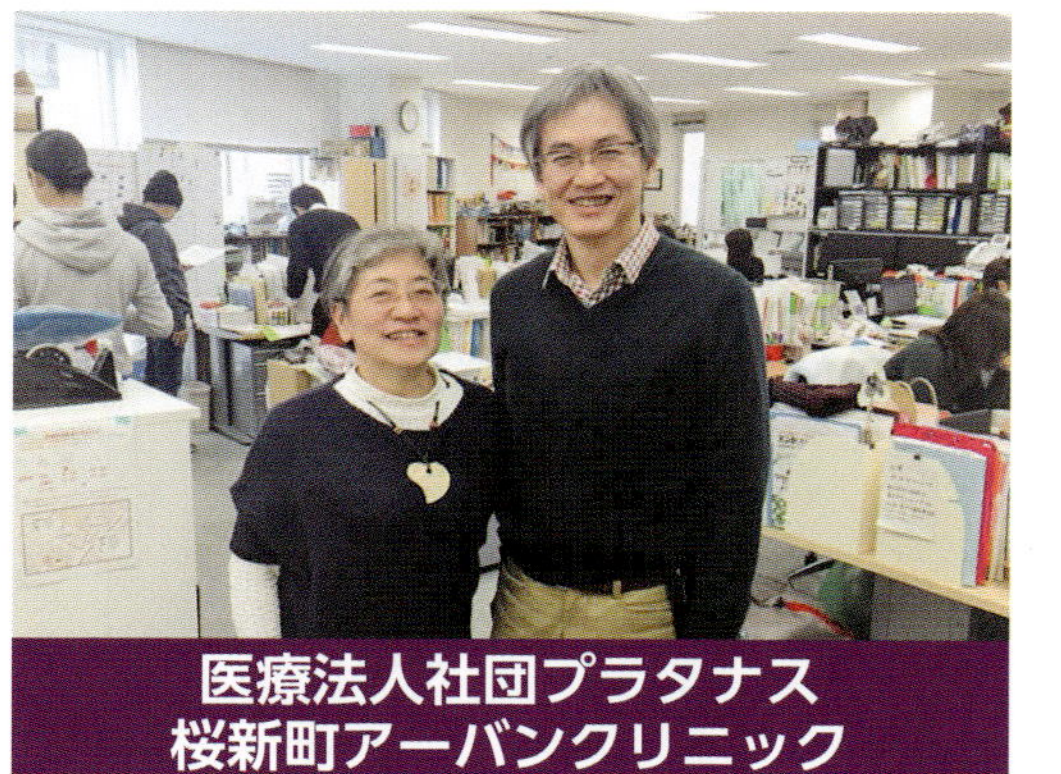
在宅医療のオフィスに、暮らしの保健室や看多機「坂町ミモザの家」で知られる秋山正子さん（左）が訪問。遠矢さんと

**医療法人社団プラタナス**
**桜新町アーバンクリニック**

〒154-0014　東京都世田谷区新町3-21-1　さくらウェルガーデン2F
TEL：03-3429-1192
FAX：03-3429-1662
●在宅医療部／ナースケア・ステーション
TEL：03-5716-5220
FAX：03-5716-5221

# 医療法人社団　つくしんぼ会　つくしんぼ診療所

## 地域に住む一人ひとりの暮らし全体を、学び合うチームで見守る

### 病院から地域へ

板橋区大山。すぐ近くに日本大学医学部附属板橋病院が、また帝京大学医学部附属病院や東京都健康長寿医療センターもある。大山商店街で知られる、小さな商店や家が密集し暮らしの匂いのする地区。ここに、鈩(たたら)裕和さんが数人の看護師とともに大病院を飛び出し、納得のいく医療を求めて「つくしんぼ診療所」を立ち上げたのは1997年だった。

「単に、病気やけがを治すだけではなく、生活の質、QOLを守る地域の拠点となることを目指しました。地域から必要とされ、認知される医療機関です」

患者の生活にかかわるには病院の医療は不十分との思いが鈩さんたちを行動させた。在宅の患者の生活を支えるには医療職以外にも多職種の力が必要と、理学療法士や介護士、介護支援専門員なども仲間に加えてきた。現在、診療所のほかに、訪問看護ステーション(2カ所)、居宅介護支援事業所、訪問介護事業所を経営、5人の医師、18人の看護師、理学療法士2人、作業療法士1人、介護士14人と事務8人を加え、総勢48人体制だ。訪問診療の範囲は、自転車で15分以内、と決めてはいるが、外来通院患者については、訪問診療が必要になれば距離を問わず求めに応じて、熱海(静岡県)までもでかける。

### 全職種参加のカンファレンス

毎週木曜日の午前中、医療・看護・介護も事務も、全員参加のケースカンファレンスが行われる。担当者がケースについてプレゼンテーション。問題点をあげ、その後、参加者全員で話し合う。事務職

つくしんぼ診療所

〒173-0033
東京都板橋区大山西町70-10　1F
TEL: 03-3972-1165

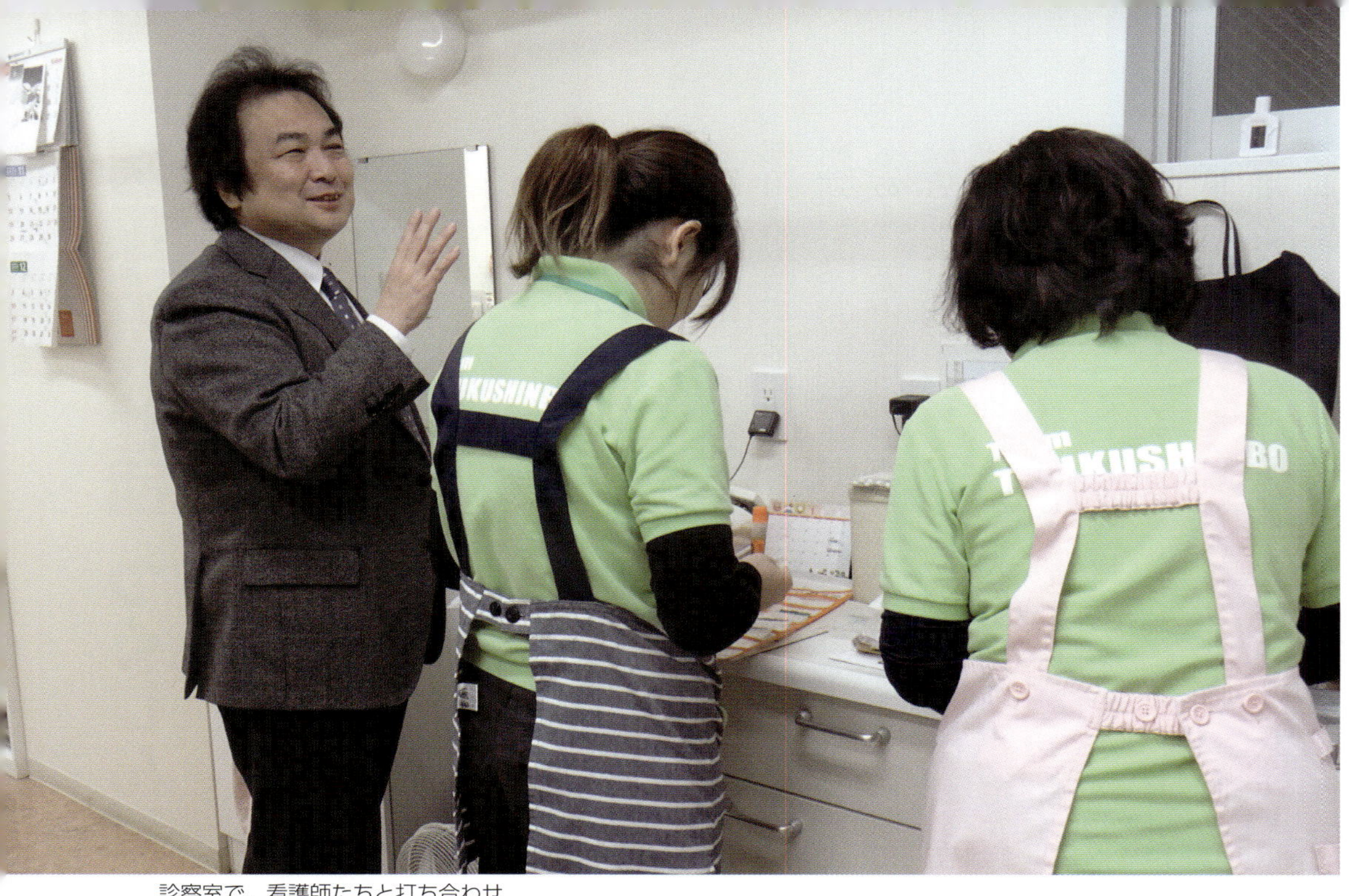

診察室で、看護師たちと打ち合わせ

も加わるメリットを鈩さんはこういう。

「専門職だけでは見えない視点を事務の人はもっています。いわば一般の人の代表です。事務の人に伝わらない言葉では、患者さんや家族には伝わらない」

　もう一つのメリットが訪問系の仕事をする人の陥りやすい問題への対応。訪問先へは一人で入るので、どうしても見方が独善的だったり思い込みがあったりしやすいのだ。それをこの多職種のかかわり合う場で訂正し、また、孤立感をもたずにもすむ。

　これを、設立当初から続けている。かつては、近隣の居宅介護支援事業所などにも声をかけ、一緒に勉強しようと促していた。だが、最近はなかなか、参加するケアマネジャーなどは少ないという。

「サービス担当者会議でもそうですが、ケアプランを一方的に伝えるだけで、一緒に考えようという姿勢が減っている気がします。ケアプランへのほかの人の意見を聞く姿勢が少ないのは残念ですね。それも、ケースカンファレンスに参加する外部のケアマネジャーが減っている理由の一つではないかと思います」

　ときには、年金や法律に関するテーマの勉強会になることもあり、つくしんぼの内部では、切磋琢磨が毎週続けられている。

## 丸ごとをみる医療

　ある日の診療所待合室で、高齢の男性に、後ろの席の女性が声をかける。「○○さん、薬を余分に飲まないようにね」。男性は応えた。「痛いとか辛いとかいうと、医者はすぐに薬をくれる。でもそんな薬を飲むともっと具合が悪くなるんだよね。ここの先生のおかげで死なずにすんだ」

実は女性は、近くの別の診療所の看護師。近隣の患者のことはよく知っている。「地域の医療が患者を支えるには、周りの人もある程度、その人のことを知っているほうがいい。この看護師さんと男性のような関係が地域に根づくとうれしいよね」と鈩さん。男性は近隣の大病院で複数の診療科にかかり、多剤を処方されていた。「フラフラする」「眠れない」が主訴の患者に、じっくりと話を聞き、薬を整理したという。「若いときと同じようにぐっすり眠りたいといって、薬を飲みすぎ、効きすぎで昼間ウトウトするから、夜また眠れずに薬の量を増やす。悪循環ですよね」

地域の患者の暮らしの全体像をみようとする医師だから、それを発見できる。「本当は、電子カルテがあるんだから、病院でもちょっと他科の処方も確認すれば薬の出しすぎに気づくはずだけれど、なかなかそれが難しいんですよ」

つくしんぼではあんまり薬を出さないことが、患者や家族にも定着している。「でも、大病院信仰はまだまだ、ありますす。大病院は検査設備こそ優れているけど、人間は暮らしのなかでもっと基本的なことに悩んでいる。検査設備ではそれに応えられないんですがね」。それに対応できるのは地域の医療機関だという。

訪問診療をしている家には、緊急連絡先を記した紙を渡し、目につくところに貼っておいてもらう。状態変化など何かあれば、相談しやすいといって他社のヘルパーからも気軽に電話が寄せられる。「医療の敷居が高いといいますが、いつでも相談できる環境をつくれば、気軽に連絡をしてくれますよ」と医療機関側から一歩踏み込んだ対応が必要という。

## 看取りの心得書

介護保険が始まってまもなくの頃、訪問診療に同行させてもらったことがある。看取りの時期が近いと思われる患者に点滴をしてほしいと、家族が頼んだ。「それは、穏やかに死を迎えようとしている人を溺れさせて苦しめるようなものですよ」という鈩さんの言葉に、家族は驚いた。まだ、病院では当然のように、最期の最期まで点滴、導尿をし、管だらけで死を迎えるのが普通だったころの話だ。

暮らしの全体をみる医療とは、その人

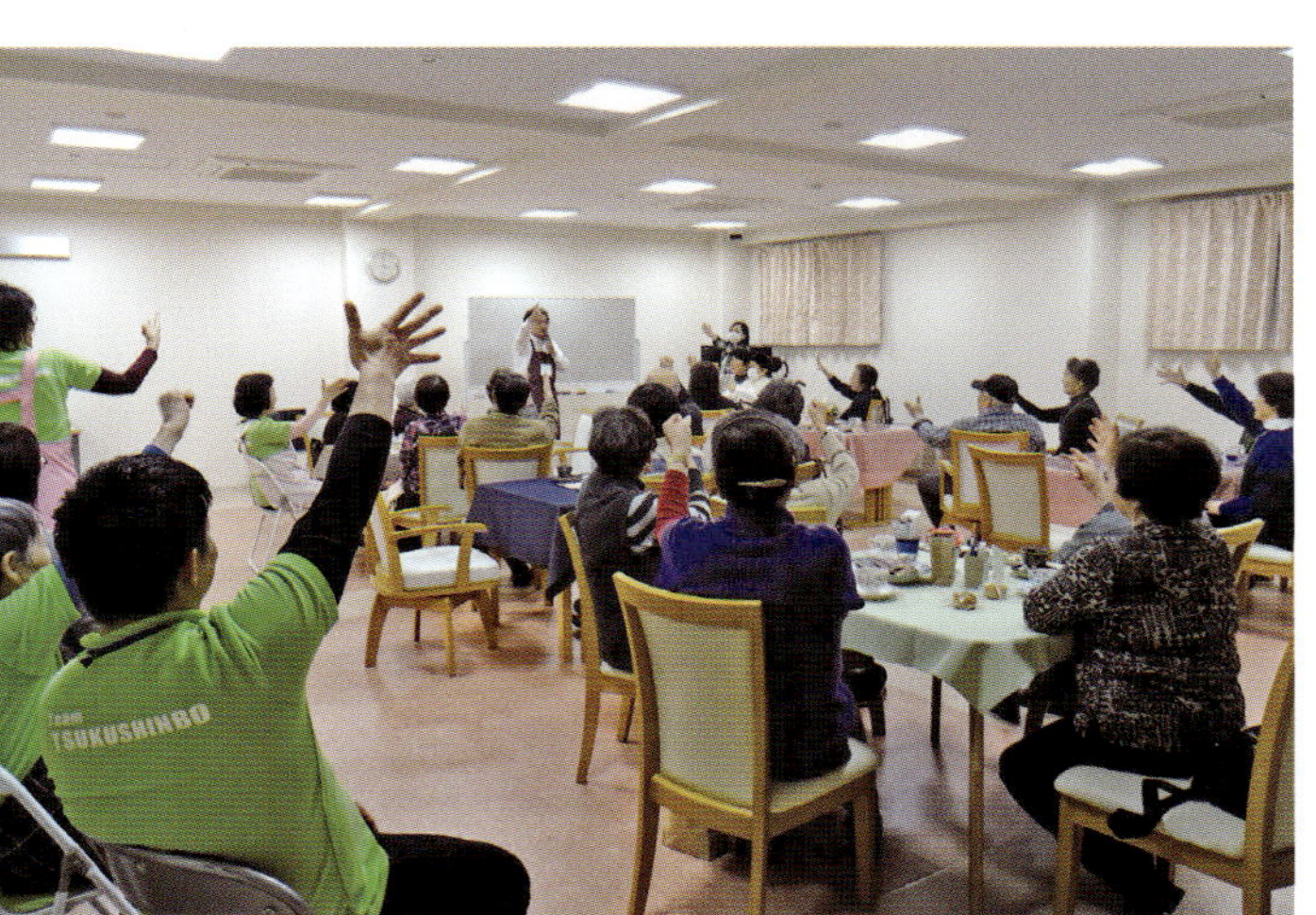

つくしんぼ茶房で全員ジャンケン

の最期まで付き合う医療。訪問診療をしている患者のほぼ100%近く、毎年40人ほどを自宅で看取っている。当初は病院での死を考えていた人も、つくしんぼとのかかわりのなかで自宅での死を希望するようになるという。痛みや苦痛を抑え、本人にも家族にも安心を与えるために、職員には看取り教育を徹底し、また、24時間対応可能な環境を整える。

前の晩も2人を看取ったという鈩医師は、時期が来たなと思う患者の家族に渡すものがあるという。「在宅看取りのための心得書」だ。初めて家族を看取る人の不安を取り除くためにつくった。死を間際にした人の心身の変化が丁寧に記され、最期のときはどう認識するのか、呼吸停止を確認後の手順などもわかりやすく、また心配しないように書かれている。「医療機関によって考え方、対応は違いますから、あくまで、私たちのやり方を書いています。これをみて『安心して看取ることができました』というご家族も多いですよ」という。

在宅看取りのための心得書

## 地域住民とともに

大病院信仰を抜け出し、在宅で看取るようになるには、現状では、まだまだ一般の人への啓発が必要だと、鈩さんは考えている。つくしんぼでは、開業当初から、患者や家族、地域の人のための公開講座（＊1）を重ねてきた。年平均3、4回。排せつやインフルエンザなどのテーマは看護師が、リハビリテーションや体操の話題は理学療法士が、食事や栄養は管理栄養士が、介護方法は介護士が、と、それぞれつくしんぼの専門職が講師になって話す。

もちろん、鈩さんも講師を務める。「職員が講師をすると、もう一度、知識を確認して自分自身の勉強にもなりますし、一般の人にどう伝えたらいいのか、その方法も学びます。でもその準備が大変だといわれますけれどね」と鈩さん。

参加者70～80人までは、つくしんぼの

公開講座で講演

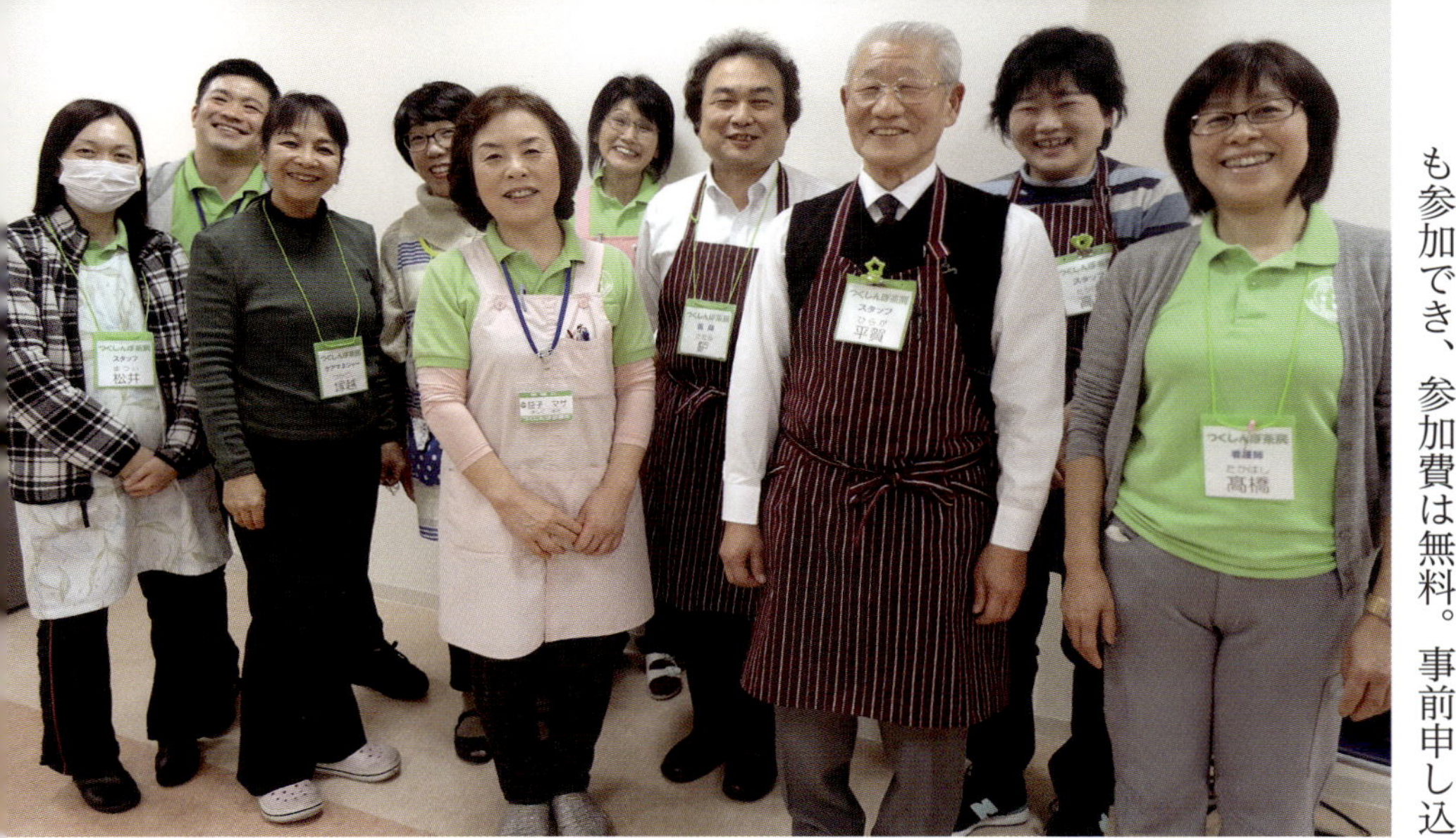

つくしんぼ茶房のスタッフは、職員のほか、ボランティアも多い

建物内のホールで開ける。300人のときは、区の会館を借りた。患者や家族のほかにも、テーマに興味をもつ人は誰でも参加でき、参加費は無料。事前申し込みなしでも入れる。終了後も質問が相次ぎ、関心の高さが感じられる。

もう一つ、2017年から始まった取り組みが「つくしんぼ茶房」(＊2)。毎月1回、ホールが可愛いカフェに変身し、受付時間より前から人々が集まり始める。自慢の腕でコーヒーを淹れるのはボランティアの稲葉さん。元介護家族がボランティアとして働き、ときとして来訪者の相談相手となる。

参加者には患者や家族が多いが、介助の必要な参加者に付き添っているよその事業所の介護士もいる。30分ほどお茶やお菓子を楽しむと、2018年2月の茶房は、訪問看護師による認知症のある人への接し方のミニ講座に。その後は釪さんが「僕が認知症になったらやさしく接してくださいね」と笑いを誘う。

和気あいあい、20～30人ほどの参加者で継続されている。歩いてこられる距離の参加者も多く、互いに顔見知りの関係を結んでおくことでいざというときの助けにもなる。診療所の看護師が仲間を募って「やりたい」と手をあげて実現させた。

東日本大震災以後、復興支援事業を継続しており、最近は被災者の心のケアや医療介護相談などの活動を続けている。東京に大震災が発生したときは、つくしんぼの医師・看護師は、災害拠点病院である近くの東京都保健医療公社　豊島病院で診察などに当たることになっている。そうした災害時対応の知識も「つくしんぼ通信」で細かく伝えている。

事業としての拡大を望むのではなく、しっかりと地域に根づき、地域に住む一人ひとりの「その人の暮らし」全体を、医療・介護を中心とした視点でみて支えたい。そんな釪さんたちの揺るぎない目標に、いま、時代は追いつき始めた。

**(野田真智子)**

＊1　診療所内のポスターやチラシ、ホームページで告知

＊2　毎月第3木曜日14～16時。つくしんぼ3Fのホールにて。参加費100円(コーヒー、お茶などとお菓子つき)

# 高岡駅南クリニック

## 日常の連絡から発生した見事なチームワークで患者の在宅生活を守る

### 福祉機器とおむつ

富山県第2の都市・高岡市。県北西部にあり、富山湾に面し、前田利長が城を築いた歴史のまち。2017年11月、ここで「姿勢が変わればくらしが変わる」と題して「ほくりく福祉機器展」が開催された。仕掛けたのは高岡駅南クリニック院長の塚田邦夫さん。胃腸科とくに大腸・肛門の病気と傷を専門とし、ストーマ（＊1）リハビリテーションや褥瘡への造詣も深い。北陸地域初の大規模福祉機器展とあって、医師会や看護、理学療法士（PT）・作業療法士（OT）などリハビリテーション（リハ）関連の団体、福祉機器を扱う事業者団体など幅広い協力を結集、雨天ながら大勢の参加者を集めた。

「在宅で病を抱えて暮らす患者さんやご家族は、本当に苦労されています。そこに介護や看護の技術も必要ですが、そこにちょっとした福祉機器を入れると、ガラッとケアが変わり、ご本人も家族も大変楽になることがある。しかし、残念なことにそういうものがあること自体が、あまり知られていないのです」

よくあるメーカーごとの展示ではなく、用途別にし、機器の説明やメーカー

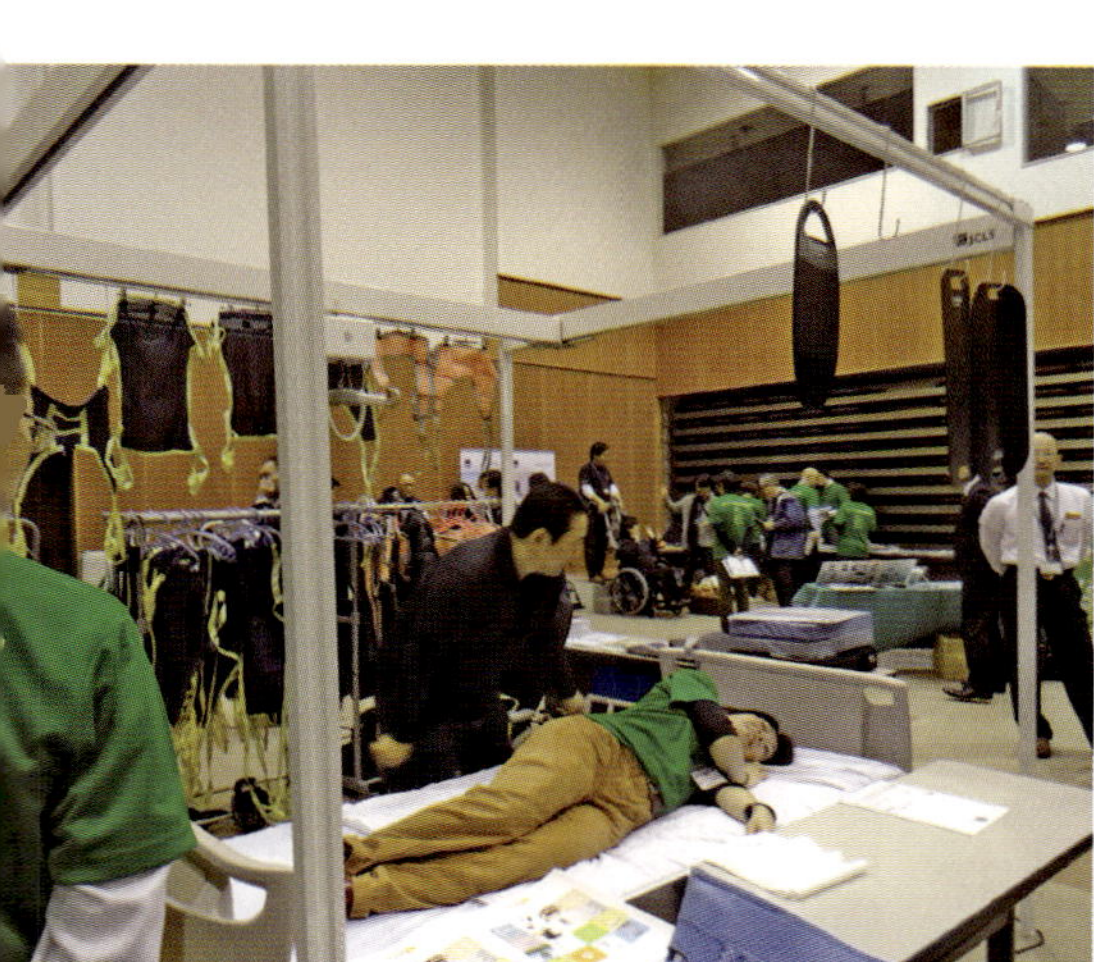

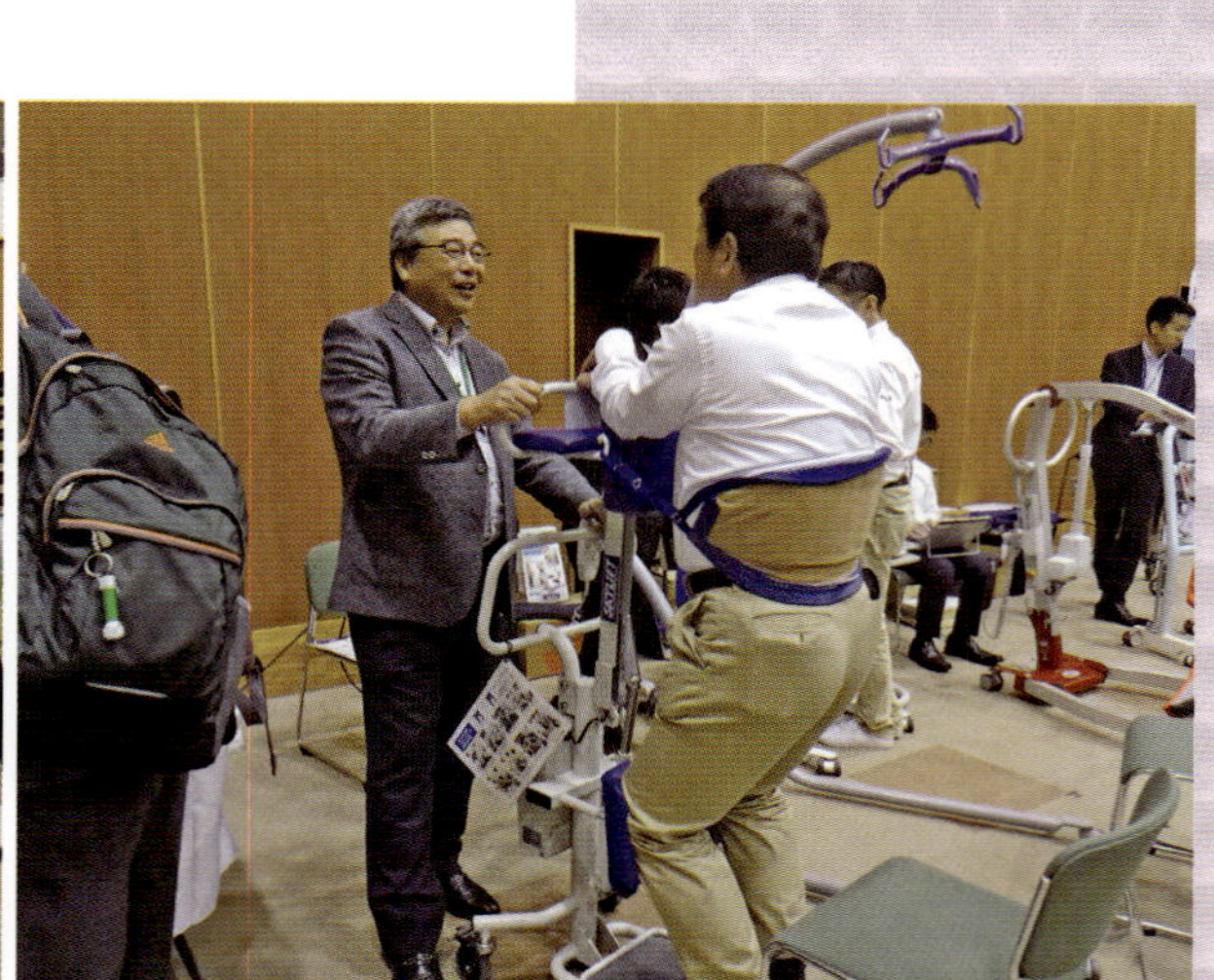

ほくりく福祉機器展にて

当院の おむつフィッターを 紹介します。
TOILET
2015

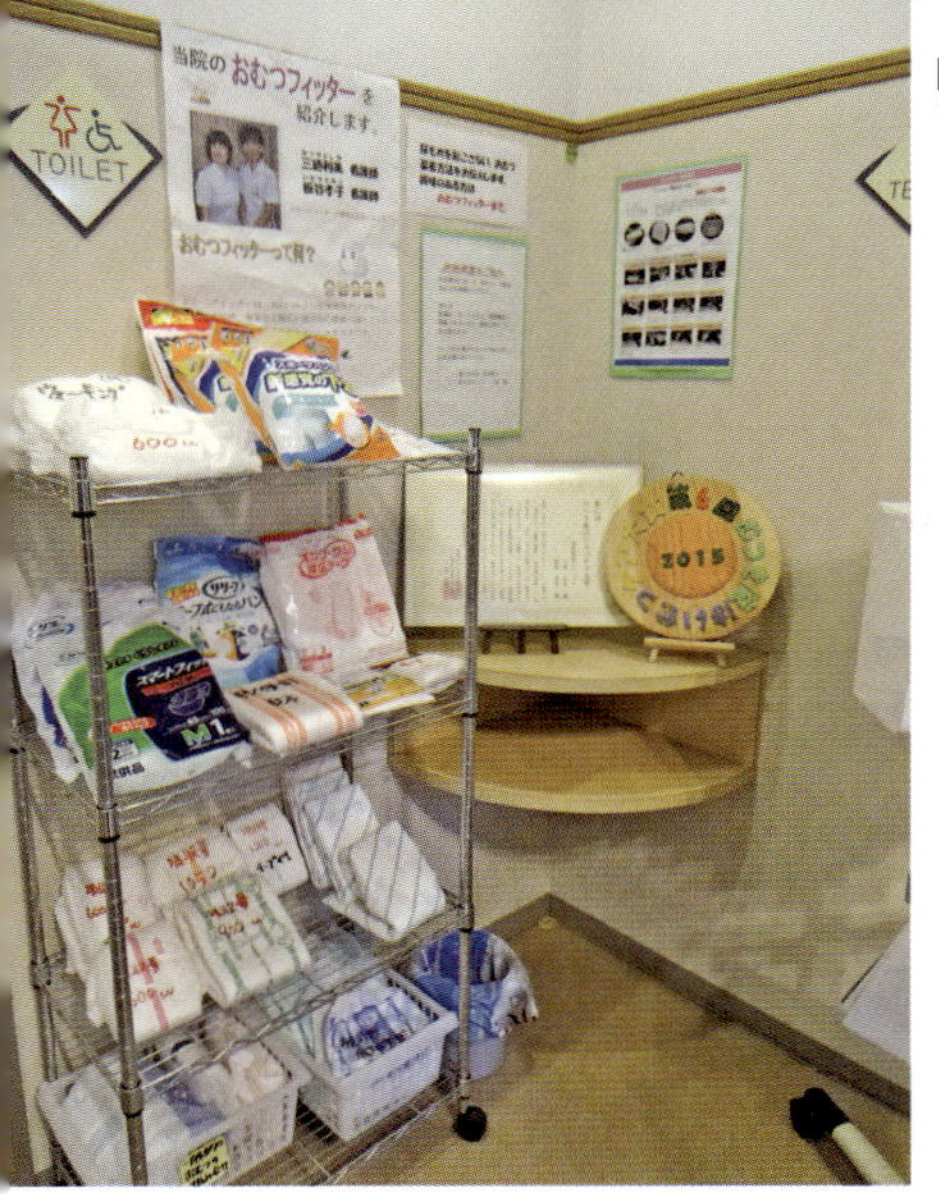

院内にある「おむつフィッター」コーナー

別比較などを実行委員である各専門職に担当してもらった。運営全般に目をひからせる一方、塚田さんはセミナー講師としても活躍、「高岡の床ずれケアはちょっと変わっている！」と題して自クリニックでの取り組みなどを紹介した。

名前通り、高岡駅南クリニックは高岡駅にほど近く、院内は医療機関らしからぬしゃれたソファーや木々の緑の美しい庭の眺めなどで、来院者の心を和ませる。目を引くのが、コーナーにある排泄用具の展示。さまざまな紙おむつやパッド類とともに飾られているのが「第6回はいせつケア大賞」の楯。はいせつケアに力を入れているクリニックだということがよくわかる。この賞の主催は京都にあるはいせつ総合研究所「むつき庵」で、受賞した当クリニックの看護師、三廼（みつや）利美さんと板谷孝子さんは、二人とも、この研究所の「おむつフィッター」研修を修め、三廼さんは「むつき庵認定講師」であり、板谷さんも2018年、この認定に挑戦する。実は、塚田さん自身も、いちばん初心者用の等級ながら、「おむつフィッター」研修3級を修了している。

＊1 消化管や尿路の疾患によって人工的に造設された排泄口。人工肛門など。

## 熱い思いのチームケア

塚田さんは常々、「病気をみるには、全身の状態はもちろん、その人の暮らしもみるように」と説いている。クリニックの基本理念のひとつに「患者さんが、来たときより幸せになってもらうこと」をあげている。気持ちのいい内装やさりげなく飾られた花などもその一環。

「本来、医療もサービス業。身体や心が病んで心配や悩みがあるから医療機関に来られるので、医療や介護の専門職がかかわることで、それが解消でき、よりハッピーになって帰られるのが基本です」

塚田さんが、それを実現できる大きな力はスタッフの存在だという。

「患者さんや家族に病名や治療方針を伝えるのは私ですが、看護師はじめスタッフが実にこまめにフォローをしてくれるので、安心して治療に専念できます」

このクリニックに勤務して19年、ベテ

看護師の三廼利美さん（左）と板谷孝子さん

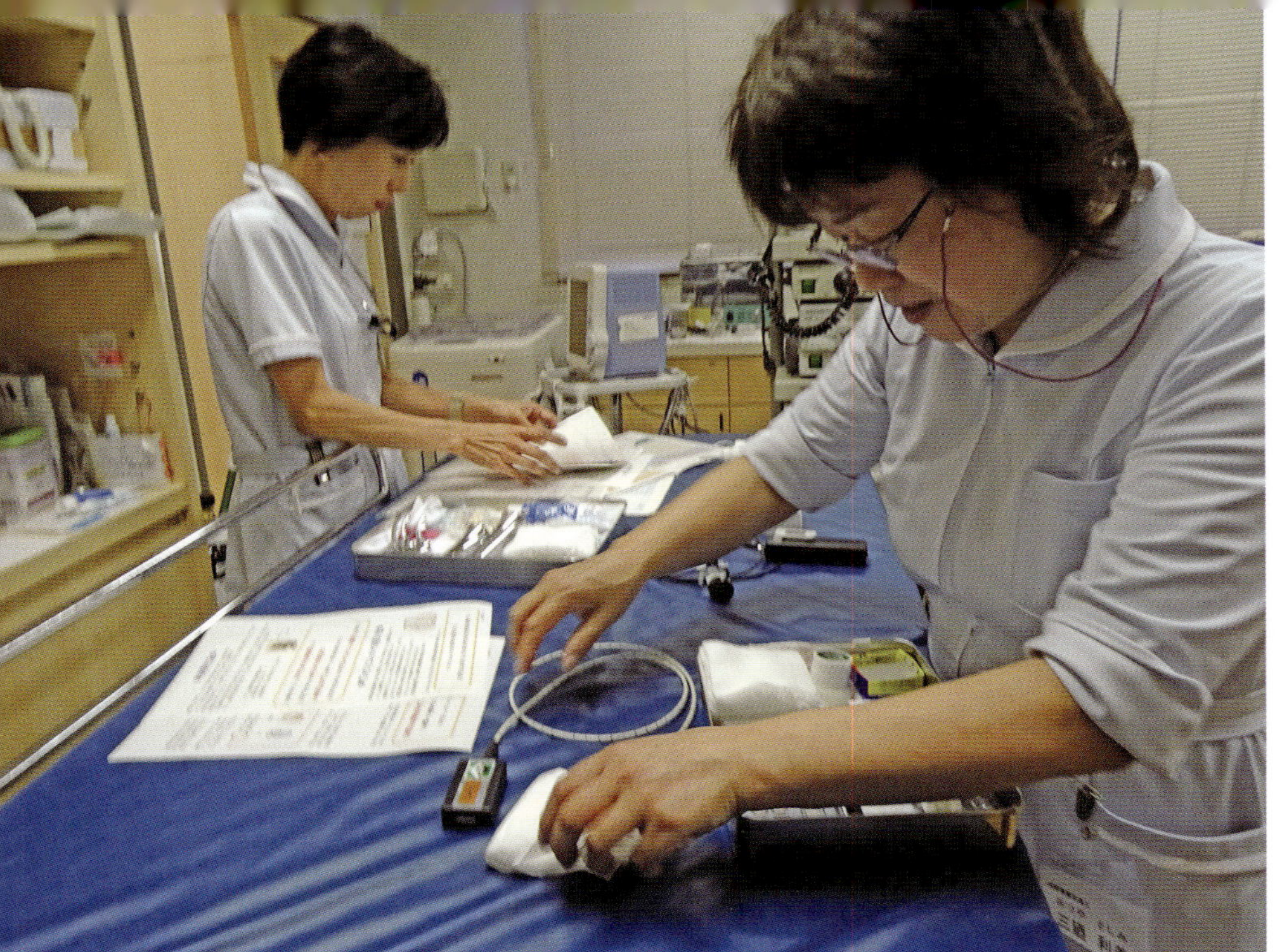

診察室3「内視鏡室」で内圧計のチェックなどをする三迺さん、奥は板谷さん

ラン看護師の三迺さんは内視鏡、内圧計（＊2）など、人体の内部を目や数字でみることに対して興味をもっていたが、このクリニックにきて、口から入れた食べ物が体内を通って排泄され、その排泄物が付着して皮膚を荒らすなど、一連の流れで身体をみるようになったという。

「排泄系の検査や手当は継続が大切。恥ずかしい思いをさせないで、落ち込まずにまた頑張ろうと思ってもらえるように気をつけています」と三迺さん。10年勤務の板谷さんも「たとえば処置についての理解が気になると、ご本人やご家族、ケアマネジャー（ケアマネ）さんに必ず、処置の説明だけでなくて、なぜそれが必要か連絡をします」と、自分たちの行動を「お節介なほど！」と口をそろえる。

患者だけでなく、その人を取り巻く専門職との連携にも力を入れている。ケアマネ、訪問看護師、訪問介護員、PT、OT、管理栄養士、薬剤師などと密接に連絡をとりあい、情報を共有する。新しい方針や処方を導入するときなど、大切なのは、「なぜという理由とそれをするとどうなるかの説明、そしてその後の報告」なのだという。そして、できるだけその場に立ち会ってもらう。

「『医師からこういう処方が出たから、こうしてください』だけではなく、なぜ必要か、そのあとの対応のポイントも含めて説明します。改善したら、おかげでよくなりましたよと、報告します」「うまくいかなかったときは、どこが問題だったのか、みんなで話し合います」という。顔を合わせる時間はないので、お互いにスマートフォンやFAXなどを駆使して、写真や図も使いながら相談しあう。ほとんど「電話魔」だと、自分たちを笑う。

こうしたやり取りは、システムとして

つくったわけではなく、お互いに、患者をよりよくしたい、という目標を同じくするところからきているという。「わからないことを素直に尋ねられる人がそばにいるのはありがたい。私たちにはわかりにくい介護や制度について、ケアマネさんに聞けるし、栄養やリハビリはその専門職に聞けます。よその施設の人でも、同じ患者さんをみているのだから、安心して質問できます」と二人は屈託ない。

患者や家族を決して孤立させず、声をかけ、励まし、仲間がたくさんいると伝えたい、という熱い思いが、結果的にすばらしいチームケアを実現させ、苦もなくあっけらかんとした水平の関係をつくりあげている。

＊2　ここでは直腸肛門内圧計。数値を患者に見せて、リハなどのやる気を引き出すという

## 在宅の充実がカギ

塚田さんは、専門書だけでなく、在宅でのケアに関して、何冊も本を出している。従来多い病院向けの本ではなく、在宅に特化した知識を集め、図解や写真でわかりやすく伝えている。医療のほかにも、介護やケアマネジメントにもページを割いている。

「医療者は患者のためを思ってしているのですが、それが病気中心の考え方で、その人の生活をみていないという場合も多いのです。在宅で暮らし続けるためには病院発の知識ではない、在宅視点が必要です。何より、ご本人の生きる意欲をそがないで、楽しんで生きていただくことが大切です。病気があっても『生きていてよかった』と実感してもらうこと。それには、高齢者や患者を『支援する相手』としてではなく、人生の先輩として尊敬できるかどうかが大切ですね」

こうした考え方は、塚田さんの専門分野からきているかもしれないという。

「元気なうちは病院に通院できているストーマ造設の方も、やがて、歳をとると訪問看護にゆだねられることが多いです。私のところに

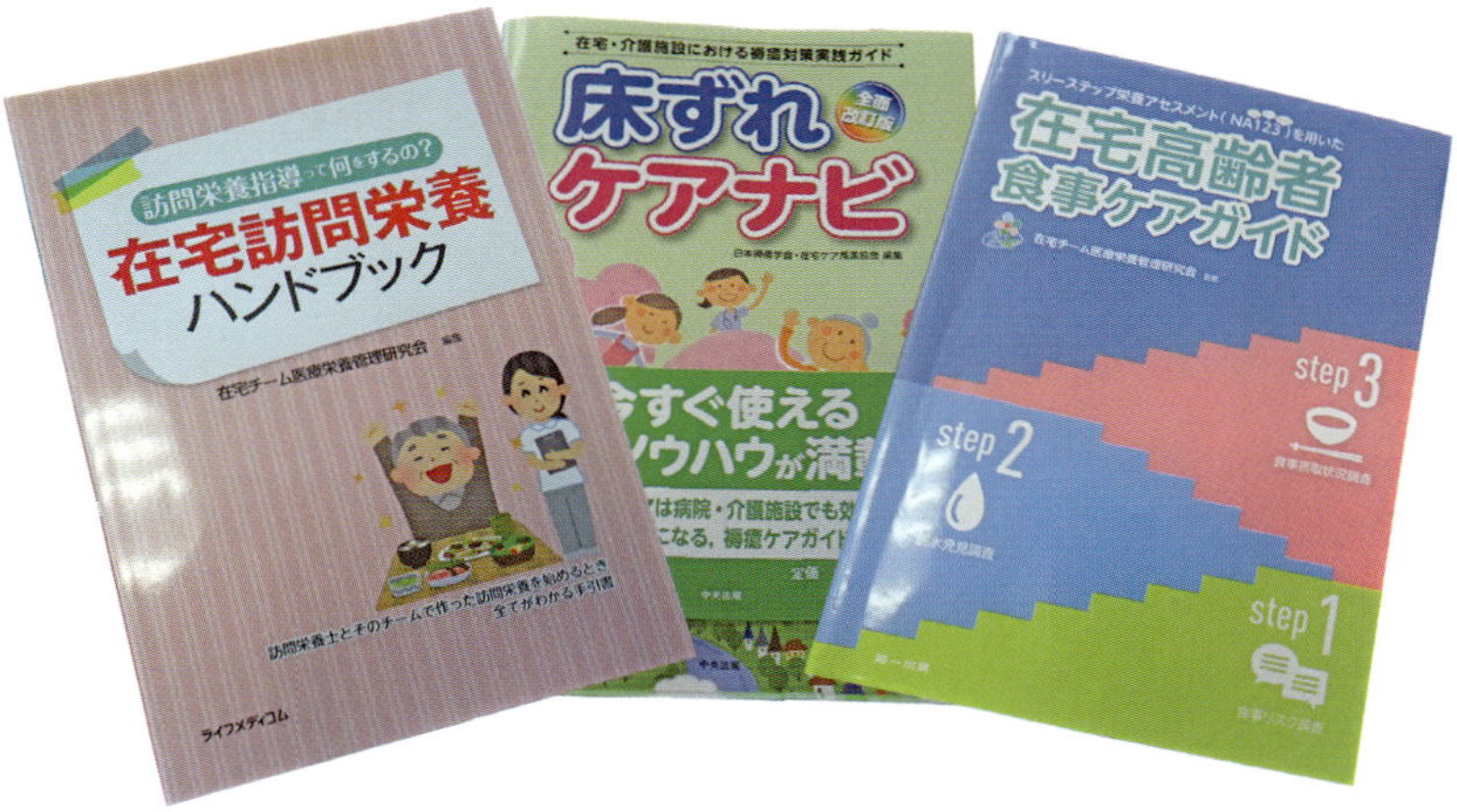

『在宅訪問栄養ハンドブック』株式会社ライフメディコム／本体1,500円　(別途送料必要)・ネット販売のみ

『床ずれケアナビ』日本褥瘡学会・在宅ケア推進協会／編集　中央法規出版 (本体2,400円)

『在宅高齢者食事ケアガイド』在宅チーム医療栄養管理研究会／監修　第一出版 (本体3,000円)

は、各地から受診に来られますが、在宅に帰そうにも、その人の地域に、その後の治療を継続してみてくれる医療機関がみつからないこともある。褥瘡やストーマの治療には、訪問診療の制度は使いにくい点が少なからずあります。それをどうにか変えていきたい」

　そのためにも啓発の意味をこめて、出版が必要という。

　また高岡駅南クリニックの診療科は、胃腸科・外科・内科・肛門科・整形外科・リハビリテーション科・耳鼻咽喉科・循環器科・皮膚科・小児科・泌尿器科・呼吸器科と、多岐にわたる。それは、「一つの訴えが身体の他の部と関連している可能性があり、プライマリーケアを行なう開業医では多くの診療科において幅広い知識が必要だ」と考えているためという。

　なかでも、褥瘡も含め、傷の治療には定評がある。その治療効果を高めるために、栄養管理には力を入れている。さらに、2002年に創設した「高岡褥創勉強会」は、現在は「高岡在宅褥創研究会」として継続しており、事務局を当クリニックが担っている。個人情報を含むためその症例研究自体は基本的に医療・介護職向けだが、普遍的な内容に富むディスカッション部分のみに改変して、WEB（高岡駅南クリニックホームページ）でも公開するなど、高度な内容を広く公開し、一般医療者だけではなく市民への啓発にも努めている。

「排泄をみると、その人の生活全般をみることの大切さがわかります。病院の専門科でその部位だけみていたのでは、認知症や高齢者のことはわかりません。在宅でのいろいろなデータを積み上げ、それを発表していくことで少しずつ、いい方向に向かうことを願っています」

　スタッフとともにRUN伴に駆けつける一方、最新医療知識の普及に力を尽くす「パッション」の医師・塚田さんの、熱い看護師たちとの挑戦は続いている。

（野田真智子）

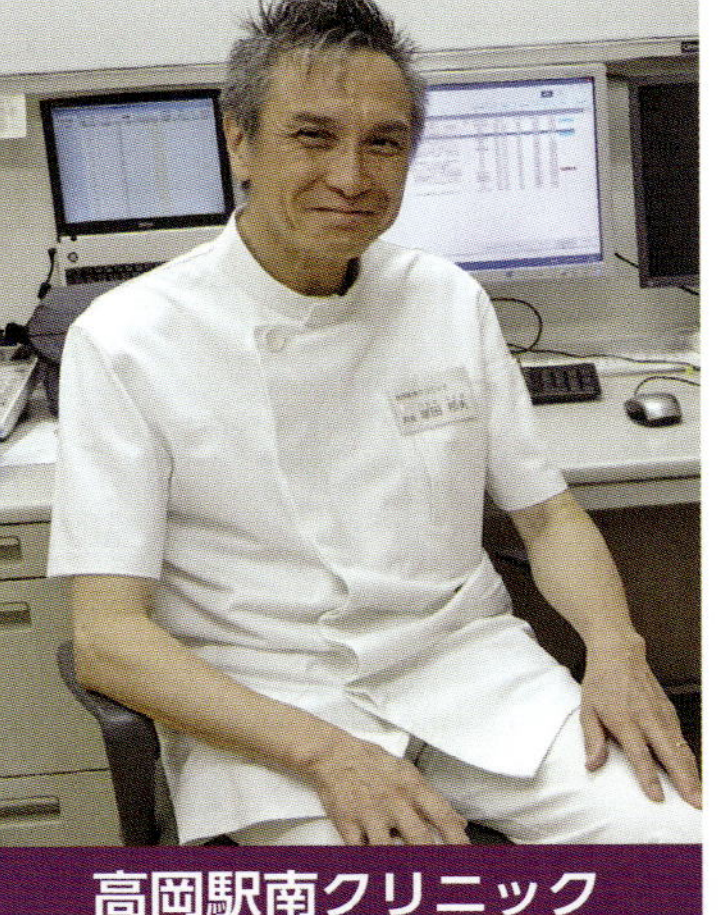

(上) 庭が見える明るい通路。左ははいせつ総合研究所所長・浜田きよ子さん
(下) 診察室の塚田邦夫さん

**高岡駅南クリニック**

〒933-0871
富山県高岡市駅南3-1-8
TEL: 0766-29-1200
FAX: 0766-29-1222

第3章

# 地域を支える看護力

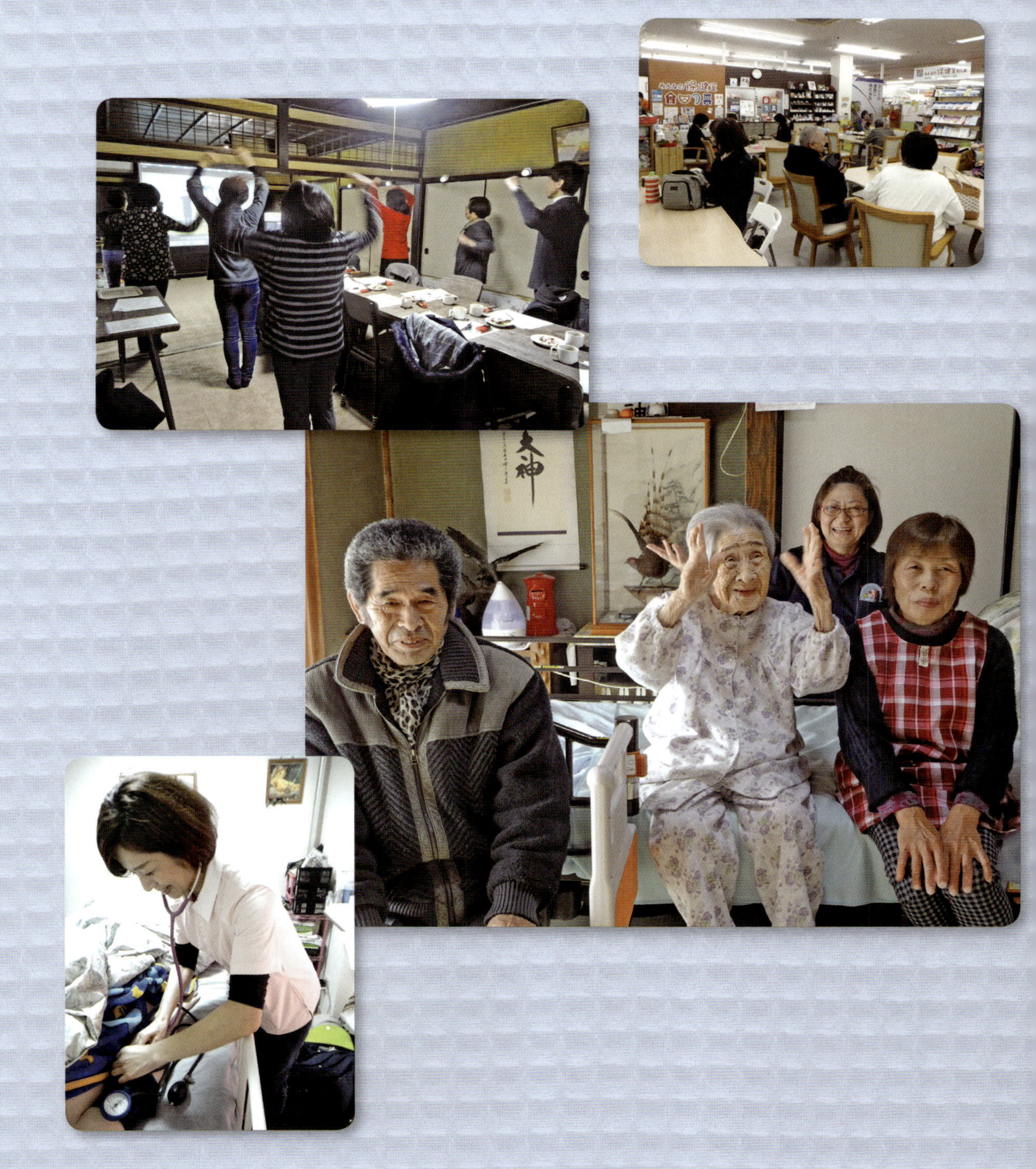

# みんなの保健室わじま

## 地場ショッピングセンターに<br>健康づくりと食の拠点を

### ショッピングセンターの「保健室」

「しっかり食べて、すっきり出して、用事（行くところ）をつくると、ぐっすり眠れ、また食べることができる」

2015年4月、地元商店の集まるショッピングセンター「ファミィ」の一角に、看護師の中村悦子さんが開いた「みんなの保健室わじま」（「ファミィの保健室」）の合言葉である。「ファミィの保健室」ではこの日、季節の変わり目に年4回催す「健康フェア」を行っていた。〝広場〟で行われた午前中の「ためになる話」は、大阪から招いた上田章人医師（藤立病院院長）による「ワクチンと風邪の話」と、訪問診療医の東英子医師による「在宅医療の話」。やさしく語られる医療の話に、子連れママも含めた地元の人たちが熱心に聞き入っている。

医療講座が終わると、参加者はそれぞれ「測定コーナー」や「お薬相談コーナー」、「姿勢コーナー」で、血液検査や身体の測定、お薬相談や姿勢チェックをし、「ファミィの保健室」のカフェで提供される特別メニューの薬膳ランチを、おしゃべりしながら楽しんで午後を過ごす。ボランティアでサポートしているのは、歯科衛生士、介護福祉士、管理栄養士など地域・広域の専門職たちだ。

「ファミィの保健室」のある石川県輪島市は人口約2万7000人。能登半島の先端に位置するまちは輪島塗と漁業で栄えてきた。しかし、いまや高齢化率43％、高齢者独居率22％と、高齢化と過疎化が

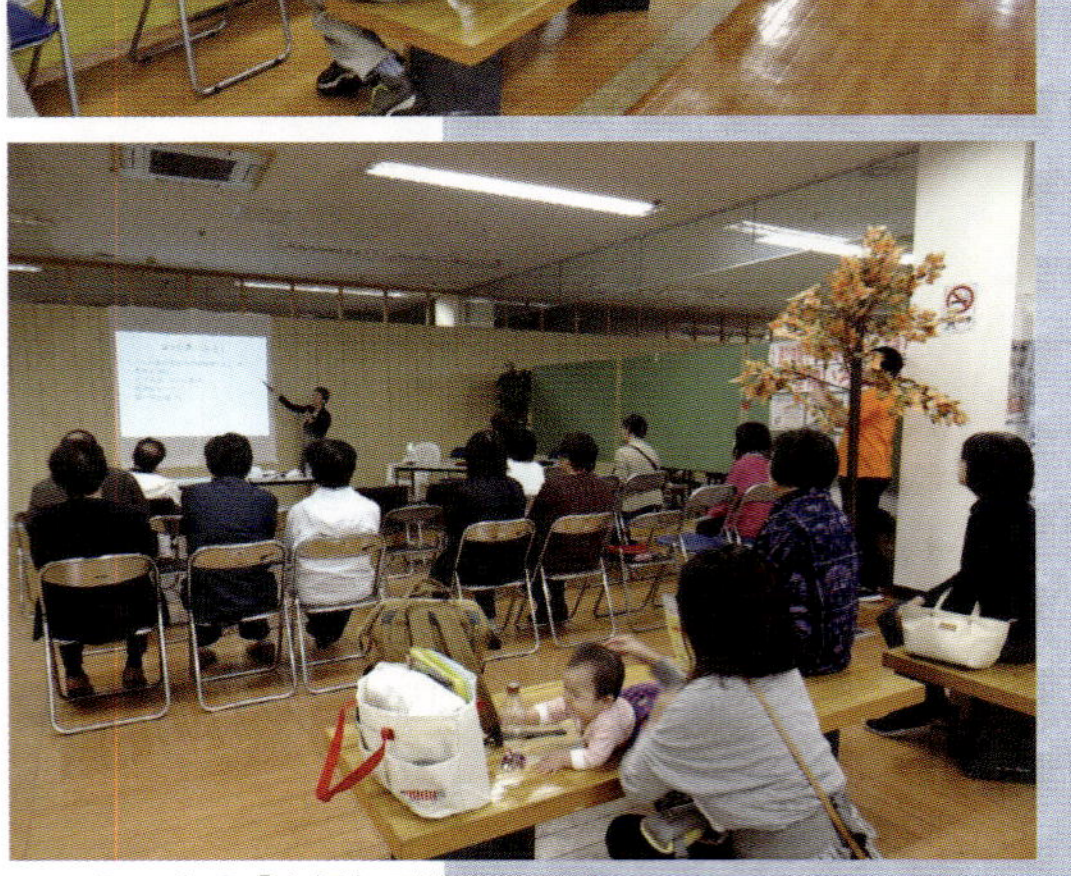

ファミィ内の「広場」で開いた健康フェア。大阪から招いた講師の話のほか、たくさんのコーナーがある。赤ちゃん連れの若いママも医療の話に耳を傾ける

大きな課題。医療は、唯一の急性期病院である市立輪島病院が在宅医療も含めて一手に引き受けているが、医療的ケアの必要な人に対する「病院から施設へ」の流れは現在でもほとんど進まず、保健・医療・福祉の分野で多くの課題を抱える。

## 生活を軌道修正するお手伝い

　その市立輪島病院で看護師として栄養サポートに取り組んできた中村悦子さんは、31年間の病院勤務に55歳で終止符を打ち、2015年3月に一般社団法人みんなの健康サロン海凪（みなぎ）を立ち上げ、翌月、「ファミィ」の一角に「ファミィの保健室」を開いた。長年、病院の在宅医療部で訪問看護師を続けるなかで、低栄養や誤嚥性肺炎で入院し、治らないまま病院と自宅を行き来して、胃ろうをつけられ施設に入る多くの高齢者の姿をみて、口腔ケアを含めた「地域栄養ケア」が基本と痛感。準備段階から参加した栄養サポートチームなどで食支援に取り組んできたが、「病院に来る前に、生活を軌道修正することが必要。その係になりたい」という思いが日増しに強くなったからだ。

　訪問看護師など在宅ケアの専門職が中心となり、住民の暮らしや健康、医療、介護の相談を受けながら、地域の健康を支える居場所としての役割をもつ、いわゆる「保健室」の流れは2つある。ひとつは訪問看護師の秋山正子さんが、東京・新宿区の戸山団地で2011年に始めた「暮らしの保健室」。その活動に触発された〝のれん分け〟は全国で30カ所以上に広がった。

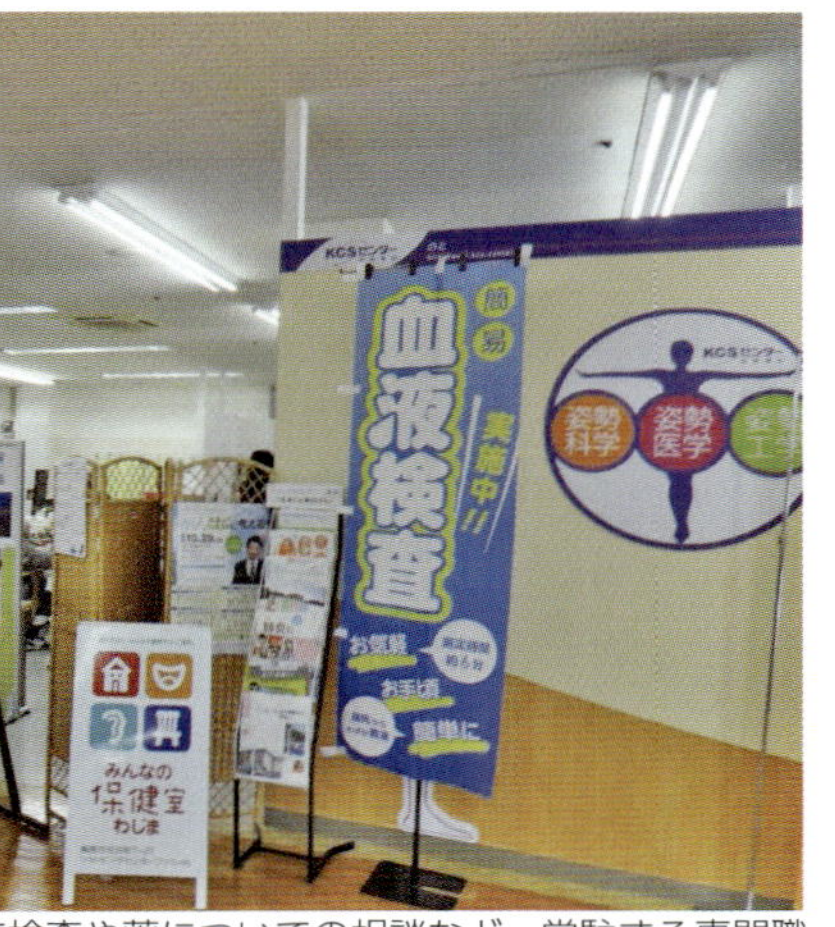

血液検査や薬についての相談など、常駐する専門職が対応

　もうひとつは、福井市で「オレンジホームクリニック」を開く医師の紅谷浩之さんが、気軽に健康相談ができる場所として、2013年に市内の商店街に開いた「みんなの保健室」だ。紅谷さんはその前年、医療ケアの必要な子どもたちを支援する「オレンジキッズケアラボ」も開いている。2つの「保健室」をはじめ、全国の健康支援のつどい場を訪ねた中村さんは、「連携しましょう」と紅谷医師に誘われ、名前もロゴも合わせて「みんなの保健室」を名乗ることにした。

## 多岐にわたる事業

　「みんなの保健室わじま」には、3つの事業がある。健康や生活上の困りごとを気軽に相談できる「ケアラーズカフェ」、2011年の東日本大震災でボランティアとして被災地支援に参加し、退職とともに石川県では初の支部として75番目に名乗りを上げたNPO法人全国訪問ボランティアナースの会「キャンナスわじま」の事務局、そして地域栄養アセスメントの拠点。さらに、「考えているうちに妄想がどんどんふくらんで」キッチンをつくり、きざみ食、とろみ食などにも対応する栄養面を考えた日替わり「ワンコインランチ」を、ケアラーズカフェ「みなぎ」（現在は「みんなのカフェわじま」）でスタートした。カフェはランチを目当てに来る常連さんや、買い物帰りに寄る人など「憩いの場」となっている。

　さらに簡易血液検査、栄養補助食品や介護用品の販売、健康づくり講習会、保健室の地域への出前、がんサロンや認知症カフェ、放課後の子どもが夕方6時まで、ランチを300円で食べたり、食べ物飲み物を持ちこんで宿題や読書ができる「こどもCafé」も始めた。月に2回のがんサロンは、がんの治療を終えて家に戻っても栄養相談の場所がないことから生まれた。栄養についての相談ばかりではなく、笑いヨガ、エンディングノートの書き方など、さまざまなメニューを取り入れている。

　ショッピングセンターで「みんなの保健室わじま」を始めたことで、地元の人たちの食生活にも、実際の買い物を通じて具体的にかかわることができるようになった。漁師と輪島塗の職人の多い輪島では、漁のない冬場の過飲過食や運動不足などによる糖尿病も大きな問題だ。

　また、高齢者をショッピングセンターから自宅まで無料で送り届ける「お送りサービス」も始めた。これには月延べ200件以上の利用がある。時給1000円の有償ボランティアの費用はショッピングセンター、ボランティア保険はキャンナスと一緒、車は「ガソリンだけ入れてくれればいい」と知り合いの介護事業者が提供、という協力体制で実現した。人が集まる商業施設で地域住民の健康づくりと居場所づくりを行うばかりか、移動支援まで行う取り組みは、全国でも珍しい。

「要介護認定非該当でデイサービスにも行けず、居場所のない高齢者がこのまちにはたくさんいます。2017年11月から介護予防教室を始めましたが、基本チェックリストには引っかからないのに、トイレが我慢できず漏らしたり、お金の計算を間違える人が少なくありません。ここが、そういう人たちが安心して集える場所になってくれたらと思っています」

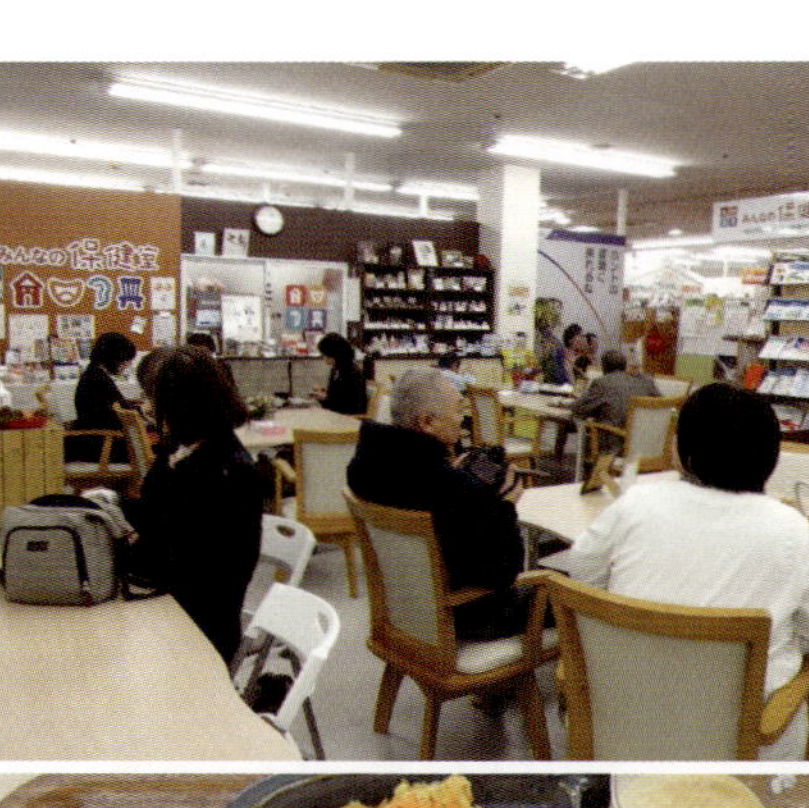

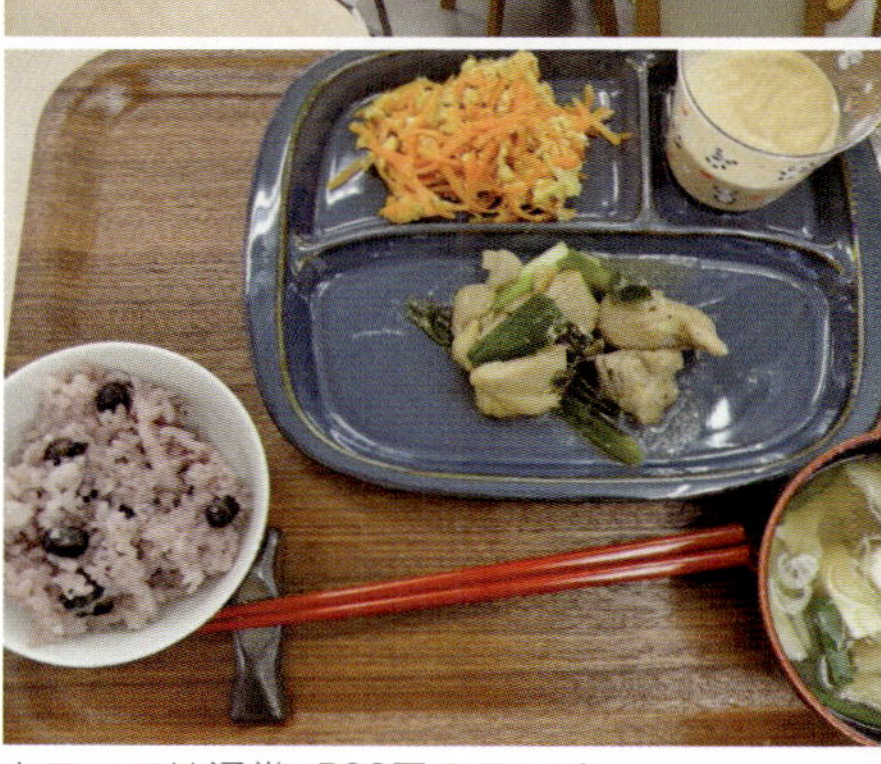

カフェでは通常、500円のランチ（限定10食）のほか、飲み物100円がある。この日は特別に薬膳ランチ。1食1000円

## リハビリより買い物

日々の「保健室わじま」の運営は中村さんをはじめ、栄養士、介護福祉士、ボランティアの6人で担う。しかし、住民のセルフケアを支援しようという「保健室」の運営は、最初からうまくいったわけではない。当初、課題になったのは、「保健室」が何をやっているところなのかが住民に伝わらず、「困った人の駆け込み寺」という認識しか得られなかったことだった。ランチを始めてからも、「困った人にご飯を出しているところ」という認識はなかなか変わらない。そこで、健康を自分ごととして考えてもらうために、健康フェアや美容教室をはじめ、いろいろな仕掛けをつくっては宣伝を続けてきた。

行政に活動を理解してもらうまでにも時間がかかった。「やっていることが多岐にわたっているので、行政もどう応援していいのか、わからなかったのでしょう」と、中村さんは笑う。総合事業が始まったので、介護予防・日常生活支援総合事業に参入しようとしたが、行政からはさまざまな注文が入った。

「体操を1時間やるように、といわれたので買い物も体操ですと答えたら、聞き入れてくれず、仕方なく書類には体操をすると書き入れました。すると、今度は寝るところをつくれという。でも、ここは介護保険非該当の人が買い物をして運動してご飯を食べる場所。デイサービスではないので、寝るところは必要ありませんと答えたら、自主事業でやってくださいと言われました」

ところが、新聞やTVで取り上げられたこともあってか、人事異動で担当課長が替わったのを契機に行政の対応が一変。「中村さんのやっていることは、我々よりも3歩進んでいる。ついて行けないから速度と歩幅をゆるめてください」と言われたという。それに対して、中村さんはこう答えた。「そんなことをしていたら、自分の老後が心配ですから、今の速度で行きます」

市に当初出したのと同じ申請書が受け入れられ、委託を受けて「介護予防教室みなぎ」がスタートしたのは2017年11月のこと。「10回のリハビリより、1回の買い物を!」をキャッチフレーズに、参加者は特製の買い物用ショッピングカートで広い店内を歩き、自分のほしいものを考え、支払いをし、店員や友人とおしゃべりする。買い物自体が運動であり、生活リハビリになるプログラムだ。

## さらに支援を届けるために

30坪の保健室の家賃は値引きしてもらって月々6万4800円。介護予防教室の業務委託料やキャンナスでの保険サービス以外の訪問看護、ヘルパーの吸痰研修の講師代などの個人収入も、運営費の一部にしないと運営できない。退職金をつぎ込んで始めた事業だが、孤軍奮闘、資金繰りも苦しくなって、落ち込んだ時期もある。そんなとき、友人に連れられて富山に惣万(そうまん)佳代子さんを訪ねた。事業内容を記載した書類をみせたとき、惣万さんから富山弁で言われた言葉に、中村さんは力づけられた。

「どれひとつとして、省けるものはない。今のペースでやっていけばいいよ」

看護師、栄養士、介護福祉士などの専門職が常駐する「みんなの保健室わじま」は、地元の専門職だけではなく、近隣の金沢や北陸ばかりか、「食」をキーワードにしたネットワークを全国にもっている。病院勤務時代から、中村さんが全国各地で開催される栄養ケア、口腔ケア、在宅医療関係の学会や勉強会に熱心に参加し、SNSを使ってつくりあげた人脈だ。藤田保健衛生大学を拠点に全国6か所の医療機関と回線をつなぎ、定期的に開かれる講演会や研修会を、買い物帰りにネットで気軽に聴講できるシステムもつくった。

病院を退職するときに、中村さんが考えていたもうひとつの計画は、輪島にはまだなかった24時間体制の訪問看護ステーションをつくることだった。しかし2・5人の看護師が確保できない。あきらめていた訪問看護ステーションだが、すでに指定を受けている事業所のサテライトとしての設置が決まり、現在、県の承認待ち。母体である石川県羽咋(はくい)市にある「訪問看護ステーションあわら」では、2018年6月から看護小規模多機能型居宅介護も始める予定だ。

健康の相談場所、地域の居場所として、多くのメディアに取り上げられ、「ファミィの保健室」は一定の知名度を得た。しかし、本当に困っている人たちには、まだ情報が届いていない。その広報活動のための資金を集めようと、中村さんは200万円を目標にクラウドファンディングを行った。集まった金額は80万円と目標額には届かなかったが、活動を続ける勇気をもらった。

「老いても病んでも障害が残っても、子どもから高齢者までが気軽に集える地域の居場所」。そうした安心できる場所が、自分たちの住むまちにひとつでも増えることを願って、中村さんのような人たちが全国で活動を続けている。いま求められているのは、それを後方支援する行政のあり方だ。

（中澤まゆみ）

海凪の理事でもある歯科医廣江雄幸さん。左は中村悦子さん

**みんなの保健室わじま**

〒928-0022 石川県輪島市宅田町7-37
運営：一般社団法人 みんなの健康サロン「海凪(みなぎ)」
TEL：0768-23-4480
FAX：0768-23-4481

# 訪問看護ステーションあい

## 訪問看護とキャンナスを組み合わせて在宅の患者・家族を幅広く支援

### 患者の受診に同行・介助

朝9時、事務室に集まってくる職員たち。管理者・大野忍さん、管理者代行の三上綾子さんを中心に、打ち合わせ。昨日急変した患者の様子、今日の訪問予定、確認と伝達が続く。ここは、訪問看護ステーションあい（あい）・居宅介護支援事業所あい、キャンナス烏山の司令塔の場所。訪問看護師、介護支援専門員（ケアマネジャー）、作業療法士、経営事務担当など12人が勤務する。

打ち合わせを終えると、それぞれにあわただしく訪問先へと急ぐ。代表取締役で、ケアマネジャー、訪問看護師の横山孝子さんが向かうのは、市内の内科医院。到着して間もなく、患者の伊藤清治さん（53歳）が福祉タクシーで到着。すぐに横山さんが預かっている財布からタクシー代を支払う。医院ではバイタルチェックののち、尿検査の採尿にも付き添ってサポート。診察室にも一緒に入り、医師の診断や説明を聞き、必要に応じて質問も代わりにする。糖尿病の診療を受け、「血糖のコントロールが前よりもいいね」と医師に褒められる。薬の処方を受け取ると会計はまた横山さん。この間、待合室では、何度となくタバコを吸いたがる清治さんに「ここはだめ。もうちょっと待っ

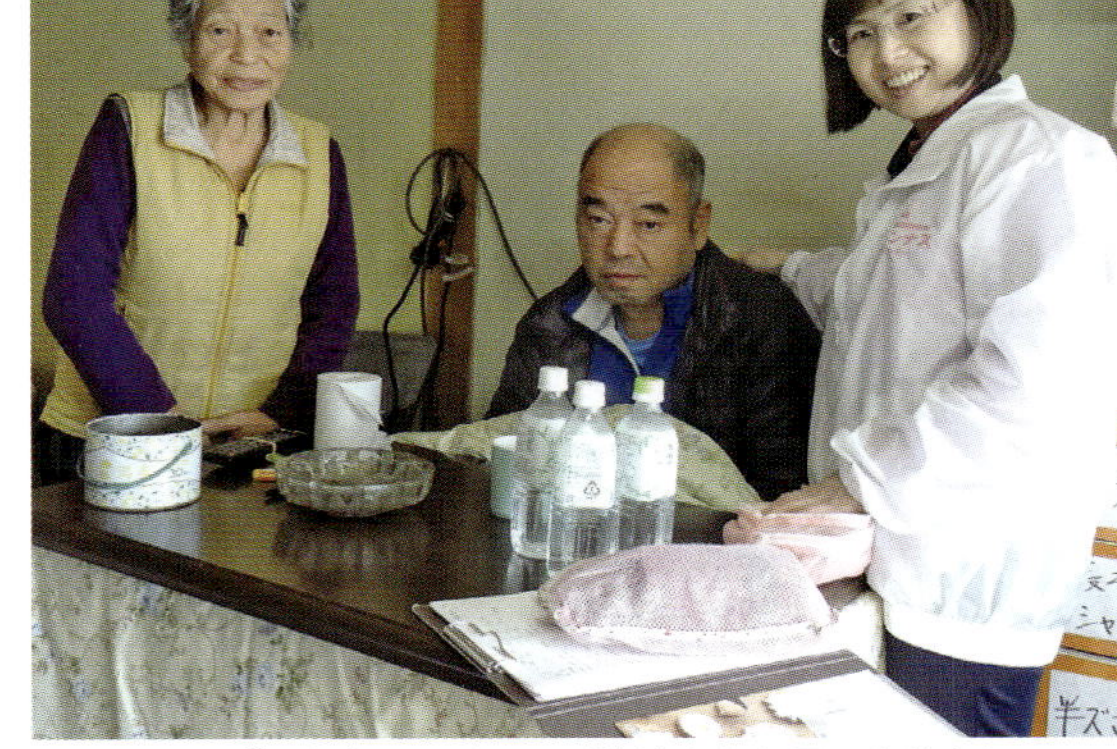
自宅であんパンを食べてくつろぐ清治さんと母のキサさん

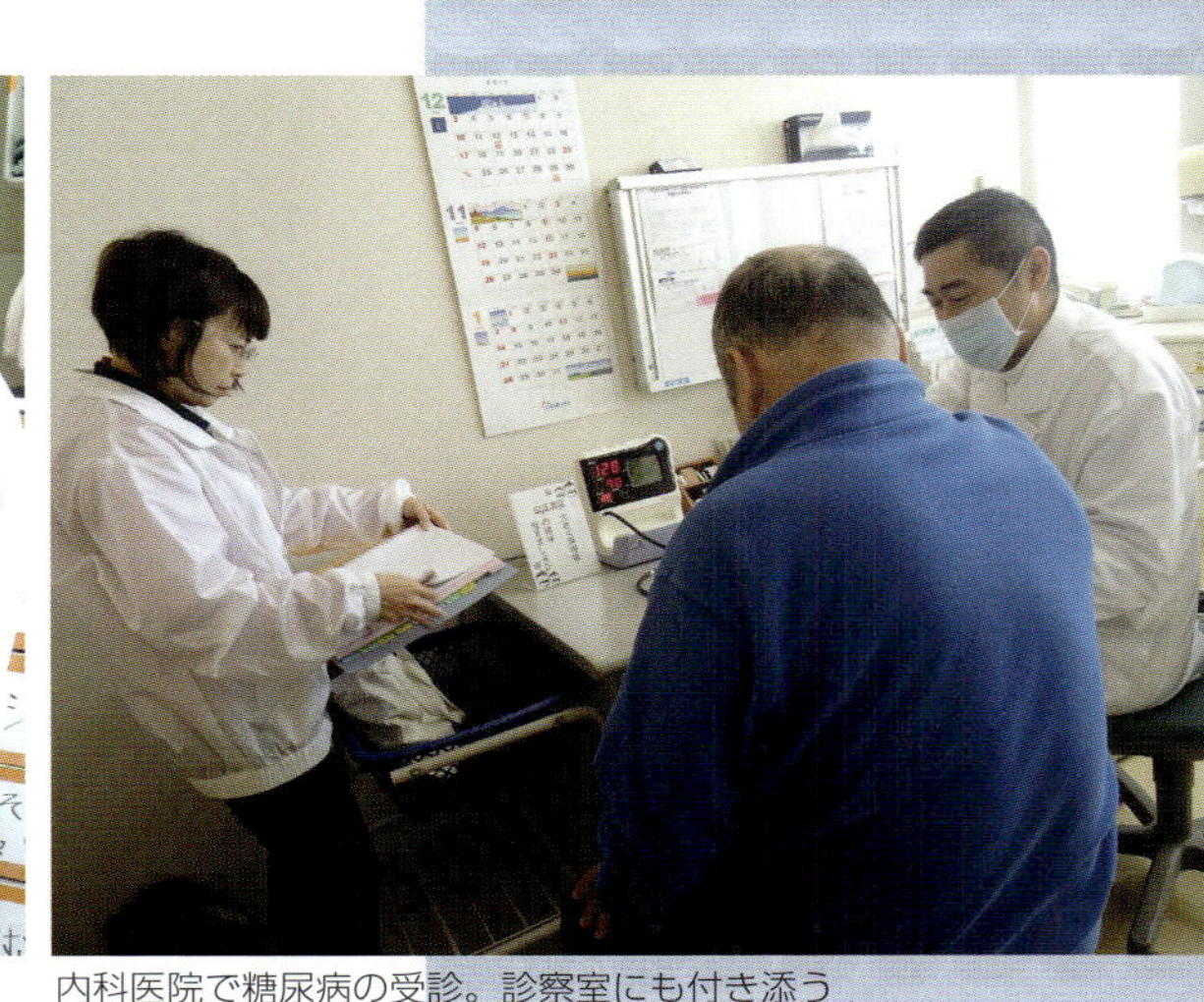
内科医院で糖尿病の受診。診察室にも付き添う

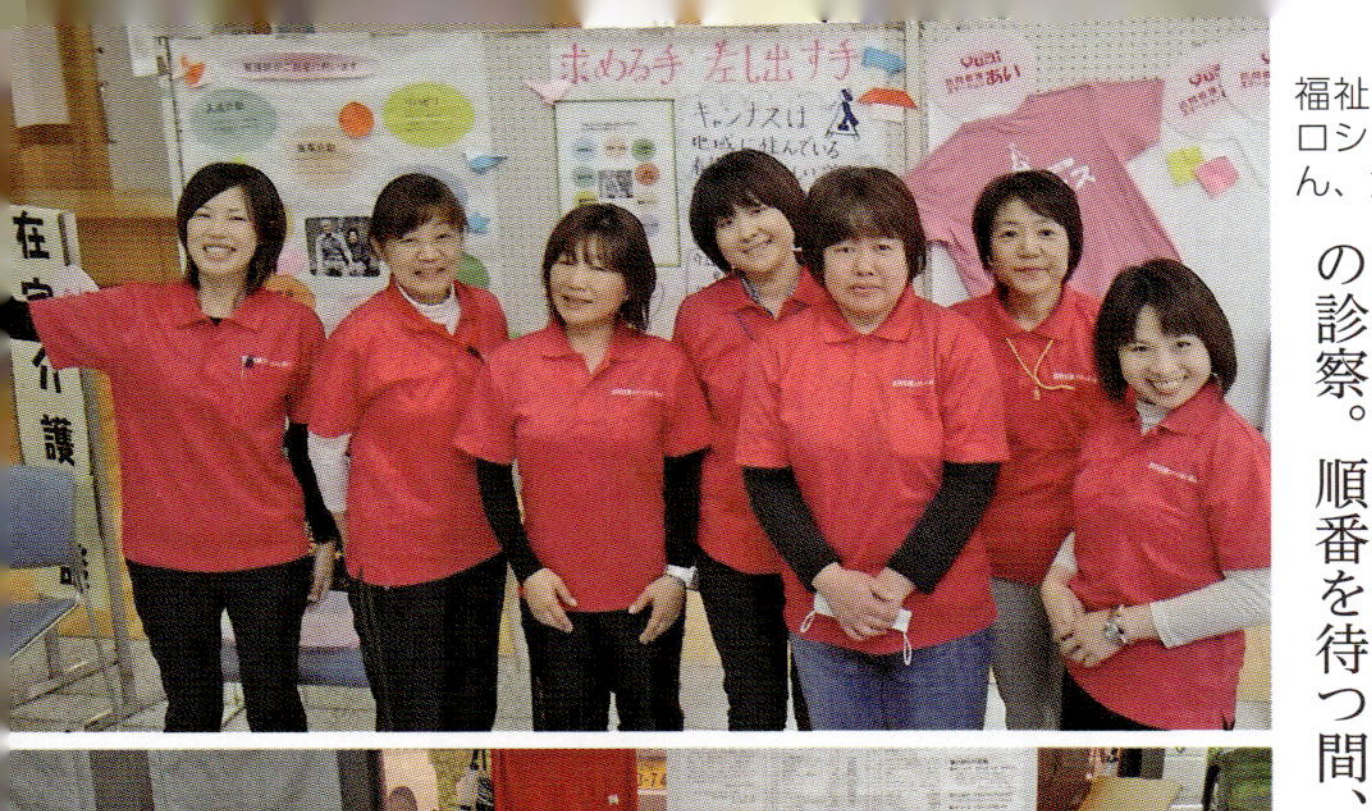


福祉祭りにて、揃いの「あい」のイベント用ポロシャツ。左から大澤さん、三上さん、小松さん、倉井さん、川上さん、大野さん、横山さん

てね」と横山さんがなだめ、さりげなく預かってしまう。

　隣接の薬局で薬を受け取ると、予約しておいたタクシーで、清治さんは次の目的地の烏山台病院へ。横山さんの車に患者を乗せることはできないので、患者は福祉タクシーや、那須烏山市独自のサービス、デマンドタクシー（＊1）を利用することになる。ここでもタクシーが着くと代金を払い、病院内へ。今度は精神科の診察。順番を待つ間、清治さんは屋外の喫煙場所で念願の喫煙。診察を終え、会計をすますと、また、清治さんはデマンドタクシーで自宅に向かい、横山さんは自車で、薬局に寄って精神科で処方された薬を受け取ってから、伊藤さん宅を目指した。

　周囲を畑に囲まれた家に着くと、すでに清治さんは帰宅していた。母のキサさんが、清治さんを介護してきたが、1年ほど前に体調を崩して入院し、訪問看護をしていた「あい」に相談があった。そこで、自宅での1時間半は従来通り精神疾患の医療保険で看護を提供し、その前の通院同行は、全国訪問ボランティアナースの会キャンナス（キャンナス）として、看護を提供している。清治さんの眼科受診について、キサさんから相談があり、横山さんは担当のケアマネジャーとも相談をして対応することになった。

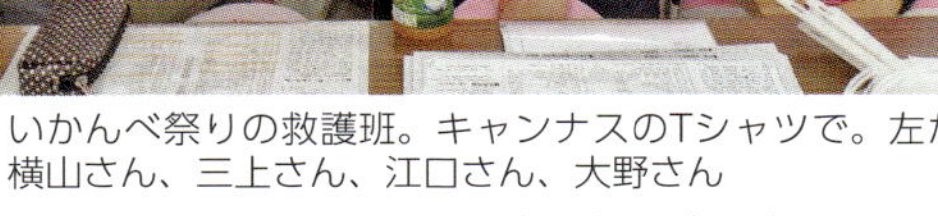

いかんべ祭りの救護班。キャンナスのTシャツで。左から横山さん、三上さん、江口さん、大野さん

　キャンナス（CANNUS）は、「地域に住んでいる看護師が、忙しいご家族に代わって介護のお手伝いをする訪問ボランティアナースの会」と説明するのは、会を立ち上げたキャンナス代表の菅原由美さん。キャンナスという言葉は、できる（Can）ことをできる範囲で行うナース（Nurse）を意味するという。いまや全国で115（2018年2月）のキャンナスメンバーが、共通のピンクのTシャツ、白いウィンドブレーカーのユニフォームを着て活動している。

＊1　予約した乗客は乗り合いで、希望する場所から目的地への移動手段を低額で提供する新しい公共交通サービス。事前登録を要する

## 市初の訪問看護事業

「あい」がある那須烏山市は、栃木県東部地域の経済・行政の中心地。那珂川をはじめ大小の河川が流れ、ユネスコの無形文化遺産登録の「山あげ祭り」で知られる。人口2万7000人余で高齢者率は34％以上。2012年5月に「あい」を

設立したときまで、訪問看護事業所は1カ所もなかった。

拠点病院の救急外来の看護師だった横山さんが訪問看護に関心を抱いたのは、7、8年前から。救命救急も担当することがあり、高齢者が瀕死の状態で救急車で運ばれてくる場面に数多く出会い、不思議に思ったという。

「私の家は長寿の家系で、子どもの頃、曽祖父母も祖父母も家で見送りました。それが当たり前だと思っていたので、在宅の医療・看護はどうなっているのだろうと疑問をもったのが始まりでした」

横山さんは、まずは、関連するさまざまな勉強会やシンポジウムに参加し、本も読んでいた。ある雑誌でキャンナスの活動を知り、参加するなかで、菅原さんの紹介で秋山正子さんに出会った。

「訪問看護、在宅医療について本当に知らなかったので、秋山さんがどんな方かまったくわからずお会いしました。そのとき、『今後、講演やお話の依頼がきっと来るから断らず積極的に受けなさいね』とおっしゃったのが印象的でした」という。

横山さんは、訪問看護事業所の立ち上げを決意し、どの会合でもそれを話し、あちこちから助言を受けた。2012年4月に会社を設立し、5月に事業所を開設と決め、3月末で病院を辞めた。

「市の助成などは無理とわかったので、退職金をつぎ込み、収入がなくてもどのくらい暮らしていかれるか計算して始めました」

最も大変だったのが書類作成。夫で現・専務取締役の則男さんが、医療事務の専門家だったこともあり、ほとんどの書類作成を引き受けてくれてありがたかったという。看護師はどうにか横山さんを含めて5人集まり、常勤換算2・5人はクリア。しかし、最初から1年を覚悟した夜中のオンコールは、結局2年間、一人で担った。ただ、真夜中や早朝の電話はほとんどない。日中の訪問看護で対応法などの情報を伝えておくので、いつ電話をしてもいいという安心感から、逆にほとんどかかってこないというのだ。

「病院時代のほうが、本当に身勝手で常識外れの電話や受診希望が多かったです」

## 共に考える仲間

事業所設立時に、市の活動を中心的に引っ張る議員や、民生・児童委員と知りあいたくて、横山さんはたまたま募集のあった女性消防団員に応募した。そのほか、さまざまな市の活動にも積極的に参加するうち、一人の有能な女性と出会う。基幹病院の前・副院長兼看護部長で、現在、南那須医師会の在宅医療連携コー

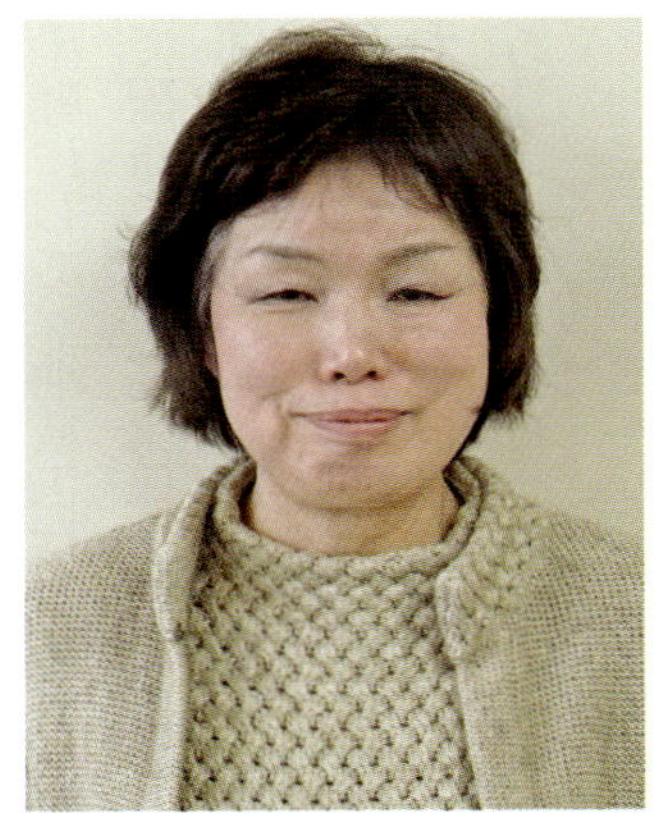

病院勤務だったので地元をあまり知らなかったという上杉みつえさん

ディネーターを務める上杉みつえさん。南那須医師会は、那須烏山市と那珂川町の医師が加入している。那珂川町は人口1万7000人ほどで高齢化率34％だから、高齢化率は那須烏山市とほぼ同じだ。

上杉さんによると、2015～2017年度の当初の2年間は、介護保険法の地域支援事業「在宅医療連携拠点整備促進事業」として医師会が主体となり各市町と連携して事業に取り組んできた。2017年からは、市・町が予算をつけて医師会に委託し事業を継続、2018年度も継続が決まっている。

地域の医療・介護サービス資源の把握、在宅医療・介護連携の課題抽出と対応策の検討、医療・介護関係者の情報共有の支援など、「いずれも地域包括ケア推進のための土台となるもの」と上杉さん。

具体的にこの事業を推進するにあたり、南那須医師会では、「鮎みの会」と名付けた多職種合同カンファレンスを3カ月に1度開催し、70～80人が集まるという。横山さんもそのメンバー。「医師や看護師、介護士、ケアマネジャーなどはもちろん、消防や警察の人、薬剤師、歯科医師、柔道整復師など広範な人が集まって、困難事例のケースカンファレンスを行い、その後、そのケースに関連するミニ講演会で知識を深めています。また、2018年からは有識者を招き、講演会なども行っています」と上杉さん。

住民自身の参加の重要性は認めつつも、個人情報を公開してのケーススタデイだけに、難しさがあるという。

「ただ、住民の方が行政や専門職に頼るのではなく、自分たちの問題、地域づくりの一部として医療や介護、福祉をどうつくり上げるのか、考える必要があります。また、行政には、住民がそれらを考える素地づくりという役割がありますね」

さらに2017年6月、鮎みの会では「これからの自分のために～終活ノート～」を作成。このノートは最低限必要な項目に絞って掲載し、市販のものよりも手軽にして、地域包括支援センターなどで配布した。健康保険証の裏に、臓器提供の意思確認の項があるが、「最期の場所をどこで迎えたいか、延命治療を望むかの項に変更したほうがよいとの意見がありました。私もそう思います」という。

小さな市・町だけに、この「在宅医療・介護連携推進事業」も、総合事業の協議体も、そのほかのまちづくりなどの委員会も、ほとんど似たメンバー構成だという。「毎回、同じ人が参加しても多様な意見が聞けないので、同じ法人や団体からでも、できるだけ別の人を出席させてほしいとお願いしています」という。そして時間や労力の無駄を省くためにも、数多くの委員会などを整理し、連携して進めてはどうかと考えているという。

横山さんにとっては、何とも頼もしい「学ぶことが多い」先輩だ。医師にも対等に発言でき、行政とも信頼関係を築いている上杉さんのような存在は、行政・専門職と、住民を結ぶ重要な位置を占める。

## 看多機新設を申請中

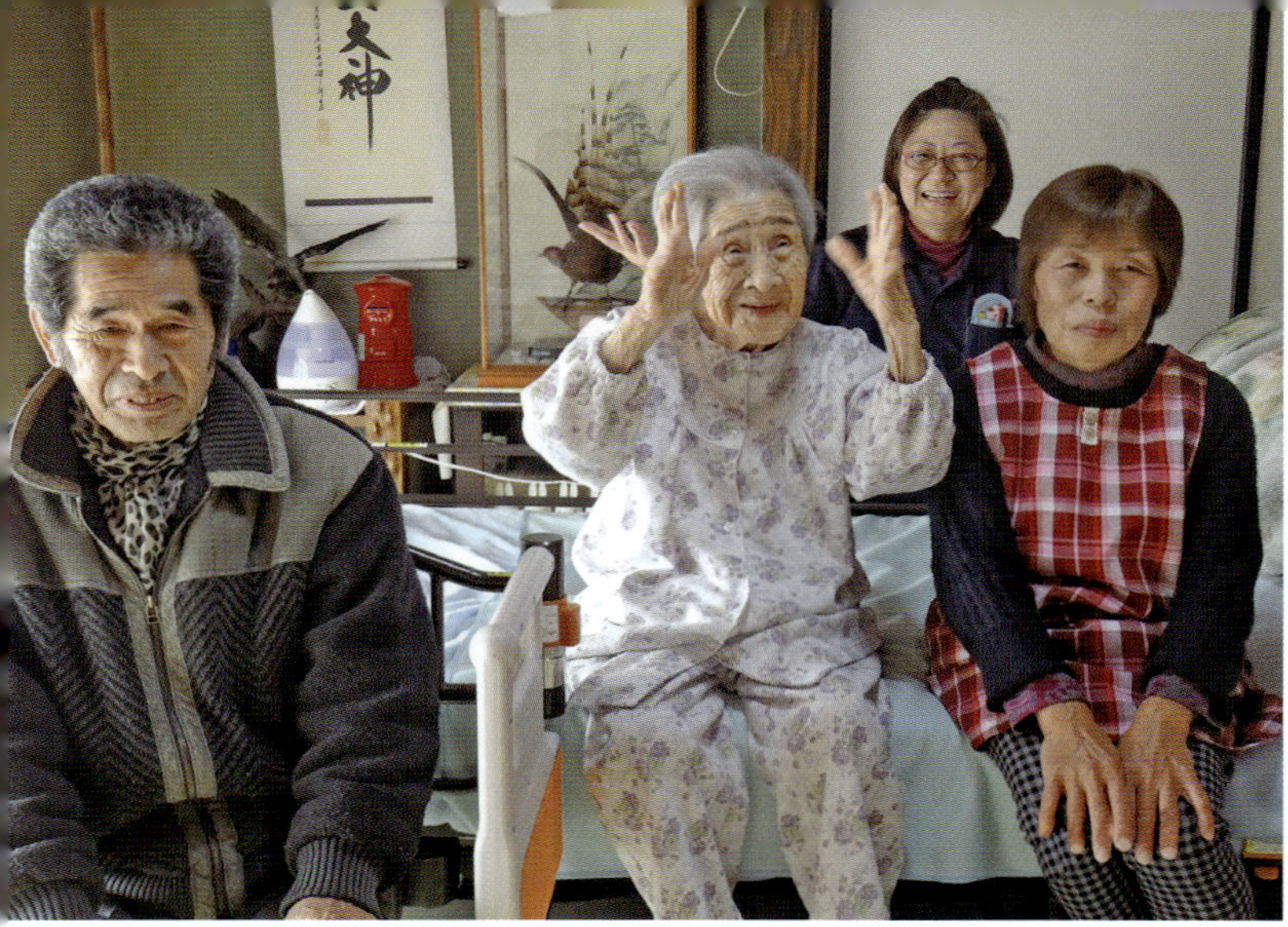

うららかな冬の日差しが障子を透かして入ってくる座敷に、今年102歳の外口ミツさんのベッドがある。2017年正月すぎに、居間のこたつテーブルにつかまり損ね、右大腿骨骨折をした。すぐに息子の貞男さん(73)、妻の敏子さん(68)から緊急コールが「あい」に入った。三上さんがすぐに訪問し、相談して病院に救急搬送した。手術はせず、自宅に戻ったミツさんのもとに、以来、三上さんが訪問している。体調管理や気分転換などを兼ねて、両手をあげる運動や、ベッドからの立ち上がり訓練、清拭などを行っている。三上さんと一緒に「きらきら星」を両手で踊り、介助バーにつかまって立ちあがって庭を眺める。「今日もお元気ですね」と三上さんの明るい笑い声が響く。ひざが悪い敏子さんや、母思いの貞男さんには頼もしい存在だ。訪問看護が、老々介護の暮らしを支えている。

いっぽう、「あい」には、市域を超えて宇都宮方面からも、相談が寄せられる。「地域包括支援センターに電話をしたが、そんなサービスはないといわれた」「呼吸器をつけているからデイサービスでみられないといわれた」…。「地域包括支援センターへの電話は、こう説明するといいですよ」とまで教え、遠くからの相談には、その人に近い場所の知り合いの訪問看護師を紹介する。だが、介護家族のレスパイトや、本人の体調管理などを考えると「お泊まり」のできる施設がほしい。

「いま、看護小規模多機能ホームの新設を考えて市に申請中です。もうすぐ返事が来るはず。また大変ですが」

そうでなくとも、市内外のいろいろな団体からの依頼で役を引き受けるたびに「事務所でみんなに『またですか』とあきれられているんです」という横山さん。

保険制度の訪問看護と、自費サービスのキャンナスの切り分けなど、課題も多い。それでも地元に必要とされている限り、ピンクのユニフォームは突き進む。

(野田真智子)

きらきら星を踊るミツさんと、貞男さん、敏子さん。後列は三上さん

**訪問看護ステーションあい**

〒321-0632
栃木県那須烏山市神長422-1
TEL：0287-83-8035
FAX：0287-83-8222
営業日,：月曜～金曜
(祝祭日と12/29～1/3を除く)

## あすか山訪問看護ステーション

# 「人」と「地域」を紡ぐ 自転車に乗った普段着の看護師たち

### 利用者290人余、スタッフ30人

午前9時、緩やかだった空気が一転し、カンファレンスが始まる。「あすか山訪問看護ステーション」（あすか山）とサテライト（赤羽支所）を結んだテレビ会議でさまざまな情報が共有されていく。およそ10分で会議が終わり、ズラリと並んだ電動アシスト自転車のバッテリーが次々と充電機から外されて、自転車に装着し、それぞれの地区へと向かう。

「あすか山」の拠点は、商店と住宅が混在するJR東十条駅にほど近いビルの一階だ。1998年に公益財団法人日本訪問看護財団が3カ所目のステーションとして設置した。292人の利用者を看護職22人、作業療法士、理学療法士、看護助手、ケアマネジャー、事務職などおよそ30人のスタッフが支えている。

「0歳から100歳までの全ての療養者に寄り添う」を合言葉に、在宅看護専門看護師、訪問看護認定看護師、皮膚・排泄ケア認定看護師、リンパドレナージセラピストが配属され、「緩和ケア」「褥瘡」「小児」などのチームがある。北区内に留まらず、足立区、荒川区、板橋区の一

穏やかな声かけと少しの異変も見逃さない観察力

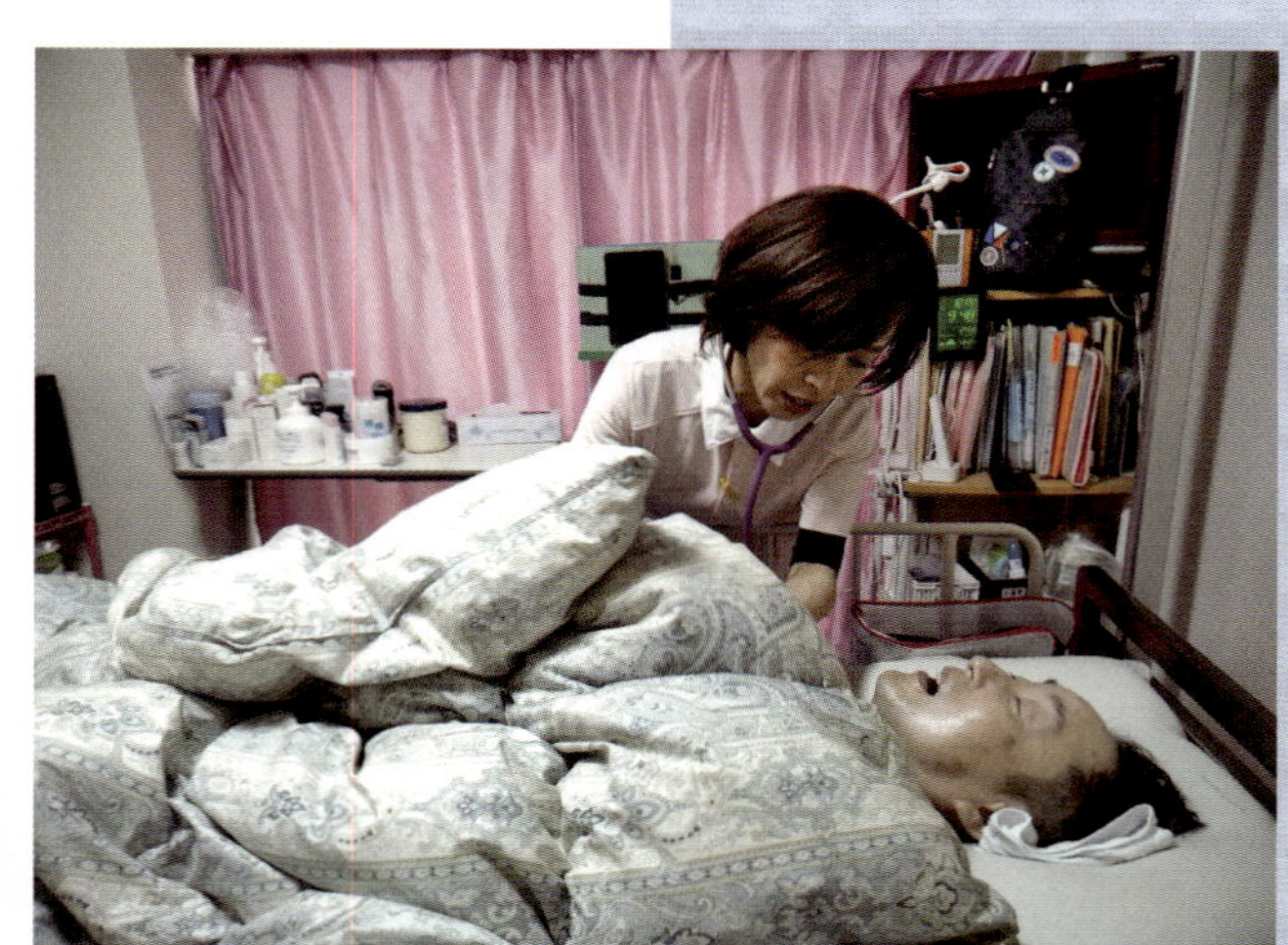

お腹の音を聴いて腸の動きを確認

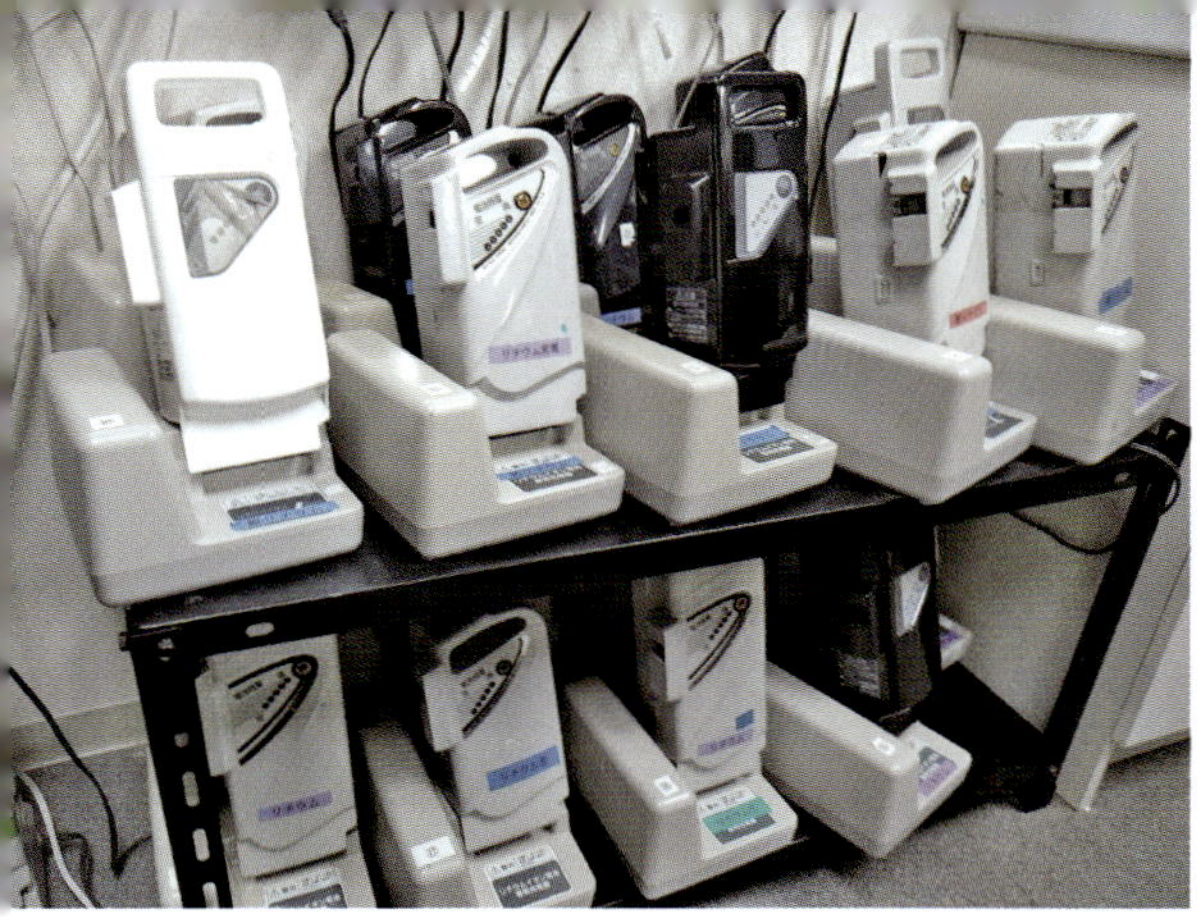

前日からしっかり充電。
出番を待つバッテリー

部をカバーする力は財団立ゆえかと思ったが、開設から数年間は厳しい状況が続いたという。

所長の田中道子さんによると、「２００７年に副所長として入職した当時は、利用者は30人ほどで、看護職も常勤換算で最低基準の２・５人を下回っていました」。赤字経営の小さな事業所。２００６年に所長に就任した平原優美さん（現統括所長）と共に立て直しに奔走した田中さんは「きちんとした看護を提供する」ことに傾注した。平原さんが示した「利用者・家族が求める看護をよりよいものにする」「スタッフの力を最大限に引き出す」という２つの方針と共通する。訪問看護について、世間の認知度は高くない。医療、介護、行政、そして何より地域住民に頼られる事業所になるために何が必要か。その最初の一歩が「看護の質を高める」だった。

## フィジカルアセスメントの重要性

田中さんが考える看護とは何か。「人間のもつ力を十分に発揮させる仕事です。本来、看護とは『治す力が働かない理由を探す』『機能していない理由を多角的に分析する』役割を担っています」

たとえば、「食べられない人」に対して、姿勢や歯列、口腔の状態を整える。褥瘡は栄養状態も一因かと考え、改善策を講じる。「認知症によって昼夜逆転が起きると睡眠不足で便秘になりがち。『便秘にはすぐ浣腸』ではなく、理由をアセスメントするのが看護師です」。訪問看護師には適切なケアを導き出すフィジカルアセスメントと、看護の根拠となる知識が求められると田中さんは説く。

介護する家族にもアセスメントは必要。家族の歴史や関係性を知ると共に、「ちょっとした言葉から不安感や思いを汲み取ることも大切。介護者の心身状態が介護を受ける側に与える影響が大きいのでレスパイトも含めて多職種への働きかけが重要です」

ヘルパー職が、自らのケアに疑問があっても声に出せないこともある。また、ケアや医療への疑問を声を出せない利用者・家族もいる。そんなとき、訪問看護師が医療と介護を結ぶことで、利用者と家族のＱＯＬは確実に向上する。専門職同士のスムーズな連携が利用者・家族を支える大きな力になるからだ。

## 異なる職種へのダメ出しは「侵害」にあたる

介護職と看護職の隔たりを憂う声が絶

えないが、「看護師と介護職は協働関係にあります」と田中さんは言い切る。「ヘルパーが決められた時間内で、食べやすく、温かくと気配りして食事を作っても食が進まない場合、理由は認知力や嚥下機能の問題、あるいは精神的な問題であったりします。原因は何かを伝えて、『そのうえでの工夫を一緒に考えましょう』と話すんです。『そうじゃありません、こうしてください！』と指示的に話してはいけません。異なる職種の人に対する指示や否定は侵害にあたります」

だが、看護職と介護職がフラットな関係を構築しているケースはそう多くはない。「まず、お互いが気付いた点を話し合う。ケアにおいて多職種の連携・協働は大前提ですよ」

田中さんによると「北区は職種間連携の先進地区」で、地域の医療機関の医師、歯科医師、薬剤師、訪問看護師、ケアマネジャー、リハビリ職、介護職、医療ソーシャルワーカー、地域包括支援センターなど9職種が『北区在宅ケアネット』として活動を続けている。２０１７年に5週年を迎え、年に1度のペースで開かれる多職種連携研修会は毎回、50人以上が参加する。「顔が見え、互いの専門性をよく知れば、職種間の壁も次第になくなってくると思います」と自身の経験から手応えを語る。

「あすか山」が主体となった看護職の交流促進もある。そのひとつが２０１２年に立ち上がった「北区ナーシングヘルスケアネット」で、区内で活躍する看護職間で困難事例の検討会、各施設での活動報告やディスカッション、学習会、交流会などを行い、知識や技術の向上と連携を図る。発起人は「あすか山」統括所長の平原さん、北区の保健師、有床病院の老人看護専門看護師、緩和ケア認定看護師だ。

２０１２年には田中さんが発起人の1人となり、病児を抱える家族が安心して在宅療養できると同時に、安心して小児訪問看護を行うことを目的とした「北区の小児訪問看護を支える会（SUKU♡SUKU）」を発足させている。これは田中さんが会長を務める「北区訪問看護ステーション連絡協議会」の一事業として位置付けられている。「北区訪問看護ステーション連絡協議会」とは訪問看護ステーションの管理者が月に1度一堂に会し、事業所間の情報交換や研修会、在宅療養を支えるうえでの不安に対する具体的な相談をしあう場となっている。所属の違う看護師が協働できる地域であることが大切で、「この北区で訪問看護が受けられなくて困るようなことがないようにする」を常に柱にしているという。そのほかにもこの連絡協議会には２０１４年から「北区褥瘡対策プロジェクト（TOKOωTOKO）」もスタートし、各事業所の看護師間のつながりはいっそう強まっている。

「２０１７年度は新しい試みとして、全員が集まる全体会と北区の赤羽、王子、滝野川の3つのエリア会を開きました。エリアごとに事例検討や情報共有をすることで、より少ない人数で、身近な話題について話合うことができます」。課題を一つひとつ丁寧に掬い上げ、地域の看護全体の底上げに腐心する意気込みが感じられる。

## 重度療養者と家族が共に楽しむ祭り

「SUKU♡SUKU」と同時期、「あすか山」は、「小児地域連携会議」をスタートさせた。病児が病院から家に帰れる地域づくりで、参加者は病院、行政、小児在宅医療、訪問看護、教育、介護、福祉、父母の会などで、70人を超えることもある。回を重ねるごとにテーマは深くなり、就学や通所の支援方法も学んでいる。

2016年からは、地域の重度療養者と家族に楽しんでもらうお祭りも始めた。日ごろ、外出の機会が少ない人たちを招待しようと「あすか山」の作業療法士が発案。一から手作りだ。制作物の展示や、バンドを組んで曲を披露するなど、療養者自身が活躍する。2017年の秋まつりは職員を含めた140人が食べて、飲んで、笑った。「みんなが楽しい場所は介護者同士が笑顔で知り合える場所にもなります。障害児から高齢者まで世代を超えた交流も始まりますね」。日々を支え合う仲間との出会いになる祭りなのだ。

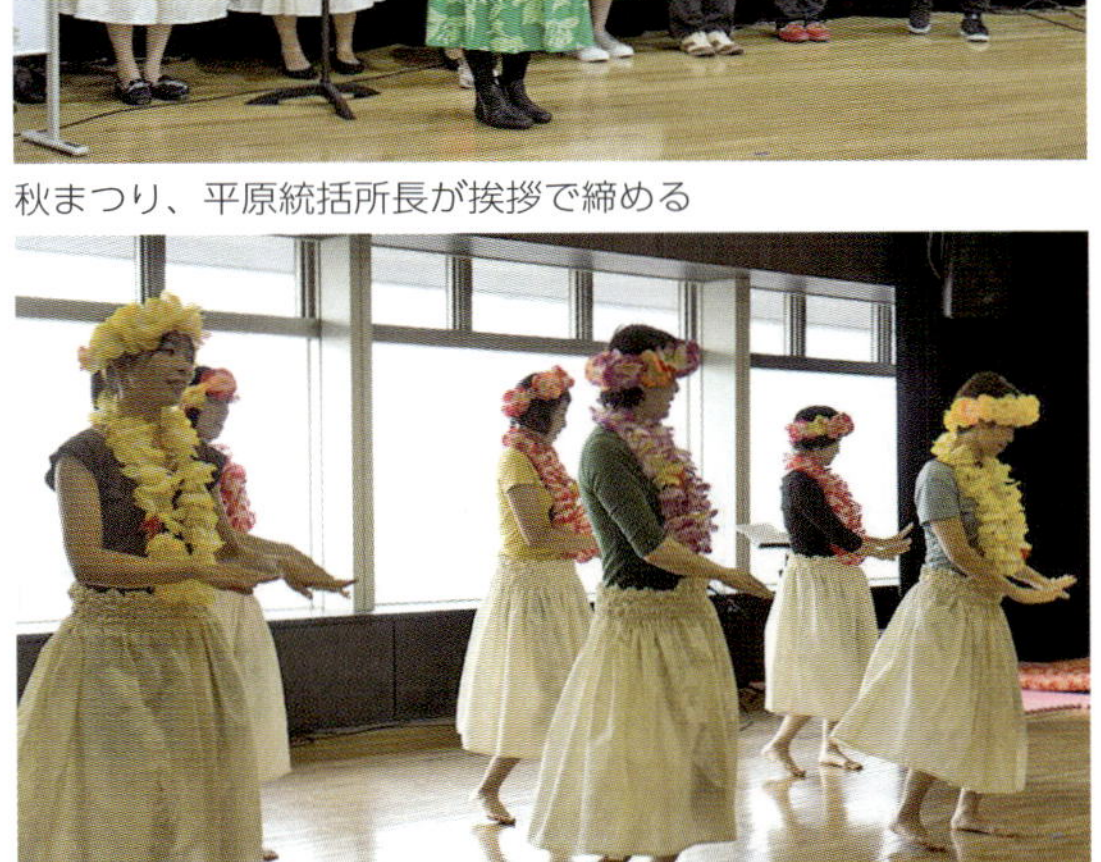

秋まつり、平原統括所長が挨拶で締める

「あすか山秋祭り」で職員がフラダンスを披露。笑顔が広がる

また、「地域のなかに看護師がいると知ってもらうには、自分たちが地域に出る必要がある。地域に出れば、自然に人と繋がれる」と「あすか山」が新たに着手したのが、「街なかふくし・だんだん東十条」（だんだん）への参加。「だんだん」は地域住民が主体となってオープンしたコミュニティカフェで、ほかに介護事業者、NPO法人、外国人支援団体、こども支援のリーダー、デイサービス事業所、医師、市民後見団体、社協、地域包括支援センターなど多職種が1年にわたって話し合いを重ね、2017年1月、開設に至った。

「あすか山」と「だんだん」の接点は、計画段階で「看護不在」に気付いた住民からの誘い。『だんだん』は年齢を問わず誰でも安心して集まれる場所。学校帰りの子どもはもちろん、生活に困っている人、病気の人など誰もがほっとできる場所なのです」と田中さん。赤ちゃん連れのママも遠慮は無用、日本語に慣れない外国人も笑顔で過ごせる。カフェで顔を合わせた高齢の女性同士がかつてのママ友とわかったこともあった。ケガで体調を崩している人が「ここで自分も役に立ちたい」と自分の居場所宣言をしたこともある。

八面六臂の田中道子さん

**公益財団法人日本訪問看護財団立**
**あすか山訪問看護ステーション**

〒114-0001
東京都北区東十条1-9-12溝口ビル1F
TEL: 03-5959-3121
FAX: 03-5959-3151

医療・看護・介護・教育・福祉を柱に地域のすべての住民が対象となる場づくりは、「あすか山」が大切にしてきた思いと同じだ。

　カフェには作業療法士、ケアマネジャーのほか、傾聴ボランティアや民生委員も参加している。「何気なく専門職が混ざっているのがいいんです。気軽に集まるカフェだから話せることもあるんですよ」。こうした場に関わることが地域包括ケアの互助であり、「あすか山」が地域にアプローチできる場所だと田中さんは確信する。

　「だんだん」運営の後方支援を担当する北区社会福祉協議会の飯野加代子さんは「訪問看護ステーションの参加は想定していませんでした。代表を務める人が医療と介護に関心が高く、『あすか山』に声をかけたところ快諾していただいたんです。看護師がいると、足を運ぶ方々の安心感が違います。行動力とアイディアも心強いです」と喜ぶ。

「あすか山」のスタッフはオープン初日、三味線と太鼓でお客さんの呼び込み役を買って出た。現在は、4名がお楽しみ企画チーム、広報チーム、カフェ運営チームとして関わっている。

　いま、地域が抱える課題として田中さんは「健やかな子どもの育成」を挙げた。発達障害、重度障害、出産年齢の上昇など子育てを取り巻く環境がシビアになっている。

「子育てと同時期に親の介護が始まるケースもあり、これからは地域を俯瞰しながら支援を行う必要があります」。「だんだん」のような居場所づくりはその支援のひとつ。さらに有効なのは、病院以外で働く看護師の協働で、「保育園や地域包括、特別支援学校、保健所、訪問看護ステーションなど地域に存在する看護師同士の連携が必要です」

　東京都北区東十条。商店街を自転車で走る普段着の看護師たちが、今日も命と暮らしを支えている。

（藤ヶ谷明子）

たかはま地域医療サポーターの会

# 「まちづくり系医師」と住民が赤ふん坊やを動員して つくり上げる、住民―行政―医療の協働

## 全人的な医療を求めて

福井県の敦賀駅と京都府の東舞鶴駅を、若狭湾に沿ってつなぐJR小浜線。舞鶴に近い若狭高浜駅の改札を出ると、赤いふんどしをした男の子「赤ふん坊や」の看板が迎える。1988年に登場したこのちょっとシュールなキャラクターの、自称「マネージャー」が、「健康のまちづくり たかはまモデル」を全国にPRする、高浜町の国民健康保険和田診療所医師・井階友貴さん。2008年に赴任以来、さまざまなアイデアで同町の地域医療を立て直し、医療に対する住民の意識を変えてきた自称「まちづくり系医師」だ。

かつては100万人以上の海水浴客を集めた高浜町は、時代の変化とともに海水浴客が減り、いまでは美しい日本海の海岸に原発をもつ町となった。人口減少で「消滅可能」の地域でもある。人口は約1万6000人、高齢化率30%。町の医療機関は急性期病院のJCHO若狭高浜病院（*1）と和田診療所など診療所が4軒。医師の数はピーク時の13人まで戻ったが、井階さんの赴任時には、常勤医は5名にまで減っていた。

「車で20～30分で小浜市や舞鶴市に行けるので、風邪を引いた程度でも大病院に行く人が多かった。往診する診療所の医師も次第に廃業し、町の医療が破綻寸前になっていました。しかし、そうした状況に住民はまったく無関心でした」

危機感をもった町長は、北海道夕張市の医療再生アドバイザーとして夕張医療

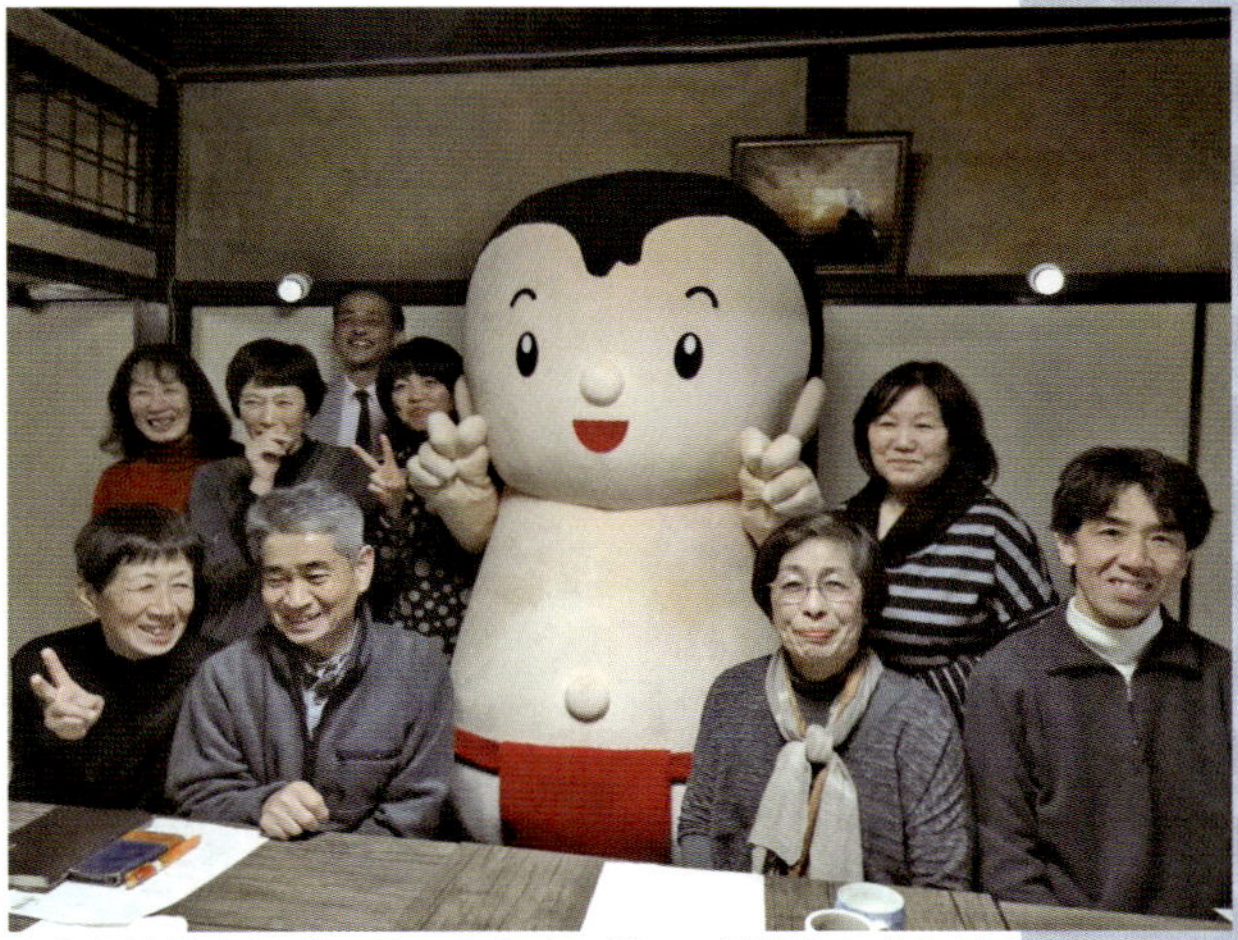

赤ふん坊やとサポーターの会メンバー。前列左から2人目が横田さん、最後列坊やの左が中島さん

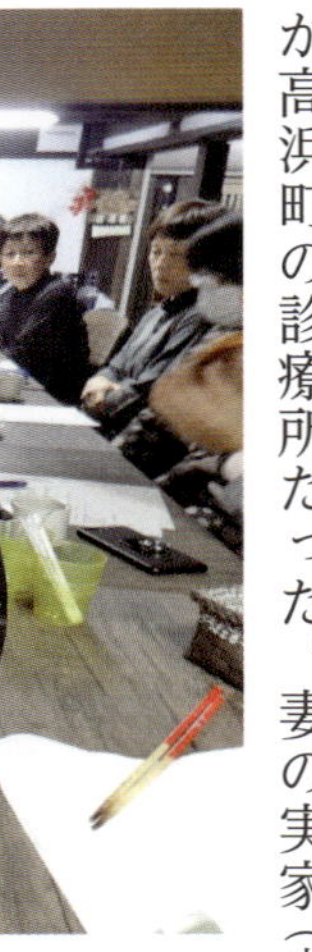
サポーターの会で、次回イベント時に出す新しい食べ物の試作に励む井階さん

センター設立に携わった城西大学の伊関友伸教授や、地元の福井大学の寺沢秀一教授に相談した。滋賀医科大学医学部を卒業し、丹波市の兵庫県立柏原（かいばら）病院で内科医をしていた20代の井階さんが、和田診療所に赴任したのは、高浜町でワーキンググループが立ち上がった時期だった。

地域医療には医学生時代から関心があった。しかし、勤務した病院では「患者を見ないで病気を診ている」日々。地域医療を学びながら全人的な診療ができる診療所を探しているとき、見つけたのが高浜町の診療所だった。妻の実家（小浜）にも近いと赴任を決めた。勤務していた県立柏原病院では小児科の廃止をめぐって、住民が２００７年に「県立柏原病院の小児科を守る会」を立ち上げていた。その活動を見て「医療は医療者が主体ではなく住民がつくっていくことが必要だ」と、井階さんは感じていたという。

＊1　旧社会保険高浜病院。一般病棟40床・療養型病棟75床

## 住民―行政―医療

高浜町が町長主導で進めていたのは、町が大学に寄付をして人材の提供をはかる寄附講座だった。２００９年に始まった「福井大学医学部地域プライマリケア講座」は、3年ごとの期限付きで現在3期目。4期目も継続することになっている。和田診療所と若狭高浜病院が学生や研修医の教育の場となる。井階さんは「地域志向型プライマリケア」（＊2）の手法を使い、高浜町の2つの問題点「地域医療にかかわる医師不足」と「住民の地域医療への無理解と無関心」に対し、医学教育では「地域の医師は、地域が育て、地域が守る」、住民啓発は「地域医療の主役は医療者ではなく住民」の視点で、住民―行政―医療の協働のシステムを考え、実践しはじめた。

医学教育の一環として考えたのは、医学生と研修医を対象にした4泊5日の合宿。「夏だ！　海と地域医療体験ツアーin 高浜」と名付けた。平日は和田診療所、訪問看護ステーション、デイサービスなどで在宅ケアの現場を体験し、土日は和田海水浴場の救護所で救護体験をしながら海で学ぶ。さらに、町を肌で感じられる「たかはま海の親プロジェクト」というホームステイ事業も始めた。井階さんはチラシづくりから、受け入れ先の民宿探しまで奔走した。体験ツアーと実習・研修への参加者は、延べ数百人。実際に町の医師になったり、「里親」と交流のある元学生・研修医も少なくない。

9年近く続いている「たかはま地域医療

サポーターの会」は、2009年7月に町が住民啓発に催した「高浜町地域医療フォーラム」で、井階さんが会場に集まった参加者に呼びかけたところから始まった。

「当時、僕は講座を開いたり、町の広報誌に書いたりしていましたが、ある日、ふと気がついた。盛り上がっているのは医療職だけで、住民にとって医療は依然他人事。自分は何をしてきたのかと思いました。そこでフォーラムの最後に、発言させてもらったんです。いま、医療が問題になっているけれど、住民さん自身が考える機会がない。僕と一緒にやってくれる人はいませんかと」

約700人の参加者から15人が手を挙げ、その後、主婦、サラリーマン、患者家族、学生から、看護師、救急救命士など30人が集まって、2カ月後の9月に「サポーターの会」が結成された。会の活動目的は、「住民の立場でできることを考え、実行しよう!」とし、医療・行政・住民の「かけはし」を目指す。さらに、5つの「か」を盛り込んだ「地域医療を守り育てる5か条」をつくった。

活動で留意したのは、①無理しない、②批判しない、③消滅しない、の3つ。月1回の定例活動として「医療なんでも座談会」などの勉強会を開き、自主勉強会やメーリングリストで議論を重ね、機関紙、ホームページ、フェイスブックなどで地域医療の情報を発信した。会結成のきっかけになった年1回の「地域医療フォーラム」も、2回目以降はサポーターの会が企画運営し、毎回数百人を集めた。啓発ビデオの作成や、救急車を呼ぶ目安となる「救急受診フローチャート」も作成し、町の全戸に配布するなど、会のメンバーの活動は続いた。どのメンバーも一市民として参加しているが、なかでも看護師は、仕事のなかで患者・住民との距離が近く、住民の声を代弁できるようになったという。

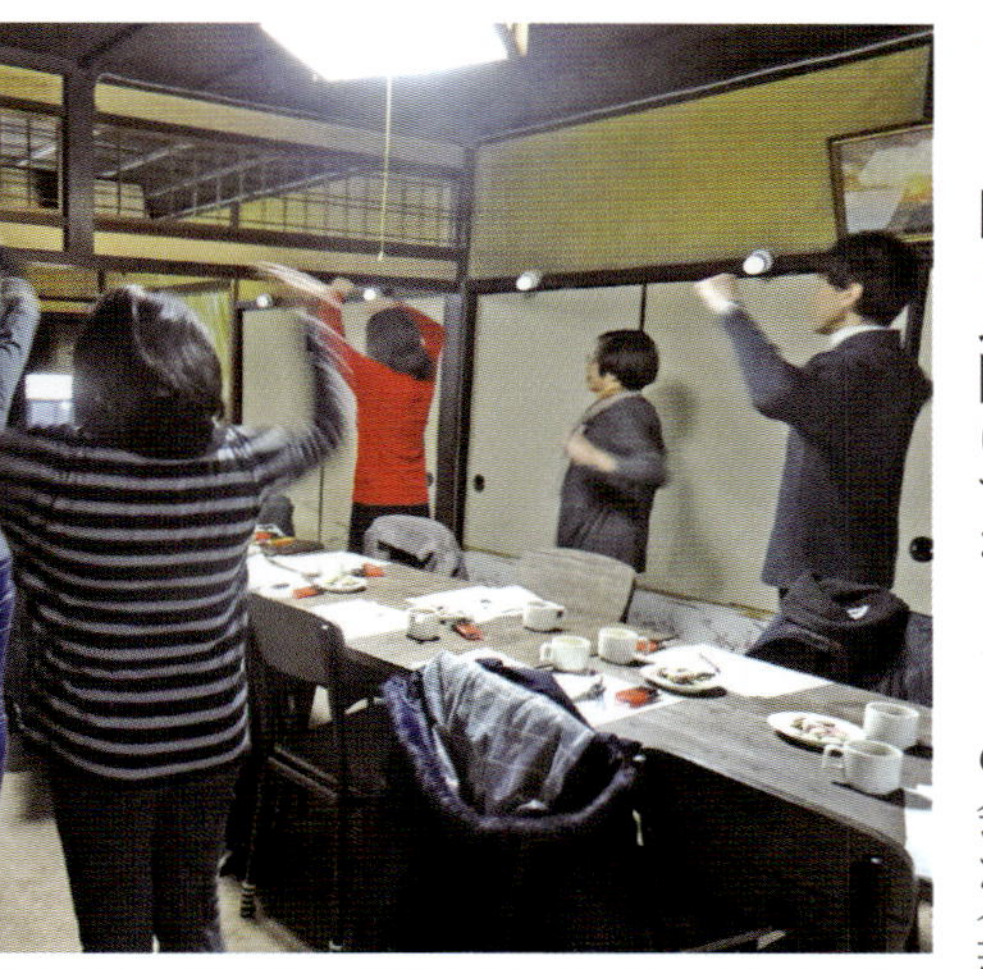
「赤ふん坊やの唄」体操を練習するサポーターの会メンバー

*2 Community-oriented primary care (COPC)

## 誰かが動けば、変わる

医師不足は次第に解消され、町の人の地域医療に対する意識も少しずつ変わってきた。しかし、活動が4年を過ぎると、「サポーターの会」はいくつかの壁に突き当たり始めた。活動疲れ、健康問題、別の活動への関心…。多くの住民団体がかかえる問題である。常連は10人程度になっていた。「時代に沿って自分たちも変わっていくか、やめるか、期間限定にして再スタートするかの瀬戸際でした」

「健康のまちづくりプロデューサー」を町から委託された井階さんは、地域医療という切り口だけで旗振り役を続けるのは難しいと感じた。もっと多くの住民がゆるやかに参加できる楽しい集まりができないか。そこで、サポーターの会のメンバーと相談し、健康グループ、まちづくりネットワーク、公民館、観光協会、商工会、NPO、ボランティアグループ、医療・介護の専門職、食のグループ、そして行政の職員にも声をかけ、「けっこう健康！　高浜わいわいカフェ（健高カフェ）」を、2015年末に立ち上げた。古民家を改修したコミュニティスペース「塩屋」で毎月第3火曜の夜に開かれる「健高カフェ」では、参加者がお菓子をもちより認知症、子育て、フレイル、食と栄養、男性の健康、笑いなど、さまざまなテーマで気軽におしゃべりする。参加者は毎回20～30人くらい。

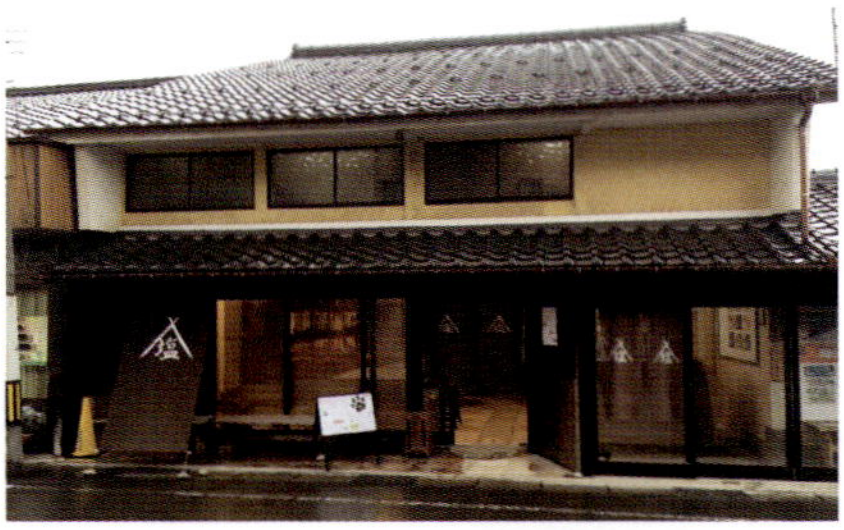

コミュニティースペースとして改修された元・塩屋の古民家

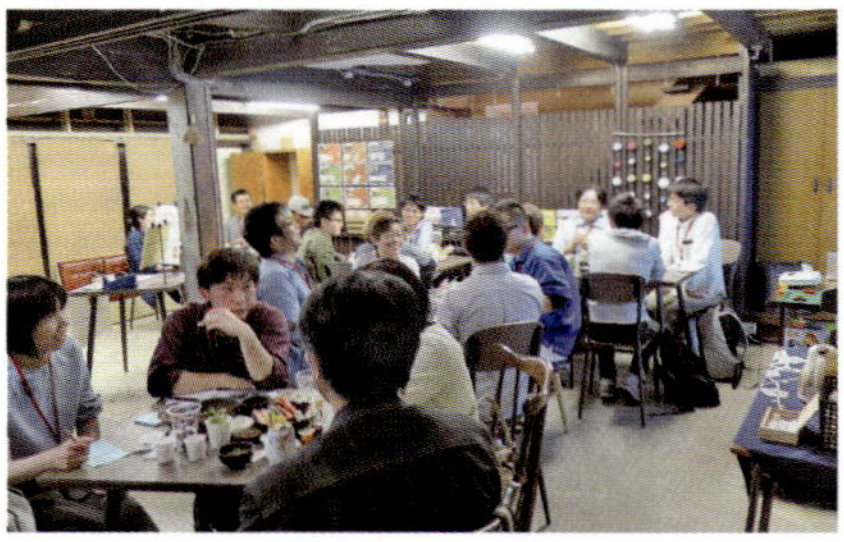

健高カフェ。「たかはまコミュニティヘルスケアネット」という、サポーターの会、高浜町、たかはまコミュニティケアコンソーシアム（地域ケアを志す保健医療福祉介護系専門職の任意の集まり）の共同体で運営

新しいつながりのなかから、ユニークな企画が次々と登場した。地域の商店がつぶれて高齢者が買い物難民になっている、という話が公民館長から出ると、「なんとかしよう」と参加者が地元のスーパーにかけ合い、公民館長宅の庭に週1回、スーパーの移動販売車が時間限定でくるようになった。椅子も並べ、おしゃべりの場にしたことが好評で、他の地域でもできないかという声があがっている。家に眠っている健康器具を集めて活用したい、という提案が出ると、理学療法士が指導を買って出た。「サポーターの会」では、前々町長が作詞し、メンバーの夫が作曲した「赤ふん坊やの唄」を利用してオリジナル体操をつくり、町民体操にしようと、DVDを作成している。

会の創設以来のメンバー、横田行雄さんは、町の空き家事業とのコラボで、空き家だった「塩屋」をまちの拠点にしようとNPOをつくった。「医療―行政―住民のごちゃまぜ」で、まちづくりをしていきたいと考えている。

「医療やまちづくりは住民が考えることじゃないと思われていましたが、医療をなんとかしようとみんなでやっているうちに、健康やまちづくりを考えるようになった。誰かが動かないとまちは変わりません」

## 行政・専門職の本気度

住民からも「いか☆やん」の愛称で呼ばれる井階さんが「赤ふん坊や」の「マネージャー」を始めたのは、高浜町に来た2年目から。福井大学で地域医療の講義を担当する初日、思いつきで連れて行ったら大受けだった。以来、町と地域医療に親しみをもってもらうために、どこへでも「赤ふん坊や」を同行し、PRに一役買ってもらう。

2017年3月、高浜町の呼びかけで、地域医療と住民の健康をテーマに、お互いの取り組みを共有しながら、楽しくゆるくつながろうという自治体のネットワーク「健康のまちづくり友好都市連盟」が発足し、第1回目のサミットが高浜町で開かれた。仕掛け人は井階さん。同年12月の2回目は延岡市で開催、2018年の3回目は加賀市で開催される。「サポーターの会」は1、2回に続き、ワークショップに参加する予定だ。町では「健康のまちづくり」に向けて、学生や専門職・行政職員向けに「健康のまちづくりアカデミー」、住民向けに「健康マイスター養成塾」の2コースも開講した。

「〝友好都市連盟〟は、まちを楽しく元気にしていきませんか、という呼びかけですが、僕自身が元気をもらっています。全国の取り組みを共有することで、お互いがパワーをもらえる機会なんです」

全国各地を回りながら、最近、井階さんが気になっているのは、地域のヘルスケアに理解のない行政や専門職が多いことだ。「うまくいかないのは、住民が無関心という話になりがち。でも、行政や専門職は、まちづくりや地域の健康づくりを本当に考えているでしょうか。住民や行政よりさらにむずかしいのが医療の専門職の理解を得ることです」

井階さんと一緒に「医療―住民―行政」の高浜モデルづくりを担ってきた、同町保健福祉課地域医療推進室の中島大輔主事に「町の職員は、健高カフェに参加していますか」と聞くと、ちょっと困った顔をした。

「実はあまり来ていません。別の課の仕事だと思うからか、いつも住民主体という行政が、住民活動の支援ができていない。カフェのような活動でそれを痛感させられます。人口減少を見据えて移住を含め、対応の仕組みをつくっていきたいんですが、僕らの部署だけではできない。目標がいっぱいありすぎますが、それこそがまちづくりといいたいですね」

地域を救うのは人のつながり。連携や協働と何百万回唱えるよりも、人のつながりをつくることが大切だと、井階さんが中島さんの言葉に明るく重ねる。

「この10年やってきた結論は、人と人がつながることが常に原点だということです」

（中澤まゆみ）

**地域医療を守る育てる5か条**

①かんしん（関心）をもとう
②かかりつけをもとう
③からだづくりにとりくもう
④がくせい（学生）教育に協力しよう
⑤かんしゃ（感謝）の気持ちを伝えよう

**高浜町役場保健福祉課**

〒919-2201
福井県大飯郡高浜町和田117-68
TEL：0770-72-2493
FAX：0770-72-2081
「たかはま地域医療サポーターの会」
www.acahun.com

公益社団法人 日本看護協会 副会長 齋藤 訓子

# 未経験者用プログラム＆出向システムで「地域に出ていく」看護師を育成

２０１５年６月、当協会は将来ビジョン（＊１）をとりまとめ、地域包括ケアを担う看護職の活動の方向性を明確にした。医療計画・地域医療構想・介護保険事業計画などが策定され、構築が進む地域包括ケアシステムにおいて、看護はその原点である生活と保健・医療・福祉を〝つなぐ〟観点から、健康なまちづくりに向けて参画する。

これからの看護職は慢性期、あるいは治らない病を抱えた人たちと向き合う方法を学んでいかなければならない。現在、看護職の就業者約１６４万人のうち、83％が医療機関を職場とし、行政・教育・介護福祉・訪問看護など〝地域〟で働く者は17％に留まっており、「看護師がマンパワーとして地域に出ていない」という指摘を裏打ちしている。

療養が「暮らしの場」へ移行する時代を迎えた今、当協会では、地域で活動する看護職員の確保・育成を喫緊の課題と位置付け、大幅な拡充に力を注いでいる。

その一環として、当協会では「地域で働く看護師の育成」を政策課題に挙げ、一人でも多くの看護職が訪問看護を体験できる機会の創設を提案している。訪問看護師は、看護の視点から地域住民が暮らしのなかで「自分らしい生活」を送る支援を行う。だが、在宅という地域の最前線に出ていくのは「ハードルが高い」と思う看護師は多い。実際、環境、設備、人的なバックアップが整った医療機関で働いてきた人が不安を抱くのは当然である。そのために、訪問看護師養成研修に関するモデル事業を実施し、「訪問看護入門プログラム」を作成した。訪問看護未経験者が、紙上研修や同行訪問で体験し、訪問看護職に就く動機づけを狙っている。

さらに、2015年度から2年間、病院看護師が在籍のまま一定期間、地域の訪問看護ステーションに出向し、トライアル体験を積む「訪問看護出向システム」を実施した。処遇と教育を保障することで出向者の不安をなくし、在宅移行支援の能力を高めるなど「出向した看護師が力をつけて帰ってくる」と病院側の評価の声も得た。

一方、ステーション側からは、スタッフの労務負担が軽減され、管理者がコア業務に専念できるなどのメリットが挙がった。結果的に、出向者が訪問看護師にならなくても、病院で実践的な退院支援が行える人材となる。現在、地域展開を可能にする行政・病院・コーディネーター向けのガイドラインを作成中である。

また、地域活動を行う看護師の拡充のための、組織を超えたネットワーク作り(＊2)にも取り組んでいる。地域のそれぞれの場所にいる看護職が手をつなぎ、関係機関と連携することで地域住民のSOSに対応する仕組みを実現できる。

2015年度から開始した事業は、16年度に20カ所の都道府県看護協会が受託。看護職間の恒常的ネットワーク化に向けた活動や住民参加または多職種参加のイベントを開催している。事業の成果として、病院看護師、保健師、訪問看護師の連携が始まり、情報交換から地域が抱える課題の共有の場に発展したケースもある。職場を超えて連携すれば、〝つなぐ〟役割を核としてきた看護の力が発揮できることを実証している。

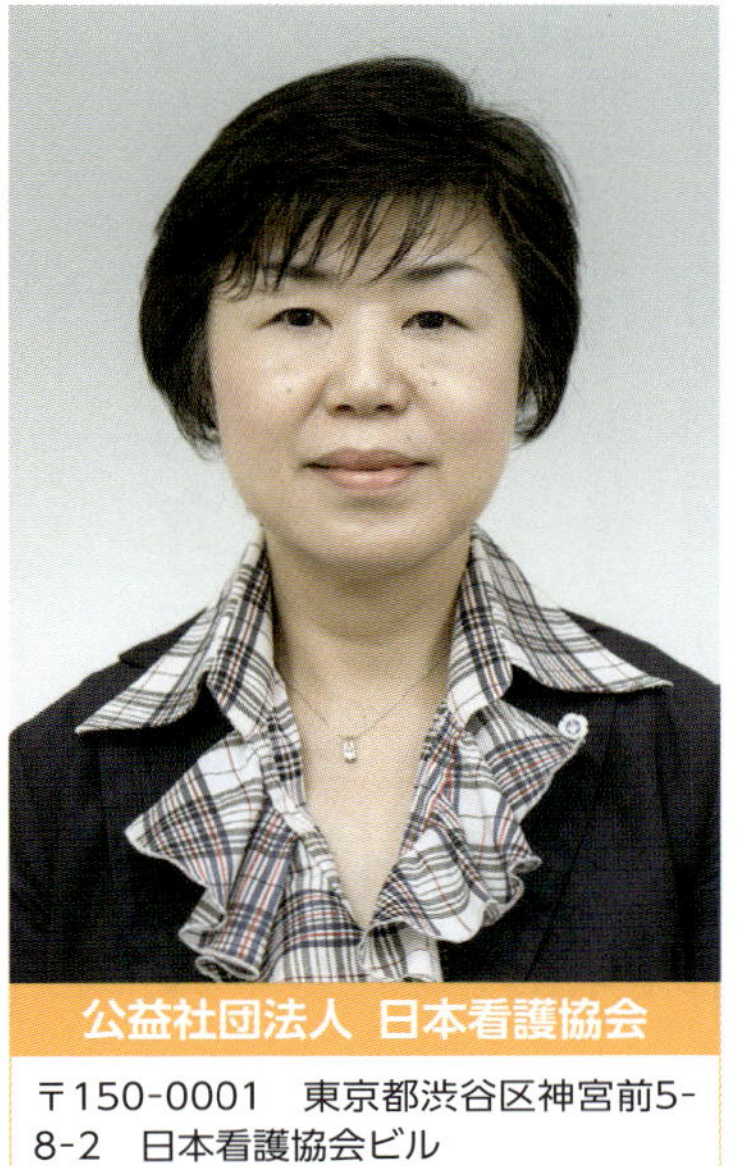


**公益社団法人 日本看護協会**

〒150-0001　東京都渋谷区神宮前5-8-2　日本看護協会ビル
TEL：03-5778-8831


＊1　「2025年に向けた看護の挑戦　看護の将来ビジョン～いのち・暮らし・尊厳をまもり支える看護」

＊2　「都道府県看護協会地区支部等における高齢者および認知症者支援のための看護職連携構築モデル事業」。地域における看護職間や関係者間のネットワーク基盤強化を行う。

公益財団法人　日本訪問看護財団　常務理事
佐藤　美穂子

# ２０４０年に向けてプライマリケアを担う〝ご当地看護〟を構築

病気があっても介護が必要になっても、住み慣れた地域でより元気に過ごす――。この〝在宅限界域〟をできるだけ長く延ばすために欠かせないのが訪問看護だ。地域包括ケアシステムは、訪問看護なくして成り立たないが、訪問看護の存在と役割はまだ十分に周知されていない。当財団ではＰＲ冊子等を多方面に配布しており、また、スマートフォン対応の動画配信も始め、医療関係者だけでなく地域住民への周知にも努めている。

地域包括ケア推進のため、訪問看護師を増やし、サービスの質を高めることが課せられており、そのために安定した働きやすい職場環境づくりも求められている。２０１３年には日本看護協会、全国訪問看護事業協会と共に「訪問看護アクションプラン２０２５」をとりまとめ、現在約６万人の訪問看護師を15万人に増やすことを目標としている。

訪問看護師の数が増えない要因に、労働環境や報酬の課題がある。小規模事業所ではオンコールによる24時間体制は厳しい。また、事業所の収入の99％は介護と医療による出来高報酬であり、小規模事業所ほど不安定な経営となっている。

訪問看護師が不安を持たないで働ける職場にすることが最重要と考える。そのために事業所の規模拡大等による安定した経営、ＩＣＴ活用による効率よい多職種連携、技術・知識習得の研修とキャリアアップシステムの充実等が必要になろう。

地域包括ケアを推進するうえで欠かせない多職種連携について、看護職と介護職の相互理解が不十分との指摘があるが、この問題は、「利用者を中心に据える」ことで解消できる。在宅療養者は思いや希望と現実との〝乖離〟に苦しんでいる。利用者が直面している「現実」を、どれくらい希望に近づけるケアができるか。協働の本質はこの「ケアの目標」を共有しながら、役割分担をしていくことであり、看護の特性である状態の「予測」についても、より頻回に訪問する介護職からの日ごろの情報がなければ叶わない。訪問介護との情報共有により、夜間の急変なども回避できる可能性が高い。多職種との連携の意義を理解し、生活と暮らしをみることが訪問看護師育成のポイントとなる。

さらに、地域住民との連携には、訪問看護ステーションからの発信が重要である。試みのひとつとして、当財団直営のステーションで「まちの保健室」を開設し、よろず相談の場所とする活動を開始した。これにより地域の看護師として身近な「健康の番人」になることを目指している。

積極的に発信しているのは「予防訪問看護」だ。訪問看護師は服薬やリハビリ、転倒危険の有無、栄養状態などを総合的にアセスメントし、必要に応じて医療を含めた専門職に繋ぐ役割を担う。ジェネラリストとして利用者・家族及び多職種との連携を円滑に進めるつなぎ役となる。

利用者が持つ自己資源を見つけ潜在的看護ニーズを見極めて、褥瘡や摂食・嚥下、排泄トラブル等を事前に防いでいく。疾病や障がいとつきあいながらの高齢者の日々の暮らしのなか、訪問看護が果たす予防の視点の意味は大きい。

地域包括ケアにおいて、訪問看護師はより自律的に医療と介護、保健に携わりプライマリケアの実践者になりうると自負している。そのために、当財団は訪問看護師に地域に応じた〝ご当地看護〟をみずから考え、実践し、施策化していくことを呼び掛けている。

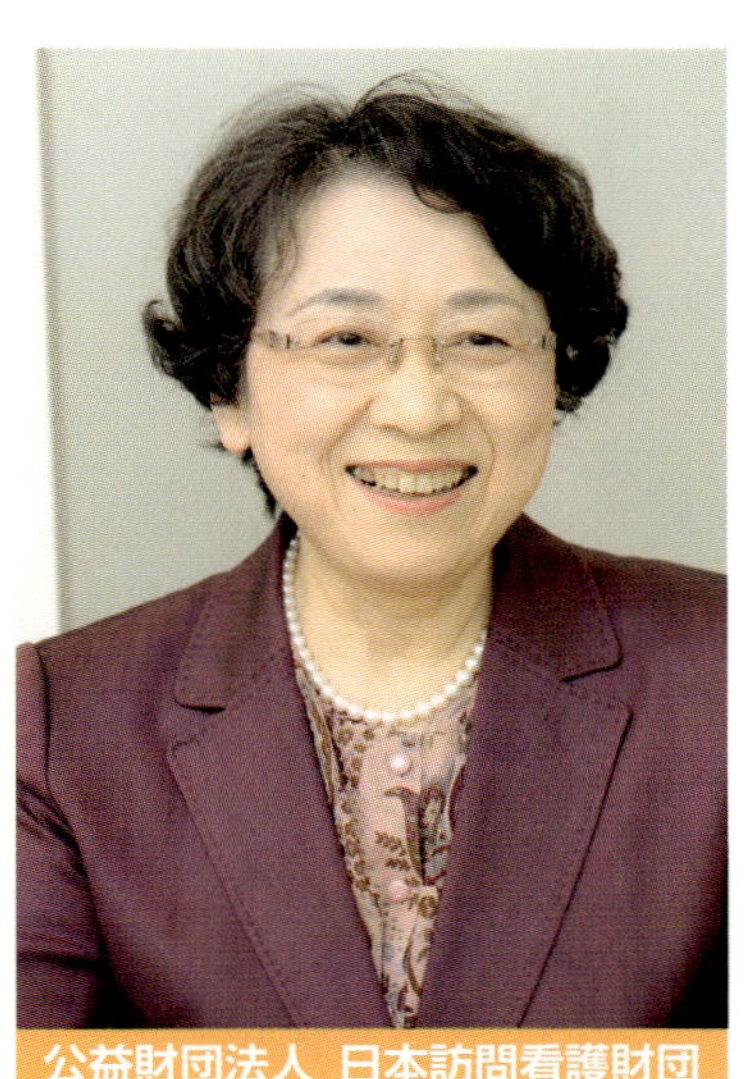

**公益財団法人 日本訪問看護財団**
〒150-0001 東京都渋谷区神宮前5-8-2 日本看護協会ビル5階
TEL：03-5778-7001（代表）
FAX：03-5778-7009

# 高まる訪問歯科診療のニーズ

一般社団法人　全国在宅療養支援歯科診療所連絡会　会長　**原　龍馬**

健康寿命を伸ばす上でも、在宅療養をしている高齢者のＱＯＬ向上のためにも、歯の治療や口腔ケアはとても大切である。なぜなら口は、人間の生存を支える栄養を摂る最初の器官だからだ。なかでも飲み込む（嚥下）前に、ものを噛む力はとくに重要である。

口の中をきれいに保っても噛む力がなければものを噛めない。しかし、常にものを噛んでいれば口の中は、唾液などの影響できれいな状態が保たれるため、噛む力の保持が大切になる。加齢に伴い、運動能力や筋力、バランス、認知力などが低下するフレイルが起こりやすいことはよく知られているが、口の中にもフレイルは起こる。ケアやリハビリを続けて、できるだけ噛む機能を保つことが必要である。

噛む力は使わないと弱くなる。歯の治療をし、再び噛めるようになると飲み込む力も向上し、十分に栄養が摂取でき、寝たきりの患者が起き上がれるまでに改善したケースもあり、口腔ケアがいかに大切かを示す事例が多い。

私が高齢者の歯科治療の現実と出会ったのは、三〇年ほど前のことだった。そのころ東京都歯科医師会が行政（東京都）と協働して高齢者の在宅治療を進めるという方針を発表し、内科医の在宅診療に同行し、訪問診療の現場を見学して大きなショックを受けた。その患者は口内にフレイルが進んでおり、外来で診療していた患者とはまったく異なる状況で、そのあまりの隔たりに驚いた。この体験により、訪問歯科診療の重要性を痛感した。

外来で診療する場合との大きな違いは、訪問診療をする患者の場合、口の中だけではなく全身を診る必要があることである。さらに、介護者である家族の気持ちも受け止め、どのような治療をどこまで行うかを判断しなければならない。

一般に外来では、現在の口腔内のトラブルを根治し元通りにすることが「治す」ということになっているが、在宅診療では、患者の全身状態のみならず生活環境とも正面から向き合うことが要求される。「治し支える」医療である。

このように歯科疾患に留まらない広範な知識と技術が求められることもあり、訪問歯科診療は歯科医師の中で、なかなか根づいてこなかった。

しかし、2009年に、志のある人たちを募って全国在宅療養支援歯科診療所連絡会を立ち上げ、現在、会員は600名ほどである。少しずつ在宅歯科診療の重要性が認識され始めてはいるものの、十分な水準に達しているかといえば、まだまだである。

訪問診療を経験している歯科医師は3割ほどいるとされるが、地域により違いはあるものの、実質的に訪問の要請に応じているのは、まだ1割ほどである。そうした水準にとどまっている理由として、ひとつには歯科医は、これまで往診の慣習がなかったことがある。さらには、訪問診療の効率の悪さがあげられる。今後は地域の歯科医同士の連携や、また介護施設などとの契約といったことも進めていかなければならない。

さらに、訪問看護ステーションの歯科バージョンともいえる「訪問口腔ケアステーション」をつくることも考えられる。

目標は歯科衛生士を複数雇い、近隣の歯科医師との連携を密にして効率を高め、経営的にも安定する成功モデルを示すことが必要だと考え、実験的に開始している。各地に同じ試みが広がってくれることを期待している。

一般社団法人 全国在宅療養支援歯科診療所連絡会
〒277-0072 千葉県柏市つくしが丘5-7-29 大石歯科医院内 連絡会サポートセンター
TEL&FAX：04-7176-2220

一般社団法人 日本在宅医学会 副代表理事 **平原 佐斗司**

# 地域包括ケアに向け、多職種連携研修で在宅生活を支える

「地域包括ケア時代の在宅医療」は、一言で言えば在宅医療のシステム化である。とくに高齢化が進み、高齢者の独居率も高い地域では、地域包括ケアシステムの構築が急務で、それには、市区町村や医師会などのステークホルダーのコミットが必須の条件になる。

WHOがFramework for action on Inter-professional Education and Collaborative practice（2010）に述べているように、地域の専門職を対象にInter-professional Education（IPE）を丹念に繰り返すことによって、多職種協働実践が進化し、地域医療システムが強化されていく。地域包括ケアシステムの構築のためには、このような多職種連携研修が核になることは言うまでもない。

しかも、それはボトムアップで行われることが望ましい。一例をあげれば、都内北区において、筆者らの提案で医師会も含めた区内の多職種の団体代表と行政の代表からなる「北区在宅ケアネット」という任意団体をつくり、学びの場を運営する「オール北」の枠組みを構築、柏在宅医療研修プログラムを2013年から導入している。この研修修了者は延べ340名に達した。

さらに、独自の「あんしんセンターサポート医システム」を開発・導入し、地域包括支援センターが受け持つ困難事例について、医師会の推薦をうけ行

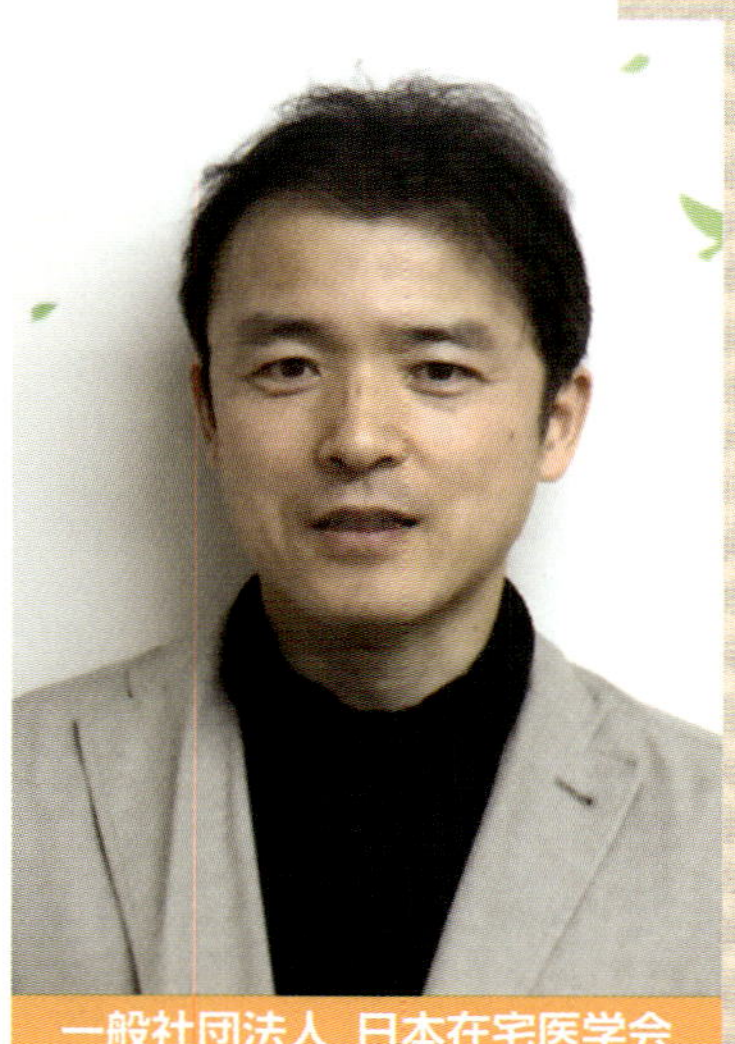

一般社団法人 日本在宅医学会

〒113-8421 東京都文京区本郷2-1-1
順天堂大学医学部神経学教室内
E-mail：zaitaku@juntendo.ac.jp

政が任命した医師に常に相談し、必要に応じてアウトリーチを行い、ともに解決にむけて協働する仕組みを、全国に先駆けて構築している。

加えて、医師会の訪問看護ステーション内に在宅療養の相談窓口をつくり、都内・区内の医療機関や事業所などから退院支援等の相談を常時受ける体制を構築、困難事例については、区内の認定看護師・専門看護師が在宅調整のためアウトリーチするシステムも構築した。このように区単位（メゾレベル）で、システム統合を行いながら、多職種の規範的統合をすすめていく活動は少しずつ実を結びつつある。

日本在宅医学会は、在宅医療に従事する者の叡智を集め、医学の一分野としての学問の体系化、教科書づくり、教育指導体制の確立をめざしている。1994年、前身となる「在宅医療を推進する医師の会」が発足。1999年に「日本在宅医学会」を設立した。在宅医療専門医の研修プログラムも実施し、認定専門医161名を輩出している。

さらに、会員の中で指導医にエントリーされた医師の施設で在宅医療の実際を体験できるプログラムも開始した。在宅医療を実体験する機会が少ない現状で、在宅医療に興味がある、また在宅医療での開業を考えているなどの医師がその実際を体験し、ヒントを得る場を提供するものである。

地域包括ケアシステムの構築は、これからの地域医療や介護にとって、最大の命題である。その具体例として、在宅医療機関に勤める専門職と地域住民で地域づくりの会を立ち上げ、だれもが集える居場所・サロンを開設・運営する、家族の会や学びの場を提供する、あるいは、ソーシャルワーカーがコミュニティーソーシャルワークの視点で推し進める、意識ある専門職による包括ケアを考える自主的学習会の開催など、多様で地域に根差した活動が各地域で始まっている。

地域包括ケアはコミュニティーや、住民主体の活動をどうつくるかという、次のステージに突入した。医療やケアの分断を減らし、あらゆる統合を推し進める地域包括ケアシステム構築のファーストステージは、ここにきて一定の成果を挙げつつある。当学会は、患者の在宅生活を支える多職種の方々および患者・家族の声を聴き、思いに寄り添いながら、これからも多くの志ある仲間と共に歩んでいきたいと考えている。

一般社団法人 全国薬剤師・在宅療養支援連絡会 会長 **大澤 光司**

# 医師とケアマネジャーの橋渡しを担い、多職種連携の地域づくりにも取り組む

薬剤師の在宅訪問業務は、まず医療保険で、次に介護保険によってその価値が保険制度上で評価されるようになった。当連絡会（J-HOP）は2010年に全国で在宅業務に取り組んでいた5人の薬剤師が発起人となって立ち上げた。在宅療養を支援できる薬剤師の育成や各地域における〝医薬連携〟・多職種連携の推進を図るのが目的だ。当初、170人だった会員は、2017年11月現在、1450人を超えている。

訪問業務に携わる薬剤師にとって大きな転機となったのが「3・11東日本大震災」であった。全会員が登録しているメーリングリストが被災地と日本薬剤師会、厚生労働省をオンタイムで結ぶ役割を果たした。避難所では我々薬剤師にも在宅医療と同様な業務が求められ、設備や薬剤が不十分な環境下での患者支援には多職種連携が欠かせなかった。

在宅という〝アウェイ〟では、薬局や病院という〝ホーム〟では思いもよらない事態に直面する。避難所では高齢者から子どもまで多くの人がさまざまな不調を抱えており、処方薬の課題が日常的となっていた。通常、薬局には800～1500種類の薬が常備されているが、私が担当した避難所には150種類ほどしかなかった。医師が処方したいA薬がない場合、薬剤師が「B薬での代替が可能」などの助言をするなど、力を合わせて各自の役割を果たそうと努めた。以前から重要性が叫ばれていた医歯薬の連携だが、職種として存在感を示すきっかけともなった。

在宅療養支援に取り組む薬局は増加傾向にはあるものの、全国で3割程度に留まっている。薬剤師の

訪問による在宅療養への効果が、患者、家族、多職種に十分に周知されていない点が大きい。薬への不安や疑問を「誰に聞けばよいのかわからない」ケースも多い。薬剤師の関与によって、薬の管理はもちろん、質問や相談を受けられる。また、重要なテーマのひとつである「残薬」も、薬剤師の視点で原因をチェックし、用法用量の変更、処方量の調整などについて疑義照会したり、正しい服用ができず体調が悪化している可能性を医師に情報提供するなど、薬剤師が果たしうる役割は大きい。

また、担当ケアマネジャーが薬の問題に気付いた場合も、処方箋の疑義照会などを通して日常的に医師と連携している薬剤師と情報共有することで、スムーズに対応できる。一方で、訪問薬剤師の普及を妨げる要因のひとつに、多職種のなかでも特にケアマネジャーとの連携がとりにくいことがあげられる。薬剤師による在宅療養支援は、患者のQOL向上に大いに寄与するだけでなく、ケアマネジャーと医師の橋渡しができることを我々の側から積極的にアピールしていく必要がある。

「薬」を通した在宅療養生活の質の向上を進めるためには、市民の理解を得ることも不可欠となる。積極的に地域の老人クラブや自治会の集まりや市民講座を活用し、出前講座を行うことも、その方策である。家族・患者に訪問薬剤師の存在や活動を伝えることで、住民の関心は高まる。さらに、ケアマネジャーの研修会・勉強会などにも積極的に参加をする必要がある。今後、薬剤師側からの積極的な働きかけが地域づくりのカギになるのではないかと考えられる。

ますます増加する在宅療養の生活の質を向上させ、よりよい在宅生活を進めるために、J-HOPの果たす役割は大きい。

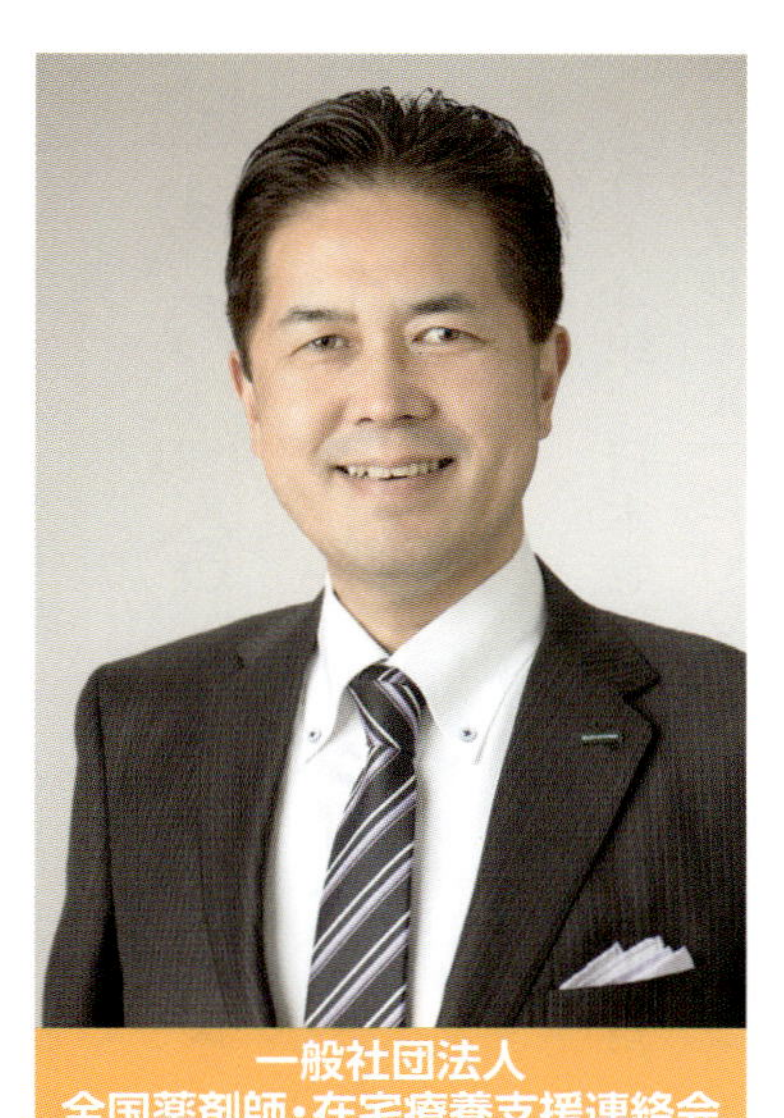

一般社団法人
全国薬剤師・在宅療養支援連絡会
〒102-0083
東京都千代田区麹町3-5-1
全共連ビル麹町館5F

# 地域の総合知によるまちづくり フレイル予防で気づきを促し、多様な活動を再編

一般社団法人 日本老年医学会 代議員 **飯島 勝矢**

2014年、日本老年医学会は、虚弱に替わる新たな「フレイル」という考え方を導入するよう、提唱した。フレイルとは健康と要介護状態の中間に位置する。従来の「虚弱」がともすれば、暗く否定的なイメージがあったのに対し、「フレイル」は元気な状態に戻すことも可能な、明るく前向きなイメージをもつ言葉であることが重要だ。

フレイル（＊1）は多面的な概念で、大きく「社会的」「心理的・認知的」「身体的」の3つの側面があり、その予防・対策には、これらの各側面に働き掛け、住民一人ひとりが自分ごととしてとらえ、対応することが求められる。

このため、全国各自治体に呼び掛け、フレイル予防を推進するプロジェクトを展開している。「フレイルチェック」（＊2）を用いて、専門家ではない市

図 健康長寿のための『3つの柱』

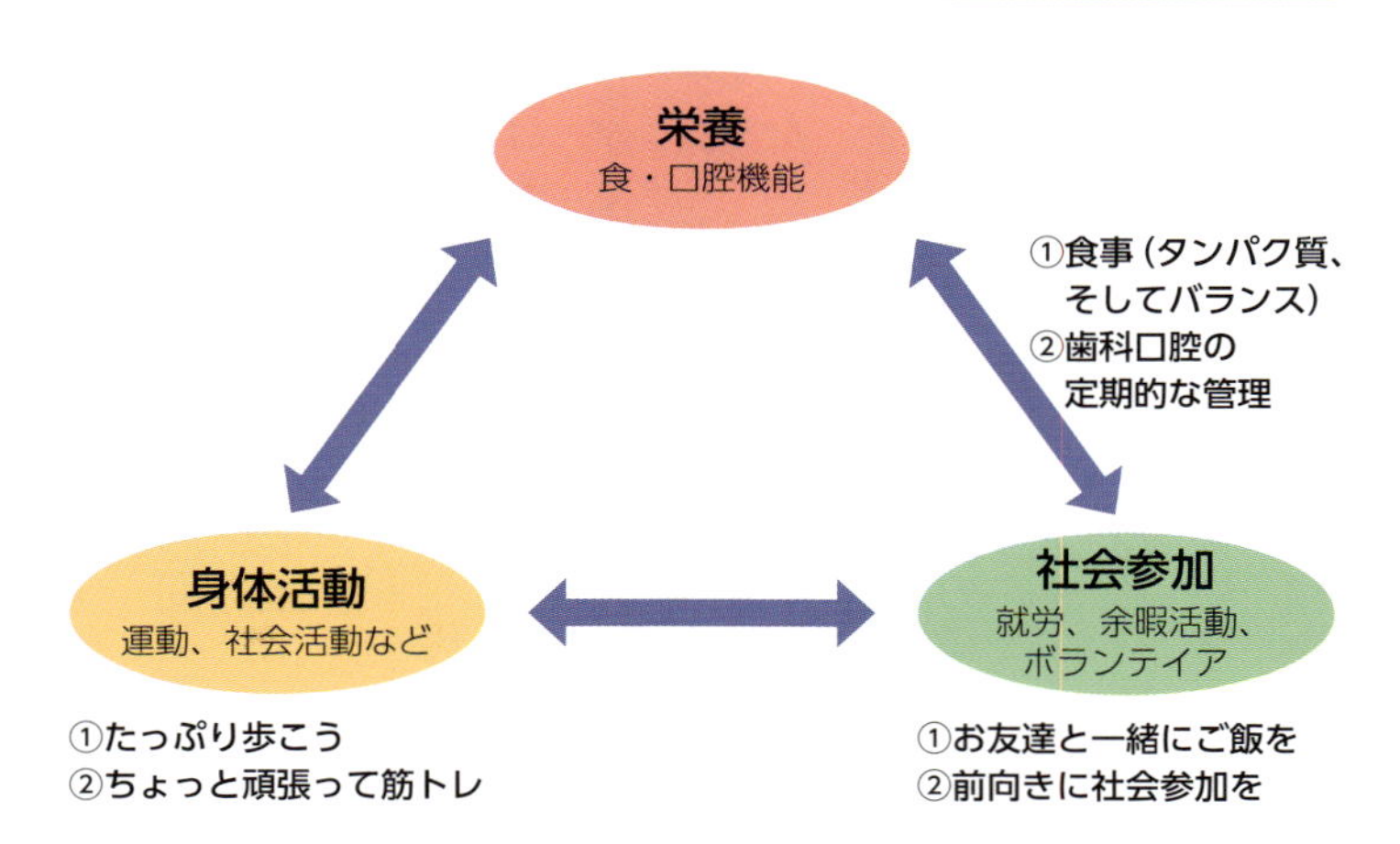


［飯島勝矢：「地域サポート体制を基盤とした早期からのフレイル予防戦略」より］

民を、研修により「市民フレイル予防サポーター（通称フレイルサポーター）」として養成している。フレイルチェックは10～15名程度の地元の集いの場などで半年ごとに行い、全国共通のTシャツを着用したフレイルサポーターが、チェック表の質問に従って計測などをサポートする。

フレイル予防には効果的な「3つの柱」（栄養・身体活動・社会参加）があり、高齢期には、若いころよりも十分な量のたんぱく質の摂取が重要となる。また注目すべき柱が社会参加で、単に運動習慣がある人のフレイルリスクは、運動習慣がなくて文化活動やボランティアなどの地域活動に継続的に参加している人よりも高い。また同居家族がいても一人で食事をとっている人は、一人暮らしでも社会的つながりのある人よりもリスクが高い。「孤独は肥満よりも健康に悪い」といえる。このように、社会性はフレイル予防のもっとも上流にあり、できる限り、人とのふれあいや集団の中での役割をもつ暮らしが望ましい。その意味で、フレイルサポーターになること自体が、それにかなっている。

しかし、自治体ではすでに多くの介護予防や健康増進プログラムを実施している。これからは、それらの結果を検証し、より効果的な施策に束ね直していくことも必要となる。その際、フレイル予防を核にすることで、各部署の横の連携や施策の見直しも効果が上がる。

フレイル予防は、健康づくりを入り口に、知恵を集めたまちづくりのツールとなりうる。

**一般社団法人 日本老年医学会**
〒113-0034 東京都文京区湯島4-2-1
杏林ビル702
TEL: 03-3814-8104
FAX: 03-3814-8604

＊1 「加齢とともに心身の活力（運動機能や認知機能等）が低下し、複数の慢性疾患の併存などの影響もあり、生活機能が障害され、心身の脆弱性が出現した状態であるが、一方で適切な介入・支援により、生活機能の維持向上が可能な状態像」（厚生労働省）

＊2 簡易チェックシートと総合チェックシートがある

認定NPO法人 ささえあい医療人権センターCOML 理事長
山口 育子

# 医療・介護を理解し、賢い患者・市民として参加・協働を

認定NPO法人ささえあい医療人権センターCOML（コムル）は、患者の自立と主体的な医療参加を目指し、1990年に活動をスタートした。患者一人ひとりが「いのちの主人公」「からだの責任者」として自覚を持った「賢い患者になりましょう」と呼びかけ、患者と医療者が対立するのではなく協働する医療を目指し、より良いコミュニケーションを医療現場に根づかせることを目標にさまざまな活動を行ってきた。

活動を始めて30年弱、この間、患者を取り巻く環境は目まぐるしく変化し、医療安全対策、医師不足、入院期間の短縮化、救急医療の危機など、さまざまな医療の課題も浮上してきた。しかし、これらの課題について、私たち患者側はややもすると対岸の火事のようにとらえ、「行政や医療者が解決する問題」と他人事のように考えていた。しかし、時代の変化の中で、「この地域の医療・介護の現状はどうなっているのか」「その原因は何か」などを行政や医療者と共に住民も考える必要性が問われている。それに対し、今まで以上に医療・介護を理解し、より深く参加し、協働できる患者・市民の必要性が高まっている。

特に「2025年問題」に向けて地域医療構想が策定され、医療・介護を切れ目なく利用する方策を、専門家の間では多くの話し合いが行われている。しかし、この問題を自分の問題として真剣にとらえている人は多くはない。そのために、COMLでは会報誌でさまざまな情報提供をすると共に、ミニセミナー「患者塾」で何度も取り上げ、考える機会を提供してきた。

なかでも2009年度から始めた活動が「医療をささえる市民養成講座」である。これは1回3時間

の5回コースで、医療の制度やしくみ、課題、医療費のしくみなど全般にわたって理解し、自らも賢い患者としてどのような参画ができるかを考えることがねらいである。これまで400名を超える熱心な参加があった。

講座参加者に動機を尋ねると、「医療や介護にまつわる活動が以前からしたかった」という回答が多い。その理由は「患者・家族としてお世話になった恩返しがしたい」「同じ患者としてほかの患者の支援がしたい」「患者体験はないが以前から医療には関心が高かった」「閉鎖的な医療界に外の風を吹き込みたい」など実にさまざまである。

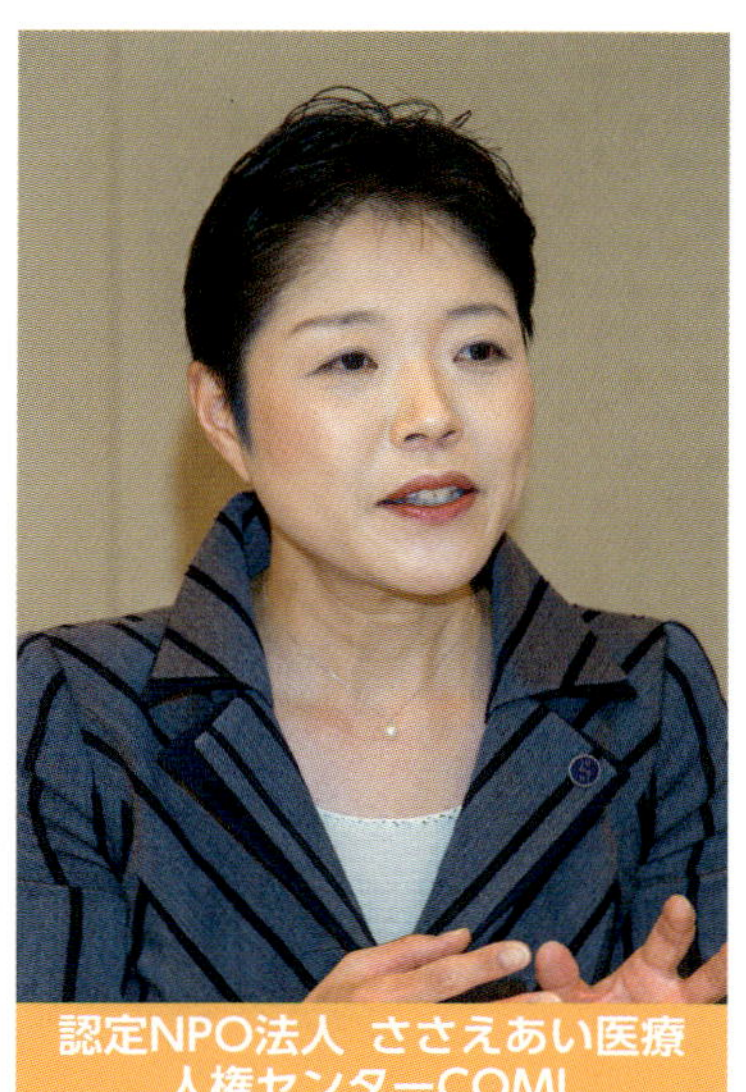

認定NPO法人 ささえあい医療人権センターCOML
〒530-0047 大阪市北区西天満3-13-9 西天満パークビル4号館5F
TEL：06-6314-1652
FAX：06-6314-3696

このような学びのなかで、更に知りたい意欲が高まり、医療について理解が深まると、それまでの不安や不満が解消され、「自分にできることは何だろう」と意識が変化する。それにより、かつては単に個人的な問題に過ぎなかった医療の問題が社会を視野に入れて考えられるようになる。まさしく、「冷静な患者・利用者」となり、地域包括ケアシステムの理解や、医療・介護提供者との連携に繋がっていくと考えられる。

医療・介護を切れ目なく利用するためには、ワンストップで相談できる窓口の設置も必要となる。さらに、医療職と介護職の間に上下関係が存在すると患者・利用者の目に映る現状の打開が不可欠で、これなくして切れ目ない医療・介護の利用を実現できない。更に、地域の医療・介護の現状を知り、5年後、10年後の変化を予測し、何が必要になるのかを住民に〝見える化〟して知らせていくことも、非常に重要となる。在宅医療はかけ声だけでは実現しないことをしっかりと認識し、それぞれの地域で実現可能なことは何かを模索し、実行していく働きかけが不可欠となる。

# 訪問リハビリテーションから考えた在宅医療・介護現場の多職種協働

一般社団法人 日本訪問リハビリテーション協会 会長 宮田 昌司

訪問リハビリテーション（リハビリ）とは、リハビリ専門職（＊）（理学療法士、作業療法士、言語聴覚士）が医師の指示の下に居宅に訪問する医療サービスである。近年は急激な高齢者の増加と共に障がいをもって生活する人たちも増え、そのニーズが高まり続けている。

2025年に向けた「地域包括ケアシステムの構築」のため、医療制度改革も進み、その一つとして病床群が再編された。

2000年の回復期リハビリ病棟の新設で量的拡充が進み、2014年には地域包括ケア病棟が制度化された。多くの利用者が障害をもちながら地域で暮らす準備をして退院するようになり、携わる療法士の数も飛躍的に増えた。また、訪問リハビリ事業所も回復期リハビリ病院に併設して普及し（約7割の施設で提供）、老人保健施設、訪問看護ステーションでの療法士の配置も増加し、量的普及は成熟しつつある。我々が地域の中で活躍する基盤が整いつつある現状である。

療法士の仕事は、疾病、事故等を起因とした生活機能障害（低下）者に対する自立支援を主題とする。身体機能的には回復を促し、補完的能力を高め、代替手段を助言・提案する。また、機能的自立だけではなく、自律（自己決定）できるような環境設定や社会適応への援助をする。訪問リハビリではこれを在宅生活の現場で行うことになる。回復期の病院で最大公約数的なＡＤＬの自立促進支援をしても、個人の機能と生活の背景が異なる自宅では、十分に機能しないことも少なくない。暫定的な目標は入院中に達成しても、個別の生活目標は達成しないまま退院する現状があるといえる。

　自宅での生活復帰目標は、単に療法士の訪問だけでは達成困難であり、多職種による協働や地域社会の受容と理解がないと難しい。

　個別の機能訓練で身体機能を高めても、一部に障害が残るケースも少なくない。医師・看護師・介護士などの専門職や地域の人々も巻き込み、地域社会に受け入れる場所ができてこそ、「生活に根づいた活動と地域社会への参加」が成立するものであると考える。

　このように多職種ケア・チームが必要だが、事は簡単ではない。特に専門職は、自身の職能を高めきわめる意欲と習性があり、結果として意見の相違が生じ、協働がうまくいかないことがある。ところで、そもそも協働する必然はどこにあるのか。各職種から視点の違う意見、専門性の違いによる業務の補完などを一歩進めて協働すると、困難な事例を解決する可能性が高くなるのではないか。このようにして成功した事例を共有することで、チームとしてのつながりを感じ、達成感も分かち合うことができる。専門職同士、連携する相手の力量を図り、チームとしてどう力を発揮すべきか、何が出来そうかを、具体的事例を通じて共有体験をし、チーム構築を意識的に図る明確な意思をもつこと。相互にこのような意識をもつことで職種間理解は進んでいくと思われる。ここに、協働の重要性と難しさがある。

　我々の仕事は、あとから地域に参画した比較的新しい分野といえる。だからこそ我々自身の仕事を広く知ってもらうためにも、多くの職種との協働に関する研修企画や住民への啓発活動に、さらなる取り組みを行っていく所存である。

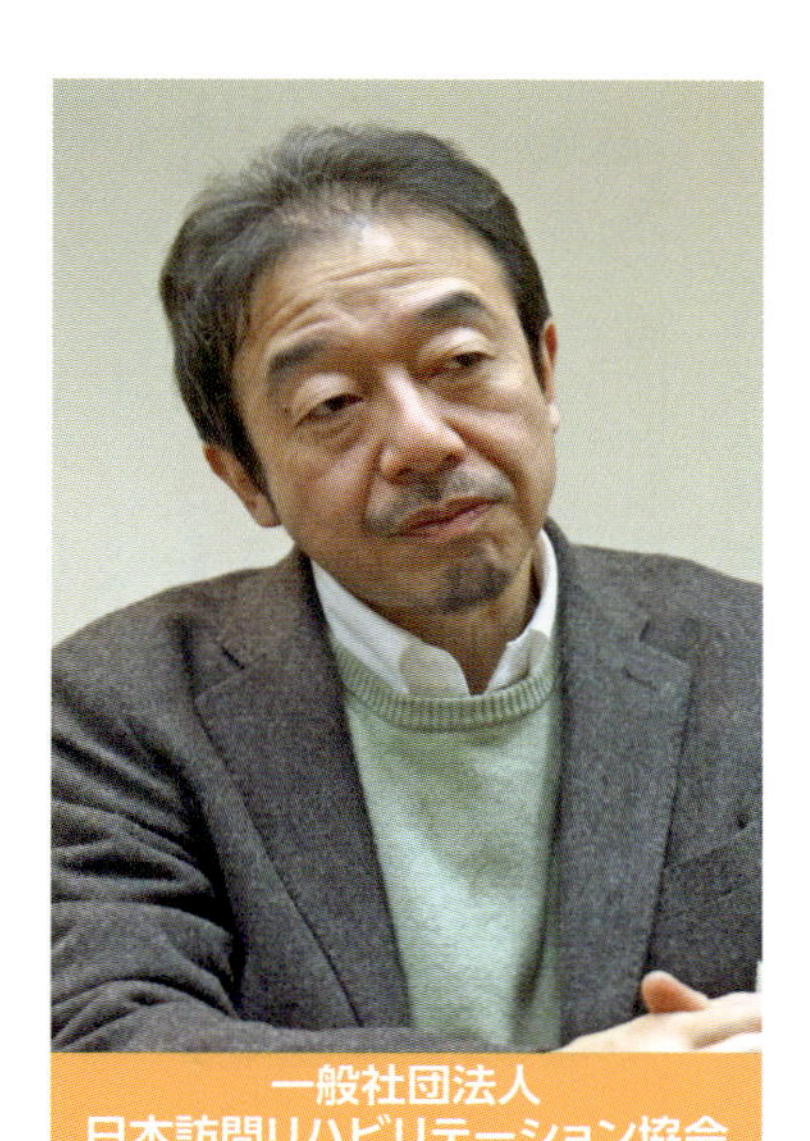

一般社団法人
日本訪問リハビリテーション協会
〒273-0107
千葉県鎌ヶ谷市新鎌ヶ谷1-7-20-201
TEL／FAX: 047-752-9199

＊ それぞれ、理学療法士はPT、作業療法士はOT、言語聴覚士はSTと略称。この3者を総称して療法士という

公益社団法人 全国老人福祉施設協議会 在宅サービス委員会 委員長 **武藤 岳人**

# 地域の福祉・介護の拠点として多様な活動を担う

介護や福祉を取り巻く環境が急速に変化しているなか、全国老人福祉施設協議会（全国老施協）は、一貫して現場からの声を基軸に、国民の求めに応じる公益性を高めたさまざまな活動を展開している。老人福祉施設（特養・養護・軽費）事業所の代表者を会員としており、2001年には全国デイサービスセンター協議会と合併した。老人福祉施設は入居施設であり、多くはデイサービスやショートステイを運営し、在宅介護を支える役目も担っている。在宅サービス委員会はデイサービスセンター部会を包括して調査・広報・提言などの活動をする。

2017年4月より、全国的に「介護予防・日常生活支援総合事業」（総合事業）が始まっており、全国老施協としては、24時間365日のサービスを提供している施設の機能を、地域に使っていただけるような展開を、会員各位にお願いをしている。

しかしながら、全国的に人材不足という大きな課題を抱えており、また、経営面では、たび重なる介護報酬引き下げの結果、赤字施設が特別養護老人ホームの3割を超えるまでに増加している。総合事業の通所型サービスBは住民主体による支援だが、住民だけでは活動の継続は難しい。専門職を擁し、長年の経験をもつわれわれが、情報提供や助言・支援をすることで、地域に住民の活動が根付いていくと思われる。

人材不足への対応も難しいが、働き続けやすい環境づくりに、まず力を注いでいる。経済連携協定（EPA）による外国人人材の登用では、かなり実績を積んできたが、新たな外国人技能実習制度では、管理団体による質の差が大きいことなどが懸念され、積極的な推進には至っていない。

一方、各都道府県単位の老施協で介護福祉士会や介護福祉士養成校協会と連携して、11月11日の介護の日にイベントや小・中学生に対しチラシを配布するなどの活動を行い、介護の仕事の魅力発信に力を注いでいる。

定年制の見直しや、多様な働き方の工夫などによる雇用期間の延伸、高齢者の新たな雇用などでは、一定の成果を上げつつある。従来から、老人福祉施設は多くのボランティアに支えられているが、有償ボランティアないし雇用のかたちでの取り組みが進んでいる。介護職員でなくてもよい仕事を選別して、高齢者を中心とした地域の人材が担う試みで、人員基準の配置とは異なるが、実際のサービスを維持するためには大きな力となっている。

高齢者の働き手は、研修を受けてから仕事に就く。利用者にとっても話しやすく、外部の目が入ることで、施設内の風通しもよくなる。さらに、施設への理解も深まり、地域と施設との関係づくりにも役立っている。

今後、施設数が大きく伸びることはないと思われ、増加する高齢者をどう支えていくかは重要な課題となる。デイサービスに通わない日にどのような参加や活動ができるかを、施設の側も利用者やケアマネジャーと一緒に考え、提案していくことが望ましい。一人あたりの利用回数を減少させ、その分、多くの利用者にデイサービスを提供し、介護保険を利用せずに参加や活動の機会の増大を目指す。そのためには、地域に魅力的な受け皿が必要となる。老施協としては、その受け皿として、場やノウハウの提供などの支援が、今後は役割の一つとなるのではないか。これからも地域の福祉・介護のバックアップとして活動を進めていきたいと考えている。

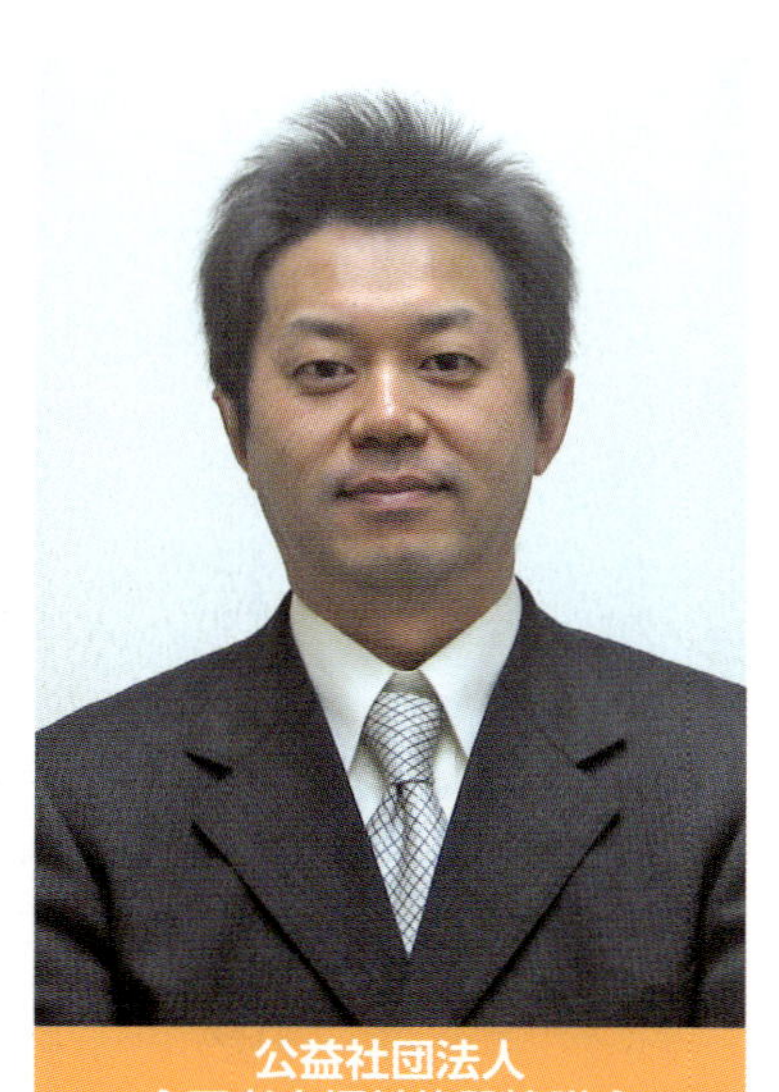

公益社団法人
全国老人福祉施設協議会
〒102-0093　東京都千代田区平河町
2-7-1　塩崎ビル7F
TEL：03-5211-7700
FAX：03-5211-7705

# 歯科衛生士の地域連携の取り組み

公益社団法人　日本歯科衛生士会　会長　**武井　典子**

歯科衛生士の就業者数は12万3831人（2016年）であり、主な就業場所は「診療所」が11万2211人（90・6％）と圧倒的に多く、次いで「病院」、「市区町村」、「介護老人保健施設」等の順に多い。近年の急速な高齢化の進展に伴い地域包括ケアシステムの構築が急がれる中、今回、地域連携における歯科衛生士の役割について就業場所別に考えてみた。

歯科診療所は、地域住民に対して「かかりつけ歯科医」として患者の健康に寄与する役割を担っている。歯科疾患実態調査結果（2016年厚生労働省）では、「8020達成者」の割合が51％と過去最高となったが、一方で、進行した歯周炎を有する高齢者の増加が報告された。歯周病は、糖尿病や循環器疾患等の生活習慣病との関係が明らかで、歯科衛生士には歯周病の重症化予防を通し、医科歯科連携による生活習慣病のリスク低減に努め、健康寿命の延伸に貢献することが求められている。

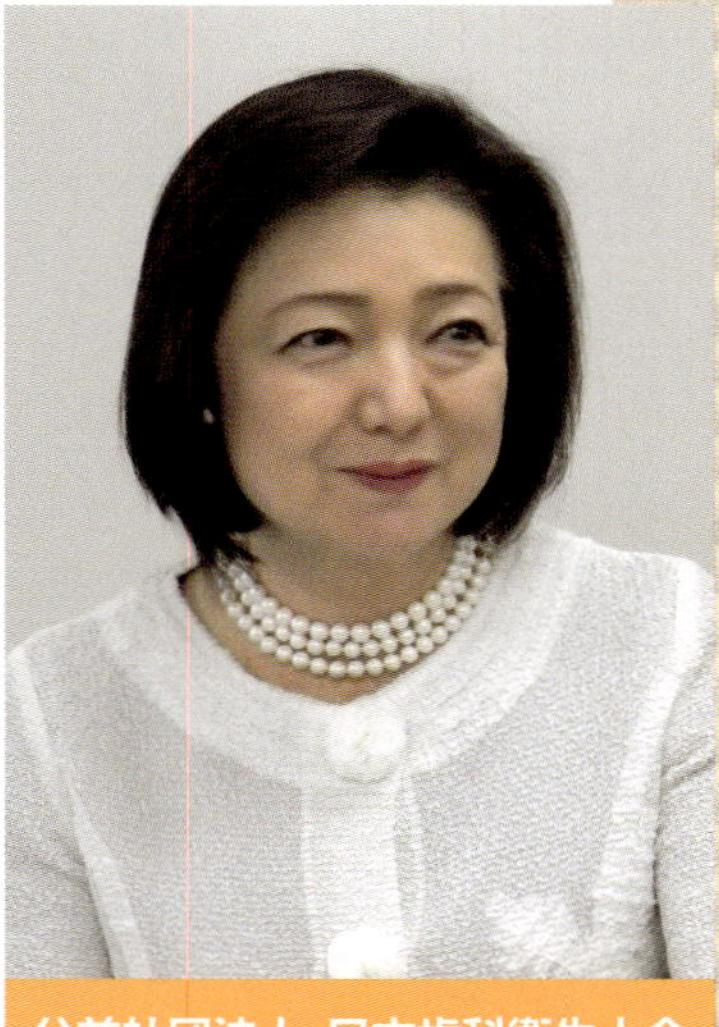

また近年では、歯科診療所の受診患者の40％以上が65歳以上（2014年患者調査）と報告されており、歯科診療所においても介護の必要な期間（約10年）の低減に向けて、オーラルフレイル予防を通した介護予防への貢献も重要な役割となっている。さらに、通院困難な高齢患者が増加しており、訪問歯科衛生指導による、在宅療養者や要介護高齢者等への積極

公益社団法人　日本歯科衛生士会
〒169-0072
東京都新宿区大久保2-11-19
TEL: 03-3209-8020
FAX: 03-3209-8023

的な対応も重要である。

近年、病院における術前からの口腔機能管理が術後肺炎の発症リスクの軽減や、治療中の口腔合併症のリスクの低減等が報告され、チーム医療における医科歯科連携が推進されている。しかし現在、歯科標榜のある病院は全病院の約20％で、歯科のない病院では、病院と歯科診療所の「病診連携」の必要性が高まっている。また、歯科医師・歯科衛生士の病棟ラウンドによる周術期等の口腔機能管理が患者の在院日数の低減やQOLの向上につながることから、退院・転院時にも、地域の歯科診療所との連携を図り、途切れのない口腔機能管理が提供できるよう、連絡調整を図ることも重要な役割である。

一方、介護保険施設等において入所者の低栄養を予防して「食べる楽しみ」の充実を図るため、歯科医師、歯科衛生士の積極的な関与による多職種連携による食事の観察（ミールラウンド）等の経口摂取維持支援が求められている。入所者の口腔内を観察し、必要な場合はかかりつけ歯科医などとの連絡調整を図ることも、歯科衛生士の大切な役割である。加えて、地域においては、介護予防のための「地域ケア会議」において口腔機能向上に関わる専門職としての助言も求められている。

以上、医療や介護に関わる多職種連携の重要性が増大する中、その効果を更に上げるには、根拠のある情報提供がポイントとなる。このためには、研究的視点を持った臨床症例への対応や生活者や患者の視点に立った医療技術の客観的な評価が重要となる。そのために、日本歯科衛生士会では２００６年に学会を設立、２００８年には認定歯科衛生士制度をスタートさせた。さらに２０１６年には認定研修「在宅療養指導・口腔機能管理」の拡充、「糖尿病予防指導」および「医科歯科連携・口腔機能管理」を新設した。また、「地域ケア会議」への歯科衛生士の参画を後押しするために、市区町村単位での研修強化に向けた研修テキストを発刊した。

今後必要とされる歯科衛生士の人材確保、復職支援に向けて、共通ガイドラインを作成し、地域で中核を担う研修指導者や臨床実地指導者等の人材育成をも行っている。今後、地域で新人歯科衛生士や再就業する歯科衛生士を守り・支える組織文化を醸成して行きたい。

公益社団法人　全日本鍼灸マッサージ師会　業務執行理事・事務局長・介護推進担当
**長嶺　芳文**

# 地域医療を担う専門職として地位確立をめざす

はり、きゅう、手技療法（あん摩マッサージ指圧）は奈良・平安時代から親しまれている東洋療法である。本会は国家資格を有する各都道府県鍼灸マッサージ師会の1万2000人で組織されている。

地域包括ケアの「医療・介護・予防・住まい・生活支援」という5本柱のなかで、鍼灸マッサージ師が深く関わる部分は「予防」である。東洋療法でははっきりとした病になる前の体調不良は「未病」とされ、適度な運動、十分な睡眠、規則正しい食事などでみずから症状を改善させていく。専門職として適切な運動方法や運動量を地域住民に直接、伝えることができるのが鍼灸マッサージ師である。

当会では2005年度から「地域健康つくり指導者研修会」を実施し、健康維持増進や介護予防に役立つ講習会の開催や講師の育成を行っている。現在、認定者は全国で30名程度だが、一県に一人以上を目標に育成に力を注いでいる。地域健康つくり指導者と認定された者（認定者）は、行政の委託事業を行ったり、地域で運動教室を開催する一方で、長年、ボランティアで運動教室を開いている者もおり、「まちの中で必要な人材」として認識されている。認定者以外でも、常に地域との関わりを意識して、介護予防活動を継続している会員も少なくない。

また、2016年の熊本地震では、当会会員が率

公益社団法人
全日本鍼灸マッサージ師会
〒160-0004
東京都新宿区四谷3-12-17
TEL: 03-3359-6049
FAX: 03-3359-2023

先して多数、ボランティア活動を行った。みずからが被災しながらもボランティアとして避難所に通った会員もいる。こうした経験を活かし、2017年10月には鍼灸マッサージ師の災害時対応を兼ねた「災害支援鍼灸マッサージ師育成講習会」を開催した。

新しい取り組みでは、予防の段階から利用者に関わる総合事業の通所型サービスC（短期集中予防サービス）がある。既に受託した認定者も現れ、今後の好事例になることが期待される。他方、地域包括ケアの概念図にある「本人の意思」を尊重するためには、人と出会う場所、相談できる場所も不可欠だ。その意味で、鍼灸治療院をサロンとして開放することも意義がある。

鍼灸マッサージ師には開業権があり、地元で開業して「親の代から知り合い」というケースも少なくない。「最近、Aさんのところのおばあちゃんが腰をいためたらしい」という話が、鍼灸マッサージ師経由で運動教室への誘いになることもある。地域に溶け込んだ1アイテムとして役に立てればと考えている。

業界のトピックスとして、2014年度より国家免許保持者を対象とした「認定訪問マッサージ師制度」がスタートしていることをあげたい。「利用者にのぞまれる訪問マッサージ師をめざそう」をスローガンに掲げ、資質の向上を図るのが目的だ。利用者ニーズに対応できる訪問マッサージ師をめざす講習会では、予防医学、医療用語、カルテの読み方、報告書の書き方などの基礎の再学習や、医師をはじめ医療関係者、介護関係者との連携を深めるため共通のフォーマットで報告書を制作したり、エビデンスを作ることも大きな目的だ。

訪問マッサージは医師の同意書をベースに行われており、また、要介護認定を受けている利用者にサービスを提供する場合は、ケアマネジャーとの連携が重要となる。サービス担当者会議などに参加することで、医療と介護のスキマを埋める役割に努めている。

最後に、当会が進めている「かかりつけ鍼灸マッサージ師」についてお知らせしたい。「かかりつけ」となることで、生活環境を総合的に捉えた「治療」、自然治癒力を高める「予防」、医師や関係機関との「連携」、病気や健康、医療についての「相談」の4点をカバーする。国民の健康保持・増進に役立ち、地域医療を担う専門職としての地位確立を目指している。

第4章

# 介護予防・日常生活支援総合事業（総合事業）の取り組み

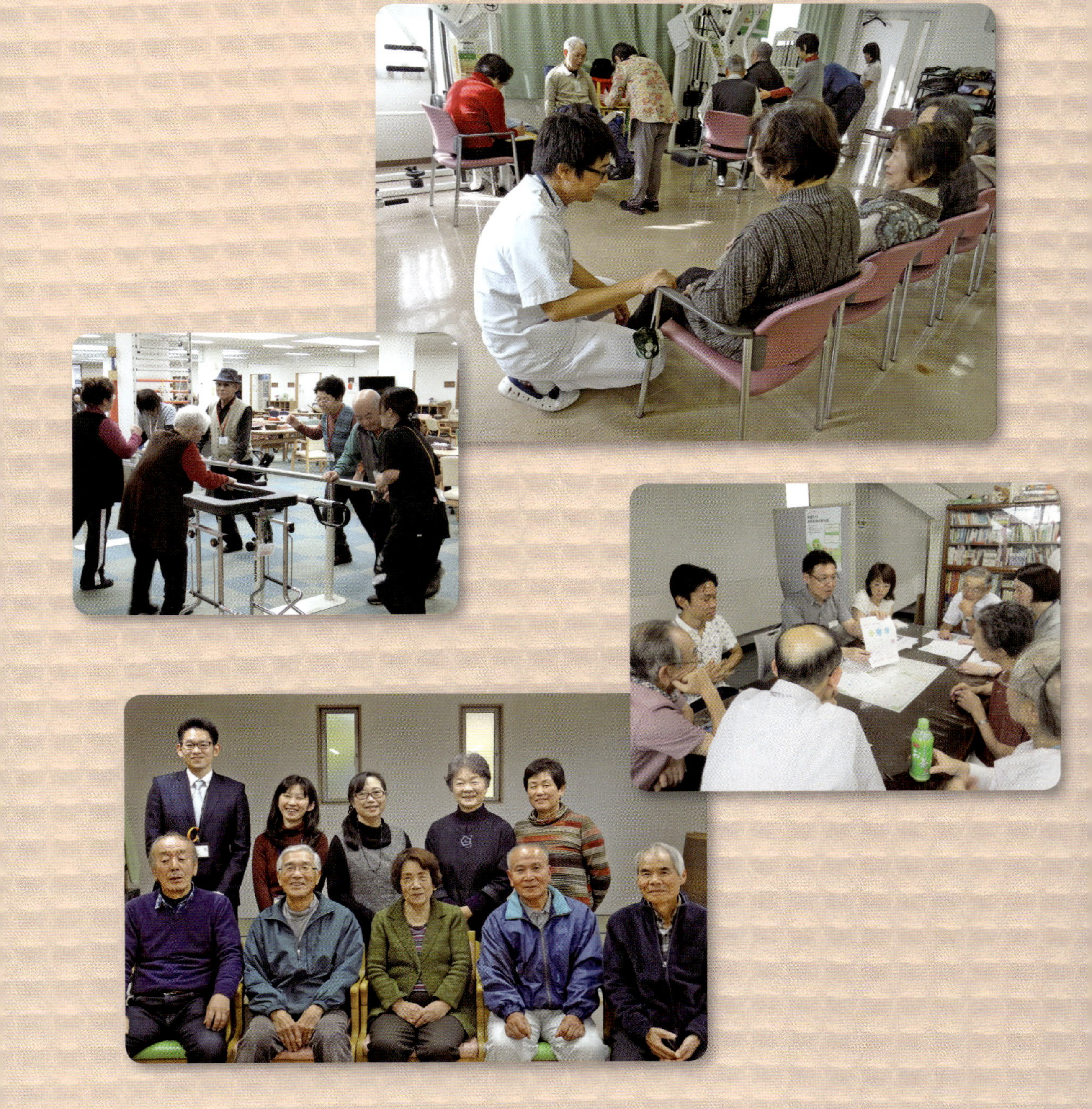

# 株式会社　エムダブルエス日高

## 利用者の状態、地域を越え社会課題をビジネスを通して解決する

### 次世代型デイサービス

介護予防・日常生活支援総合事業（総合事業）は、少しの支援があれば、在宅で暮らせる高齢者の状態を維持改善するために提供される。そのうち、通所型サービス事業に求められているのは、機能訓練や集いの場としての機能。では、どのように状態を維持改善できるのか。科学的根拠に基づくサービスを提供する事業者はまだ少ない。

そのなかで、ビッグデータの分析によって、エビデンスに基づいて提供しているのが、株式会社エムダブルエス日高だ。群馬県で11のデイサービスを運営している。なかでも注目を集めているのが、日高デイトレセンター（日高デイトレ）である。

日高デイトレがある高崎市は、2015年4月から、総合事業をスタートした。2017年11月現在、日高デイトレの830人の利用者のうち、総合事業対象者は432人、要支援者が42人。更新認定時の総合事業への切り替えが進んでいる。

2階建て、総面積約3218平方メートル、定員320人の日高デイトレを訪れると、本当にここがデイサービス施設かと驚く。高い天井、ガラス張りの広い開口部、定員の半数以上の250人を超える利用者が集まっても窮屈さを感じないフロア。メガサイズのスケール感に圧倒されるだけでなく、そこで過ごす利用者の明るい表情、生き生きとした様子に、これまでのデイサービスとの大きな違いを感じる。

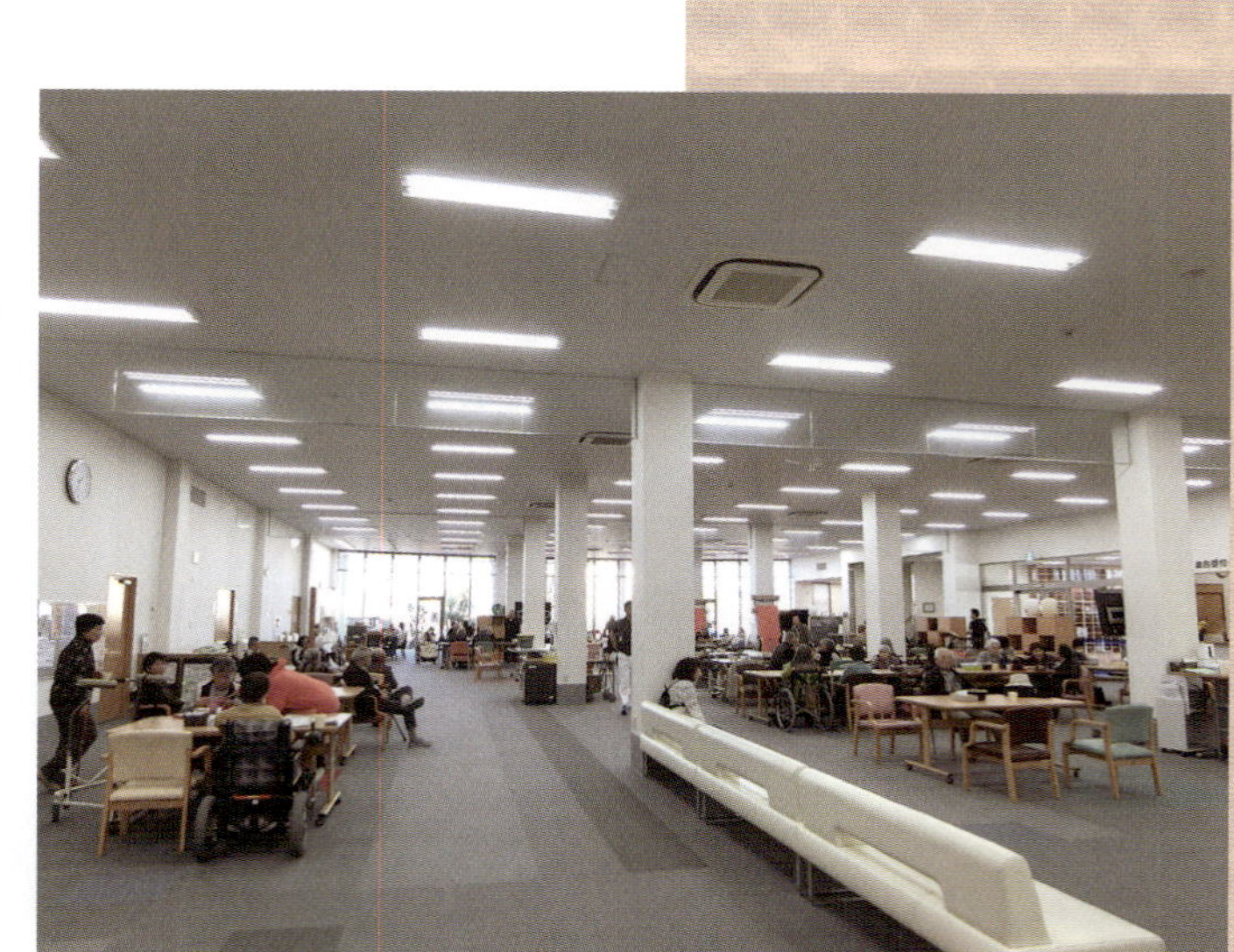

写真は1階フロア。2階フロアには、1周80mの歩行用トラックやさまざまなアクティビティ用の部屋がある

「団塊世代や、さらに若い40～64歳の第2号被保険者の方たちにも、ここなら通いたいと選んでもらえる。そんな『次世代型デイサービス』にしようと、開設しました」と、代表取締役社長を務める北嶋史誉さんはいう。

## プログラム数200超

最大の特徴は、多彩なアクティビティプログラムだ。常設の手芸、料理、麻雀、スポーツ吹き矢、パソコンなどや、外部講師を招いて週1回程度開催するダーツ、陶芸、書道、絵手紙、パン作りなど。

一番人気は手芸教室。ほかにマージャンや射撃など多彩なプログラム。平行棒ビクスは、身体レベルに応じて負荷が軽いもの、比較的強いものがある

それ以外にも、1日数回、スタッフがインストラクターを務める体操、平行棒を用いたトレーニング、機能訓練指導員である柔道整復師によるマッサージなどもある。プログラム数は200種類以上。カルチャースクール顔負けの充実度である。陶芸やパン作りなど、材料代が必要なものもあるが、基本は利用料以外の費用はかからない。総合事業対象者、要支援・要介護者に関わらず、どれでも好きなものに参加できる。

「利用者が80代、90代の人ばかりのところに行っても話が合わない。ここなら同じような世代の仲間がいて話も合うし、いろんなことができる」と話す60代の萩原吉明さんは、シミュレーションゴルフがお気に入りだ。

利用者は朝やって来ると、名札のバーコードをコンピュータに読み取らせて、入館登録を行う。そして、その日参加したいプログラムを選び、自分でコンピュータに参加登録する。

「総合事業対象者は、要介護者に比べると、たとえば同じ平行棒を利用したスクワットでも、深く腰を落とすなど、負荷が大きいプログラムを選ぶことが多いですね」と北嶋さんはいう。

お仕着せではなく、自分で選んだメニューに参加するため、利用者の取り組み姿勢は前向きだ。それが、イキイキとした表情につながってもいる。

「他のデイサービスにはないプログラムがたくさんあるので、生活の張り、生きがいを求める方には、やはり魅力的だと思います。椅子に座ったままになりがち

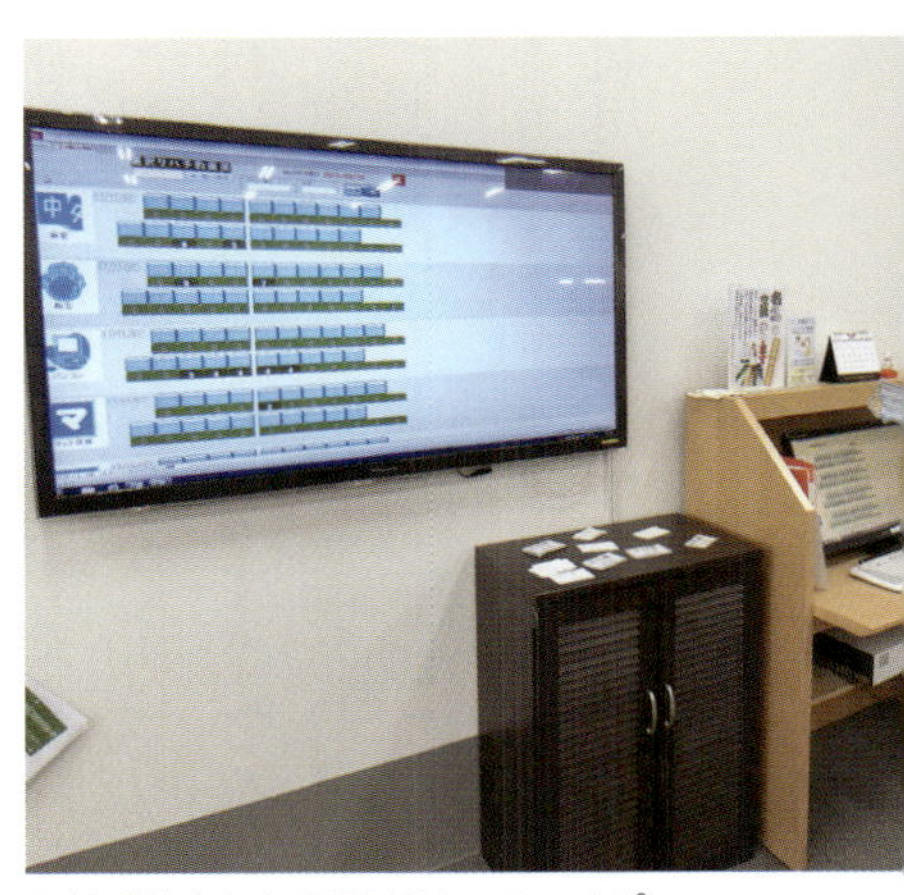

入館手続をした利用者は、タッチパネル画面で好きなプログラムを選び、参加登録をする

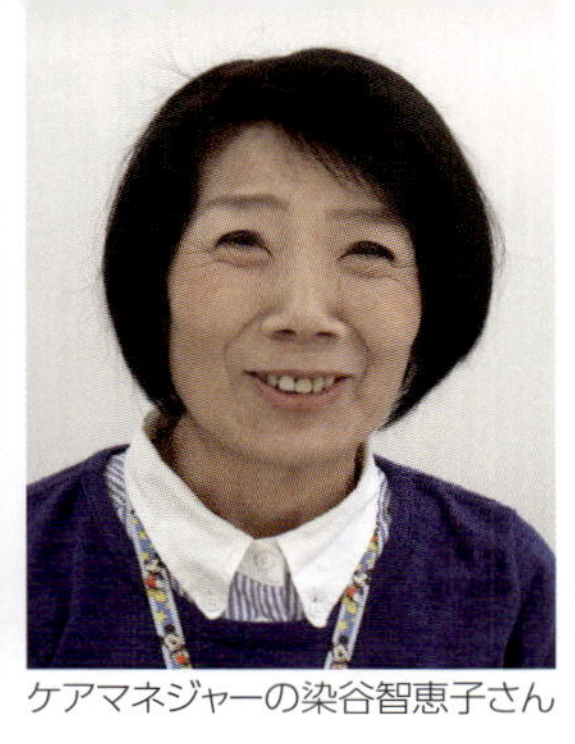
ケアマネジャーの染谷智恵子さん

介護職員の下平あゆみさん

な他のデイサービスとは、まったく違います」と、日高デイトレの近くで居宅介護支援事業所を営む、ケアマネジャーの染谷智恵子さん。

自己選択、自己決定を大切にしてはいるが、プログラムの選択を利用者に任せきりにしているわけではない。エビデンスに基づいて、状態改善につながるプログラムを提示する。

## エビデンスを活用

そこで活用しているのが、2016年度、経済産業省の健康寿命延伸産業創出推進事業に採択された「ICTリハ」だ。推進事業の補助金を活用して実証事業に取り組み、エムダブルエス日高が前橋工科大学と産学協同で開発した。基本的には、デイサービス運営の煩雑な事務作業を簡素化するツールだが、利用者の基本情報からデイサービス利用実績を数値化し、よりタイムリーで効果的なプログラムの提案を可能にした。2013年の開設以来、個々の利用者の入館から、利用プログラム、退館までを管理し、蓄積してきたビッグデータが、エビデンスを生む。

日高デイトレで提供しているプログラムを、有酸素運動、筋力トレーニング、認知トレーニング、栄養サポート、血圧管理、ストレッチ、スポーツ、日常生活動作の8種類のメニューに分類。これまでのデータのうち、維持改善したケースについて利用者の属性（*1）と、行ったメニューの組み合わせとを照合して分析、そこから、属性ごとにもっとも効果を上げられる8つのメニューの組み合わせ方を「パーソナルベスト」として提案する。

グラフで示した「パーソナルベスト」は、利用開始時と要介護認定の更新時に利用者に示す。利用開始時は「パーソナルベスト」の提示だけだが、2回目以降は個々の利用者のそれまでのプログラム利用実績と併せて提示する。その差が一目でわかるようにすることで、実績を「パーソナルベスト」に近づけてもらうためだ。

といっても、決して無理に勧めることはないと、日高デイトレの介護職員、下平あゆみさんはいう。

「たまには違うことにも取り組んでみませんか、などやんわりと声をおかけしています。それまで、体操をまったくしなかった方が、『この時間だけはやってみようと思って』とおっしゃるなど、『パーソナルベスト』を提示するようになって、ご利用者のプログラムへの取り組み姿勢は、目に見えて変わってきたと思います」

実際、640人を対象とした実証実験では、「ICTリハ」に基づいてサービス利用をした利用者（実験群）とそうでない利用者（対照群）では、要介護度の維持改善率に、それぞれ83・4%、69・1%と、明らかな差がみられた。このビッグデータは引き続き分析が進められており、利用者らに提示する「パーソナルベスト」もどんどん更新されている。

「現在は、要介護度などの状態と疾病の組み合わせで『パーソナルベスト』を提示しています。今後は、性別や年齢など、パラメーターをどんどん増やしていくつもりです」と北嶋さん。

「ICTリハ」は、2016年度補正予算による、経済産業省の「IT導入補助金」の対象ソフトにも選ばれた。2017年5月頃から他事業者への導入を開始し、12月までに20ほどのデイサービス事業者に導入されている。

「導入事業者を増やして、もっと多くのデータを集めて分析したい」と、北嶋さんはいう。

今後、利用者の自立支援に資する取り組みに積極的な事業者へのインセンティブも検討されている。北嶋さんは、より多くのデータを集め、利用者の状態の維持改善につながる、さらに精度の高いプログラムの開発に努めている。

日高デイトレでは、状態が改善した人の受け皿も兼ねて、55歳以上限定の「シニアトレーニングジム」を併設している。

慣れるまではスポーツトレーナーのサポートもあり、一人でジムに通うのは難しい利用者のためには、送迎付きのプログラムも用意した。これはほぼ定員いっぱいの状態だ。

「状態の改善を目指してサービス提供をしているのですから、改善した後の受け皿も用意しておかないと」と、北嶋さんは、当然のこととして語る。

＊1　総合事業対象者・要支援1～2、要介護1～5という「状態」、ICD10（国際保健機関による疾病分類）に基づく疾病の組み合わせ、性別、年齢など。現在は、「状態」と疾病の組み合わせから最適のプログラムを提示。

## 地域課題解決の発信者に

全ての利用者を対象とした日高デイト

**パーソナルベストと現状実績との差を修正**

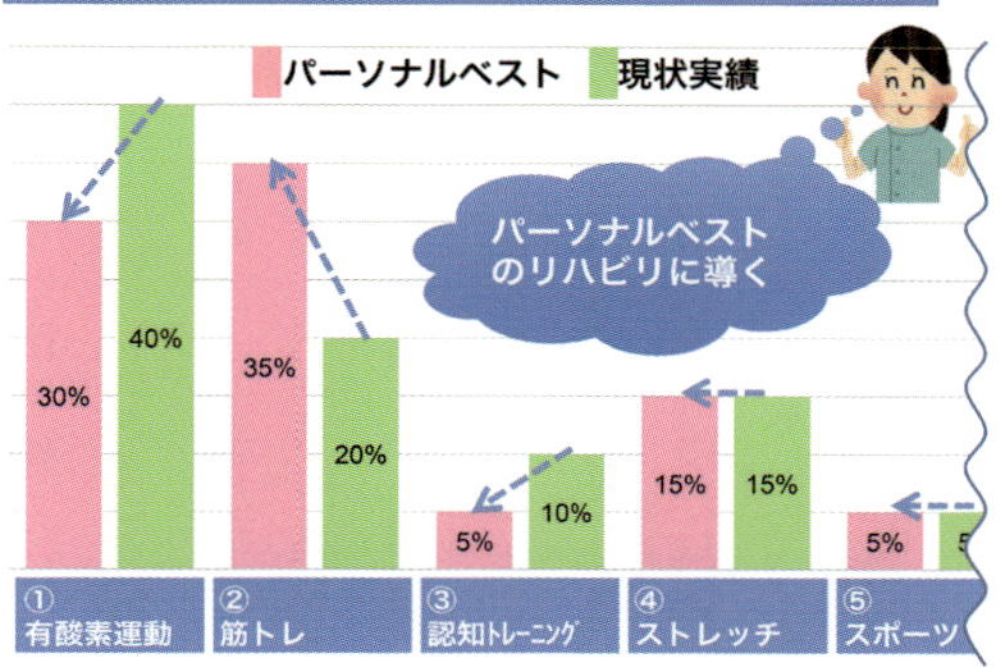


「パーソナルベスト」はサービス担当者会議の際に提示するほか、名札の裏に入るサイズにして利用者に渡している

**要介護度の維持改善率の円グラフ**

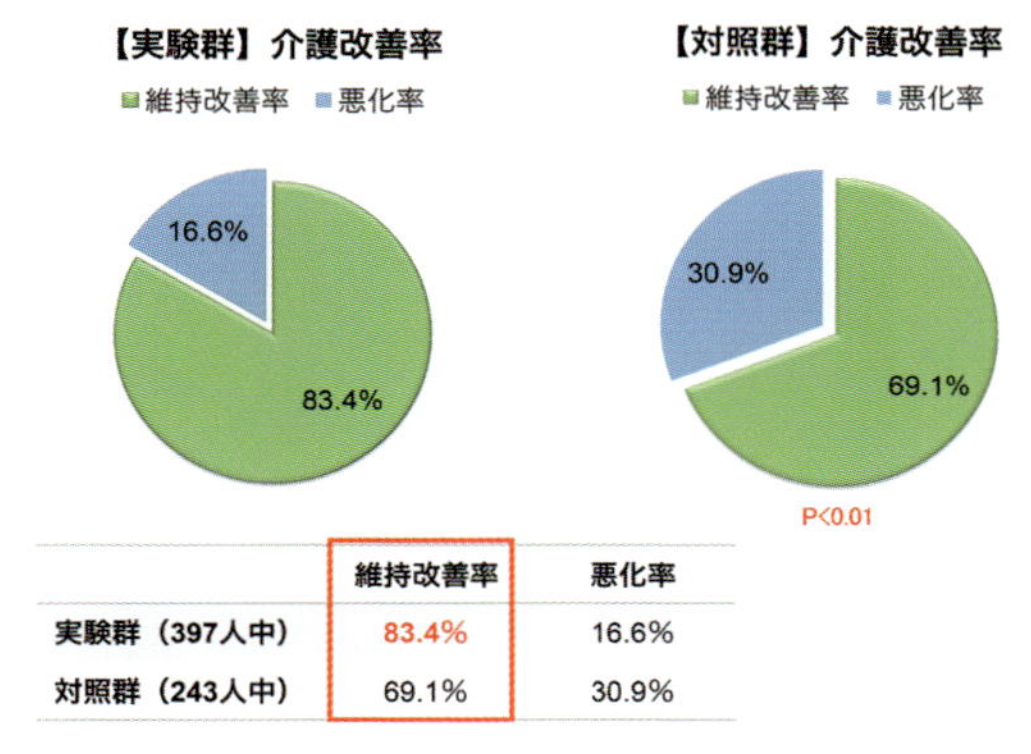


| | 維持改善率 | 悪化率 |
|---|---|---|
| 実験群（397人中） | 83.4% | 16.6% |
| 対照群（243人中） | 69.1% | 30.9% |

「ICTリハ」の提示を受けてサービス利用した利用者397人は、そうでない243人より維持改善率が高かった

レのユニークな取り組みは、「ＩＣＴリハ」だけはない。たとえば、地元スーパーとの協働による、移動販売車「フレッシー便」。エムダブルエス日高が運営するデイサービスを巡回し、利用者の「自分の目で見て商品を選び、お金を払いたい」という意欲を引き出している。日高デイトレでは1日20人程度が移動販売車に乗り込み、買い物を楽しむ。北嶋さんは、これを役割理論に基づいた「買い物リハビリテーション」と呼んでいる。

「家庭での役割を失っていた方たちが、家族に頼まれて買い物をして帰る、あるいは孫にお菓子を買って帰る。そうして役割を取り戻すことで、意欲が高まっていくのです」

このほかにも、衣料卸業者と連携して、日高デイトレ内で季節ごとに衣料の出張販売を行ったり、デイサービスの送迎車を嫌う利用者のために、日高デイトレの費用負担でタクシーによる送迎（対象地域に限定あり）を行うなど、利用者に喜ばれ、

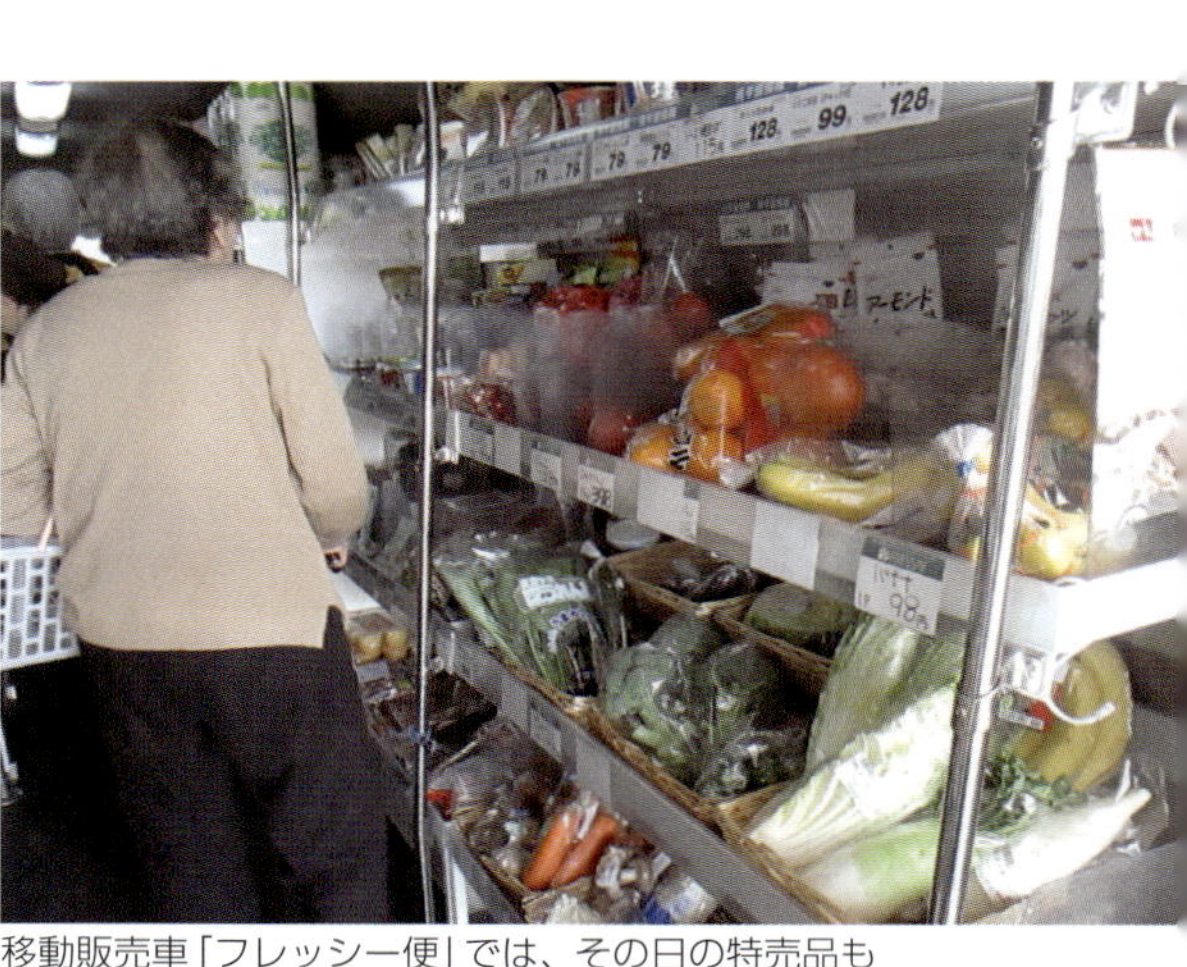

移動販売車「フレッシー便」では、その日の特売品も店と同じ値段で買える。エムダブルエス日高全体で1日約200人が利用し、月商は約200万円にのぼる

地元企業にもメリットのあるさまざまなコラボレーションを展開している。

もう一つ、利用者に喜ばれている取り組みに定期通院の送迎がある。日高デイトレの利用者が利用日以外の日に通院する際、デイサービスの送迎車で医療機関への送迎を無料で行うものだ。日高デイトレの所在地・高崎市内の利用者を対象に行っている。

「ビジネスを通して地域課題を解決する。そんな社会事業家としての視点を、職員にも常に求めています。定期通院の送迎は、交通弱者の問題をなんとかしたいと考えて始めました。今では１００人くらいの方が利用されています」

北嶋さんは、さらに発展させた交通弱者対策も実現しようと取り組んでいる。「福祉Ｍｏｖｅｒ」だ。これは、他法人も含め、地域を走る数多くのデイサービス車を活用した交通弱者支援のシステムである。

「タクシーとの棲み分けを図るため、対象を地域の要支援・要介護の方に限定します。日常生活範囲内の移動を希望する利用者が専用のアプリで呼ぶと、最も近くを走っている送迎車に連絡が行き、その利用者をピックアップします。そして、送迎の途中で目的地（事前登録した場所5カ所程度）まで送り届けるというわけです」

「福祉Ｍｏｖｅｒ」のポイントの一つは、多くのデイサービスで業務負担となっている送迎車の配車表を自動作成できることだ。デイサービス事業者は月額3万円でこのシステムの利用権を得ると同時に、

相乗りの協力車として登録する。相乗りの依頼を受けて送迎すると3万円の使用料は無料となる仕組みだ。一方、利用者の負担は、仲介手数料として100～200円程度を想定。運賃を徴収しないことで、道路運送法上のいわゆる「白タク」行為にならないよう配慮しているのだと、北嶋さんは説明する。

「タクシーが1台も走っていないような地域も、デイサービスの送迎車は何台も走っています。それをこうした形で活用すれば、利用者にも事業者にも、そして、システム利用料で開発運営費を手に入れられる私たちにもメリットがあります」

　高齢者による自動車事故が社会問題化するなか、交通弱者の問題解決の提案には、追い風が吹いている。前橋市が強い関心を示しており、北嶋さんは2018年度には実証実験を行って、実現に近づけていく考えだ。

「『ICTリハ』、『福祉Mover』をプラットフォーム化させたいですね。そうすれば、高崎や前橋だけでなく、全国のさまざまな地域の課題解決に貢献できます」

　この地域にエムダブルエス日高があってよかった。地域住民に、そう思ってもらいたいと、地域課題の解決に取り組んできた北嶋さん。そしていま、エムダブルエス日高は、介護保険の枠も地域も越えた、さまざまな課題解決の発信源となっている。

（宮下公美子）

「福祉Mover」ビジネスモデル（デイサービス配車システム+送迎ナビシステム）

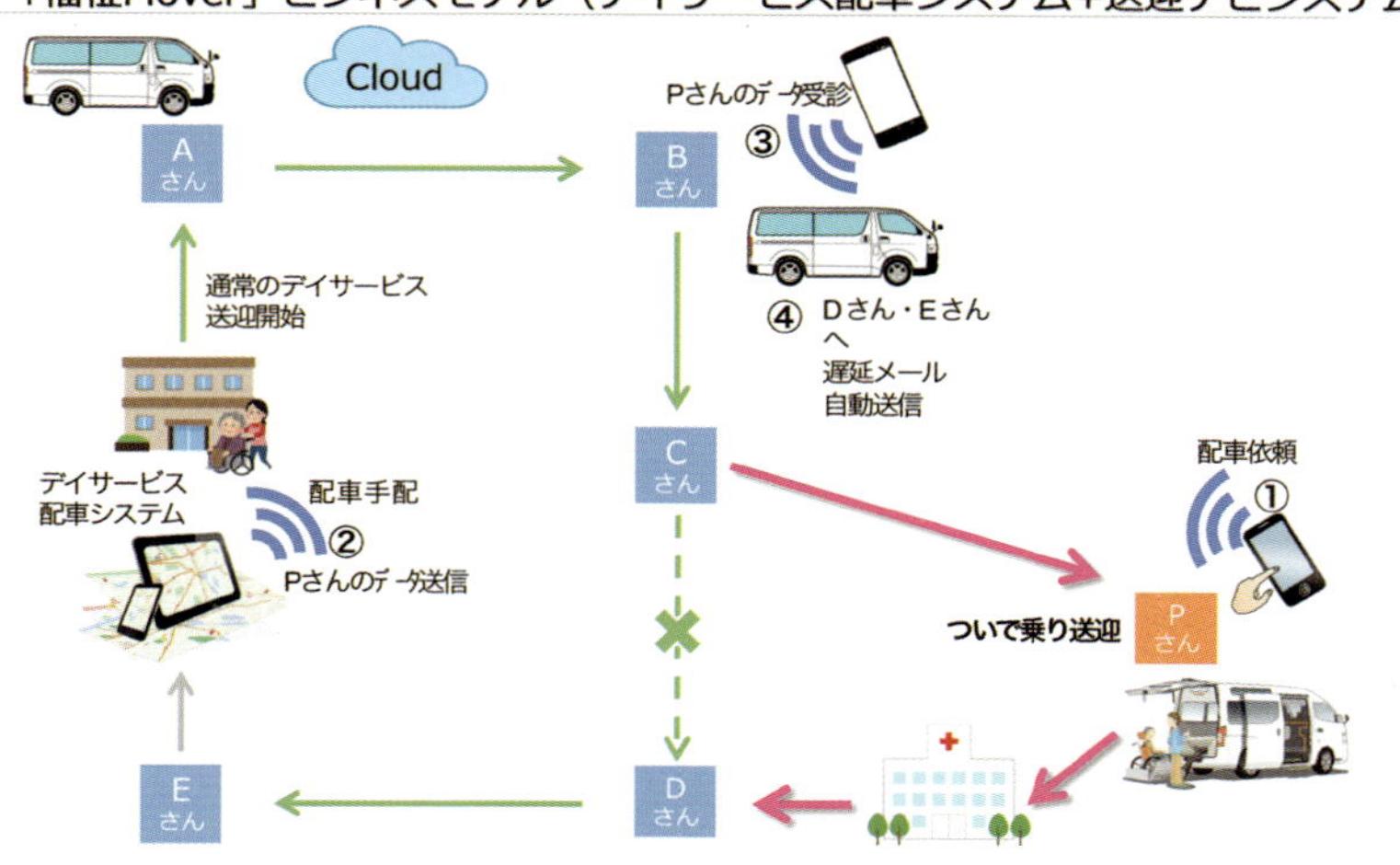


デイサービスの配車システムで、Pさん宅の一番近くを通っている車に迎えを指示する

「福祉Mover」で配車表を作成するため、近くを走る送迎車を把握し、送迎依頼の割り込み対応が可能になる

北嶋史誉さんは、職員と一緒にさまざまなアイデアを考え、形にしていくのが楽しいという

**株式会社**
**エムダブルエス日高**

〒370-0002
群馬県高崎市日高町349
TEL：027-362-0691
FAX：027-362-1420
設立：1977年10月
従業員数：790名
（2017年2月現在）

# 千葉県松戸市・千葉大学

# 全国初の都市型介護予防モデル研究「松戸プロジェクト」の連携とアプローチ

## 都市型の研究フィールドを求めて

千葉県北西部、東京都と埼玉県に接する松戸市では、2016年11月より、千葉大学予防医学センターとの共同研究事業「松戸プロジェクト」(2020年3月まで)に取り組んでいる。松戸プロジェクトは、自治体の全面協力のもと、人口50万人規模の都市で、都市の資源を有効活用して「社会参加が健康度を高める」ことを検証する、全国に先駆けた科学的研究計画だ。

松戸プロジェクトの中核として動いている同センター教授で医師の近藤克則さんは、1999年より高齢者を対象として、身体・心理・社会など多面的な視点からの実証的研究プロジェクト(JAGES*1)を行っている。近藤さんは「日本全体で健康水準を平準化しつつ健康長寿社会を作るのが大目的」と話す。

すでに、全国約40市町村と共同して得られた高齢者約20万人のデータが、多数の研究者により多面的に分析され、「健康の地域間格差」「人々のつながりは健康に良い」などの研究結果が得られている。なかでも、愛知県武豊町で行われた地域介入研究(図1)では、行政の取り組みで高齢

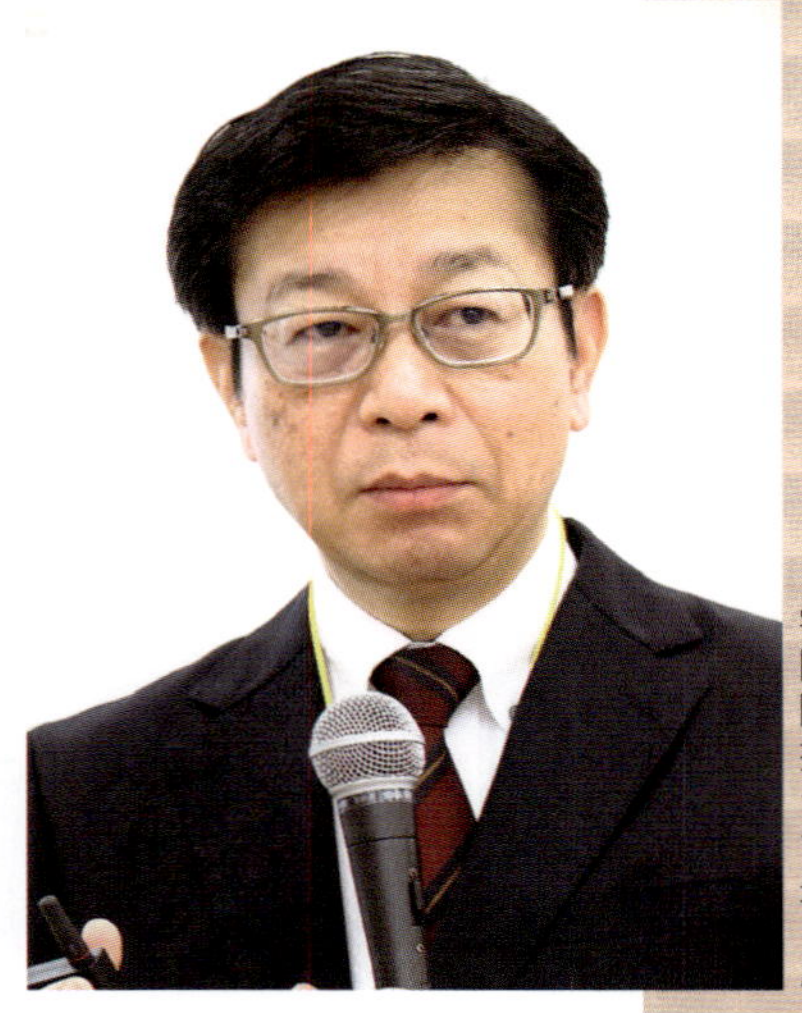

(右)近藤克則さん。千葉大学予防医学センター社会予防医学研究部門教授、大学院医学研究院公衆衛生学教授、国立長寿医療研究センター老年学・社会科学研究センター老年学評価研究部長(併任)など。
(左)松戸市役所の中沢豊さん

**図1　愛知県武豊町での介護予防事業を活用した地域づくり**

**武豊プロジェクト**

**実施概要（サロン参加）**
- 65歳以上の一般高齢者
- 13会場で月1～2回で開始
- 参加自由
- 会場により2～5時間
- 参加費1回100円

**サロン参加群で要介護認定率は低い**

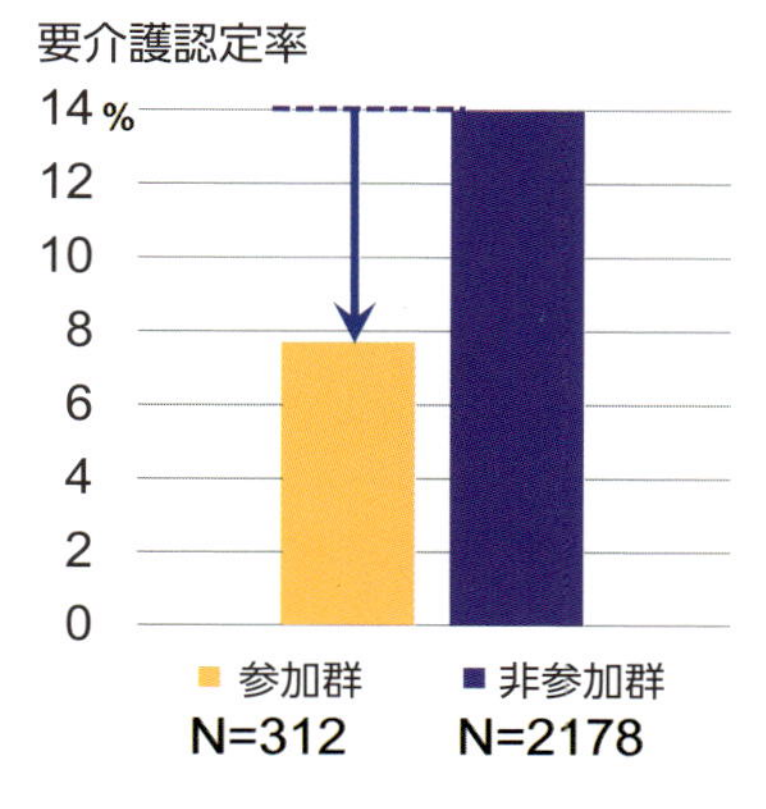


2007年から2012年までの5年間の要介護認定率を参加群と非参加群で比較した

5年間で要介護認定率は約半分（6.3%ポイント）抑制されていた

者の社会参加が増え、それが介護予防に効果的であることが証明された。

しかし、これまでの介入研究は人口10万人未満の市町や、自治体内の一部エリア限定のものが多かった。ＪＡＧＥＳでは、今後、高齢者が急増する都市部における介護予防モデル構築を目指す研究を、市全体を対象に行いたいとの希望があった。

そこで、近藤さんが千葉大学に赴任後、数カ所の都市部自治体にアプローチしたところ、松戸市が最も関心を示した。この連携のきっかけとなったのは、近藤さんと松戸市役所の中沢豊さんとの出会いだった。

＊1　Japan Gerontological Evaluation Study　日本老年学的評価研究。

## 官学連携を推進したもの

中沢さんは、２０１５年４月より松戸市に設置された「介護制度改革課」の課長。高齢者保健福祉計画や介護保険事業計画の策定に伴う総合調整と、地域支援事業の推進などを担当する。介護給付・保険申請などを処理する介護保険課とは別の課である。

松戸市は、松戸プロジェクトのスタート以前から、まちづくりの各分野で千葉大学と連携をしており、２０１３年４月には「包括協定」を締結するなど、新たな取り組みを行ってきた。ただ、高齢者の保健福祉における支え合い活動を担当する課があることで、「窓口」が明確化し、活動にいっそう推進力が加わった。

近藤さんも、松戸市には「新しい仕組みを模索する制度改革の提案がしやすかった」という。中沢さん自身がＪＡＧＥＳ開催の研究会に出席して近藤さんと直接話をし、その理念を理解して興味・関心を抱いたことも、連携の大きな素地だろう。これも制度改革の担当課長だからこそ可能となったことかもしれない。

行政の体質として、新しい取組みのリ

スクを恐れる傾向がある。松戸市は、近藤さんからの研究プロジェクト提案の受け入れに抵抗はなかったのだろうか。中沢さんは、「もちろん、市としては最小の経費で最大の効果を得たいという思惑があります。研究実績のあるJAGESの、都市型介護予防モデル構築の研究対象となることで、地域の人や企業の注目も集まり、プロジェクトへの投資も得られやすくなります。さらに、行政の立場では住民や参加団体に提案しづらいことも、研究機関と協働することで根拠をもって中立的に提案できるというメリットもある。自治体にとってプラスしかないと判断しました」と語った。

## エビデンスで巻き込む

自治体には、住民の要介護状態への進行抑制が求められているうえに、介護人材の確保は頭打ち。頭を悩ませている自治体職員は多いだろう。しかし前・後期高齢者とも約6割が「グループ活動に参加してもよい」という意欲をもっているというJAGESのデータがある。

ただし、潜在資源である住民や地域団体をどのようにその気にさせ、活動に巻き込むかも、自治体の悩みの種でもある。中沢さんは、前出の武豊町で得られたような「エビデンス」が地域を巻き込む材料になると考えた。市が自治会やボランティア団体に依頼するかたちでは、住民には「負担」と受け取られ、何らかの「支援」が必要になる。しかし、「地域の介護予防にこんなに役に立つ」と、信頼できるエビデンスやデータを提示すれば、地域団体が自ら進んで、行動しはじめる。

都市では、市内の各地域で課題が異なり、地域間格差が2倍以上というデータもある。それを各地域団体に示せば「うちはこんな状態か」と刺激になる。人は、「地域に必要だ」と自分が納得し受け入れたことには、あとから「大変だな」と思うようなことでも案外やってしまうものだ。動機づけをし、自ら動き出してもらうことで住民の「やらされ感」をなくし、住民が主体的に地域活動をしやすくするよい方策といえよう。

## 仕事のスキルで社会貢献

松戸プロジェクトには、表1にある7つの特徴が挙げられる。このうち、「都市の資源活用」は、都市にいる多くの専門職や高度職種、大小多様な企業などのリソースに注目したものだ。具体的には、介護予防効果を検証すべき市民の社会参加において、従来の「お手伝い型」「講師型」「拠点作り型」（図2）に加え、「短期プロボノ型」と、松戸プロジェクトの運営本部で長期的なマネジメントにより貢献をする「間接支援（本社機能）型」の参加方法を取り入れた。

「プロボノ」は、ラテン語の「Pro bono publico（公共善のために）」が語源で、アメリカで興ったボランティア活動の一形態

**表1　松戸プロジェクトの7つの特徴**

**1　都市型モデル**
- 高齢者が急増する都市部に普及可能なモデルづくり
- 補助金に頼らない持続可能なモデル

**2　地域包括ケアモデル**
- 介護予防を中核とするが、対象は高齢者に限定しない。多世代協働への支援も提案

**3　全市的なマネジメント支援と評価**
- (全エリアに手が届かなくなる) 直接支援ではなく、住民等担い手への間接支援
- 依存を生まないエンパワメント支援

**4　3つの支援内容と2つの対象**
研修・ネットワーキング・評価の支援内容を、既存・新規活動別に対象とする

**5　都市の資源活用**
- 住民やNPO　だけでなく，都市に多い企業や退職者などにも活躍の場を提供
- 地縁だけに頼らず志縁も活用し、来る者拒まず去る者追わず

**6　重層的支援と評価**
支援と評価の対象は個人・グループ・企業・地域など重層的

**7　評価でPDCAを回す**
個人・プログラム・地域のニーズやプロセス，介護予防効果を評価

**図2　松戸プロジェクトにおける5つの社会参加のかたち**

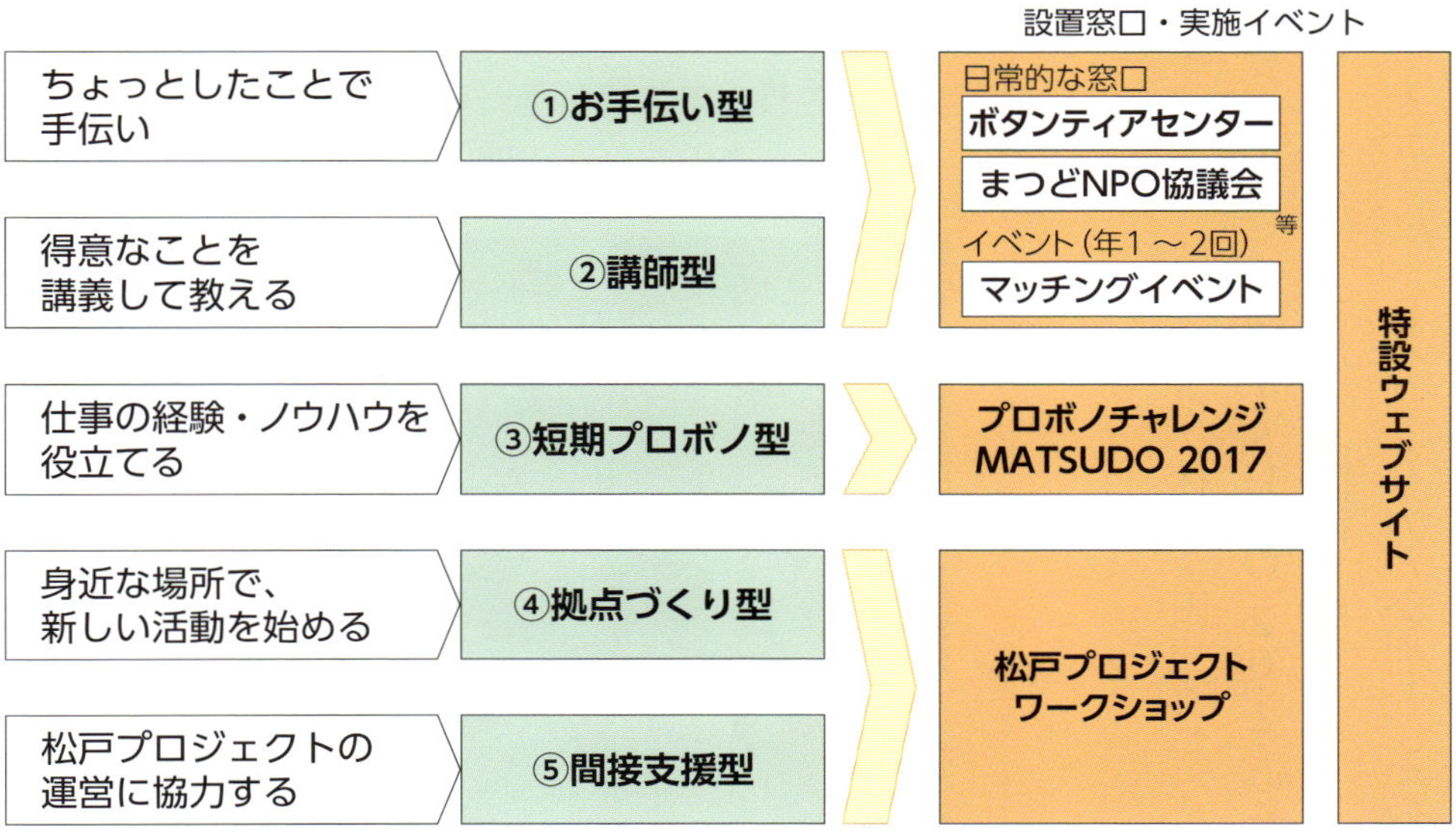

だ。松戸プロジェクト運営の一端を担う認定NPO法人サービスグラントの代表理事、嵯峨生馬さんは、プロボノとは「主に勤務経験で培ってきた各種専門スキルや経験を、地域活動や社会貢献に活かすという、現代版の洗練された互助のかたち」と語る。

都市部では、サラリーマンや単身世帯の人が孤立しやすい（＊2）。高齢者層でも大企業を退職した男性などは身近にあるような、簡単なボランティアはしたがらない傾向があるとされ、地域との関係性は希薄で孤立化しやすい。しかし彼らには、毎日の業務で培ってきた（培っている）ノウハウがある。得意分野で存分に貢献してもらえる可能性があるのだ。プロボノは個人が、会社の信用・資金などを使わずに実力を試す機会ともなる。

「間接支援型」プロボノでも、本業で培ったマネジメント能力などを活かせるが、「短期プロボノ型」では、プロボノワーカーが各地域団体やNPOのニーズに応じて、より具体的な能力を生かし、短期間でサービスを提供する。2017年に市がネット上に特設サイトを設け、地域団体の支援ニーズと、プロボノワーカーのスキルを公募、そのマッチングをサービスグラントが支援した。

同年8月より約2カ月間開催されたプロボノ体験企画「プロボノチャレンジMATSUDO 2017」には19名が参加。4回行ったワークショップには、延べ229人が参加し、その6割が男性だった（一般的にボランティア参加は女性が7〜

**図3 「プロボノチャレンジMATSUDO2017」でのプロボノ実績例**

- **介護予防事業の立ち上げ時の集客用パンフ・チラシ制作**
  →デザイナー＆営業職のプロボノワーカーが制作。異なる職種がかかわり、多様な視点から集客を実現する制作物が完成。
- **既存の「通いの場」が「もっと多くの人に来てもらうための方策」を相談**
  →コンサル等のプロボノワーカーが、「通いの場」のこれまでの活動を「可視化」。ふりかえりを元に、今後の方針を明確に整理。

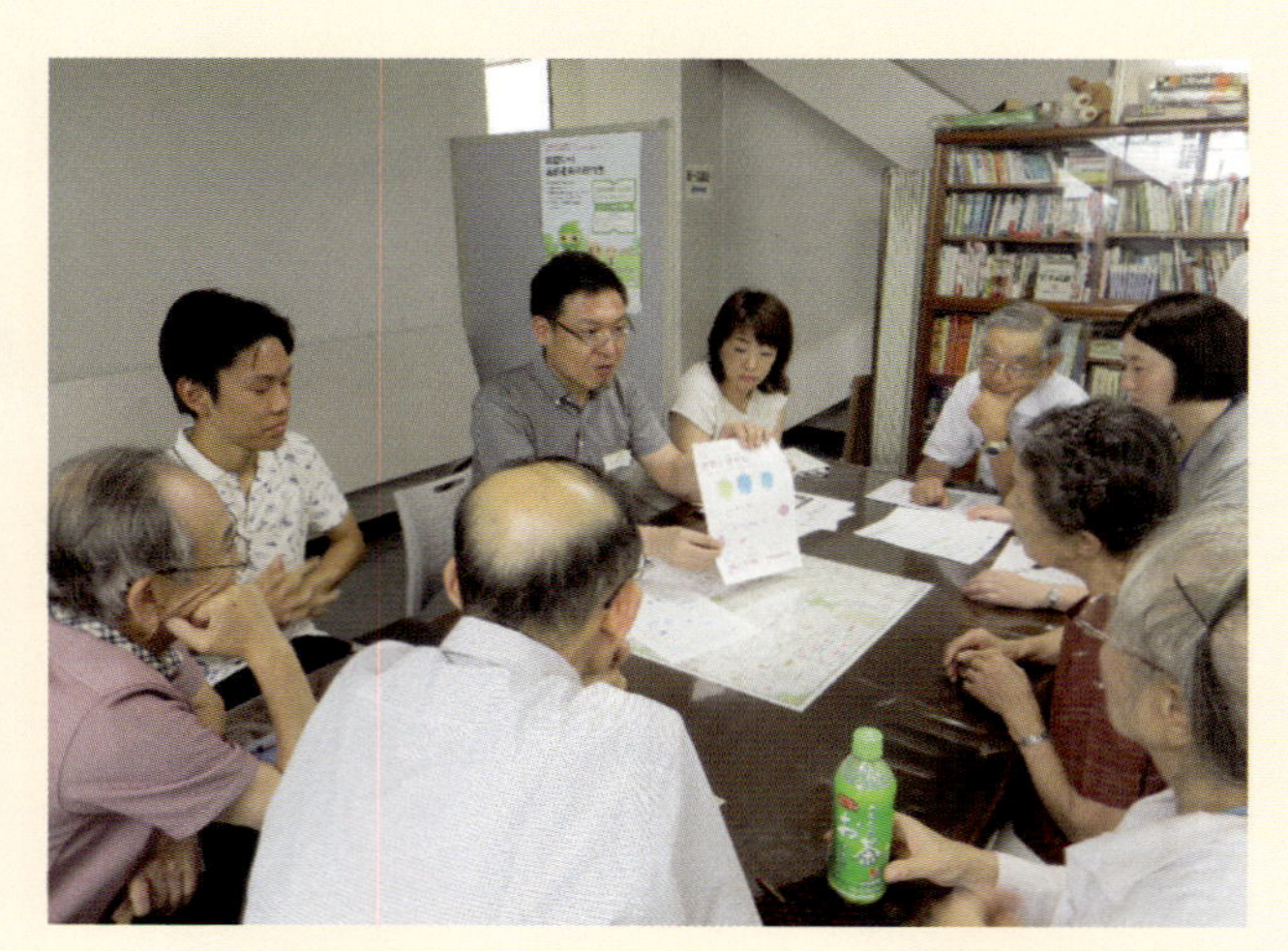

［写真：松戸市提供］

9割）。団体に単身で入って疎外感を抱いたり、万一本業が忙しくなって参加できなくなっても団体に迷惑がかからないよう、4～5名のプロボノワーカーがチームを組んで参加する。結果、図3のような成果が生まれた。

プロボノへの参加は、市外からの申し込みも受け付ける。市内で育てたプロボノワーカーが市外の団体に貢献しても、逆のパターンももちろんOKだ。中沢さんは地域にこだわらず、「プロボノ活動が市の境界を越える『志縁』は、都市型ならむしろ自然なこと」と捉える。松戸モデルが全国標準になったとき、自治体の枠を超え、日本全体の水準が上がることを期待している。

*2 「国民生活白書2007」による。

## 都市資源「企業」の参加

都市のもう一つの資源に、有力な事業者や企業が多く存在することが挙げられる。その企業にも、松戸プロジェクトに参加してもらう。昔ながらの「協賛」というかたちもいいが、現在は多くの企業がシルバービジネスを目指していることから、企業の新規事業の情報収集を目的に社員を参加させるなど、参加のかたちは柔軟でよいという。今後は、プロジェクトにおいて企業同士のニーズや利害を調整しながら、ニーズをコラボレーションして参加につなげるなど、企業参加におけるプロデュースも必要となるだろう。

これら都市型の社会参加が、松戸市民の健康にどのような効果をもたらすかを実証することが、松戸プロジェクトの焦点といえる。しかし2017年度は、まだ種まきの段階だ。近藤さんと中沢さんは毎日何通もメールのやりとりをし、計画を微調整してPDCAサイクルを回し続けている。当初の計画枠にはめて進行するのではなく、産官学の連携を模索しながら細部を繊細にプロデュースしていこうとする柔軟な推進力が感じられる。

高齢化先進国の日本で、人生100年時代を生き抜くための準備はまだまだ足りない。国が打ち出した総合事業の仕組みなどを上手に活用しつつ新たな仕組みの可能性を追求し、高齢者などが、介護の客体ではなく、担い手であり続けるための共生型の相互性が真に必要だというエビデンスを、松戸市は、日本、ひいては世界に示そうとしている。（西村舞由子）

**千葉県松戸市**

〒271-8588　千葉県松戸市根本387-5
TEL：047-366-1111（代表）
FAX：047-363-3200（代表）
人口：約48万9000人（千葉県内第3位）
世帯数：約22万2000世帯
（2017年11月20日現在）
他県で従業・通学している人：
約10万4000人（人口比約21％）
昼間人口：約39万4000人
（松戸市ホームページ、平成27年国税調査より。一部編集部推計）

# 奈良県生駒市

## 20年をかけ、地域を担うボランティアを育成し元気に過ごす時間を延ばす仕組みをつくる

### 坂のまちの未来図

生駒山の斜面に広がる生駒市は、坂の多いまちである。人口約12万人。近鉄の大阪難波駅まで直通で20分、近鉄奈良駅まで15分という交通の便と良質なベッドタウンで、関西有数の「住みやすいまち」とされている。

そのいっぽう、課題は足腰の悪い高齢者の引きこもり傾向だ。膝や腰を痛めた途端、外出できにくい生活を余儀なくされる。高齢化率も急上昇で、2004年度には15・6%だったがいまや26%を超え、2025年までの後期高齢者の伸び率は、全国上位5%に入るという。

「そのうえ、生駒市が市内介護事業所などの職員にとったアンケートで、2025年に向けて今後も勤務を継続する意思のある人が実に少ないとわかりました。

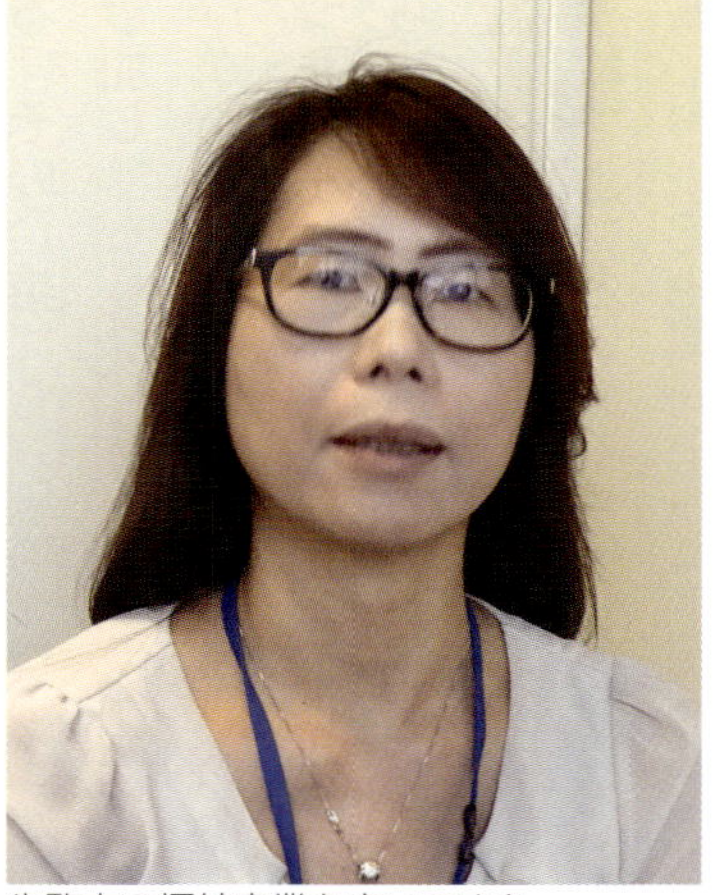

生駒市の福祉事業を率いてきた田中明美さん

奈良県は大阪府に比べると最低賃金が低く、生駒市においても1駅先が大阪府内ということもあり、人材が流れがち。そうした背景から、中重度の人のケアに専門職を重点化し、軽度の人には地域の力を借りるなどしながら人材確保を図っていくことが大切なんです」

1995年に保健師として入庁以来、市の高齢者福祉に20年以上かかわってきた地域包括ケア推進課長の田中明美さんは、こう語る。介護予防・日常生活支援総合事業（総合事業）のモデルとして、全国から見学者が引きも切らない生駒市の福祉事業の推進役である。

# 短期集中予防事業の生かし方

総合事業の先進例として注目されているのは、①「介護予防・生活支援サービス事業」と、②「一般介護予防事業」の2事業のコンビネーション。①の短期集中予防事業（集中C：通所型）と、そこを〝卒業〟した人に向けて②を受け皿とした点である。

この通所型は、市が2004年に実施した国のモデル事業「筋力向上トレーニング事業」以来、介護予防の取り組みを脈々と続けてきた成果だ。ここではまず、パワーリハビリテーション（パワリハ）の機器を導入し、要介護2までの対象者に送迎なしの教室をつくり、週2回・3カ月を1クールとして実施した。スタッフは理学療法士（PT）、看護職、介護職、ボランティアで務めるサポーター。送迎なしでも定員の29人が集まり、2年目にはクラスは倍増。その後の基本をつくりあげた。田中さんたちが着目したのがパワリハの効果と1クール（3カ月）教室制のメリット、そして、教室の修了者をサポーターとする有効性だった。

そして、2012年の「市町村介護予防強化推進事業」に参加したことが、次のチャンスになった。ここでは2004年からの事業で向上させた参加者の機能を、自宅での生活につなげるために、PTに加え作業療法士（OT）を登用。「通所型」と「訪問型」2つのサービスを一体化し、集中介入してケアを行う「パワー

**生駒市の総合事業体系と対象者、ケアマネジメント種別のイメージ図**

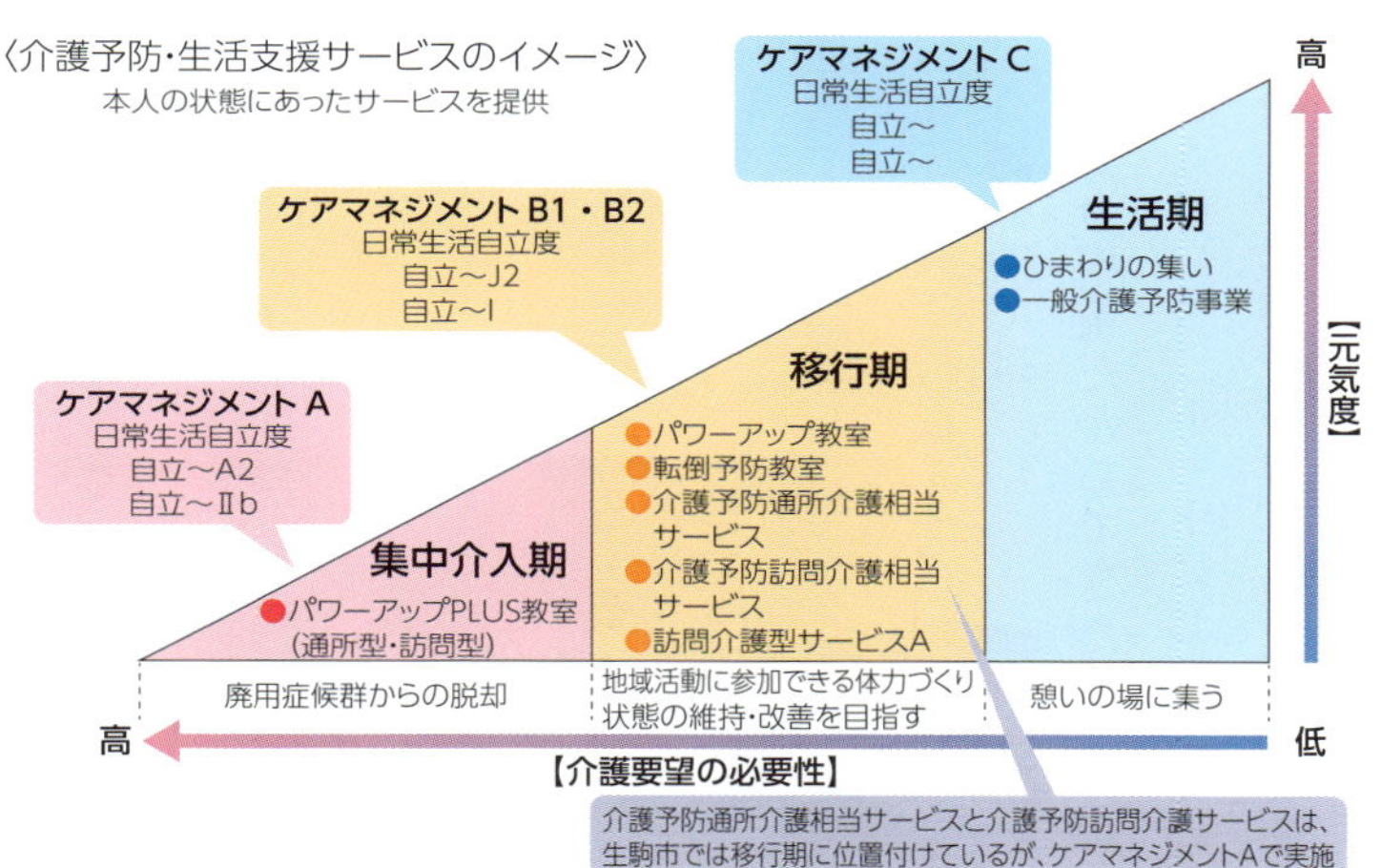


**パワーアップPLUS教室（通所型）**

| 対象 | 要支援2・要支援1・事業対象者（要支援相当） |
|---|---|
| 実施日程 | 1クール3カ月間［毎週2回（火曜日・金曜日）（月曜日・木曜日）の全24回］　13：00～15：00 |
| 場所 | 生駒市デイサービスセンター幸楽（送迎あり） |
| 実施内容 | マシンによる筋力増強運動／セラバンドによる筋力増強運動／ステップによるバランス・有酸素運動／個別課題運動（理学療法士、作業療法士による個別介入） |
| スタッフ | 専門職（理学療法士か作業療法士、看護師、介護士、運動実践指導者が各1名）、サポーター（ボランティア5～6名） |
| 定員 | 15名程度 |
| 費用 | 無料 |
| 連動 | パワーアップPLUS教室（訪問型）の利用が必須 |
| 実施主体（委託） | 生駒市社会福祉協議会 |

アップPLUS教室」を創設した。対象となったのは、要支援者のなかでも要介護状態に近く、廃用症候群などリハビリテーション（リハ）専門職の関与が効果的で、自宅の環境調整が必要とされた高齢者である。

その総合事業の目玉「パワーアップPLUS教室」は、生駒駅から登る急な坂の中腹にある。委託されているのは生駒市社会福祉協議会。教室ではパワリハのマシンを使う人、体操を行う人、ステップ運動を行う人に、教室の修了者のサポーターが声を掛け、ときおり大きな笑い声が響く。特徴は教室での動きを確認し、参加者の自宅を訪問して、自宅での練習や暮らし方をアドバイスする点。この「集中介入期」を終えた修了生は、必要に応じて「移行期」の「パワーアップ教室」（リハ専門職なし・送迎付き・週1回・3カ月1クール）や、転倒予防教室（PTと運動実践指導者付き・送迎なし・週1回・3カ月1クール）に移行できる。さらにその先には、住民主体の「生活期」の事業として、食事とレクリエーションを行う「ひまわりの集い」（送迎なし・週1回または隔週）のような地域の居場所や教室が用意されている。

「通所」と「訪問」サービスのセットは、「介護保険ではなく、総合事業だからできたこと」だと田中さんはいう。「セットにしないと効果が少ない。教室で歩けても、道路は平らではないし、雨も流れる。そこで、回復期リハに力を入れ、地域リハへの意識も高い病院（市外）のリハ職に協力を依頼し、マニュアルを一緒につくりました」

そして、半年間の予算を取り、そのリハ職と生駒市内のリハ職が一組になり、ノウハウの引き継ぎ・継承をしながらスキルアップを図った。

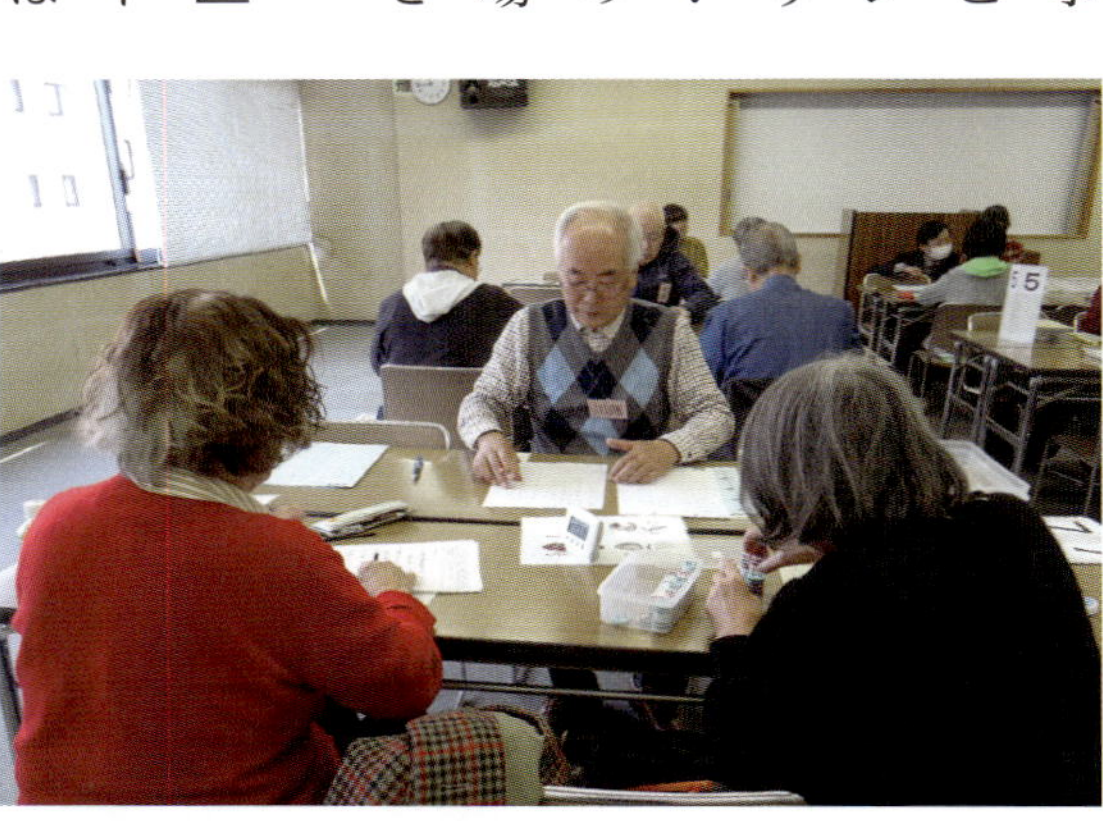

脳の若返り教室で。中央の男性がサポーター

パワーアップPLUS教室で参加者に成績を説明するサポーター（左）

## 介護予防と地域づくり

生駒市ではもともと、総合事業開始を最終年度の2016年4月と考えていた。ところが2つのモデル事業に関与してきた包括職員から「準備はできているのに始めないのか」との突き上げがあった。

その背景を探ると、介護保険開始前年

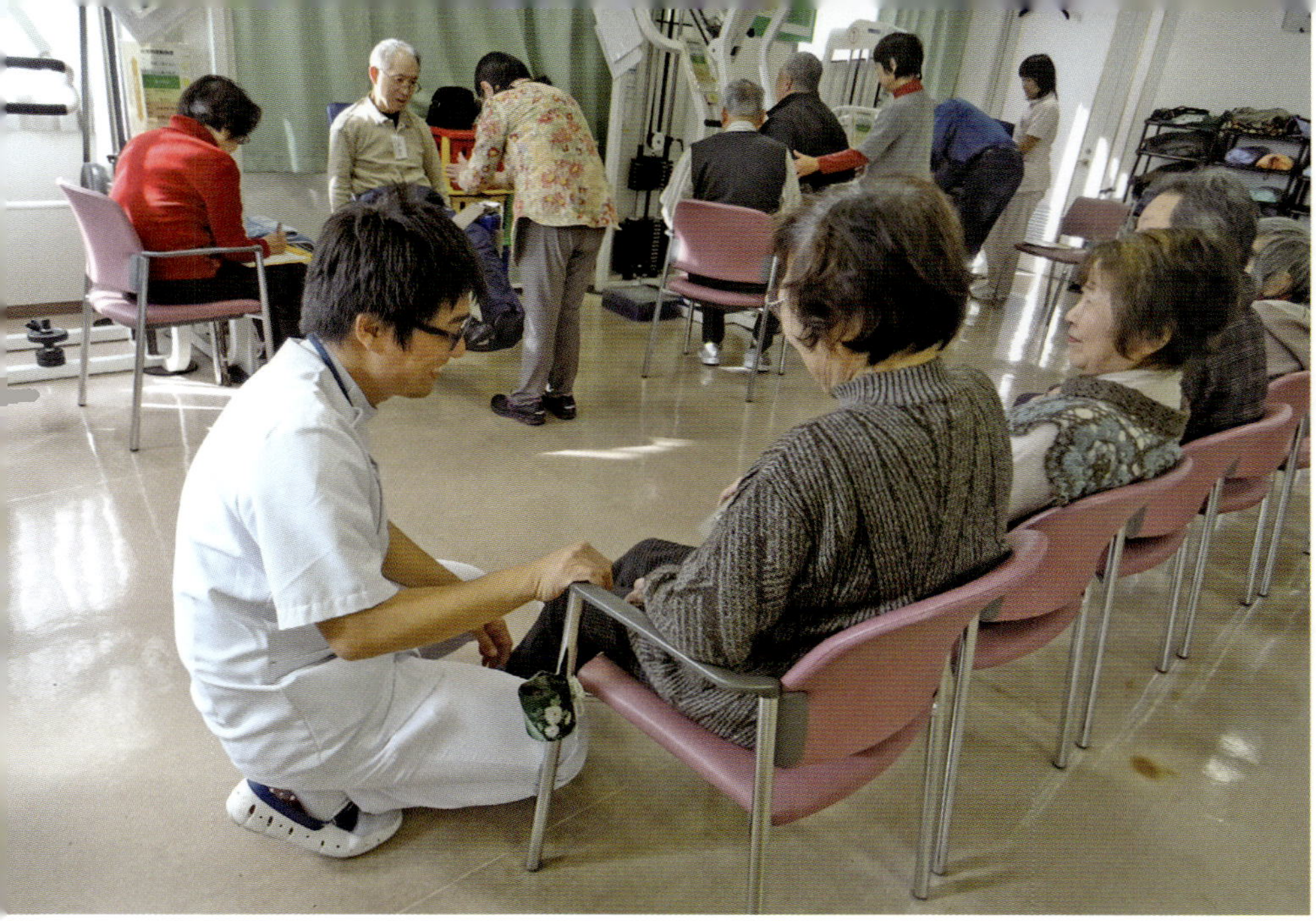

の1999年から、田中さんが考えはじめた「介護予防と地域づくりのネットワーク」の2本柱の施策にたどり着く。
「団塊世代の高齢化が今後、課題になるとわかっていました。当時は団塊の世代が退職をする2015年問題を意識していました。介護保険制度は始まるものの、高齢者や退職者が急増する将来を考えると、介護保険に依存することなく、地域をつくる必要があると思いました」

生駒市ではまだ「介護予防のボランティア」の発想もなかった時代。田中さんは介護予防を推進しようと、1999年に「介護予防ボランティア養成講座」を始めた。そのきっかけになったのが、現在に続く徹底した現場調査である。
「入庁したときの高齢福祉課の係長に、まず地域を歩き、実態を把握しなさいといわれ、3人の保健師でひとり暮らし高齢者の個別訪問をしました。困りごとや希望などを聞き取りしたら、多くの人が『楽しみがない』『出かけたいと思う場所がない』というんです。そこで居場所の必要性に気付き、それを担うボランティアの養成講座を始めました」

その後は、もっと地域に根を張る活動を広げていくために「地域ボランティア講座」を展開し、「地域で何かできることはないかと考えているが、何をしたらいいのかわからない」住民を対象に組み立てた。講座終了者には「こんなことができるんじゃないか…」という案内だけにとどめ、自発的に考えるのを待つという形にした。35年前にこうした講座を修了し、地域活動を30年以上続けている生駒市健康づくり推進員連絡協議会の藤尾庸子さんも、最初は戸惑うこともあったという。
「こんなに時間をかけて勉強したのに、行政はほったらかし。なんやねんと思いましたよ。そのうち、残った人たち20人で『せっかく集まったのにもったいない』と、OB会を開いて情報交換をしたり、自分たちでなにができるかを話し合っていました。そんな頃、行政が動くのでは

パワーアップPLUS教室で参加者と話しながら状態の確認をするPTの小渕恭輔さん

なく、ひとり住まいの人のお宅を訪ねておしゃべりして、そこで聞いた困りごとを行政につないでくれる人がほしいと田中さんがいったので、『じゃ、それ、やりましょう』と国のモデル事業を活用し、

「ひまわりの集い」と、主宰する藤尾庸子さん

高齢者宅の訪問事業が始まりました。次にまた田中さんが世間話で、ひとり暮らしの人の会食サロンができないかなということで、『簡単なものでいいから、食べながらおしゃべりをすることをしてほしい』と…」

結果的に会食サロンを行政との協働ですることになった。「『させられる』という感覚ではなく、自分たちで考えてできるよう市が任せてくれたから、市とのいい関係が続いている」と藤尾さんは語る。

短期集中C型の「集中介入期」、「移行期」を終えた「生活期」の人たちに用意されたのが、藤尾さんたちが始めた高齢者向けの会食サロン「ひまわりの集い」(通所型B。生駒市健康づくり推進員連絡協議会が受託)のような地域の居場所。市主催「のびのび教室」や住民主体による「わくわく教室」をはじめ、市と住民による「脳の若返り教室」「コグニサイズ(*)教室」「いきいき百歳体操」、自治会・老人会・民生委員を中心にした「高齢者サロン」など、〝卒業生〟も参加できる9種類の一般介護予防事業の教室が用意されている。

「やはり受け皿の整備が大切です。せっかく参加者が元気になったのに、元に戻すわけにはいかないと、包括も必死です。元気になった人たちのために、なにか場をつくらないといけないと、所属する法人にかけ合ってリハの部屋を改修してもらったり、地域の人が自由に通えるサロンや会食の場、体操ができる場などをつくったところもあります。『いきいき百歳体操』の会場は1年間で50カ所くらいになりました」と、田中さんは力説する。

* 国立長寿医療研究センターが開発した運動と認知課題(計算、しりとりなど)を組み合わせた、認知症予防を目的とした取り組みの総称

## 全戸訪問を辞さない

総合事業を始めるに当たり、市では徹底的な調査を行った。認定調査の調査票や主治医意見書をすべてチェックし、どんな状態の人が多いのかを確認し、見え

る化した。市では介護保険が始まった当初から、医師会と協議し、ケアプラン作成時には主治医が一人とは限らないため「診療情報提供書」を作成。利用者は300～500円を負担するが、最新の情報がリスク管理に必要と説明すると苦情をいう人はいないという。

これまでのデータに基づいて、総合事業の対象イメージ像も設定した。対象者を日常生活自立度でまずスクリーニングし、どういう事業（またはサービス）が適切なのかを見極め、必要な事業類型がなければつくりだす努力もした。

二次アセスメントシートも、医療・介護連携の場でテスト試行をしながら、生駒市版として作成した。チェックリスト結果の読み込みにも、力を注いでいる。介護認定率が一気に高まる75歳以上で、要支援・要介護認定を受けていない人、約1万人にもチェックリストを配布する。回収率は84・6％。その7項目中3項目にチェックが入った人には、積極的に包括が、短期集中C型などへの参加を呼びかける。アンケートを返送してこないひとり暮らしと老老世帯には、全戸訪問し、認知症の人などの存在も訪問で発見してサービスにつなぐ。これで生駒市に住む75歳以上全員の把握ができるという。訪問には市が1件あたり2500円の予算をつけているが、それができるかどうかは、各自治体の力量につながる。

4種類の地域ケア会議も、生駒市独自のシステムだ。地域ケア会議Ⅰは「自立支援型ケアマネジメントの検討」で、通所型Cの対象者を取り上げる。地域ケア会議Ⅱでは「支援困難な個別事例の検討」を行い、地域ケア会議Ⅲでは小学校・中学校区域で民生委員や地域の人が集まって「地域課題の検討」など、コミュニティ推進会議をする。そして地域会議Ⅳは住民主体で「認知症に関する課題」を取り上げ、検討する。課題に応じて医療・介護・福祉の専門職や、法律家、民生・児童委員や地域の関係者なども参加し、課題の解決を図る。

ここまで徹底することができた理由を聞くと、課長になった今も要介護認定調査で現場に出るという田中さんは、こう答えた。

「高齢者の無限大の力を信じているからです。その可能性をさぐることをあきらめずにやってきた結果が、自分や人をつくることにつながったのだと思います」

（中澤まゆみ）

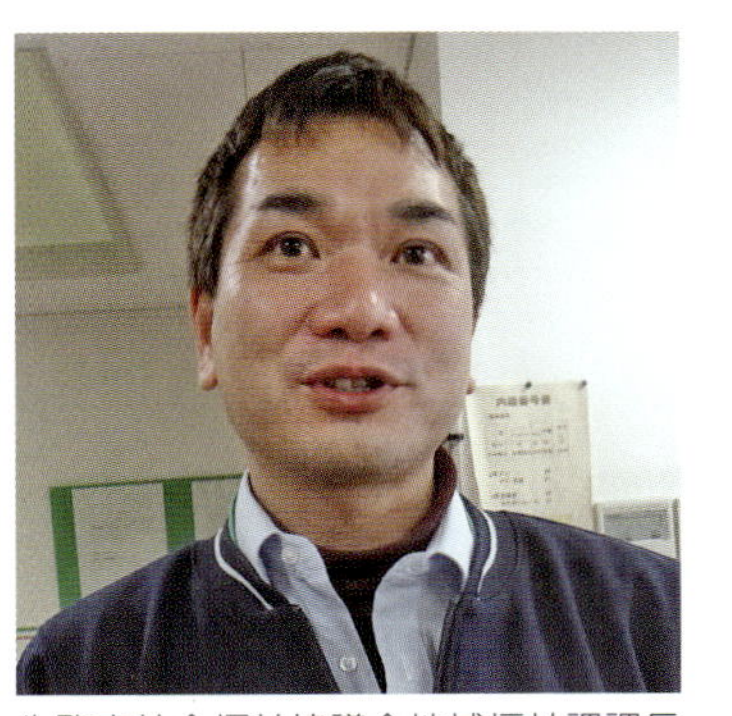
生駒市社会福祉協議会地域福祉課課長補佐で生活支援コーディネーターの北原理宣さん

**奈良県生駒市**

〒630-0288
奈良県生駒市東新町8-38
TEL：0743-74-1111
FAX：0743-74-9100
人口：120,560人
65歳以上人口：32,524人
高齢化率：26.98%
（2018年2月1日現在）

# 福岡県福津市

## 10カ月をかけて準備会を開催し 自由参加の協議体が住民活動を活性化

### 志と「協議体参加届」

JALのCMで人気の宮地嶽神社から眺める「光の道」。その神社のある福津市は、福岡と北九州の間にあるベッドタウン。再開発で若年人口も増加している。「おかげで市全体の高齢化率は横ばいですが、地域によっては45%を超えています」と説明する中村雅美さん（＊1）。総合事業の開始準備にあたり、あと10年もするとどうなるかと不安があった。

総合事業開始時の協議体のつくりかたに、ほとんどの自治体が頭を悩ました。第1層の生活支援コーディネーター（SC）（＊2）を社会福祉協議会（社協）に委託する「丸投げ」型も多い。が、福津は別の道をとる。

「総合事業の内容が明らかになったとき、私たち行政は一体何ができるだろうかと戸惑いました。これは住民がつくるものだと思ったので」と、朝長弘美さん（＊3）。地域包括ケアシステム構築や総合事業の推進は住民主体で、との確信は、当時の課長はじめ課員一同、揺るがなかったという。

公益財団法人さわやか福祉財団の協力で、月1回、協議体準備会を開催。2016年9月、第9回協議体準備会で1層SCの選出に協議体参加者も関わった。「協議体参加者は、すべてボランティア。参加は自由意思で、肩書や推薦は不要。報酬もなし。だから、地域づくりに熱意をもって、福津をよくしたいという方々が集まりました」と辻優子課長は語る。

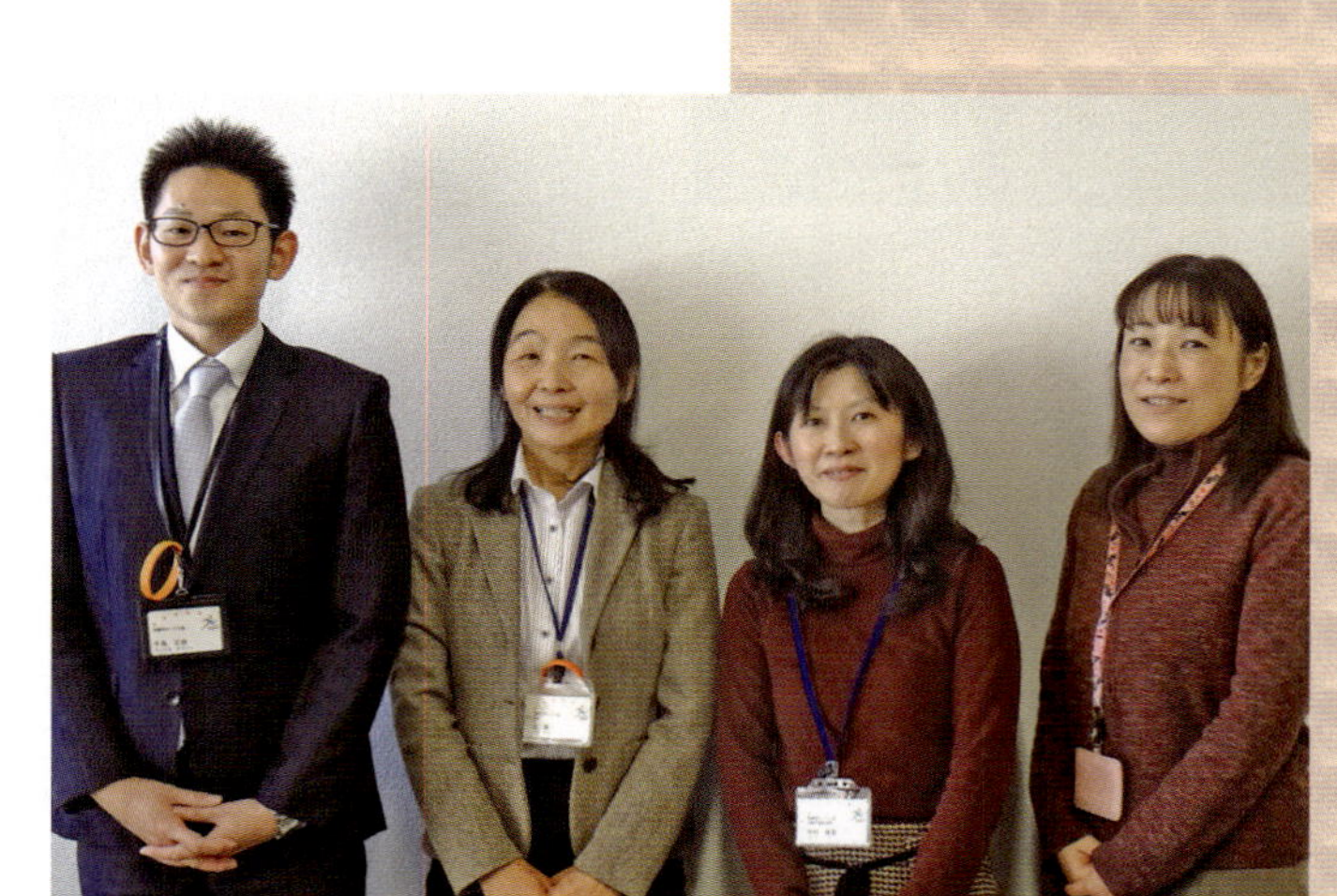

左から牛島正俊さん、辻優子課長、中村雅美係長、保健指導係長・朝長弘美さん

当初からの課員・牛島正俊さんは、「消防や警察までかなり広範に呼びかけました」と準備に力を入れた。「あて職にはしない」は課全体の共通理解だった。

＊1　市健康福祉部高齢者サービス課高齢者福祉係長
＊2　地域支え合い推進員
＊3　当時、市健康福祉部高齢者サービス課包括支援センター係長のち高齢者福祉係長。現在は市健康福祉部いきいき健康課保健指導係長

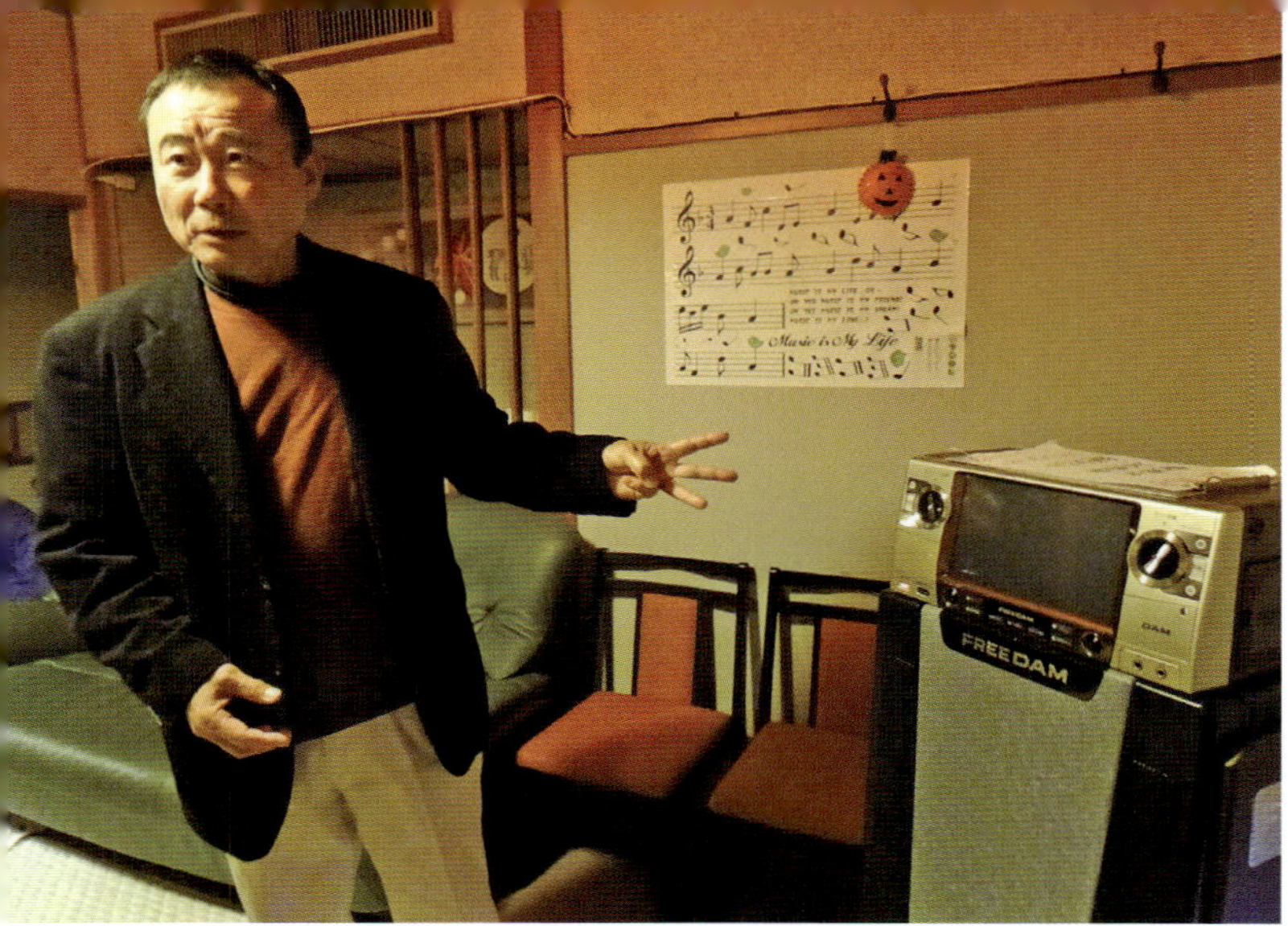

人気のカラオケの部屋を説明する清水民樹さん

## 動きの早い市民

2016年10月、協議体が発足。11月には市民フォーラム（＊4）を開催。メンバーは現在約120人、月1回の協議体参加は50～60人。行政や社協、地域包括支援センター（包括）職員も参加する。

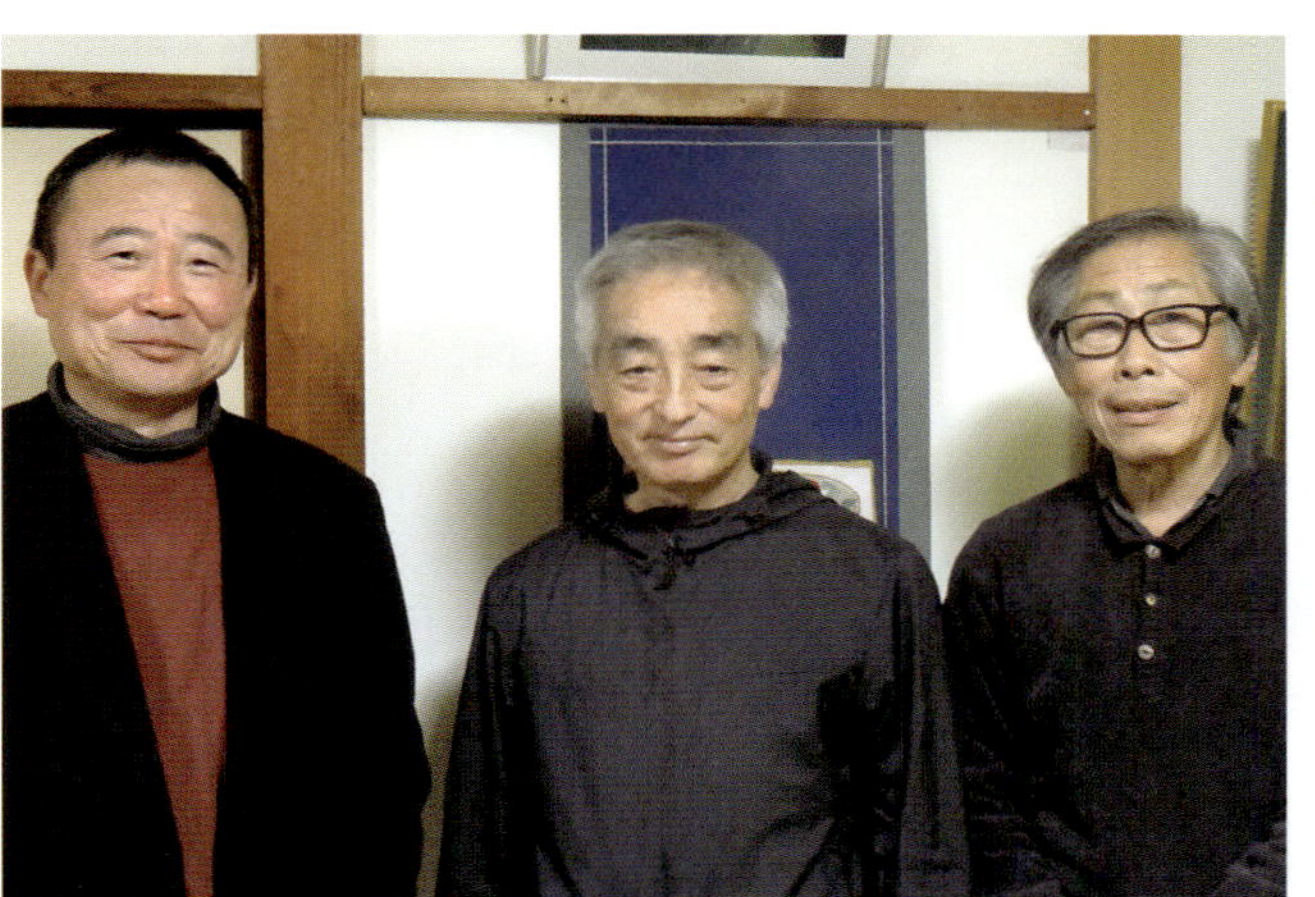
左からサンクス運営委員・清水民樹さん、九州他県からの転入・中野正徳さん、関東からのUターン・吉川富雄さん

協議体発足後は、まず、地域ごとのグループに分かれ、助け合い活動などを発表しあい、活動の情報共有、他地域の活動の取り入れかたなどを協議してきた。その後は、①サロン活動、②居場所づくり、③移動支援、④買い物支援、⑤生活支援の5テーマに分かれてグループ討議。

公募で選ばれたSC2名は、2016年7月オープンの「暮らしのサポートセンター　サンクス」（サンクス）運営委員の清水民樹さんと則武孝明さん。肩書（二人は民生・児童委員）ではなく、二人の熱意と実行力に皆が信頼を寄せたのだ。

「行政が大分県竹田市『くらサポ』（＊5）に研修にいくとき同行して、帰りの車中で、自分たちは何ができるか考えていた」という清水さん。それが2015年7月。帰ってすぐに活動開始。宮地嶽神社からもほど近い地域（宮司（みやじ）3区）に建つ昭和鉄工株式会社（本社・福岡市）の元保養所を借り受け、住民が集う場として整備したいと考えた。昭和鉄工も地域貢献と快

諾して、建物の修繕費のうち100万円を負担。地区の自治会拠出の200万円と合わせ水回りと電気の工事費などに充てた。それ以外の設備工事、外構、内装等は住民がボランティアで行った。重機を運転して駆けつける人がいたり、塗装業者から外壁の塗料の寄付もあった。

朝長さんに「市民は動きが早い。役所は検証して動くので、ついていくのは難しい」といわせるスピード感。が、「それがもっともきついけれど、だから面白い」

サンクスでは誰でも気軽に立ち寄る「寄り合い場」、定期的なイベントを開く「集いの広場」、生活のなかの困りごと解決の「お困りごと支援」を3本柱に活動、「カラオケサークルや『じっちゃん婆（バー）』は大人気」だという。

SCの二人は、自分たちのサンクスでの実体験を、市内外の場で語り伝え、協議体にフィードバックしている。

＊4　「みんなで創ろう、支え合いのまち『福津』～協議体の誕生とこれから～」

＊5　大分県竹田市「暮らしのサポートセンター　りんどう」。見学後、約1年でサンクスを開設。

## 多様なサポートメニュー

若木台（1～6区）は、高齢化が著しく3区は約44％。2017年2月、「高齢者が住みやすい地域」を目指す「若木台3区サポートの会」（サポートの会）が発足し、安否確認や送迎・同行などの「困りごと」を住民同士で助け合っている。呼びかけに応えて発足時には、50名ほどがサポーターとして集まった。

民生・児童委員歴19年の潮ハルミさんは、丁寧な友愛訪問や個別の声かけなどを続けてきたが、高齢化が進み、つながりも希薄になってきているなか、地域で「困りごと」を助け合う活動をしたいという強い思いを、自治会に伝えた。

「自治会では、年末に独居高齢者を子どもが訪問する『笑顔の交流』や高齢者への分別ごみ収集支援などしています。これにサポートの会の活動を加え、高齢者、困っている人への支援をします」と、前若木台3区自治会長の伊藤喜代美さん。

「潮さんの働きは素晴らしく、地域の人は本当に助けられてます」と、現自治会長の木下重幸さん。夫婦でサポーター、夫人は配食サービス担当。配達時、「はじめ門を閉ざしていた人が、渡すとニ

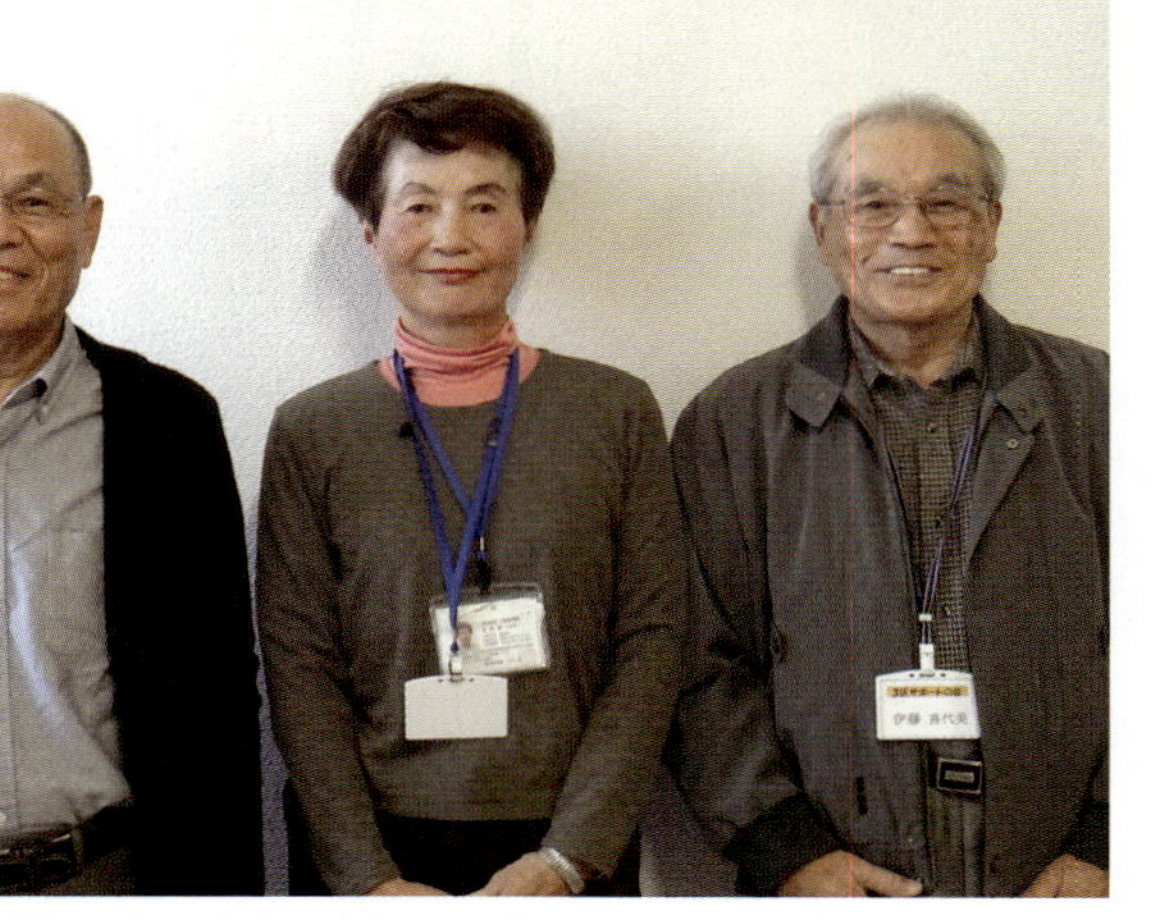

サポートの会を語る、左から木下重幸さん、潮ハルミさん、伊藤喜代美さん
協議体のメンバーだ

コッとしてくれる。その変化がうれしい」

「草とりや送迎もしますが、あくまでそれは福祉。安いから頼む、では困ります。依頼を『専門業者に頼んではどうですか』とお断りすることもありますよ」と、ベテラン民生・児童委員らしい潮さん。「サポーターの人もいずれ依頼側。そのお互いさま感がいい」と3人はいう。

## 篤志家の寄付で

「ふれ愛サロン」は、東福間地域にある。地域で長年、開業医として親しまれてきた間（あいだ）厚子さんが、「高齢者が気軽に集まって利用できる場に」と建築や運営資金を提供。それを受け、親交のある郷づくり推進協議会や自治会長経験者、民生・児童委員などが、高橋功さんを委員長に運営委員会を立ち上げた。

２０１７年９月、新築のふれ愛サロンのお披露目には75名が集まった。利用者は、東福間の７つの区在住の会員登録者。開館時間内はぶらりと来ておしゃべりや、企画参加など、自由に利用できる。「麻雀の人気がすごい。３卓でしかも１卓に７～８人。全員女性で初心者です。ワイワイ騒いでやってます」とサポート役の男性陣（高橋さん・小西さん）はタジタジ。

オーナーの間さんは「本当は寄り合い場として活用してほしいですが、もう少し利用者が増え、地域に定着するまで、企画をいろいろ入れていきます」という。

運営・管理メンバーの層が厚くなることも望みだが、これから徐々に知名度も上がり利用増加が期待できる。運営委員は、地域全般によく目配りができている。

近所をよく「散歩」する一人暮らしで認知症の症状をもつＡさん。地域の人々は認知症について、市の講座や、間医師、地域包括支援センター職員からも学び、「積極的な声かけを」と話し合った。Ａさんが以前、お花を教えていたことから、たまたま「先生」と呼びかけると、Ａさんが反応。そこから雛祭りイベントに生け花を披露してもらったところ、その日は記憶も保たれていた。この間の数カ月、何人もの人が積極的に話しかけ、支援し、「先生」として接したことが功を奏した。

「認知症になっても、特技や趣味を知る人たちが互いに支え合える地域にしたい」という間さんの夢は、集いの場を得て着実に次世代に受け継がれていく。

## 多世代が触れ合える場

玄界灘に面する西福間４丁目にある、住宅型有料老人ホーム「水光松風（すいこうまつかぜ）」は、ホーム内の一室で、２０１７年４月から、「集いの場　みどり」（みどり）を開設した。母体である医療法人社団水光会の地域貢献事業。「子どもや高齢者、さまざまな世代の方が、元気に交流して暮らすきっかけになれば」と、社会福祉法人水光福祉会統括部長の赤坂淳さんは語る。宗像水光会総合病院の介護事業推進室長・坂﨑剛さんも、「緑町区自治会さんとの連携も非常にうまくいっています」という。「みどり」では、法人の人材を生かし、毎月1回、市民公開講座を開き、参加を呼びかけている。

「6月以降の利用は月間目標600名の100％超えが続いています」と、「みどり」担当者の磯野孝子さん。子どもたちが放課後、「みどり」に友だちとやってくる。日中は、ダンスや体操、卓球教室など、また月に2、3回の講座などが開かれて、高齢者や子育て世代も集まる。

「場と人材は水光会さんが提供してくれて、自治会は人集めの担当」と語るのは、緑町区自治会長の田原義郎さん。公民館で行う通学合宿（＊6）の子どもに、水光松風が入浴施設を提供しているという。

10月からは食堂で、認知症カフェ『ふくつおれんじカフェ松風』を開始した。お茶を飲みながら認知症本人や介護家族が情報交換。「ここは、公でない分、自由に使えて、医療や介護の専門家もそろっている。松風らしいメニューで徐々に地域に浸透していかれればいいかなと思っています」と異口同音にいう。

住民の方々の地域包括ケアに対する理解は素晴らしい。実際に動くべきは住民だと、市も、住民も思っている。市はそれをサポートし、仕組みをつくり、つなぐ。いずれ、第2層SCも決まるだろうが、実際に地元で活動する住民が納得できる決め方のはずだ。その点が揺るがないのが、福津市の強みだ。

**（野田真智子）**

＊6 小学生1～6年生が、食事メニューや決まりなどを決定、自主的な暮らしを学ぶ。

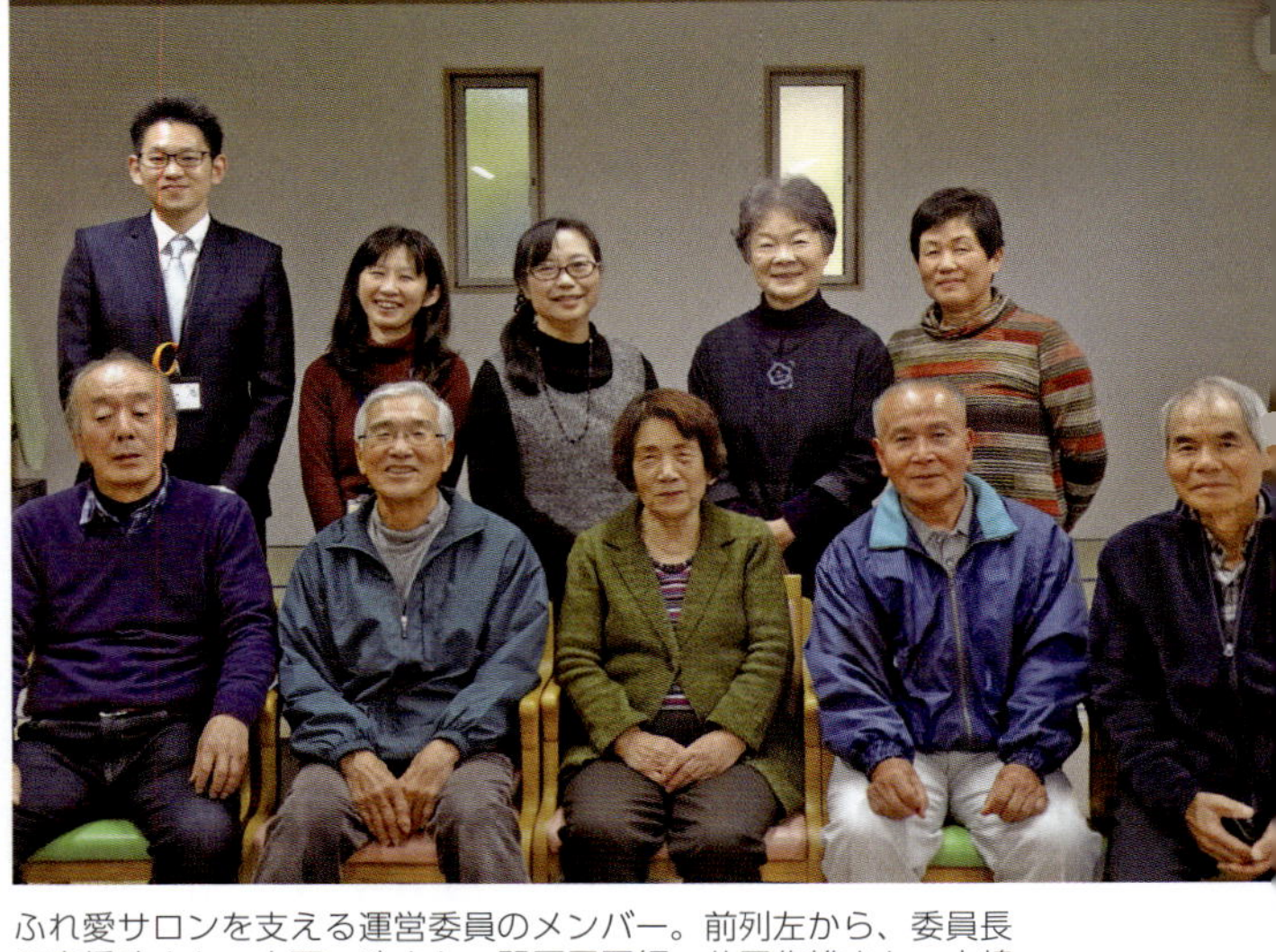

ふれ愛サロンを支える運営委員のメンバー。前列左から、委員長の高橋功さん、小西一功さん、間厚子医師、八田作雄さん、大嶋文彦さん、後列左から。牛島正俊さん（市職員）、中村雅美係長（市職員）、金本加代子さん、森山治美さん、吉田廣子さん

「みどり」がある水光松風の玄関にて、左から赤坂淳さん、坂﨑剛さん、田原義郎さん、磯野孝子さん

**福岡県福津市**

〒811-3293　福岡県福津市中央1-1-1
TEL：0940-42-1111（代表）
FAX：0940-43-3168（代表）
人口：63,096人
65歳以上人口：17,621人
高齢化率：27.9％（2018年1月31日現在）

第5章

# 認知症の人とともに暮らす地域支援

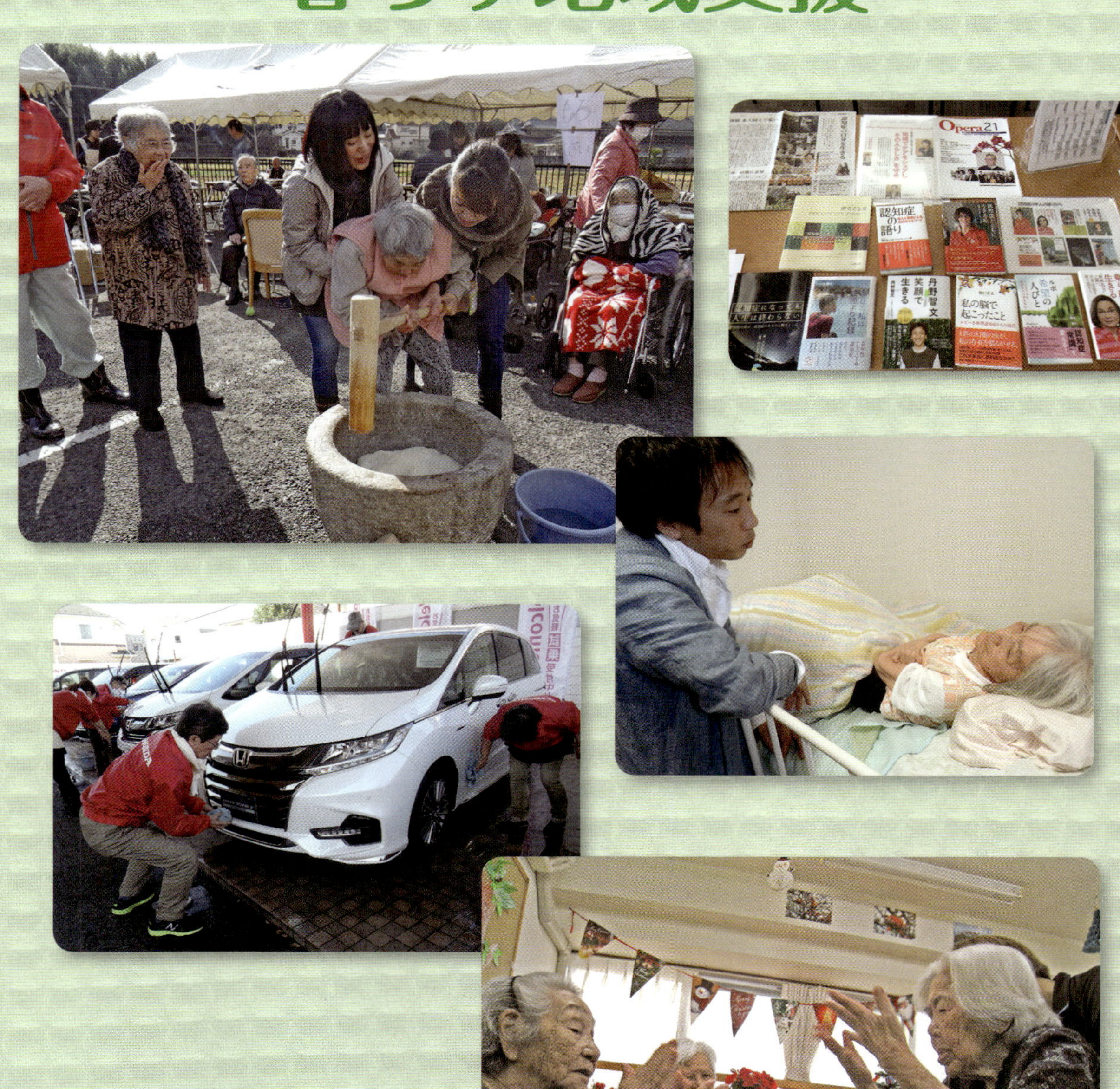

## おれんじドア実行委員会

# 認知症当事者が当事者の相談にのり、主体的に生きる自信を取り戻す「入口」

### 認知症への偏見を外す場

認知症の早期発見が推奨されるなか、「早期発見、早期絶望」ともいわれる現実がある。現状では早期に認知症と診断されても、絶望し、退職し、引きこもって社会と隔絶してしまうなど、その後の生活の質が高まるとは決していえないのだ。

そんななか、仙台市の「おれんじドア実行委員会」(おれんじドア)では、認知症当事者が同じ当事者の相談にのる相談窓口を開設している。認知症当事者が、早期から当事者自身の認知症のイメージを変え、認知症とともに生きることになった人生に、自信を取り戻す第一歩を開く。

認知症の診断前、または診断後の不安と恐怖を抱えた人が、認知症を受け入れ、前向きに生きることを選択した当事者をはじめ、さまざまな心境にある当事者と話し合う。当事者同士でしかわかり得ない悩みを共有しつつ、元気に生きる当事者から「これからも自分らしく暮らしていいんだ」と勇気をもらい、自分なりの「これから」を踏み出すための場所だ。前向きな情報や姿勢を得るための通過点であり、いわゆる「居場所」ではない。

話は、実行委員会代表の丹野智文さん(44)が、若年性認知症と診断されたことに始まる。2013年4月、39歳のときのことだ。大学卒業以来、自動車販売会社「ネッツトヨタ仙台」の優秀な営業マンとして働いてきた丹野さん。診断を受けてしばらくは、若年性認知症とは

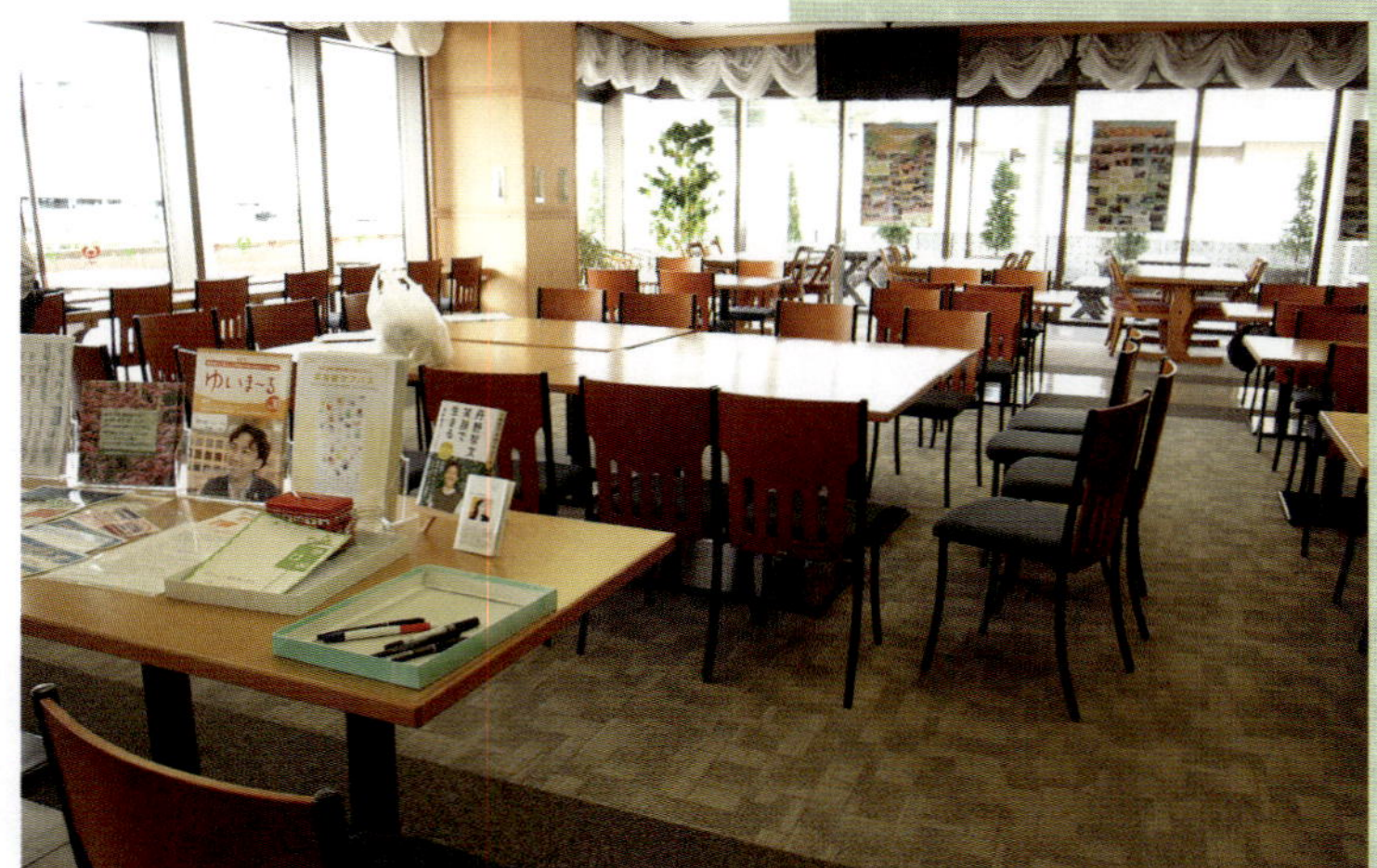

「おれんじドア」開催時のレイアウト。家族・支援者と当事者は別々のテーブルにつく。中央が家族と支援者が話すテーブル、窓際の右隅が当事者が話すテーブル

おれんじドア代表・丹野智文さん。元・営業マンらしく、とても流暢な話しぶり

どういう病気かを調べようとWEBをあさった。「進行が早く、2年で寝たきりになる」「10年で死ぬ」などという書き込みをみて愕然となり、今後の不安と絶望に打ちのめされて茫然としたという。何か支援を受けられないかと訪れた区役所でも、「40歳未満では介護保険は使えない。その他に支援の仕組みは何もない」といわれて途方に暮れていたとき、やはりWEBで調べた「認知症の人と家族の会宮城県支部」に通うようになった。そのなかの「若年性認知症のつどい『翼』」に出ても年齢の離れた人ばかり（＊1）でなじめなかったものの、いずれ重度認知症になった自分を二人の子どもを抱えながら看病することになる妻が相談できる場になるはず、と通っていたのだという。

　徐々に記憶障害が進み、不安を抱えて受診を決意する段階から会社の上司には相談をし、若年性認知症の診断を受けた直後にも報告をしていた。「家族を守らなくては」と、洗車でもいいので働かせてほしいと頼むつもりで社長との面談に出かけると、頼む前から社長は「何か仕事はあるから戻ってきなさい」といって、本社勤務にしてくれた。

　さらに、広島に住む認知症当事者の竹内裕さんとの出会いがその後の大きな転機となる。診断後5年以上を過ぎても、元気に明るく、一人で全国を旅してまわれる竹内さんの存在が、ネットで見た暗い将来像を打ち破ってくれたのだ。「負けてはいられない」とも感じた。竹内さんたちと出かけた「認知症の人と家族の会」富山県支部のあつまりで話したことをきっかけに、講演活動も始まった。「認知症当事者研究」勉強会や「日本認知症本人ワーキンググループ」にもかかわり、多くの前向きな当事者とも出会うようになった。

　そんな折、地元で診療所等を運営する清山会グループの代表・山崎英樹医師に「丹野さんが元気な認知症当事者に会って笑顔になれたんだから、それを他の当事者に伝えてみない？」とヒントをもらった。当事者の話なら、素直に傾聴し共感した上で、自分の生き方をもう一度見直せる。その場をもつことが、人として生きるための「予後」を左右する。それを丹野さん自身が強く感じていた。

**おれんじドア実行委員会**

おれんじドア実行委員会 代表　丹野 智文
2015年5月設立
TEL：070-5477-0718
（月～金曜日の10～15時）

＊1　65歳以下で発症した認知症を若年性と呼ぶため、50代で発症した60代前半の参加者も多かったという。また「翼」は、本人ではなく介護家族の参加も多い。

## 当事者が希望を語る

「おれんじドア」では、はじめに支援者・家族・当事者全体で顔合わせをした後、家族と当事者を完全に分けてテーブルについてもらう。同じテーブルにつくと、家族が本人の発語を待てずに代弁してしまったり、言葉をさえぎることが多くみられるため、認知症当事者がしっかりとアウトプットできる場を確保するのが目的だ。当事者同士の対話では、「何に悩んでいるか」というより「これからどうしたいか」について話すことが多い。困ったこと、できないことではなく、やっていきたい、できることを中心に話し合う。なかなか話せない人もいるが、待つとゆっくり話し出す。自分も話しにくいことが多い当事者は、相手の発語を待つのも概して上手だ。当事者自身が希望の表現で語り出すと、本人に自信と笑顔が戻ってくる。

傍らで当事者家族は家族同士の話し合いをする。体の不調がある場合などに気遣うほかは、支援者は原則として当事者の話し合いに入らない。当事者には言えない家族ならではの悩みを、同じ立場の人しかいない「場」で吐き出す。こうして当事者と家族は、それぞれの立場での視野を広げて家路につく。

会場の雰囲気は、当事者ができることを奪わないことに徹し、当事者が失敗しても、「怒られない雰囲気」を作り上げ、当事者を励まし、エンパワメントしていることが見て取れる。また、地域の医師が支援者として黒衣（くろご）に徹し、効果的に人々をつなげていた。

現在、「おれんじドア」の事務局は、開設当初に相談に来た認知症当事者をはじめとして、市職員、地域病院勤務の看護師、地域医療の神経内科医師などさまざまな人によって運営されている。スタッフにもゆるいつながりを重視し、ボランティア活動によくある当番制もない。当事者も多人数の参加を重視しない。「たくさん来ればみんな元気になるけど、2〜3人の方がじっくり話せていいくらい」と丹野さんはいう。告知は、チラシを各地域包括支援センターや病院などに置く程度だ。それでも、関係者から紹介を受けるなどして、当事者が毎回、数人は参加する。

呼びかけるために名前は聞くものの、聴き手が偏見に惑わされないよう、病名も経緯も尋ねない。アンケートもとらな

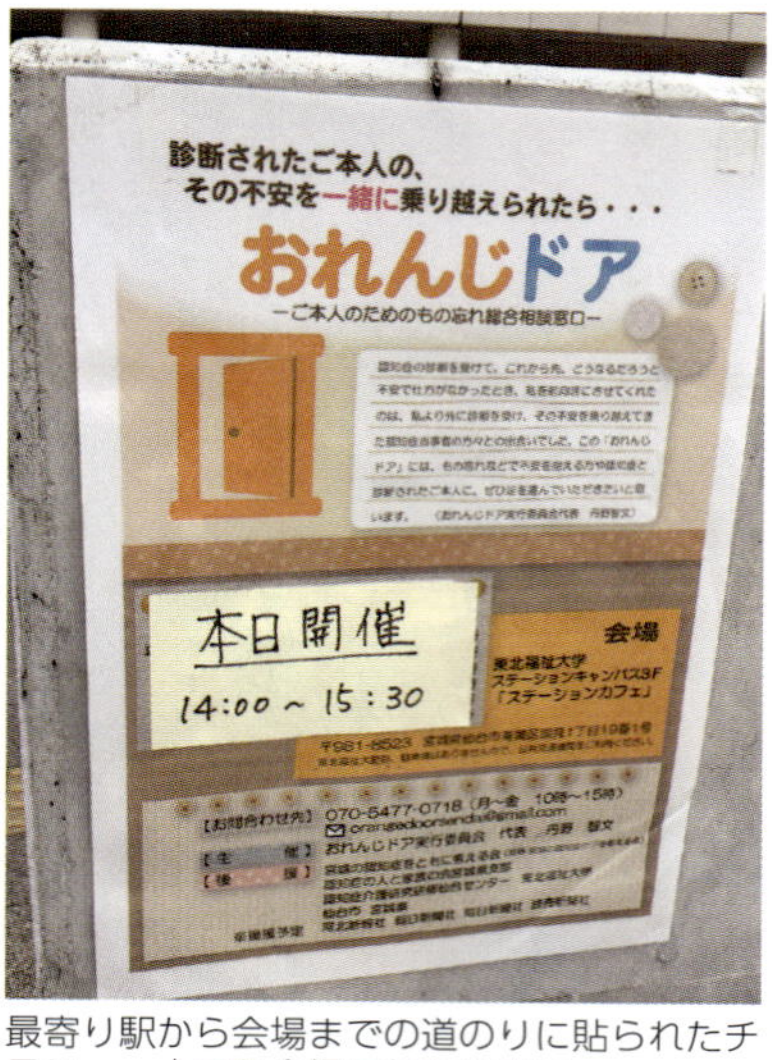

最寄り駅から会場までの道のりに貼られたチラシ。一人でも会場に行きやすい

い。勇気が出て他の居場所等につながり、当事者が元気に暮らしている事実が評価そのものだ。

初回は支援者と来て「一人では行動できない。ここにはあまり来られない」と言った人が、翌月には初めて一人で電車に乗ってきた。自信をつけてにっこり笑っていた——そんな例も多い。「連れて来られる」場所ではなく自分で「行こう」と思う場所なら、当事者の行動力を引き出すことができる。

最近は、元気になった参加当事者が運営側に回り、「おれんじドア」で当事者をエンパワメントする丹野さんの役割を徐々に担いつつある。本書の「おれんじドア」取材当日も、丹野さんは不在だったが、かつて自信を失っていた当事者が、「おれんじドア」に参加したことを契機に現在は実行委員の一人として活動しており、当事者の話し合いを進めていた。

話し合いが佳境に入ったとき、彼が「肝心なのは、一般の方々が、認知症当事者に対してどう思っているかだと思います。皆さんはどう思いますか?」と、見学していた国会議員の一人に質問を投げかけた。多くの当事者の気持ちを代弁したような核心を突く質問だった。

また、2016年5月に「おれんじドア」に来た当初は「言葉が出ない。話すのが苦手」と表現できずにいた当事者が、2017年2月から認知症当事者として講演を始め、11月までに約10回の講演に登壇した。彼はまだ介護職として仕事を続けており、「こうなる前は、利用者の気持ちがわかっていなかったと感じる」と語る。「話すのは苦手」といっていた当事者が、わずか1年足らずで、介護従事者の身が引き締まるような言葉を表現している。

全国のほかの場所からも、以前は相談に来た当事者の人々が、それぞれのやり方で、自分らしく元気に過ごし、発信している情報が次々と届けられている。

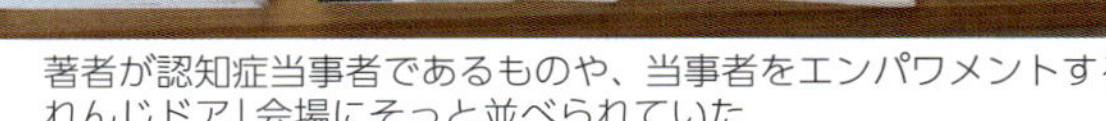


著者が認知症当事者であるものや、当事者をエンパワメントする書籍の数々。「おれんじドア」会場にそっと並べられていた

## 自分でやるのを待って

家族が当事者の話をさえぎる例のように、認知症をもつ人の生きづらさは、支援者や家族によっても発生する。支援者、家族がよかれと思って当事者から可能性を奪うケースは多い。「認知症があるか

らこれはできないはず」という思い込みにより、支援する側は概して支援しすぎ、当事者は支援に慣れて、本来できることもできなくなっていく。「支援者や家族は、当事者が自分でやるのを待ってほしい。当事者も支援に甘えず、自分でできることを探して、自信をつけてほしい」と丹野さんはいう。

行政の認知症対応にも、行き過ぎた支援を感じさせる場面がある。役場や地域包括支援センター等の介護保険関連窓口には、認知症本人に対する資料や冊子が少なく、認知症介護家族向けの相談窓口となっている場合が多い。その時点で、認知症本人が「自立して知り選択する」という機会は奪われる。

丹野さんが仙台市の「認知症ケアパス」制作にかかわった際も、当初は「家族に向けた冊子」として制作される予定だった。しかし、丹野さんは、『自分は認知症かも』と思う人や、認知症と診断された本人が読み、どこかへつながるための小冊子を作りたい」と申し出た。複数の当事者がかかわって作られた冊子の冒頭では「不安を一人で背負わないように、知ってほしいことがあります」と呼びかける。認知症になった「あなた」自身に呼びかけ、介護される「客体」ではなく意思をもって行動する「主体」として扱う。この表現に、当事者に対し、これまでの人生そのままであっていいというメッセージが込められている。

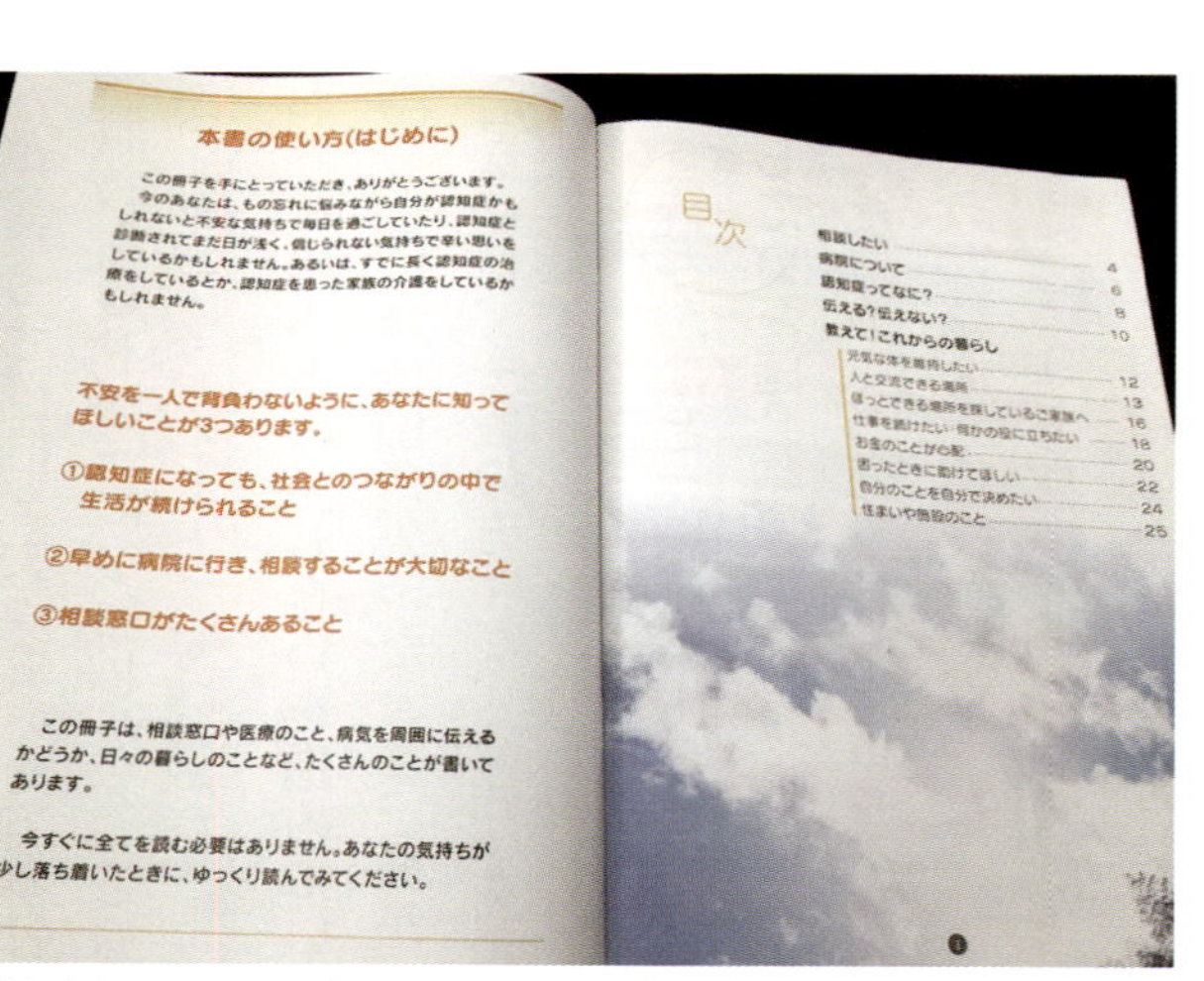

まず「本人」にメッセージする「認知症ケアパス」

認知症になっても安心だと思える地域にするには、認知症当事者を「介護」する場ではなく、主体として「元気」にする場が必要なのだろう。「おれんじドア」は、当事者でしかわかり得ない悲しみと希望を分かち合う場を作って、当事者の「元気」への「入口」を開いた。当事者が世の中の「認知症」のイメージを捨てて、自由に生きていいことを体感するための場だ。まずは当事者自身の意識の変容を促し、自分にできることを自らも探す姿勢を取り戻してもらう一方で、社会の側でも当事者の「役割」と「責任」を担保する環境を整備する必要があるだろう。

「おれんじドア」と同じ手法ではなくても、地域の認知症当事者の主体的な「元気」を取り戻す取り組みはさまざま考えられる。それは、将来、認知症の診断を受けても「早期絶望」しない世界の「入口」となるだろう。

（西村舞由子）

# DAYS BLG！

## 社会参加は働く、歌う、話す、楽しむ そんな暮らしの場を拡げる

### 選べるデイサービス

東急こどもの国線「こどもの国」駅から、多摩丘陵を登った東京・町田市の住宅街。「DAYS BLG！（デイズ ビーエルジー）」という看板がかかった一軒家の住宅に、朝9時半を過ぎると男性たちが集まってくる。到着するとお茶をはブルーのファイル。到着するとお茶を飲みながら、職員がバイタルを測る。

「今日は血圧、高いよ。飲みすぎたんじゃない？」という職員の問いかけに、「あれ？　昨夜は飲まなかったんだがな～」とご本人。「忘れちゃったんじゃないの？」という声が、別の男性から飛び、大きな笑いが巻き起こる。

実はここはデイサービス。お茶を飲みながら、ファイルに自分のバイタルの記録を書きこんでいる全員が認知症のある人で、9割が男性だ。BLGは「Barriers」「Life」「Gathering」の頭文字。最後の「！」は感嘆符。「障害のある暮らしを、皆で集まって感動に」という意味になる。名前も型破りだが、デイサービスの内容もそれに負けていない。ここでは認知症のある人が毎日のスケジュールを自分で選び、仕事をしたい人は仕事に行く。わずかだが報酬も出る。

この日の仕事は、洗車、書類整理、昼食の味噌汁づくり。ポスティングや保険代理店の配布品の袋詰め、学童保育で紙芝居の読み聞かせをすることもある。「洗車の人は？」と職員の菅原真紀子さんが聞くと、5人が手を挙げた。領収書の整理が1名、味噌汁づくりが1名。残りの1名は施設に残ってリハビリをする。1日10人の定員だが、この日は2人がお休み。月・水・金は企業退職者の60代と70

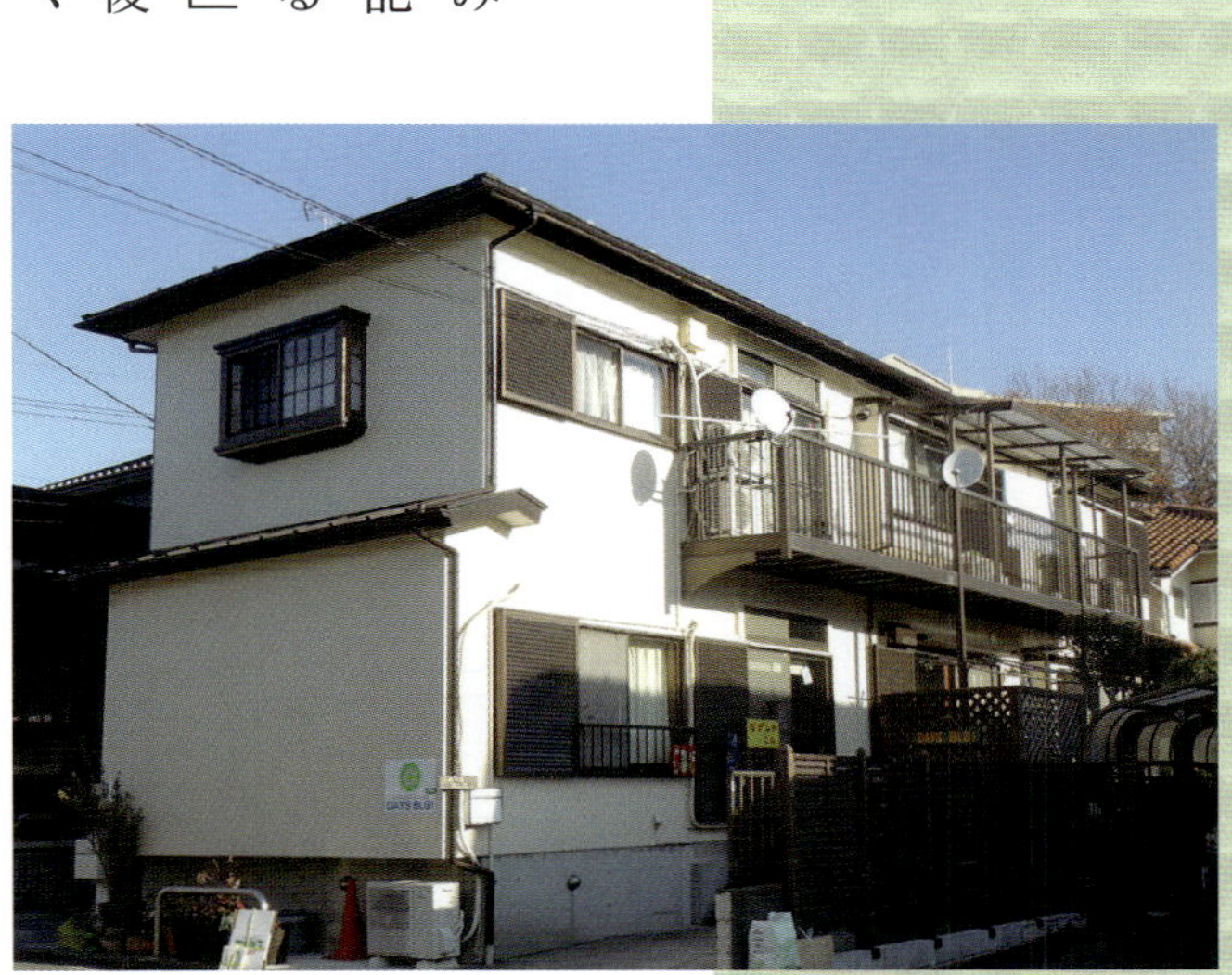

DAYS BLG！の外観

代が多く、火・金は年配者が多い。女性は25人中2人だけだが、やはり「働きたい」という人たちだ。

「お昼はどうしますか?」の菅原さんの問いに、4人がカラオケに、4人がお弁当に手を挙げた。食事のできるカラオケ屋があるそうだ。お弁当の人はメニューを見ながら注文を決める。午前中の予定が決まると、「今日も体に気をつけ、頑張りましょう!」と、利用者が大きな声がけをして一本締め。洗車メンバーは赤いウインドブレーカーに着替えを始める。そうそう、ここではデイサービスの利用者は「メンバーさん」と呼ばれる。職員と利用者は対等と、このデイサービスでは考えているからだ。

食べものよりも、まず歌、の村山さん

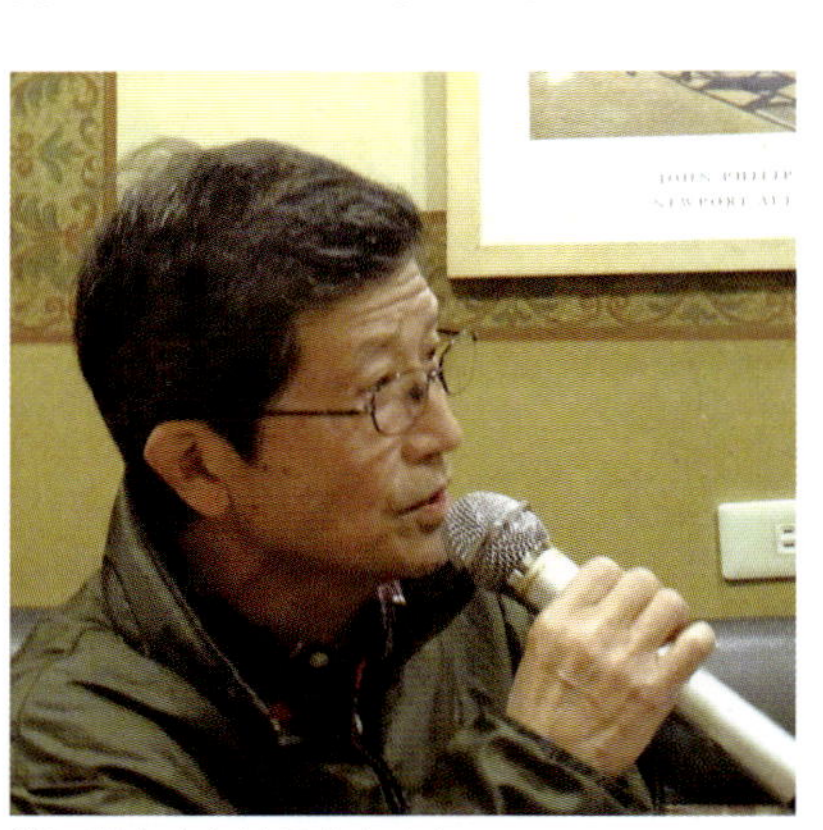

渋い喉をきかせる小山さん

## 「グレー」に風穴をあける

認知症の人が〝働ける〟デイサービスを前田隆行さんが始めたのは、管理者として2003年から勤務していた町田市在宅福祉サービス公社の認知症対応型デイサービス「おりづる苑」でのことだった。ここに勤める前、前田さんは老年精神科病院でソーシャルワーカーとして働いていたが、患者の求めに応えて抑制帯を外し、異動させられた。新しい職場ではその経験をもとに、本人が〝選べる〟ケアを行っていた。あらかじめ準備したメニューだったが、当時としては画期的な試みだった。ある日のこと、50代の若年性認知症の男性が見学に来た。

「ところが、こんな老人ばかりのところには入りたくない、自分は働きたいというんです。高齢者の活動の引き出しはあったけれど、仕事をしたい50代の人に応える引き出しが僕にはなかった。そこで法人と相談し、法人の空き家の修繕をする仕事をつくりました」

男性は生き生きと働き始めた。口コミで話が広がり、働きたいという若年性認知症の男性たちが次々とやってきた。しかし、空き家の修繕では限りはある。

「最初は『働きたい』という声を無視して、〝男の趣味〟を考えました。だけど趣味ではあまりに多様で、一つにまとめられない。そこで〝働く〟をコンセプトに、デイサービスの中で土曜を『おりづる工務店』という、若年性認知症に特化した日にしたんです」

　とはいっても仕事がない。仕方がないので、焼き芋用の薪を小さく割る作業を無理やりつくったが、〝仕事〟にはならないし、〝役割〟にもつながらない。外からの受注でないと本人たちも納得しないと考え、相談に行ったのが、旧知の保育園だった。するとプールの掃除があるという。それがきっかけで幼稚園や保育園のプール掃除や草取り、ペンキ塗りなどの依頼が次々と入ってきた。

　そのうちに「対価がほしい」という声がメンバーから出た。金額の問題ではない。自分たちの仕事を評価してほしいという欲求が出るのは当然だと思い、町田市に問い合わせた。

「馬鹿正直に聞いたら、ダメだというんです。根拠は介護保険の中で、利用者が働いて賃金をもらうとはいかがなものかと。介護保険を使う状態の人が働けるわけがないだろうという認識でした。でも、その根拠には説得力がない。実は介護保険法では『いい』とも『いけない』ともいっていないんです。こういうグレーゾーンをそのままにしておくと、いずれブラックになっていくので、風穴をあけなければならないと思いました」

　前田さんは、国への直談判を開始した。厚生労働省に何度も通い、メディアを含め協力者の人脈を増やした。「認知症の人と家族の会」の協力を得て、若年性認知症の当事者との意見交換会も厚労省に開いてもらった。

　5年がかりの交渉で、厚労省からの事務連絡が出そうになった2011年3月、東日本大震災が起こった。発行は頓挫しかけたが、前田さんはあきらめず厚労省に通い、同年4月に厚労省老健局は「若年性認知症施策の推進について」の事務連絡で、介護保険利用者への報酬を「有償ボランティアへの謝礼」という形で認めた。しかし、その間に法人から別の職場への異動を命じられた前田さんは、8年間勤めた「おりづる苑」を退職していた。

## 自分でやるしかない

　退職後、前田さんは全国で声を出し始めた若年性認知症の本人たちを訪ね歩いた。話を重ねるうちに、認知症支援には「家族のため」はあるが「当事者のため」という視点が欠けていると気づき、「当事者のための当事者による組織」をつくろう

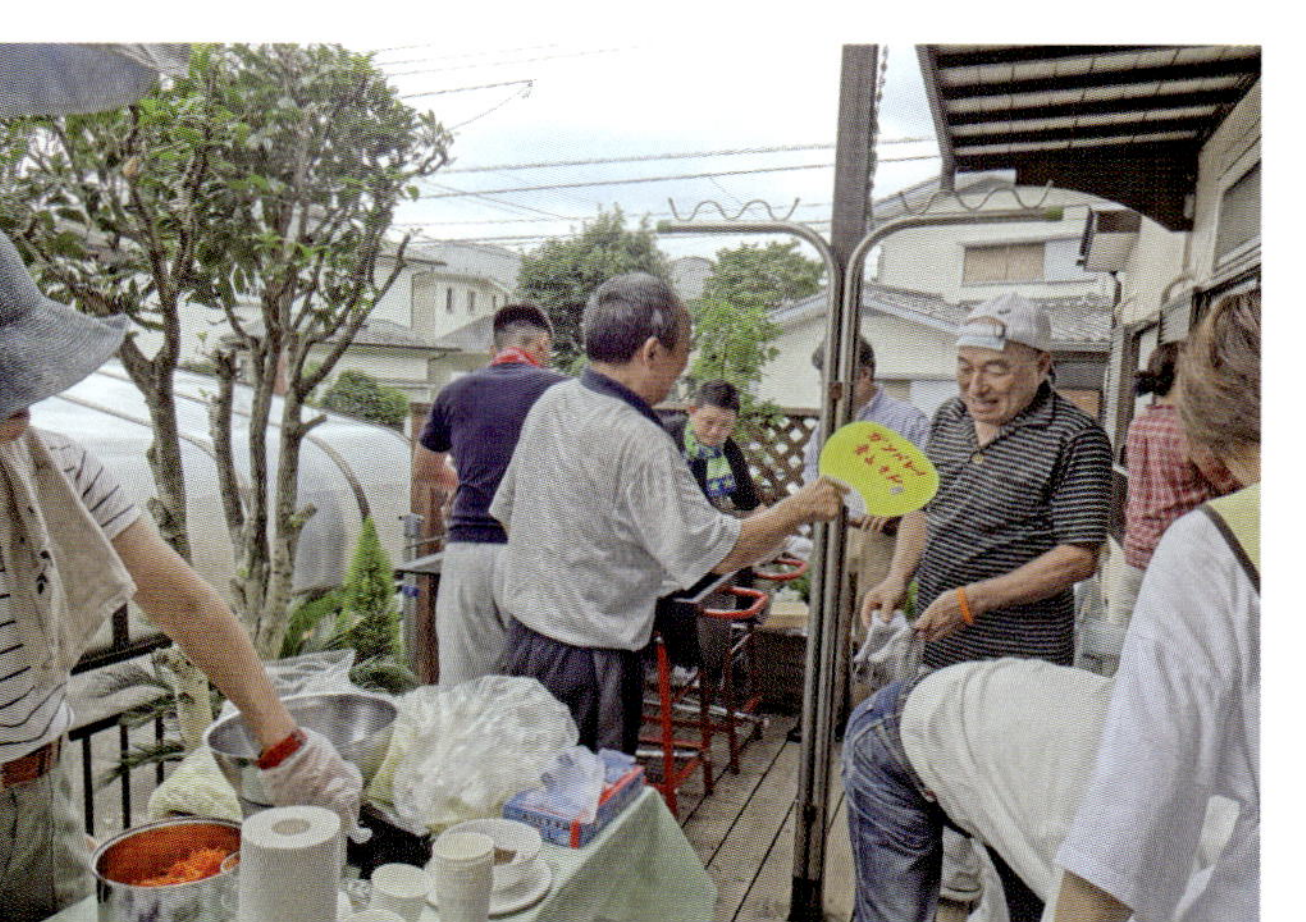
「5周年記念」には、近隣の住民やNPOの応援団も大勢参加した

と、当事者の佐藤雅彦さんと医師の戸谷修二さんを代表に、NPO法人「認知症当事者の会」を2012年に皆で立ち上げた。当事者を通じて学ぶ「認知症当事者勉強会」にも参加し始めた。当事者同士がインターネットでつながることも必要と、「つくる・つたえる・つながる」の頭文字を取ったNPO法人「3つの会」も立ち上げた。このWEBサイトは佐藤さんが運営し、認知症当事者が掲示板で自分たちの日々の思いを書き込んでいる。

いったんは介護保険事業から離れていた前田さんだったが、事務連絡から1年たっても、誰も利用者が働けるデイサービスを始めない。そこで「自分でやるしかない」と有志を募り、夜な夜な居酒屋に集まって可能性を探った。集まりには前田さんが熱心に厚労省に働きかける姿を見て、応援してくれる人たちが参加した。第3回の赤ひげ大賞を取った医師の西嶋公子さんをはじめ、市会議員や町田市高齢者福祉課（当時）の課長、係長も一市民として「町田市つながりの開　DAYS BLG！」の立ち上げに協力した。ちなみに「開」というのは、みんなが熱く語り合った居酒屋の名前だ。

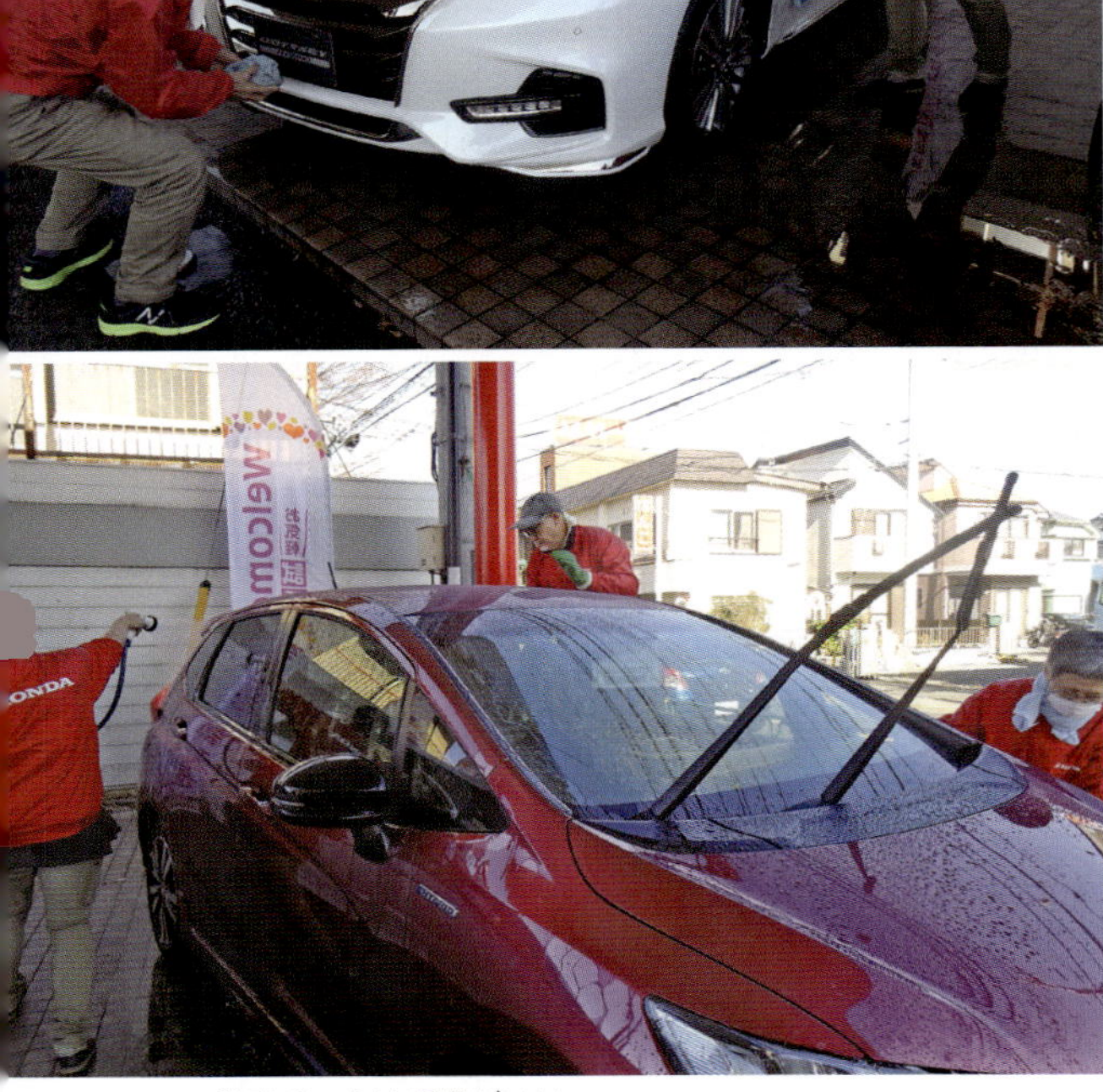

洗車チームは手際がいい

「『おりづる苑』以来、変わらないのは、本人の思いや声を無視できないということ。『働きたいけど働けない』という声を聞くと『なんとかできないものか』と思う。そこを支えると、自分がひとりではなく、仲間がたくさんいるということに気づくんです」

5年たった現在では、文具メーカー、日用品メーカー、医薬品メーカーなど、企業からも仕事の依頼が来ているが、そのきっかけになったのが、近隣のホンダのカーディーラーでの洗車だった。車の修理でここを利用していた前田さんは、日参するほどの熱意で担当者を口説いた。「最初は頭を抱えました」と、ホンダカーズ町田東店営業主任の小林栄作さんは苦笑する。「認知症の人にできるわけがないと思ったんです。お客さんがどう思うのか、事故があったらどうするのか。上司に相談するとやはり門前払いでした。でも、前田さんは思いを熱く語り続けるんですね。だから、僕もだんだん応援したくなってきました」

小林さんの「ダメでした。ゴメンナサイ」は1年以上続いた。実現のきっかけになったのは会社の新人事。新しい部長が赴任したので、あらためて相談し、前田さんを紹介すると、「じゃ、試しに洗車してみたら」ということになった。実現するまで1年半がかり。最初はボランティアでの洗車だった。

全国で初めての試みとあって大きな話題を呼び、最近ではシンガポールや英国からも視察が来る。小林さんが町田市の認知症シンポジウムで話したときには、メンバーの妻に深々と頭を下げられた。認知症の診断が出たときには絶望したし、夫を監視しなければならなかったので大変だったという。「でも、洗車を始めてから人が変わったように明るくなりました。働くと、ご飯がちゃんと食べられ、夜もよく眠れるようになったんです」

お礼を言われ、小林さんはあらためて気がついた。認知症のある人にも、こういう当たり前の暮らしが大切なんだと。

前田さんの〝仲間〟が、またひとり増えた。

## 本人の声を伝える

洗車が終わり、カラオケをたっぷり歌って昼食を食べ、デイに戻ったメンバーは、午後のスケジュールを決める。洗車メンバーに2人が加わって、近隣にある玉川大学教育博物館の縄文土器の展示会に出かけた。おしゃべりしながら起伏の多い構内を歩いて2時間後、デイに戻るとひとりずつ今日一日を振り返る。

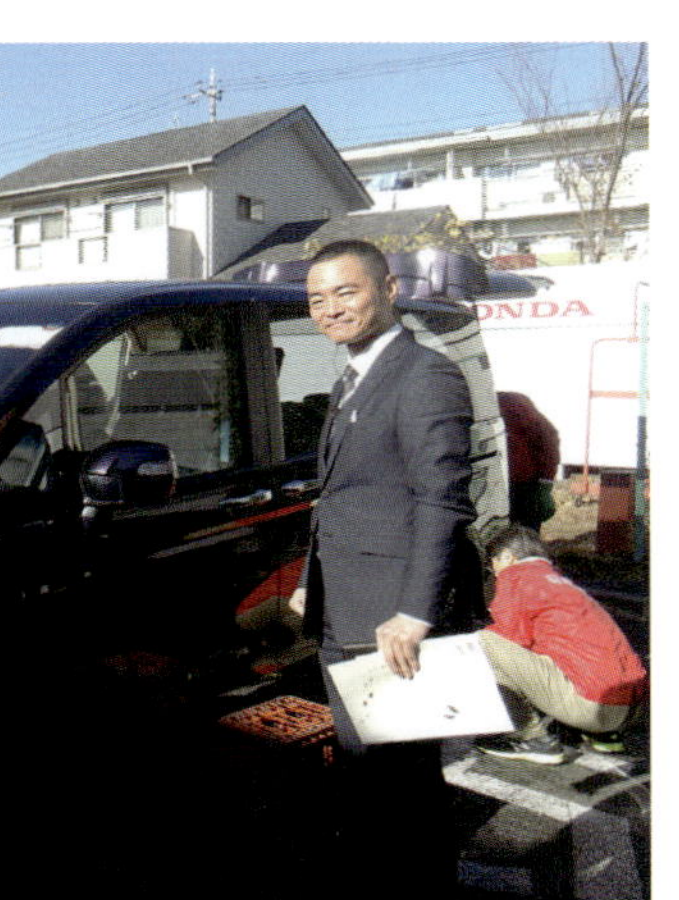

送迎車の前で小林さん。もともと前田さんは小林さんの顧客だった

昼食の内容を忘れてしまい「みんなと同じ」とメンバーの村山さんが答えると、「そうやってまた逃げる」と、飯倉さんからツッコミが入る。「だって認知症だもん」の答えにまた笑いが起こる。メンバーの会話の中では「徘徊、認知症、ボケ」などの言葉が自然に出て、それが日々の笑いの潤滑剤になっている。

「思い出せないと言える環境が大事なんです。自分を保とうとごまかすと、バランスが保てなくなる。するとストレスや不安が大きくなって爆発という悪循環。忘れたっていいよ、というのが安心感につながるんです」

ここではメンバーが就職希望者の面接もする。前田さんは離れたところから見ているだけだ。

「メンバーはちゃんと、聞くところは聞いているんです。『ここに入って何をしたいのか』とか『今までやってきた仕事

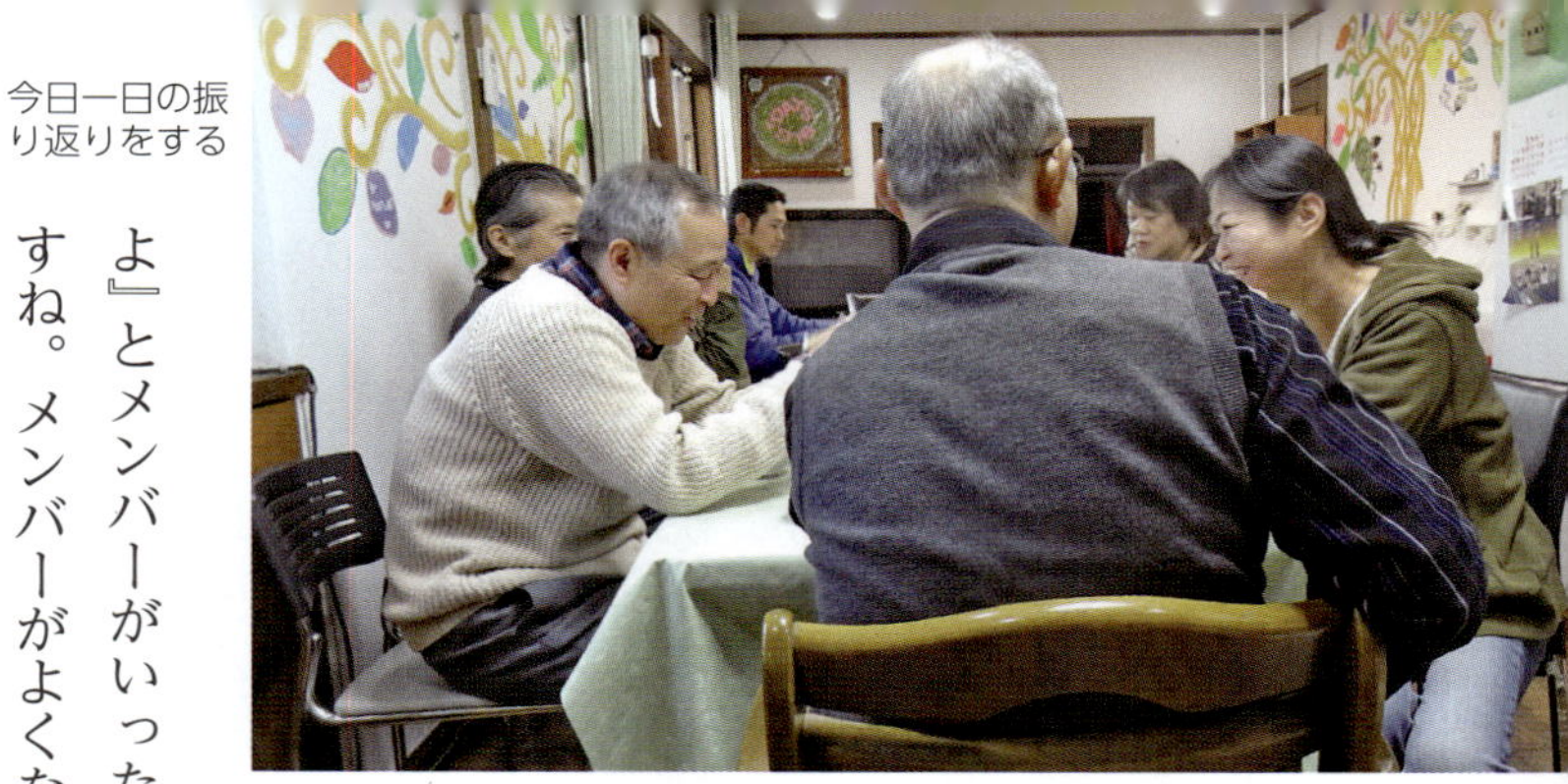

今日一日の振り返りをする

のなかで、何をアピールしたいのか』とか。応募者は職員から面接を受けていると思っている。だけど、途中から同じ質問が始まり、延々終わらない（笑）。面接者が帰ってから『この人ダメだよ』とメンバーがいった人はダメなんですね。メンバーがよくないと思ったら継続しません」

認知症の当事者の声を伝える前田さんたちの活動もあって、町田市も変化してきた。町田市がバックアップする出張認知症カフェ「Dカフェ」が、市内9カ所のスターバックスの店で行われている。

本人の声をいかに、次の改正に向けて早く届けることができるか。前田さんは今、町田に隣接する政令指定都市に1カ所ずつ「DAYS BLG！」をつくろうとしている。八王子市では「DAYS BLG！ はちおうじ」が2017年4月に開業した。2018年3月には横浜市青葉区でもオープンの予定だ。川崎市、相模原市も視野に入っている。

「政令指定都市が変わると大きな力になります。今までは市から都道府県を経て、国への長い坂道を登っていましたが、政令都市は都道府県と似たようなものなので、一気に国に伝えられる。政令指定都市に波紋をおこしていくきっかけとして、僕らは1カ所をつくる。あとは地域の人にやっていってほしいんです」

介護教育の場も東日本と西日本にひとつずつ、学校をつくりたいと考えている。

「いきなり多くの人の意識を変えていくことは難しいけれど、〝選べる〟ことの流れを大きくすることはできると思います。認知症のある人が願う、役に立ちたい、社会とつながりたいという思いが少しずつ実現できている、という実感があるので、それが、やり続ける原動力になっていますね」

前田さんたちの熱意が通り、厚労省は2011年の事務連絡で、介護保険利用者への報酬を「介護サービスを利用しているすべての方を対象」としたが、その周知は徹底されていない。その周知をしていくことも、自分の役割だと、前田さんは思っている。

（中澤まゆみ）

前田隆行さん

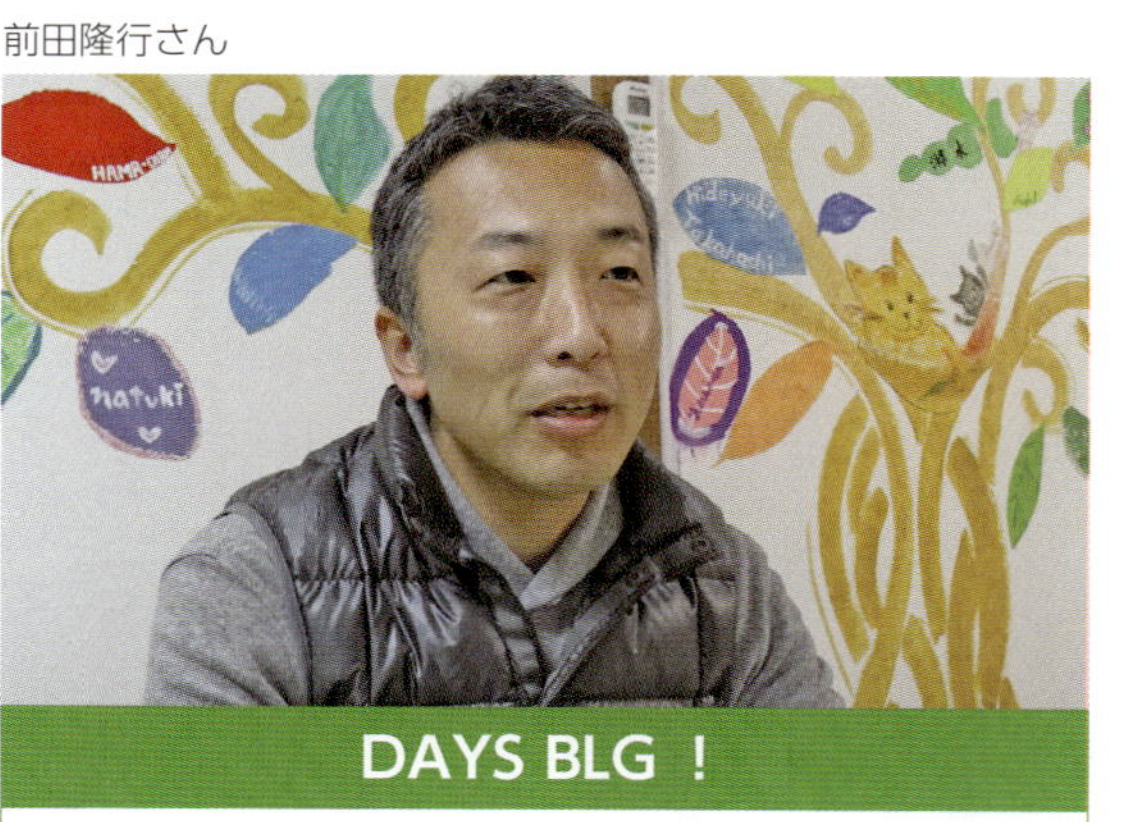

**DAYS BLG ！**

運営：特定非営利活動法人町田市つながりの開
〒194-0043　東京都町田市成瀬台3-15-19
TEL：042-860-6469

# 特定非営利活動法人 フェリスモンテ

## 「その人の困りごと」に焦点を絞った全方位のサポートを提供

### 高齢者まかない付き下宿

目と鼻の先に淀川が流れる大阪市旭区の住宅街。ここに「フェリスモンテ太子橋」という5階建てのマンションがある。1階はコミュニティ喫茶と高齢者向け住宅、2階から上に子育てスペース、事務所などを含めて40戸の賃貸住居という造りだ。運営するフェリスモンテは、1999年2月に任意団体として設立され、同年9月、特定非営利活動法人格の認証を取得した。

中心メンバーは親の介護に悩む主婦たちで、親の介護をしあうなど有償ボランティア活動からスタートした。食事、入浴、排泄以外にも移動や掃除など介護の悩みは多岐にわたる。ヘルパー派遣、サロン活動、勉強会などを行い、「ひとり暮らしでも安心して自分らしく暮らせる共同住宅をつくる」ことを目指すようになる。NPOとして、高齢者の居場所「おたっしゃサロン」の運営、配食サービスなどにも取り組んだ。

その後、介護保険制度のスタートに合わせ、サロン活動に加え、介護保険法に基づくケアプラン作成、訪問介護、デイサービスなどニーズに応じた事業を展開。2003年に訪問介護事業などで事業収入が1億円を超え、翌年には念願の高齢者まかない付き下宿「おたっしゃグループハウス」の開設に至った。

事務局長の隅田耕史さん(36)によるとグループハウスは2004年に旭区・中宮地域に6部屋でオープン。「入居者は『日常生活は自立しているけれど、独居は不安』という人を想定していたのですが、実際の申し込みは介護の必要な人を

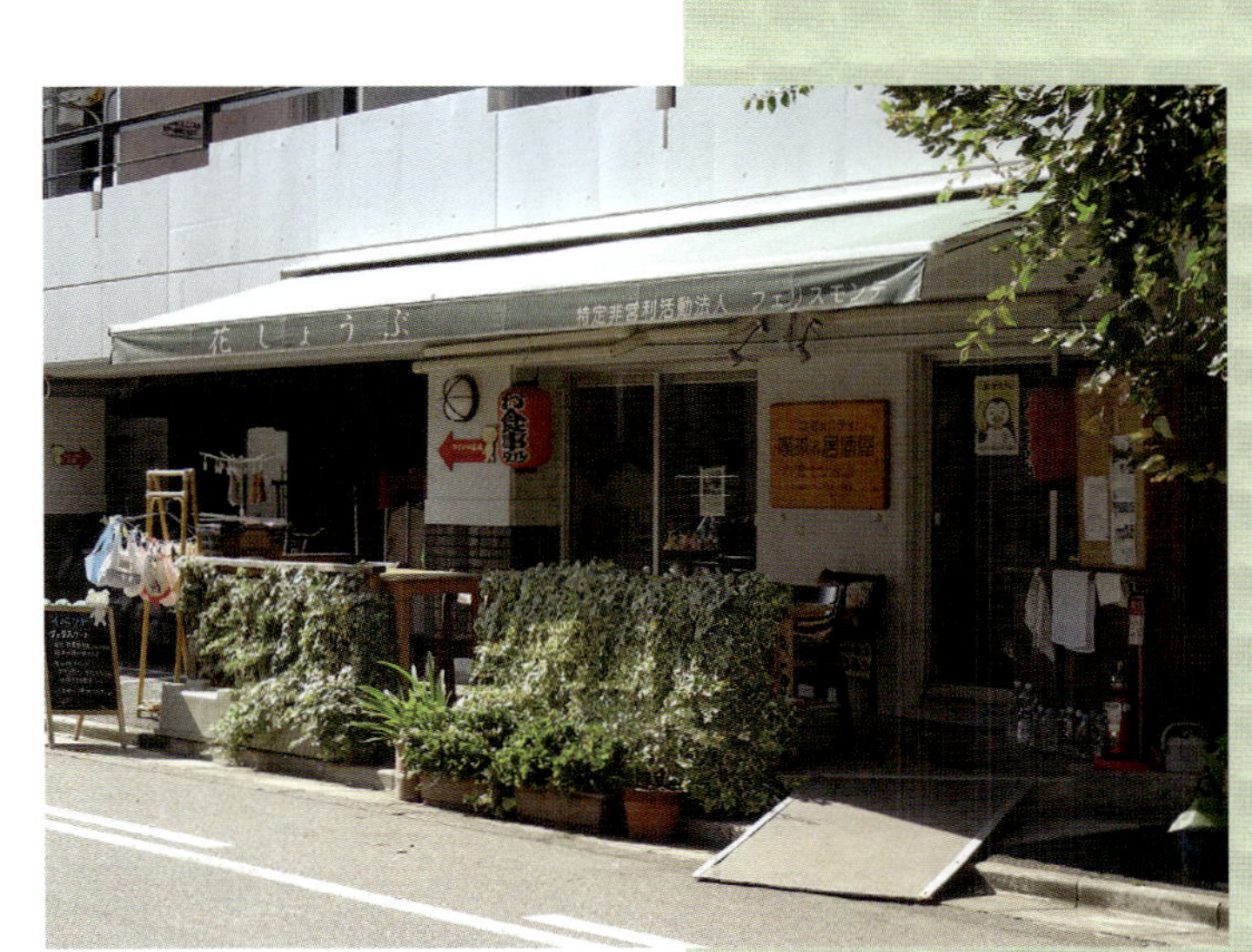

5階建てのワンルームマンションの1階に「コミュニティ喫茶&居酒屋花しょうぶ」がある

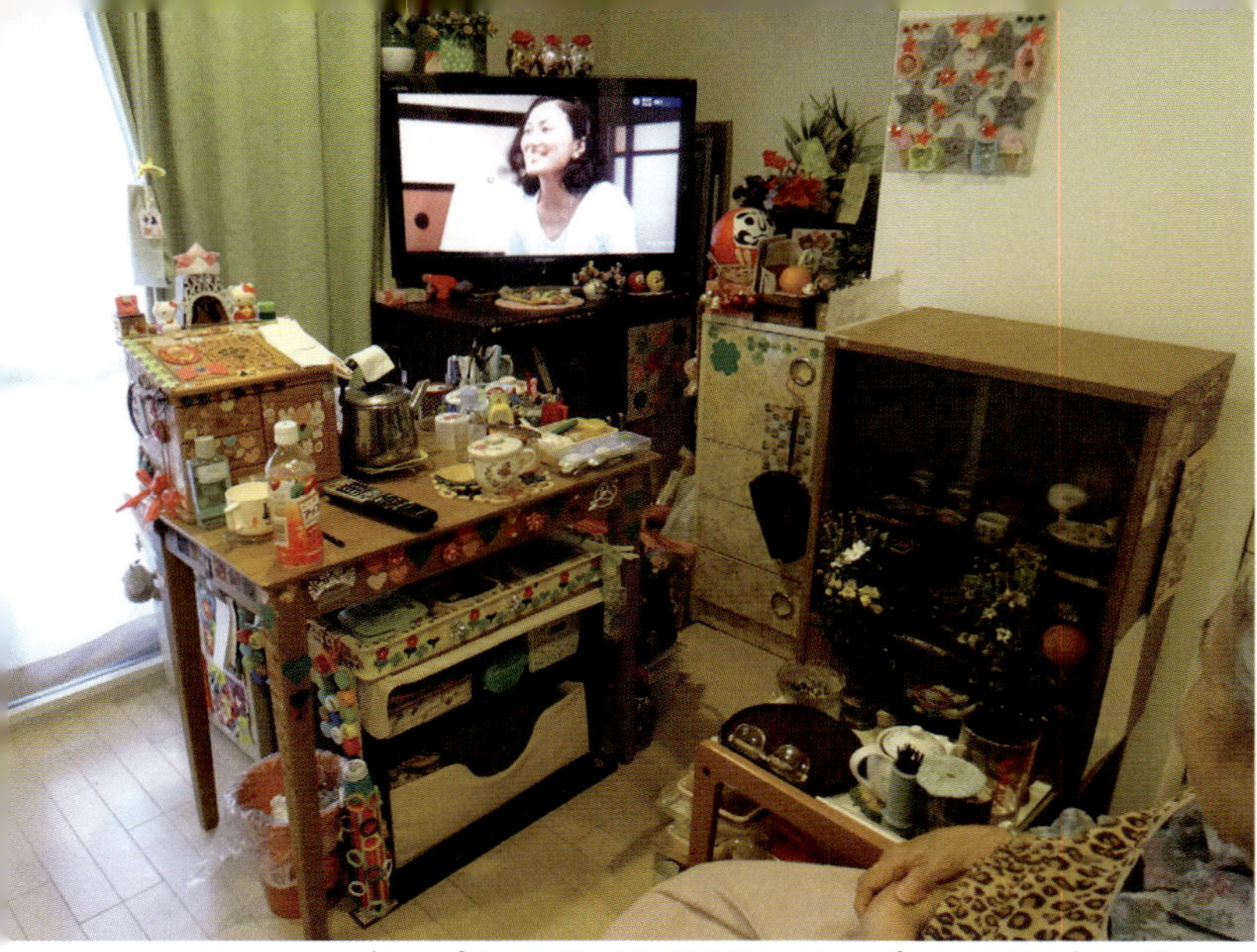

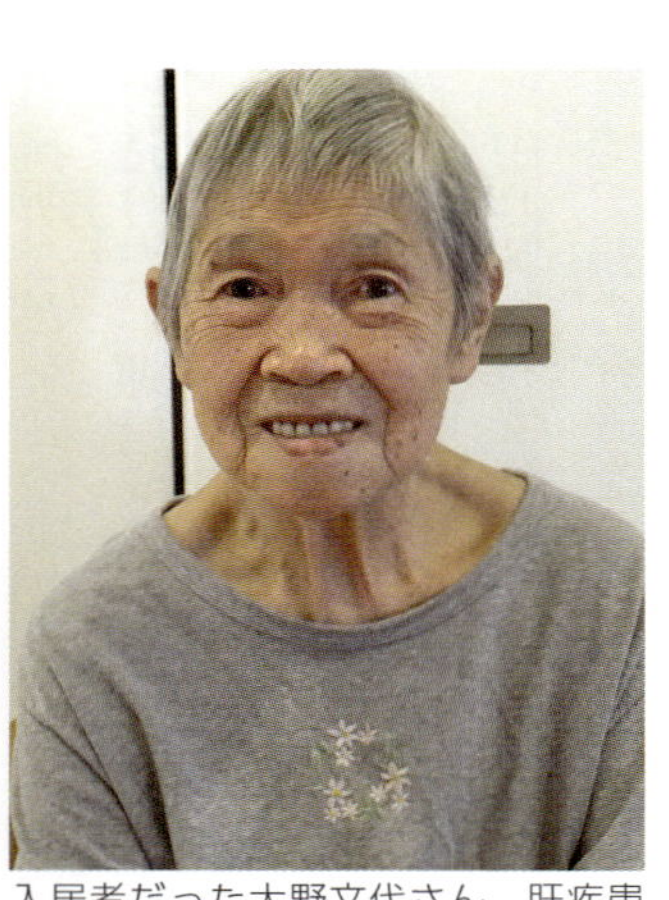

入居者だった大野文代さん。肝疾患のため2017年12月に80歳で逝去されたが、その10日前まで洗濯物干しなど元気にされていた

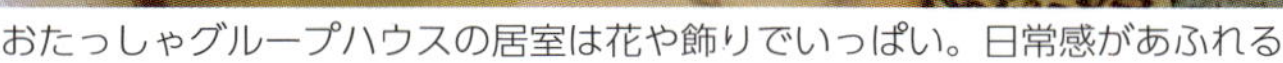

おたっしゃグループハウスの居室は花や飾りでいっぱい。日常感があふれる

抱えて困っている家族が多かった」という。その後、2011年に「フェリスモンテ太子橋」の1階部分に移転、現在は要支援から要介護5の認定を受けた7人が生活する。開設時からの入居者で要介護5の女性は、訪問介護のほかに週1回の訪問看護と月2回の訪問診療を利用している。ここで最期を迎えることも可能だ。

「認知症の人も精神疾患の人もいます。毎日、近所を歩いていろいろなモノを持ち込む人がいて、3日前に娘さんたちがもち帰られました」と隅田さんに案内された部屋は、人形や工芸品がきれいに並べられている。86歳の主は足腰が達者なのだろう。住み心地は抜群らしく「こんなええとこ、おまへんで」とニンマリ。隅田さん、苦笑いである。

## コミュニティ喫茶＋居酒屋

「おたっしゃグループハウス」と同じ1階にある「コミュニティ喫茶・花しょうぶ」は、2007年に開設された地域交流サロンだ。当初、高齢者宅にボランティアが出向き、そこに地域の人たちが集まる計画だったが、迎え入れる側はウエルカムでも、行く側に遠慮が生まれるなど、個人宅ならではの課題があった。そこで、常設型コミュニティサロンを設けることにした。

「太子橋喫茶手作りプロジェクト」を発足させ、「いつでも誰でも安心して気軽に過ごすことのできるコミュニティサロン」を目指した。「主役は地域の人たちなので、町内会など地縁組織も加わってもらいました」。上階の入居者や、近くの大阪工業大学で建築を学ぶ学生もメンバーに参加し、また大阪大学の学生たちにも輪が広がった。プロの建築家と学生がアイデアを出しあった地域ぐるみのサロン企画が始動した。

改築にはニッセイ財団の2006年度先駆的事業助成金100万円を活用。「1階部分の2部屋を使い、開放的な造りにしました」。工事期間中、改築を担った学生ボランティアが小学生向けに「夏休み宿題かたづけ隊」イベントを開催し、早くも子どもたちが集まる場所になった。学生たちが参画した効果は大きかった。

「オープン後は近所の高齢者、子ども、その親世代と、多くの人が集まるようになりました」。2013年にはボランティアの発案で車いす利用者や障がい者も気軽にお酒が飲める「居酒屋」を「開店」（毎週土曜日）。看板も「コミュニティ喫茶&居酒屋・花しょうぶ」と新装した。2015年8月からは、水曜日に小中高生対象の「ホームスペース花しょうぶ」（＊1）で夕食を提供している。

＊1　小中学生無料、高校生300円、大人500円など。当時19歳の女性が、自分の中高生時代に第2の家のような場所がほしかったと企画を持ち込んだ。

## 子育て支援・つどいの広場

居場所づくりを軌道に乗せる一方、2009年には大阪市地域子育て支援拠点（つどいの広場）事業を受託。フェリスモンテ太子橋2階の一画で「つどいの広場『花しょうぶ』」を開設した。管理者の麦島裕子さんによると、「つどいの広場事業は大阪市が実施主体となって、主に0～3歳の乳幼児を持つ親とその子どもが気軽に集うものです。打ち解けた雰囲気で語り合い、交流を図りながら育児についての相談も出来る場所になっています」と説明する。

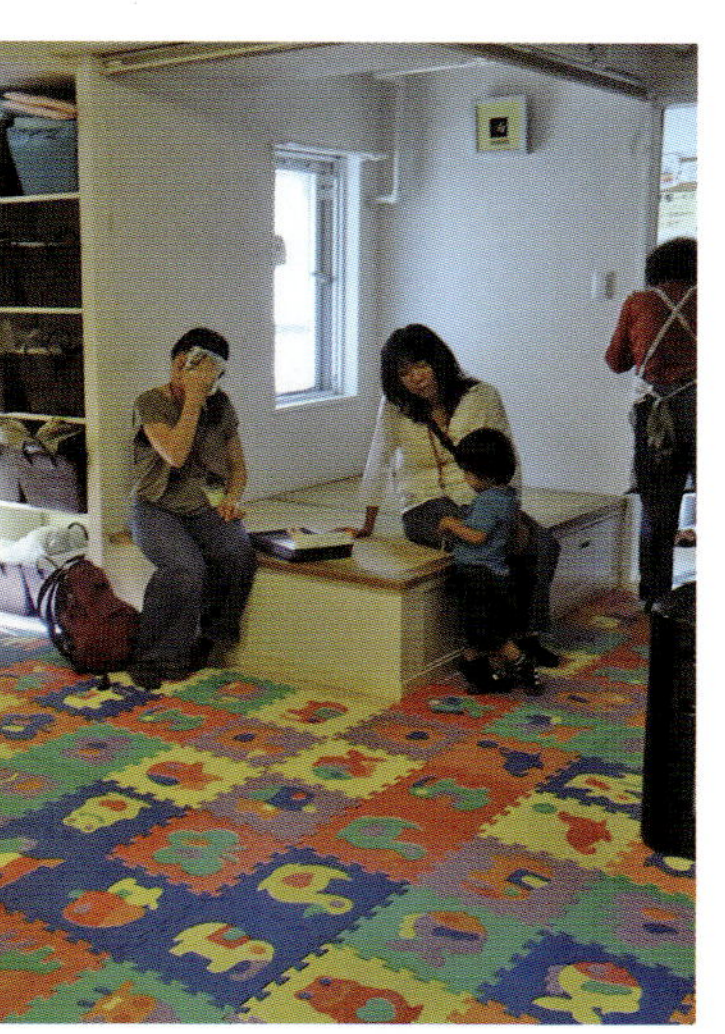
乳幼児とその保護者が集う「つどいの広場　花しょうぶ」

月曜日から金曜日の午前10時から午後3時まで開放しており、子育て相談や情報提供の場としても利用できる。保健師や栄養士による個別相談にも対応するほか、季節のイベントも開催する。利用のきっかけとなるのが3か月検診の知らせに同封される大阪市の「ブックスタート」（＊2）事業で、旭区に設置された3か所のうちの1か所が、「花しょうぶ」。

「ブックスタート事業は、毎月第3水曜日の11時から30分間、絵本の読み聞かせが楽しめるプログラムを工夫しています」と麦島さん。週3～4回のペースで〝ママ友〟を誘って通うという母親は、図書館が遠いため、絵本や図鑑を「花しょうぶ」で借りているという。

2011年4月には、認可外保育届出事業「ちびっこ　はなしょうぶ」を開設し、週に一度、幼児の一時預かりを行う。「認可外といっても、保育士が常駐し、役所に届出をする以上は、保育士が常駐し、役所に届出をする必要があります」と隅田さん。支援をカタチにするための柔軟な対応力がフェリスモンテの強みである。

＊2　大阪市が3か月児健診の対象となる親子に絵本を渡し、お話と読み聞かせをする機会を提供。各区に数カ所の会場がある。

## 生きづらさをもつ人の居場所

どこにでもある店舗付きマンションの外観ながら、実は地域のコミュニティ拠点という「フェリスモンテ太子橋」だが、話はそこで終わらない。賃貸用のワンルーム40部屋のうち、空屋4部屋、NPOの事務所、施設など10部屋のほかに、要介護高齢者5人、知的障がい者6人、精神障がい者6人が暮らしているのだという。

「部屋割りはランダムで事務所の隣が高齢者、社会人と知的障がい者、精神障がい者などいろんな人が隣り合っています」と隅田さん。

知的・精神障がいを持ちながら、パート・ボランティアとして働いている人もいる。1階の「花しょうぶ」厨房で有償ボランティアとして働く山本祐規さん（38）もその1人。ホームレス状態の時期を経て、6年ほど前にホームレス自立支援センターからの紹介でフェリスモンテ太子橋に入居した。住み始めたころはトラブルも多かったというが、今は見事にカウンター内を仕切る。隅田さんに「彼は能の内弟子見習なんですよ」と紹介されて少し照れる山本さん。そこに、平坦とは言えなかった道のりを経て、社会に復帰したひとの笑顔があった。

「おたっしゃグループハウス」で働く赤木正弘さん（50）は、10年ほど前に肉体労働でケガを負ったことがきっかけで、ホームレス状態になった。その後、自立

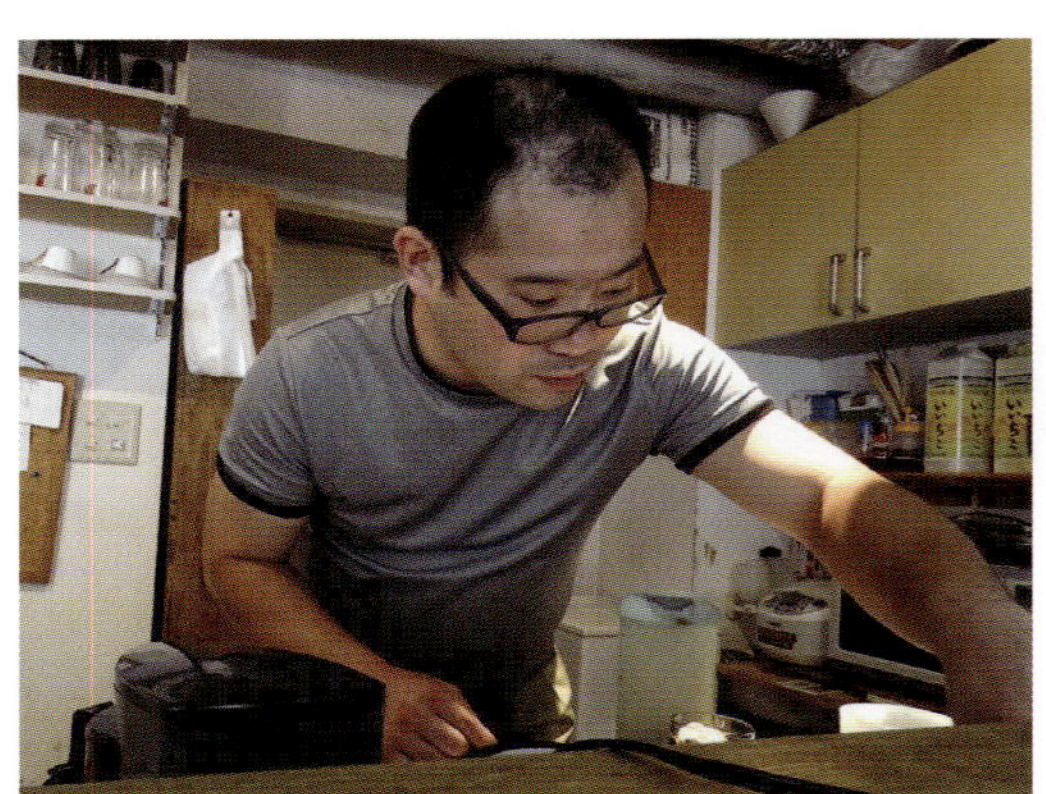

「喫茶」でコーヒーを淹れている山本祐規さん

ある日の配食弁当（下）。配食スタッフ20人（正職員5人、常勤パート10人ほかに有償・無償ボランティア）。週20時間以上働く人も10名くらいいる。食べる力に応じて食形態を変えている。配食先では、必要に応じて薬カレンダーから飲むべき薬を出しておいてあげたりする。地域ごとに分けた弁当は自転車などで次々に運ばれる（右下）

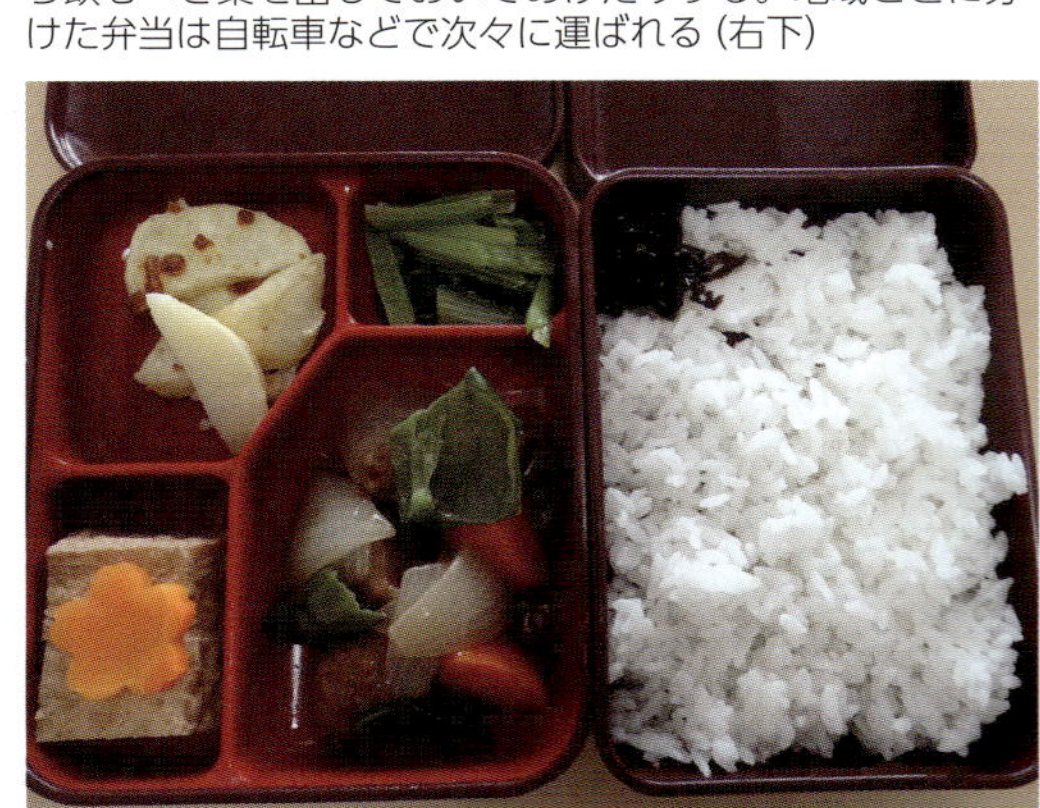

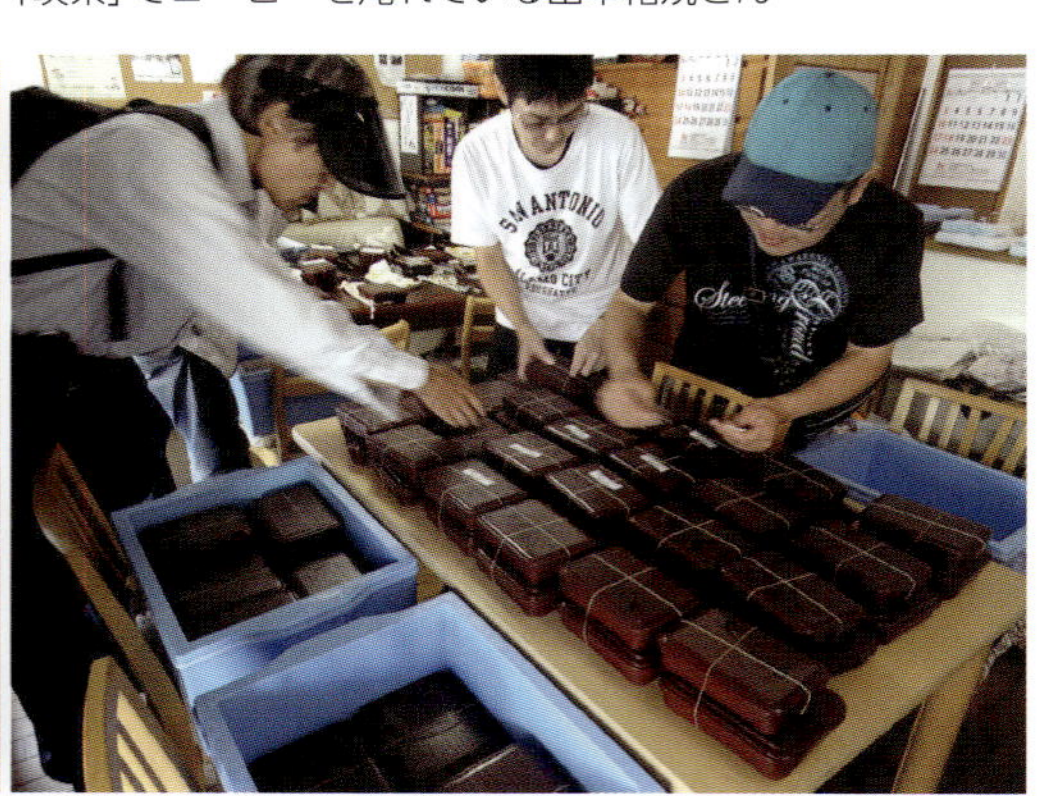

支援センターで知的障がいによる療育手帳を取得し、生活保護を受給するようになるが、当時、暮らしていたマンションで搾取被害に遭い、フェリスモンテに転居してきた。

「いろいろありましたが、支援センターの紹介でここに入居できました」と赤木さんが語り始める。「昼、夜の弁当配達を担当しました。カフェでも働いていたんですが、5年ほど前に倒れたんです」。

原因は食生活の乱れだったというが、

事務局長兼理事の隅田耕史さん。法人の高齢化が進む一方、地域のニーズは多様になっている。今後のNPOの組織づくりをどうするか、課題も多いという

2017年6月、介護職員初任者研修の資格を取得する。若いころ、喫茶の仕事をしていたという赤木さんは、「居酒屋」で厨房に立つこともある。「月に1度、うどんの日があるんですが、鰹から出汁を取っています。ここのうどんが一番と言ってくれる人もいます」。その腕前は子どもたちのための「ホームスペース花しょうぶ」でも活かされている。

一定の収入を得ることが出来るようになり、生活保護の受給を停止した。入居して10年、みずからの手で自立を果たした。赤木さんは、やりがいのある仕事を得て、人の役に立っていると実感しているという。

## 課題は今後の人材確保

隅田さんは「フェリスモンテの基本姿勢は『地域の中にある漠然としたニーズへの対応ではなく、目の前にいる特定の人の困りごとの解決』です」と説明する。

それが、高齢者支援から地域交流の場づくり、子育て支援に加え、障がい者総合支援、就労困難者支援までも行う現在のスタイルの礎となっている。

来る人、住む人の個性や背景を選ばない「フェリスモンテ太子橋」の誕生は、マンションオーナーがNPOを設立した前理事長（2017年退任）（＊3）だったということが大きい。

「グループハウスの入居者と賃貸住居の住人が一緒に食事することもあります。ここに住めば、要介護度が上がっても、介護や医療サービスを利用しながら最期まで暮らせます。また、障がいを持っていても、支援されるだけじゃなく、支援する側にもなれるんです」。「住まい」と「仕事」が確保できれば、誰もが地域の中で暮らせることを、フェリスモンテが教えてくれる。

2015年11月、生野区にある「おたっしゃデイサービス今里」は、地域共生型デイサービスのモデル事業を開始した。

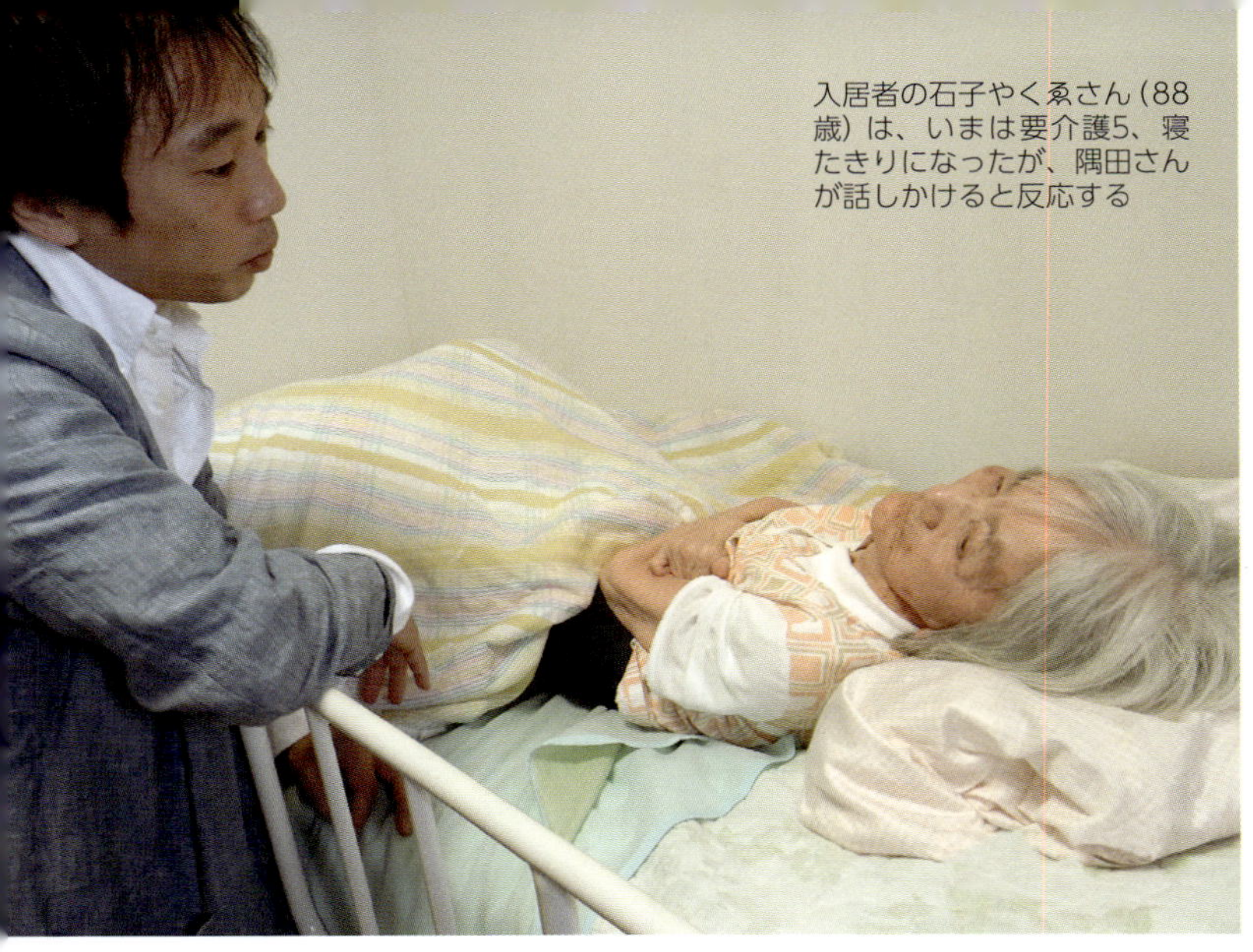
入居者の石子やくゑさん（88歳）は、いまは要介護5、寝たきりになったが、隅田さんが話しかけると反応する

地域包括ケアの進化系ともいわれる地域共生だが、フェリスモンテには馴染みのメニューである。それでも隅田さんは「デイサービスとして着手してみると、『共生』には適度な距離感があった方がいいと思いますね」と、何となくどこかで繋がっているという感じに手応えを覚えるという。

隅田さんは大学で人間行動学を学び、25歳でボランティアとしてフェリスモンテに関わるようになった。翌年、事務局長に就任して以来、NPOの運営に携わってきた。

「組織運営の課題は尽きません。フェリスモンテのサービスは高齢者、障がい者、保育、子どもと全世代を対象にしていますが、職員同士がお互いのサービスを理解しているとは限らないのです」。喫緊のテーマは人材育成で、法人全体の「質」の担保が急務だという。「グループハウスの職員は30～60代の転職組が多く、認知症や生活が困難な人に対するケアへの理解に取り組んでいる状態です」

基幹事業の訪問介護もヘルパーの高齢化は避けられない状況にあり、法人全体の事業規模は縮小傾向にあるという。地力のあるNPOでさえ、多様な人たちの「生きる」を支えるのは、容易なことではない。

それでも、立ち止まらないフェリスモンテは、自助、互助、共助と公助の合わせ技で今日も地域に向かい続ける。

（藤ヶ谷明子）

*3　コミュニティカフェ、グループハウス、つどいの広場、事務所はNPO法人とオーナーが賃貸契約を結んでいる。マンション入居者は、オーナーと個別の賃貸契約をしている。

### フェリスモンテの事業紹介

総会
役員会
経営会議 ― 事務局（正職員 …3名／パート …1名）

|  |  |  |  |
|---|---|---|---|
| ヘルパー派遣・旭<br>ヘルパー派遣・生野 | 訪問介護・介護予防訪問介護<br>福祉有償運送<br>居宅介護・重度訪問介護 | 介護事業部 | 正職員 …16名<br>ヘルパー …40名<br>パート …30名<br>ボランティア …13名 |
| 配食サービス・旭<br>配食サービス・生野 | 生活支援型食事サービス | | |
| グループハウス | 高齢者賄いつき下宿 | | |
| デイサービス | 通所介護・介護予防通所介護 | | |
| ケアプラン | 居宅介護支援 | ケアマネジメント事業部 | 正職員 …2名<br>ヘルパー …1名 |
| コミュニティ喫茶 | 昼食・喫茶<br>相談<br>サロン | 地域交流事業部 | 正職員 …1名<br>パート …1名<br>ボランティア …16名 |
| つどいの広場 | 地域子育て支援拠点 | | |
| おたっしゃサービス | たすけあいサービス | | |
| おたっしゃコール | 安否確認コール | | |
| サロン・倶楽部 | 絵手紙教室・大正琴・謡曲教室 | | |

**特定非営利活動法人　フェリスモンテ**

〒535-0001　大阪府大阪市旭区太子橋1-23-15
TEL: 06-6958-0011
FAX: 06-6958-0003

## 特定非営利活動法人　地域の絆

# 階層ごとの分断を超え、出逢い直しをして誰もが住みやすい社会へと変革する

### 出逢い直しと正の循環

理論家である。自らをケアワーカーではなく、ソーシャルワーカーだという。そして、実践家でもある。中島康晴さん。NPO法人地域の絆（地域の絆）の代表理事として、広島県内8か所9拠点（福山市の仁伍・向永谷・北吉津、三原市の宮浦西・幸崎、江田島市の鹿川、廿日市市の佐方、広島市安佐南区の川内）で活動する7つの地域福祉センター（CFC）と、グループホーム、高齢者住宅を率いている。

2006年に「福祉専門職がまちづくりに関与していく実践の必要性を感じ」て地域の絆を立ち上げ、以来、理論と実践の融合を着々と重ねている。同年11月に開設したのがCFC仁伍。小規模多機能型居宅介護（小多機）で、できる限り在宅生活を支え、希望があれば看取りもする。

かつて通っていた大好きな銭湯に「死ぬ前に一度、連れて行ってあげたい」という妻の希望もあって、認知症をもつ車いすの利用者（＊1）が銭湯で入浴。銭湯側は不安いっぱいながらの承諾だったというが、職員も裸になって介護し、無事、入浴。男性は湯上りにはウトウトと心地よさげで、銭湯からは「またどうぞ」との声ももらった。

また、元教師で校長も務めた別の男性は、90歳のいまも「子どもたちはどうしているかなあ」が口癖。ここCFC仁伍設立時には積極的に支援してくれた恩人。いまは認知症も進み、利用者となっている。職員は、昔、勤務していた学校に連れて行けたらと、あちこち交渉。以前勤務していた中学校から行事への参加の誘いがあり、当時の面影の残る講堂で

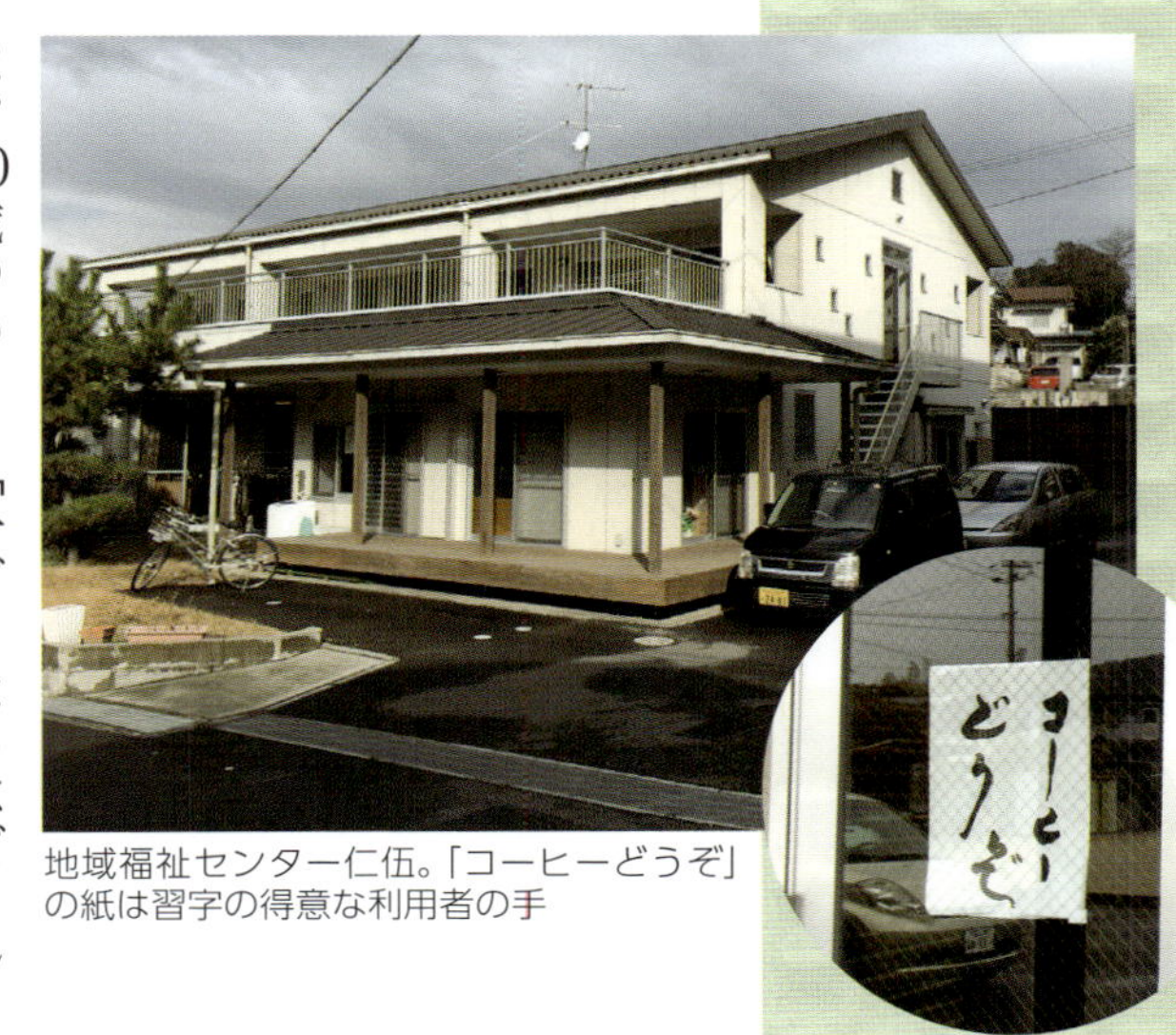


地域福祉センター仁伍。「コーヒーどうぞ」の紙は習字の得意な利用者の手

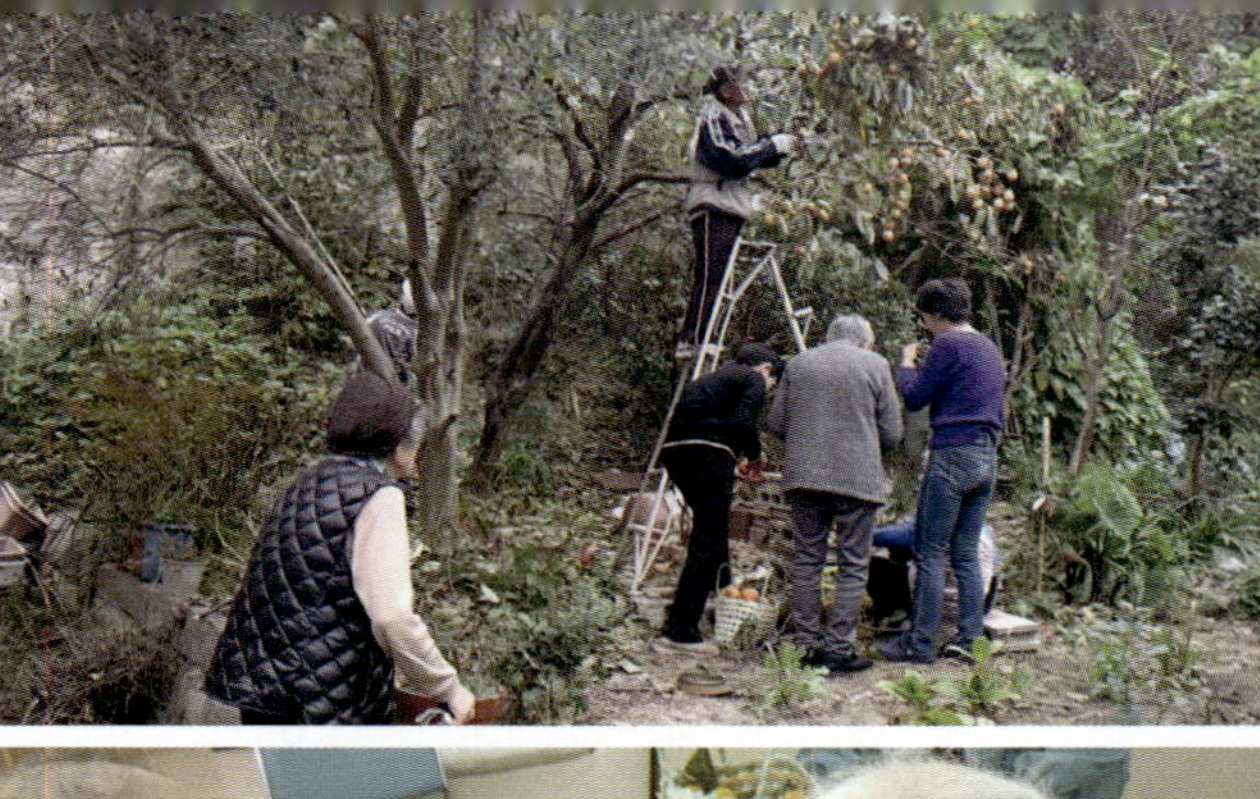

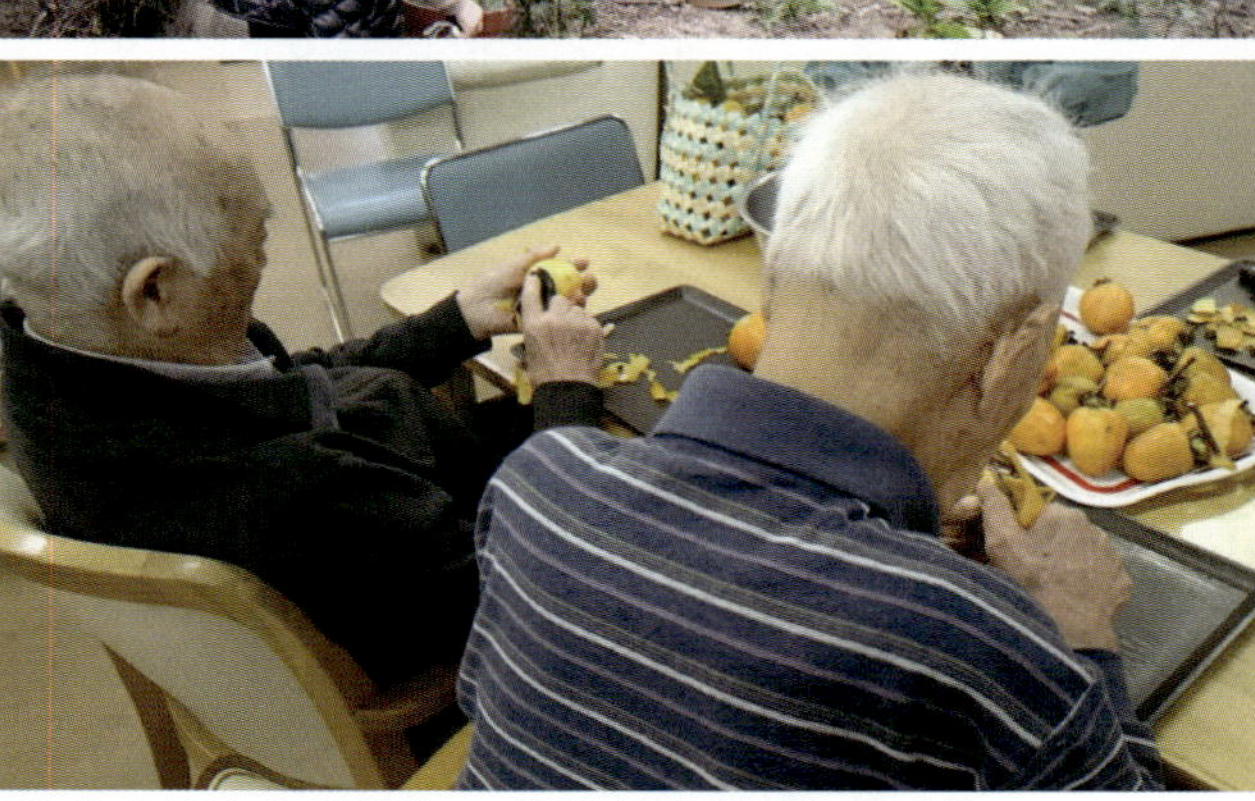

干し柿づくりから寄付行為へ。「活動」から「役割」への変換

生徒の発表を聞いた。当時のアルバムや写真を用意して迎えてくれた中学の現校長は、「教師の表情になってましたね」と評したという。

　こんな個人の一つひとつの思いをかなえてきた例は数多い。そのかなえる過程で、職員は、何度も地域の人々や関係する人々と話し合いを重ね、理解を得、実行する。それは、単に認知症の人の希望をかなえるだけのことではないという。

「幼稚園や高齢者施設などの建設に反対する人々がいます。障害者はいないほうがいいという人もいる。それは、障害や弱さをもつ人ともたない人の分断が生む溝です。相手のことを知らないから理解できず、それが漠然とした不安や恐怖を生む。具体的な被害を受けたのではなく単なるイメージです。その根拠のない不安からは排除しか生まれない」

　ではどうするのか。

「負の循環を正の循環に変えるには、わずらわしくても直接出逢う機会をつくって、いい条件で出逢いを体験するしかない。頭でわかっていても、人は感動とともに経験したことでしか変われません」

　専門職が周到に用意した環境のなかで、いい状況で双方が出逢う。銭湯の番頭さんと認知症のある高齢者、あるいはたまたま一緒に入浴した地域住民と、認知症当事者の出逢い。そこには「ああ、自分が年をとってもこんな風にしてもらえるとうれしいだろうな」という、正の循環を生む契機がある。中島さんは「出逢い直し」と呼んでいる。小多機ならどこでもできる、というレベルではない。地域の絆だから実現できる、個別介護だ。

## 地域の相談窓口

　認知症をもつ人と地域の人の出逢いには、専門職の側の「多様性の尊重」「すべての人の尊厳保障」の徹底が基本という。その上で求められるのが3つの心得。

①ストレングス（強み）モデルを生かす。すなわち、利用者の強みを発見し、それを役割に替えて地域と出逢わせる。昔つくり慣れていた干し柿をつくり⇓それをきれいに包装⇓イベントで販売⇓売り上げを寄付、という流れなど、その一例だ。

②ケアの質の高さ＝出逢いの失敗の防止。BPSD（＊2）は、本人が周囲の

対応も含めて環境に納得していない状況。それには環境の側を変えればいい。混乱の最中は集中的にきめ細かい対応をして信頼関係を築く。職員も十分にそれを理解して対応することが肝要。本人の安定を待って、出逢いの場に導く。「困難事例というい方は恥です。自分の側にBPSDなどに対応できる知識と技術がないと公言しているようなもの」とは中島さんの弁。

③排除する側との信頼関係の創出。地域住民にとってのリスクを取り除く。初期段階ではまず、住民としっかりした信頼関係を築く。そのうえで認知症をもつ人が地域に暮らすのは当たり前のこととして、多少のリスクを住民が受け止められるようにする。認知症をもつ人が地域で何か困りごとを起こしても、謝りはするが、過度に卑屈になる必要はない。

CFCは基本的に、小多機と認知症対応型通所介護事業（認知症デイ）のほかに、福祉よろず相談室と地域交流の機能をもっている。各CFCには、社会福祉士を配置し、地域のお困りごとなどの相談に応じ、必要なものは地域包括支援センター（包括）や行政などにつなぐ。

「全国には障害や高齢を合わせて約9万軒もの福祉施設があるといいます。そこがすべて、制度内の活動だけでなく、個別支援を通して地域住民との関係を築けたら、素晴らしい地域づくりになるはず」と中島さんはいう。

また、直接地域に働きかける活動も必要だという。地域の絆でいえば足湯やカフェなど、地域の人が気軽に利用できる

**各地域福祉センター3つの機能・事業**

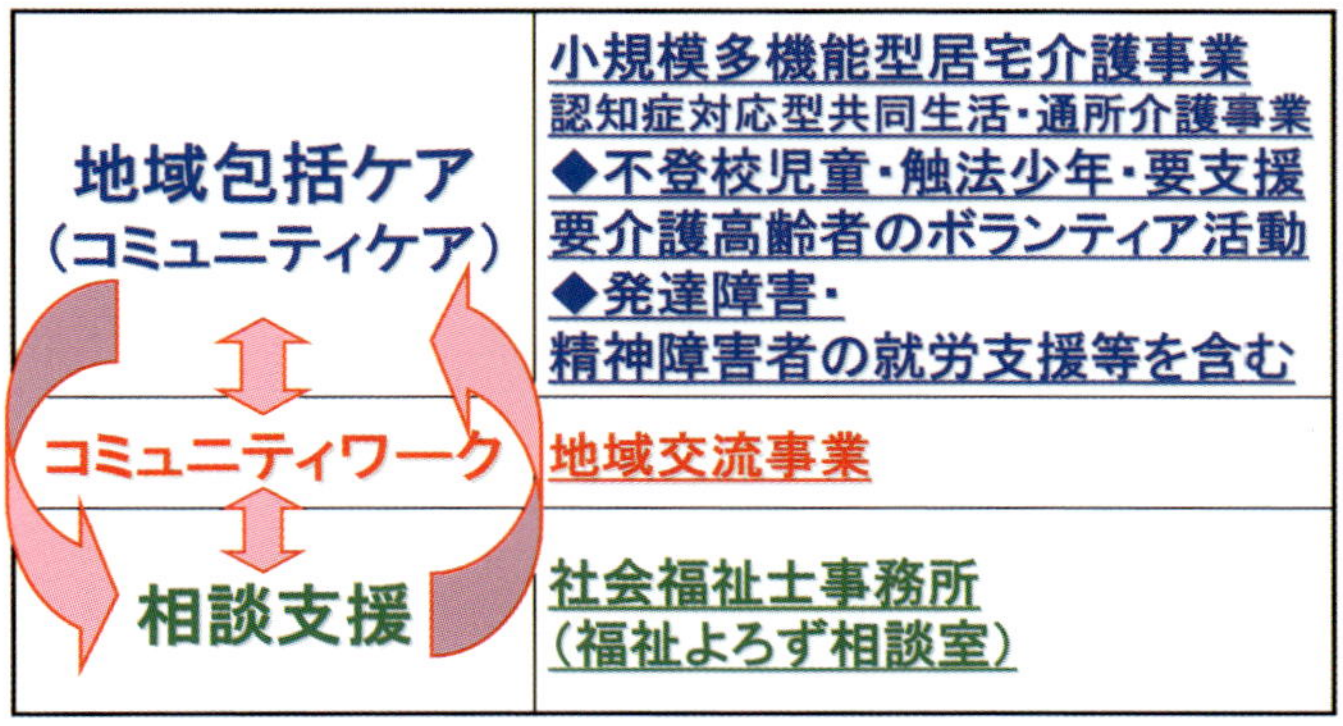

|  |  |
| --- | --- |
| 地域包括ケア（コミュニティケア） | 小規模多機能型居宅介護事業<br>認知症対応型共同生活・通所介護事業<br>◆不登校児童・触法少年・要支援要介護高齢者のボランティア活動<br>◆発達障害・精神障害者の就労支援等を含む |
| コミュニティワーク | 地域交流事業 |
| 相談支援 | 社会福祉士事務所（福祉よろず相談室） |

**3つの機能・事業を複合的・有機的に動かしていくことで、“強者”と“弱者”の出逢いを促す。**

**「地域の絆」運営理念**

**①人間としての尊厳を守る**
- 利用者・地域住民・職員間においてもその人権を尊重する

**②地域再生・地域活動の拠点となる施設運営**
- ソーシャルワーク・コミュニティケアを念頭に置いた施設運営

**③自立支援を念頭に置いたサービスの提供**

**④思いやりと向上心の確立**

**⑤専門的職業意識の確立**

**⑥ソーシャルチェンジ・ソーシャルアクションの視点を持つ**
- 既成概念にとらわれない支援方法の追求

**⑦近隣他事業所と協働の視点を持つ**

＊1　中島さんは、書籍や論文などでは支援や介護サービスの利用者を「人びと」と表現する

＊2　Behavioral and Psychological Symptoms of Dementia ＝行動・心理症状

居場所づくり、楽しめる場づくりを進めていることがそれにあたる。

最初のCFC仁伍建設前、中島さんは地域に何度となく説明に行き、住民の声に耳を傾けた。そのなかで喫茶店がほしいという意見に注目し、CFC1階に、小多機の入り口とは別に、庭から直接入れるカフェをつくった。もちろん、1杯50円のコーヒーで粘る常連客でいつもにぎわっている。

足湯も人気で、高齢者施設といっても、子どもの姿が多いのも特徴だ。というのも、職員に子連れ出勤を認めているのだ。家族介護中の職員には勤務時間の調整をするなど、働きやすい環境づくりにも気を配っている。だからこそ、法人理念の徹底を求めるトップの要求に応えられる。

## 緩やかなつながり

地域の絆の拠点は、都市部、沿岸部、山間部、島嶼部に分かれている。基本的にはその地域から声を掛けられて進出したところが多いが、おかげで、地域運営にあたって、どの地域にも共通する課題もあれば、その地域の抱える特殊性による問題もあると、よくわかったという。共通する課題の一つは、立ち上げ時に早い段階から詳細な説明を惜しまず、誠意をもって接するべきだということ。

「社会の分断が進んで、階層が細かく分かれています。子育て世代と高齢者、障害・認知症のある人とない人、富裕層と貧困層…。こういう階層を乗り越えて相互理解をするためには、細かい仕掛けが有効です」

介護保険制度のデイサービスでは、介護の必要な（多くは高齢の）本人と家族、職員しか集まらない。そこに多様性をもちこむには、イベントを運営したり、サロン活動、一人暮らし高齢者の見守り活動などのまちづくりの手法が有効だ。

その次には、うまくいっていない集団や個人同士を出逢わせる手法が必要。出逢えばいいので、無理に結びつける必要はないという。

「たとえば、CFCでは、イベントやスペース貸しなどで、仲のよくない人同士が同じ場にいたりする。目の端でとらえながら同じ場にいるということが重要で、それ以上交流がなくてもいいんです」

時間をおいて同じ場を共有する場合には前の人たちの「足跡」を何らかの形で残してもらう。子ども会の子どもたちの作品を張っておくと、後から来た自治会の役員たちはそれをみて、前に子ども会が使っていたなとわかる。そのうえで時期をみて、子ども会と自治会が出逢うイベントを企画する、そんな手法を使う。

## 新たな取り組みへ

地域の絆では、いろいろなイベントをしょっちゅう企画している。その際、儲からなくてもいいが赤字にはならないよ

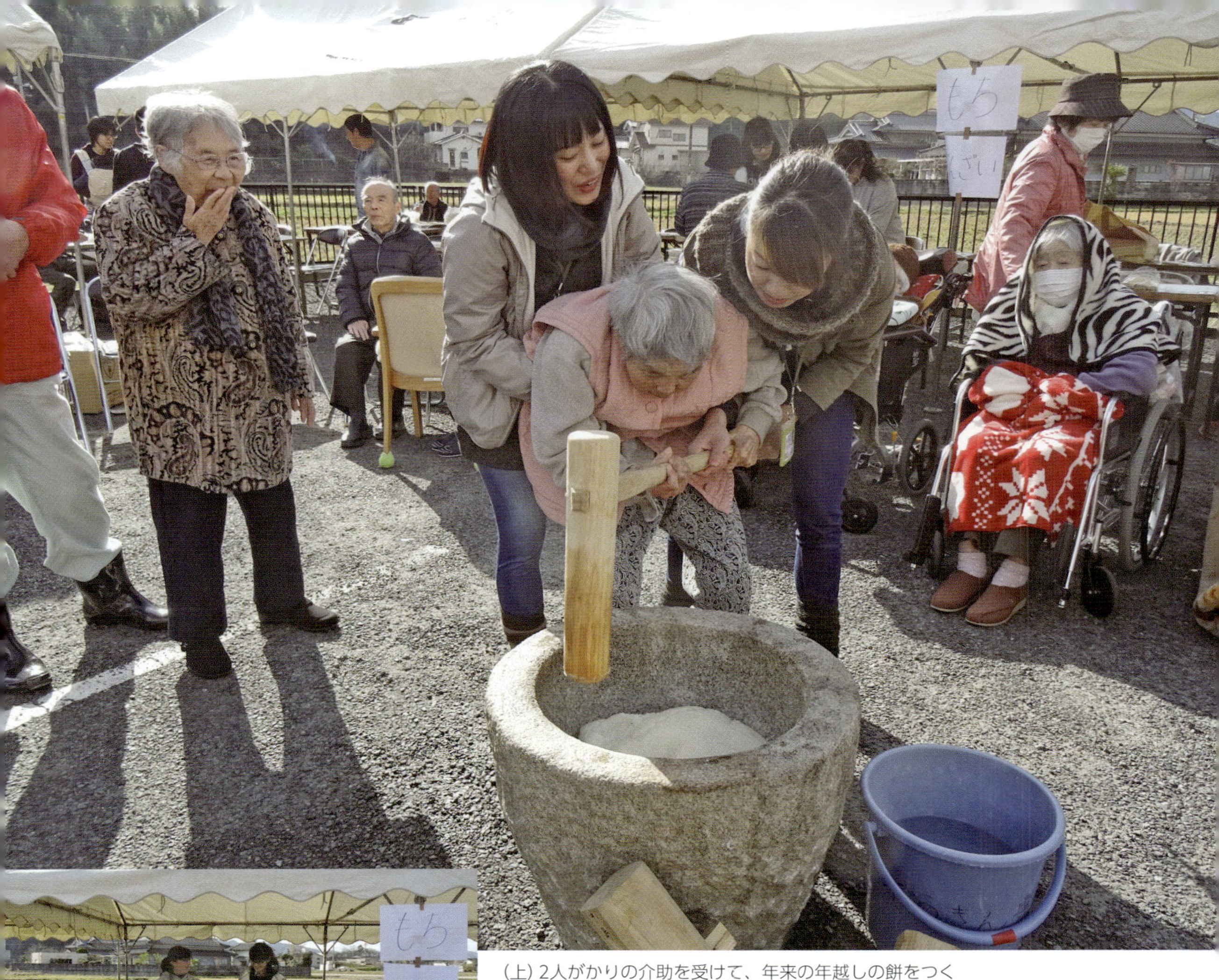


(上) 2人がかりの介助を受けて、年来の年越しの餅をつく
(左) 利用者や、子ども、ボランティアのついた餅は正月用に販売される。地域福祉センター向永谷(むかいながたに)

うにしている。もちろん、材料費の話。人件費や会場費は持ち出していい。そうでないと継続できないからだ。それは地域の人にも職員にも理解をしてもらう。

そして、小多機や認知症デイなどの利用者は、介護や支援を受けるだけの人とはとらえない。若いころからの技能や知恵をストレングス＝強みとして使い、社会に提供する。ボランティアとして使う場合もあれば、製造・販売として対価を得ることもある。認知症があろうとなかろうと、社会で暮らす人として当然のことだと考えている。

都会で暮らす人よりも、農山村、漁村など自然相手に暮らしてきた人々は、ストレングスが多い。認知機能が衰えても、体で覚えた技能は衰えにくいからだ。そのストレングスを生かすことで、社会とつながり、自信をもち、楽しく生きていかれる。

２０１８年４月、地域の絆は

10番目の拠点をオープンさせようとしている。

法人本部近くにサービス付き高齢者向け住宅（サ高住）「すまいる仁伍」を開設するのだ。鉄筋造り3階建て。全戸室の入居人数は48人。1室18平方メートルでトイレつき。定期巡回・随時対応型訪問介護看護事務所を併設して、地域の在宅支援も行う。1階の食堂兼相談室は、積極的に地域にも開放し、外部の目がサ高住のなかに届くようにする。

特徴的なのは1階に、市内でも有名な板前割烹の店主がプロデュースする和食レストランを併設すること。入居者以外の一般の利用客も受け入れ、入居者と一般客との交流の場になることも狙う。

福祉や介護に生産性や効率追求はなじまない。国はもっとしっかり公助＝生存保障・生活保障に取り組むべきだ。公が負うべき責任まで、民間や一般市民に負わせるべきではない、と中島さんは主張する。社会保障や教育の領域は、初期にこそ十分に費用と手間をかけるべきで、長期的にみればそのほうが全体コストは下がると、目先のアウトカムばかりを求める風潮に警鐘を鳴らす。

実践家である中島さんは、目の前の困っている人に、着実に支援の手を伸ばし続ける。

「実は、足湯もあいさつ運動も、地域住民とのコミュニケーションをとるためのコミュニケーション活動。有事、すなわちそれまでの生活の継続が難しくなったときをみすえての平時の連携です。地域を、社会を変えたい。社会変革、すなわちソーシャルアクションを起こしたい。それは僕らの活動のなかで、分断を超えた連携が起こることで、かたちになっていくのです」

（野田真智子）

餅つきの間に行われるスタンプラリー。お年寄りが一人ひとりもつスタンプを押してもらいに子どもたちがお願いに行く。集めたスタンプの数で商品が決まる

中島康晴さん

**特定非営利活動法人**
**地域の絆 法人本部**

〒720-0082
広島県福山市木之庄町4-4-26
TEL: 084-928-0503
FAX: 084-983-2803

# 認知症対応型共同生活介護事業所　あかゆら

## 地域の偏見を徐々に理解と信頼に変えて各人が思いを大事に生きられる場に

### 歌声と踊り、日常の香り

沖縄県・那覇から空路約一時間の石垣島。そこに認知症対応型共同生活介護事業所（グループホーム）「あかゆら」がある。2006年に、介護保険の「地域密着型サービス」事業として石垣市指定第1号の「小規模多機能型居宅介護（小多機）」を開設したほぼ同時期にオープン。それ以前から取り組んできた居宅介護支援事業所と通所介護事業所（2003年5月より）、訪問介護事業（同年8月より）と合わせて現在5つの事業を展開している。「住み慣れた地域で暮らすことを支援する」「暮らし慣れた自宅で過ごすことを支援する」というのが全事業所に共通する目標であり、理念である。5つの事業所は市民会館や市役所にも近く、ゆったりした地域に隣り合って建つ。

最初に訪ねたのはグループホーム。朝食を終えて、集団レクリエーションの時間だった。三味線を弾くのは職員の赤山強さん。「『安里やユンタ』いきましょうね」と演奏を始めると、立ちたい、踊りたい、と誰の目にもわかるソワソワした様子を見せた石垣ヨシさん(96)の後ろ側に、いつのまにか職員が寄り添い、お腹に手をまわして腰を支えた。ゆっくりと立ち上がった石垣さんだったが、曲に合わせて手、足、腰と体全体でリズムをとって気持ちよさそうに踊り出した。そのうち向かい側の平安山孝子さん(90)の方まで踊りながら歩き、「一緒に踊ろう」というような手ぶりを繰り返した。誘われて平安山さんも立ち上がり一緒に踊り始め

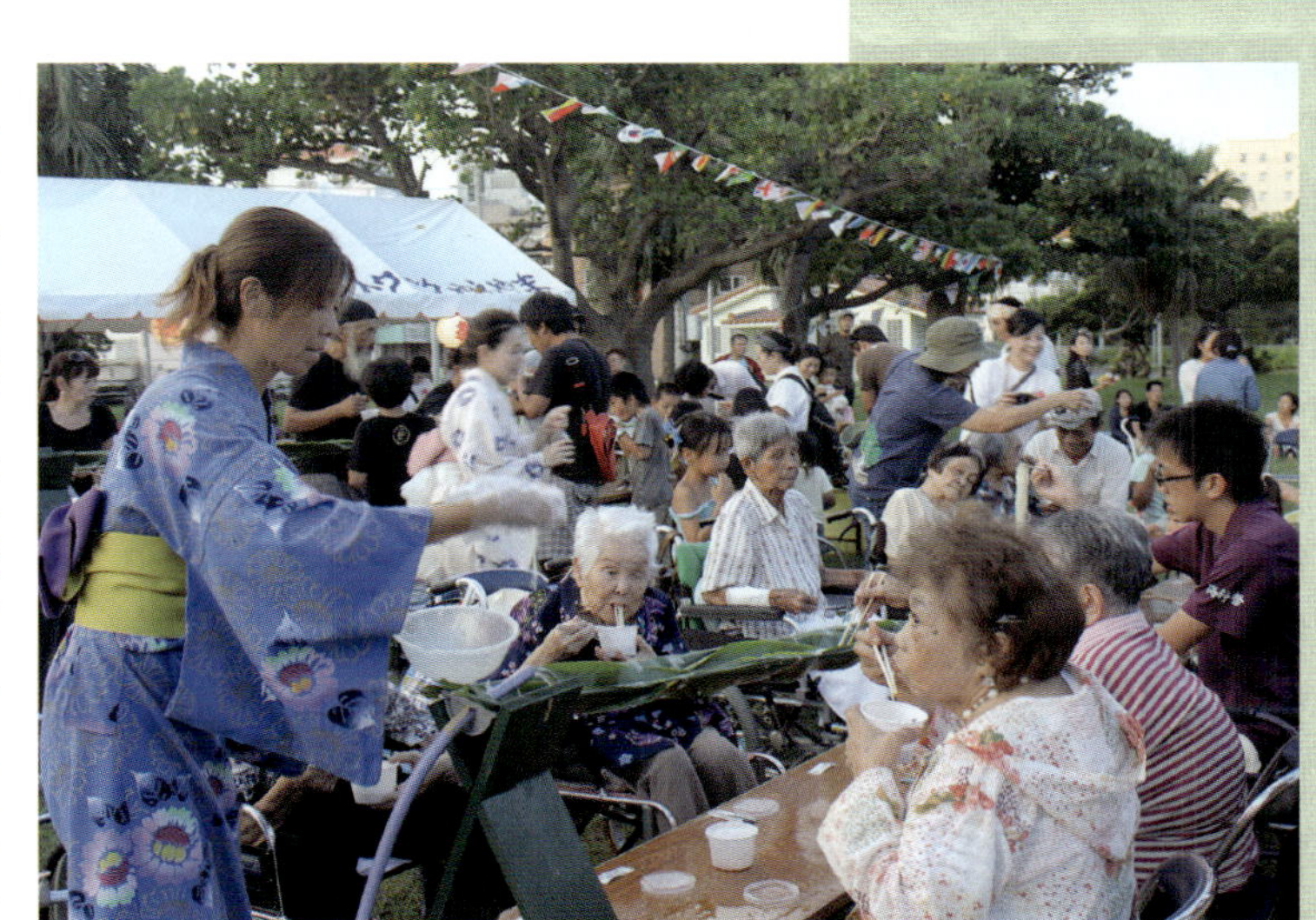

夕涼み会

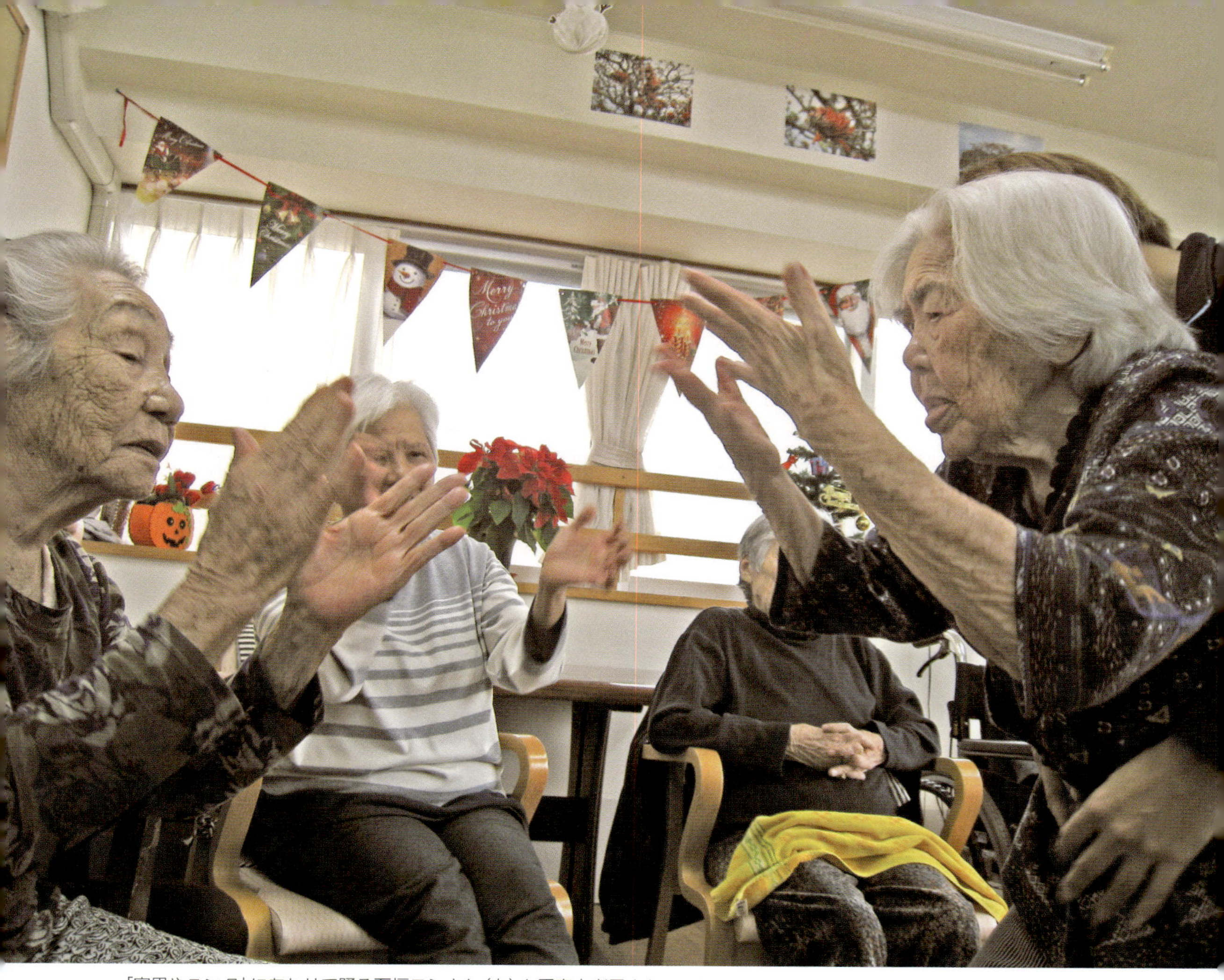

「安里やユンタ」にあわせて踊る石垣ヨシさん（右）と平安山孝子さん

た。長田紀友さん（97）もリズムをとっている。

「十九の春」、「与那国のマヤーグヮー（方言で猫の意味）」と続いたところで「浦島太郎」とリクエストの声が挙がった。次いで「富士山」、その後にまたまたリクエスト。「汗水節（あしみじぶし）」。声の主は平安山さん。小さな声で「昔、いっぱい働いたからねえ」とつぶやいた。汗水節は沖縄の高齢者にはよく知られた民謡。

♪汗水ゆ流し　働ちゅる人ぬ（汗水を流して働く人の）

♪心嬉しさや　他所（ゆす）の知ゆみ（心の嬉しさは、そうでない人には知ることがない）、

と働く喜びなどを歌っている。

歌詞を口ずさみながら、なじんだメロディーが流れているその部屋には、すぐそばのしきりのないキッチンから昼ごはんの準備の湯気や料理の匂いが漂う。味噌の匂い、食材を炒める音、食器や茶わんを洗う音…。ごくごく普通の家庭の日常の温もりを感じさせる。

## 本人の思いを汲み取るケア

許可をもらって部屋の様子を見せてもらった。6畳ほどの広さの壁際にベッド。そのそばに畳を2枚、敷いてある。家族が面会に来た時に座れるようにという配慮という。家族写真が棚や壁にいっぱい飾ってあった。ベッドのない部屋もあった。『あかゆら』に来るまでずっと布団の暮らしをしていた人に、ここでも毎日、布団を敷いて寝る暮らしを続けてもらっている。一人ひとり、生きてきた背景が異なる。「個別のケアを大事にしたい」と話す代表取締役・當山房子さんの考えが、こういうところにも表れている。

各部屋の入り口の壁にはちょっとした棚があり、それぞれが好き好きに飾り物を置いて「自分の部屋」の目安にしているのだ。

言葉に出さなくても、あるいは出せなくても、だれにも思いがある。感性もある。声なき声を聞き取り、本人の思いを汲み取るケアをしたい。そうすれば、治りたい、生きたい、という意欲につながるはずだ。そしてまた看護者、介護者として関わることで発揮できる力はおそらくかなり大きい。それをやり遂げたいと考えた結果、「自分で事業を立ち上げる道を選択しました」と、當山さんは振り返った。

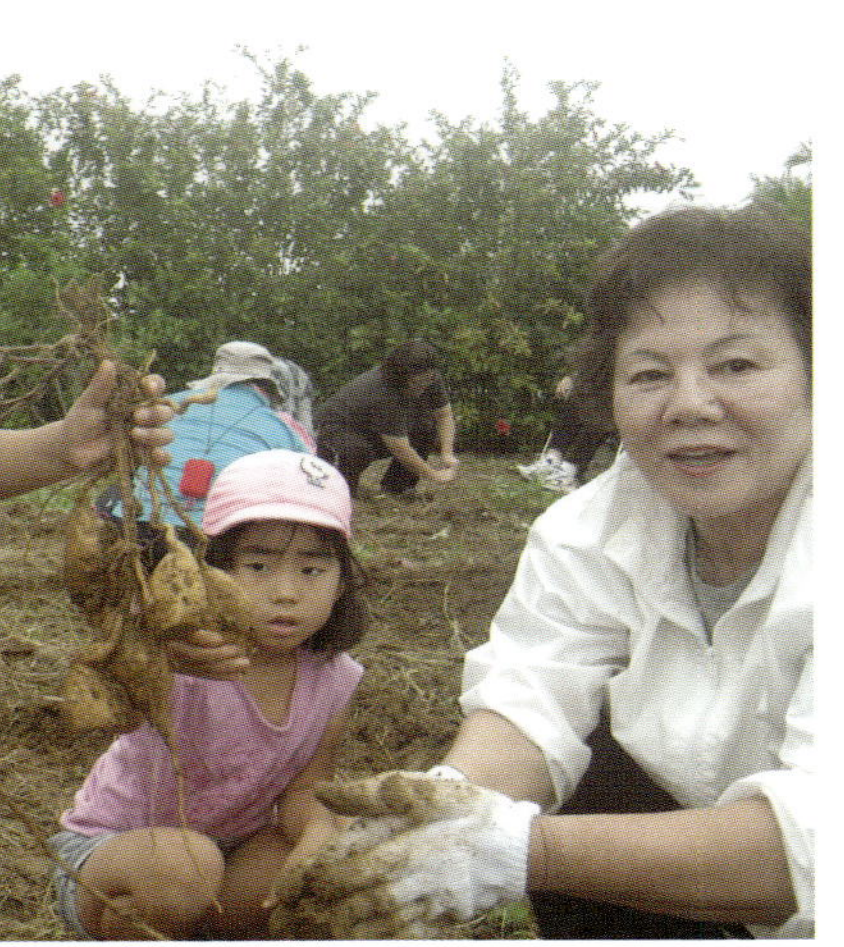

芋掘り会で子どもたちと。右は當山房子さん

もともとは県立病院の看護師の仕事に就いていたが、結婚・出産でいったんは専業主婦に。子育てが落ち着いたところで100床規模の病院に、管理職のポストで再就職した。介護と看護の連携が必要で、介護保険事業所であったことでケアプランが作られてはいたが、いったい誰のものか、と首をかしげるほど当事者不在を痛感したという。それがきっかけで以後、福祉大学の通信教育で学ぶなど、ケアとは何か、を考え学ぶ日が続いている。

## 目からウロコのスウェーデン視察

海外視察も大きな気づきを得る経験になった。特に2002年のスウェーデン視察では、どこでどのように生きるかには何よりも高齢者自身の意思が尊重され

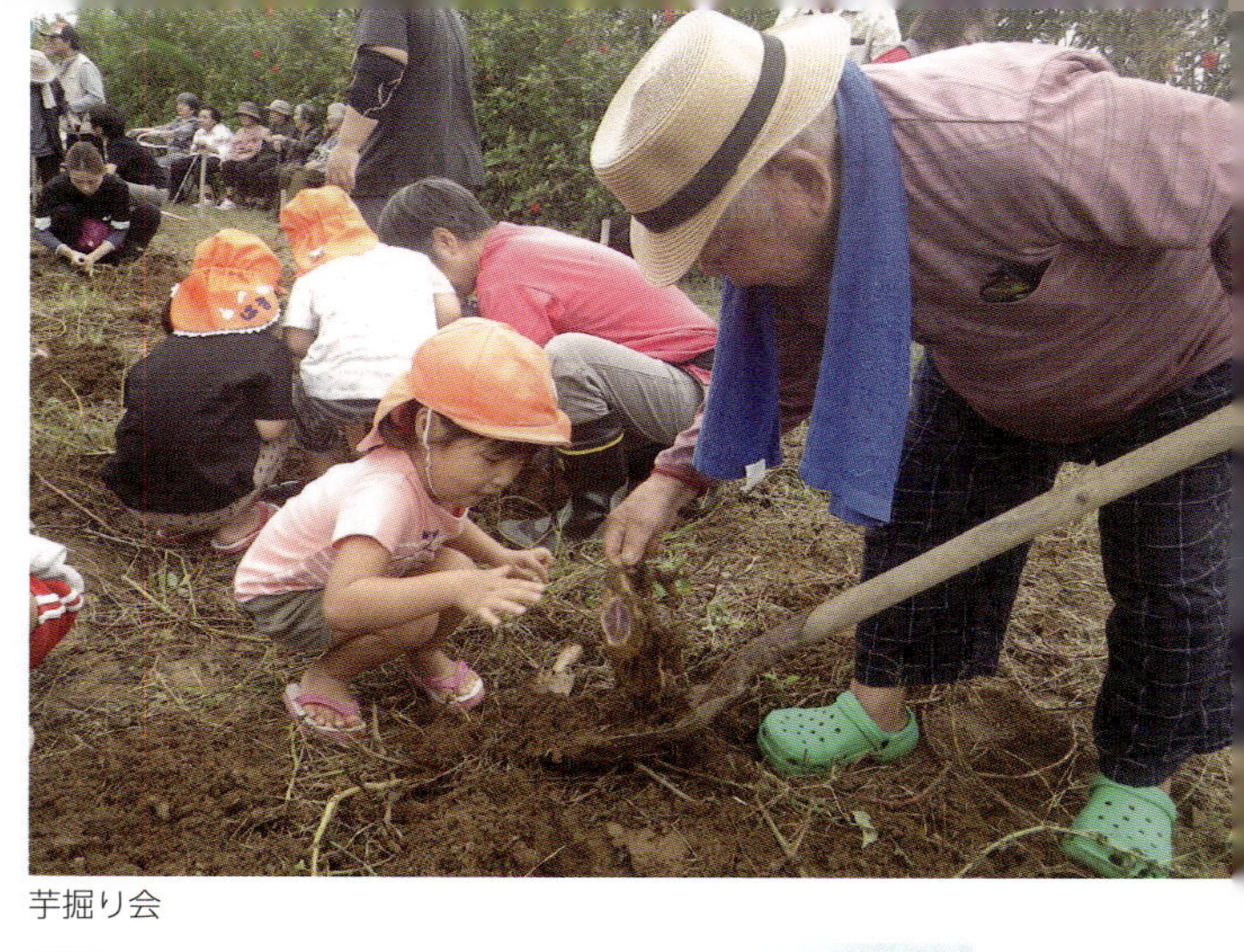
芋掘り会

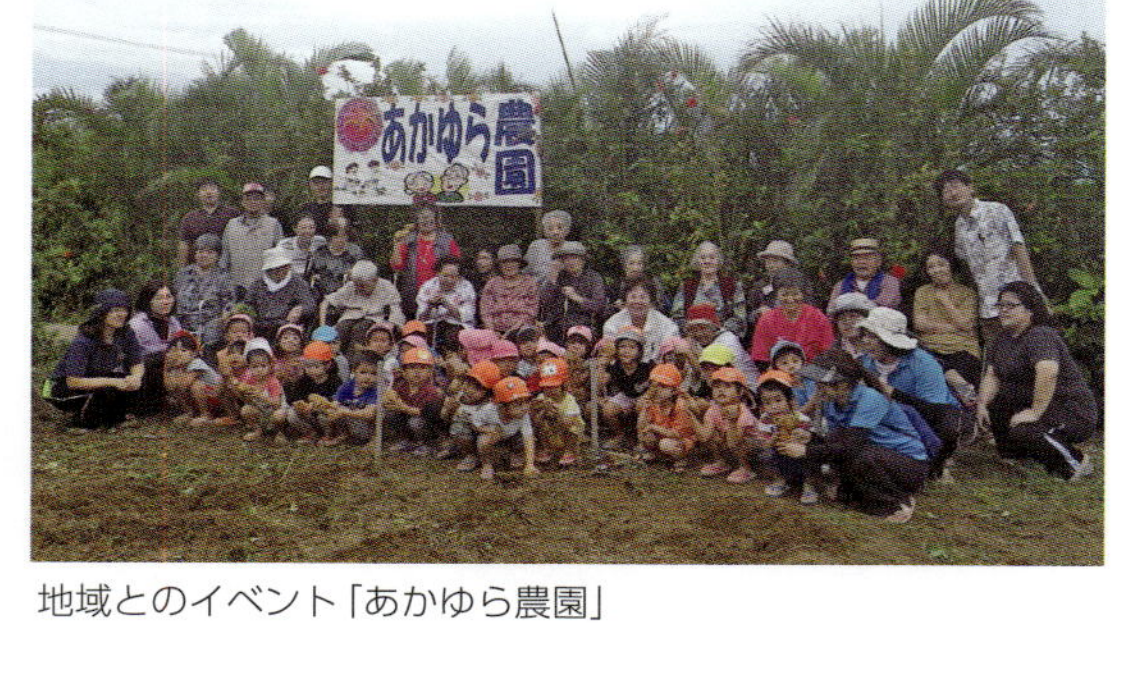

地域とのイベント「あかゆら農園」

るべきだと実感した。スウェーデンでは、たとえば医療施設から退院するとき、行き場としての施設を市町村の責任でさがすのだが、本人の意に添わなければ3回までは断れる仕組み。「娘や息子の家の近くに」「(元々の)自分の家の近い場所に」などの希望を述べることは、高齢者本人にも当然のことと認識されていて、その権利が実際に行使されているという。「高齢者本人より家族の希望で施設に入ることが多い日本の状況とはかなり違う。国が違えば福祉サービスがこんなにも違うのかと驚くと同時に、目からウロコの思いでした」と、當山さんは話す。

デイサービスを始めた2003年当時は、高齢者、特に認知症をもつ高齢者への社会的な理解が進んでいなかった。事業を立ち上げてからの数年は、地域への認知症に対する啓発活動に最も力を入れてきた。デイサービスを理解してもらうために地域住民を招いて一緒に食事をする計画を立てたときなどは、周囲から「そこまでするの?」といわれた。高齢者と地域住民との交流の機会になり、高齢者の社会参加にもなると考えてのことだったが、周囲からはサービス利用の対象者もしくは将来の対象者を勧誘、獲得する営業活動と勘違いされたようで、時期尚早と止めざるを得ないこともあった。逆に、地域住民のための健康教室や身体の検査は喜ばれた。

そのうち徐々に信頼を得られると、今度は深刻な問題の相談も持ち込まれるようになった。認知症のBPSD(行動・心理症状)の激しい人を抱えた家族が「鍵をかけて家に閉じこめている」とか、「介護家族が疲労困憊しているがどうにかならないか」などの相談が寄せられ、地元の議員を通して悩みを打ち明けられることもあった。「『あかゆら』に行ったらなんとかなるよね、というような場所になれたら」との思いが、當山さんを、本人の意向を尊重しやすい小多機やグループホームの立ち上げに向かわせた。

認知症をもち「家に帰る、家に帰る」と落ち着かない人に「家に帰って何をするのですか」と聞くと「ばあちゃん(母親のこと)のご飯を作らなくては」という。

もう、とうにそういう状況はなくなっているのだが、本人に納得してもらうためにいったん自宅に連れて帰り、ひとときを家で過ごす。それだけで落ち着くことも多い。あるいは、自宅に送り届けた後に外に出て歩き回り、警察に保護されるケースもあった。「こんな人を家に置いておくのか」と叱られる始末。一般的に認知症をもつ人には在宅生活は無理、というイメージが強かった。

當山さんたちは、これは大変なことだと考え、警察、消防署、地域の民生委員、区長、地域包括支援センターの職員など、地域のさまざまなキーパーソンに呼びかけて、認知症についての話し合いをもった。集まりを重ねると同時に、ひとつの具体的な対策として、認知症をもち、よく歩き回る人のチラシを作った。「こういう方を見かけた場合は連絡をください」と、第1連絡先の家族、第2連絡先の「あかゆら」の電話番号を書き入れ、郵便局、公民館、スーパーなどに貼らせてもらった。「よかった。連絡先がわからなくて困っていたよ」と、どこからも好評だった。

地域の認知症をもつ人を介護する家族や地域密着型事業所の職員と、月1回のペースで続けてきた勉強会も、それぞれの共感が進み、認知症というものへの理解も深まったうえ、最近は公的な研修の場も増えて来たので、3年半継続したが、役割を終えることにした。また、「認知症の人を支える市民の会」も立ち上げ、定期的な研修と話し合いの場を提供してきたが、全国組織の「認知症の人と家族の会」沖縄支部立ち上げに際し一緒に行動することとなり、現在は沖縄支部八重山地区会として「あかゆら」が事務局となり、當山さんが世話人をしている。いまでは警察からも認知症の講座のオファーがくるなど、地域社会の変化が見られる。まだまだ十分ではないけれど、この5～6年で、認知症をもつ人に対する地域の理解が飛躍的に深まった、と當山さんは感じている。

## 人生の最期まで共に生きる

近年の大きな変化は「看取り」である。小多機の利用者や家族も含めて、体力が落ちても、病状が重くなっても、最期まで「ここに居させてもらいたい」という声は聞いていた。しかし、夜勤で手も足りないときに、他の利用者の世話をしながらの看取りは怖い、という職員の声もある。なかなか実践に踏み切ることができなかった。

ところが、看取りに近い形で亡くなったUさんとの体験が、「あかゆら」での「看取り」の取り組みの背中を押した。Uさんは、歌うのもしゃべるのも大好きな前向きな性格の女性だった。歩行が困難になっても「部屋で音だけでも聞いてるからね」と流れてくる音楽を楽しみ、食事だけはみんなと食べたい、と部屋から出てきた。Uさんもまた、病院に行きたがらなかったが、意識が遠のいたことから救急車で病院に運ばれた。念のため一晩だけ入院ということになり、職員が「じゃあ、明日」と手を振り、嫁さんが「ご飯を食べて来るね」と離れたその3時間後に亡くなった。その死に顔の穏やかさが、職員間で話題になった。いつものUさんの顔だった。「とにかく顔、見てきて」と職員同士声を掛け合い、最後の最後まで共に過ごすことの大事さを確認しあった。「『あかゆら』に帰りたい」と病院でつぶやく利用者の声に応える決心がついた。

2012年にグループホームに入所した黒島貞さんも、ホームで看取った。自室で転んで1カ月半ほど入院していたが、本人の希望により、リハビリ病院に転院せず「あかゆら」に戻ってきた。両手引きで歩行できるようになったものの、退院して1年半、2015年9月に亡くなった。95歳だった。「まるでドラマのようなすばらしい最期でしたよ」と、介護のキーパーソンだった球さん（次男・健さんの妻）はその時を思い出して涙ぐむ。

認知症の症状が出始めたときに、ちょうどグループホームに空きが出たと聞き、うれしかったという。デイサービスの利用者でもあり、「あかゆら」にはすっかりなじんでいた。貞さんは小学校の教師として定年まで勤務。球さんから見た貞さんは優しくて「嫁」の悪口など全く言わない人だった。男の子しか生めなかったから、と息子の妻たちを大事にする人でもあった。貞さんは、日頃から延命治療をしたくないという意思を球さんに告げていた。「意識もないのに管につないで、ほったらかしにしないでくれ」と。

歌の好きだった貞さんは、亡くなるその日も歌った。♪ぎんぎんぎらぎら、といつもの唱歌を。また大好きな「♪私十六満州娘（中略）♪ワンさん待っててちょうだいね～」と「満州娘」の1番、2番を歌い上げた。「病院に運ばないで安らかに『あかゆら』で亡くなるのは、母の希望通りの最期。眠るように亡くなったんですよ。私、母の最期をあっちこっちで自慢している。今も『あかゆら』のそばを通ると母との思い出がいっぱいあるので涙ぐんでしまいます」

家族の口コミもあって、すでに看取りの経験が5例を数えている。最期の「時」も認知症の人と共に生きるという「あかゆら」の挑戦は静かに続いている。

（山城紀子）

**認知症対応型共同生活介護事業所**
**あかゆら**

〒907-0013　沖縄県石垣市浜崎町2-2-10
TEL: 0980-84-1380
FAX: 0980-84-1381
運営：有限会社福祉ネットワーク・やえやま
事業開始：2003年4月9日
同法人が同一地域で提供するサービス
訪問介護（予防含む）／通所介護（予防含む）／小規模多機能型居宅介護（予防含む）／認知症対応型共同生活介護（予防含む）／居宅介護支援（予防含む）

第6章

# 地域医療・介護の多彩なカタチ

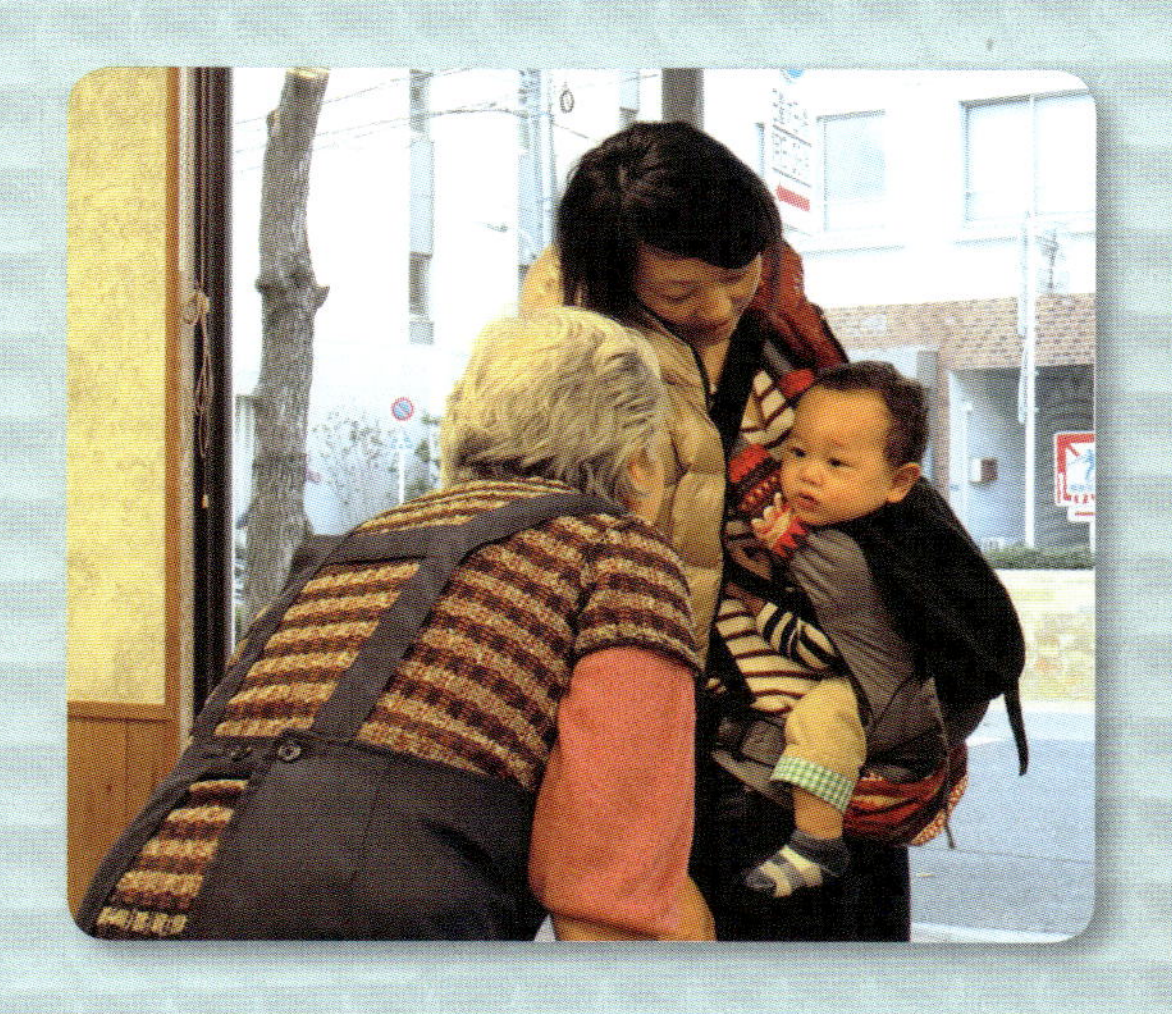

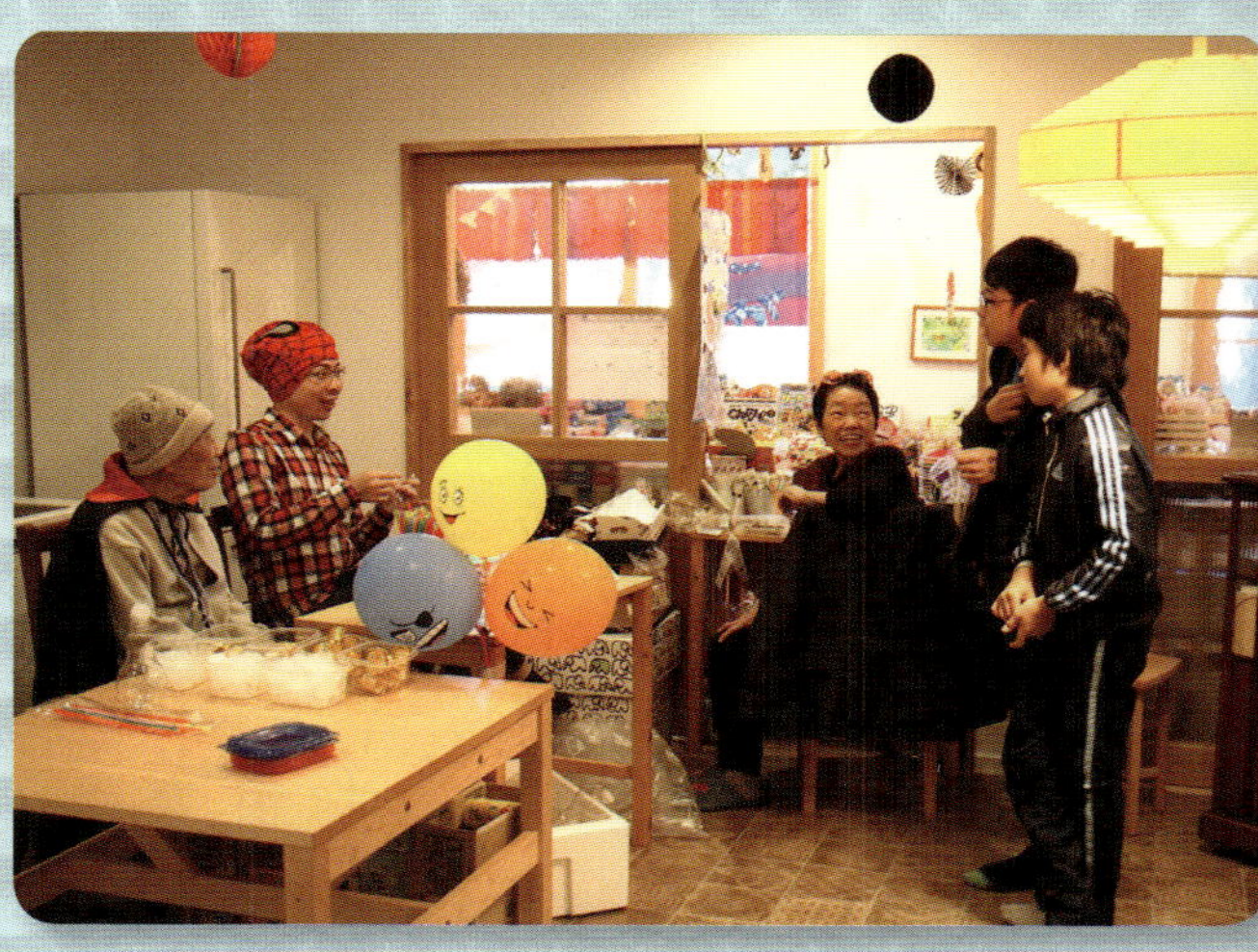

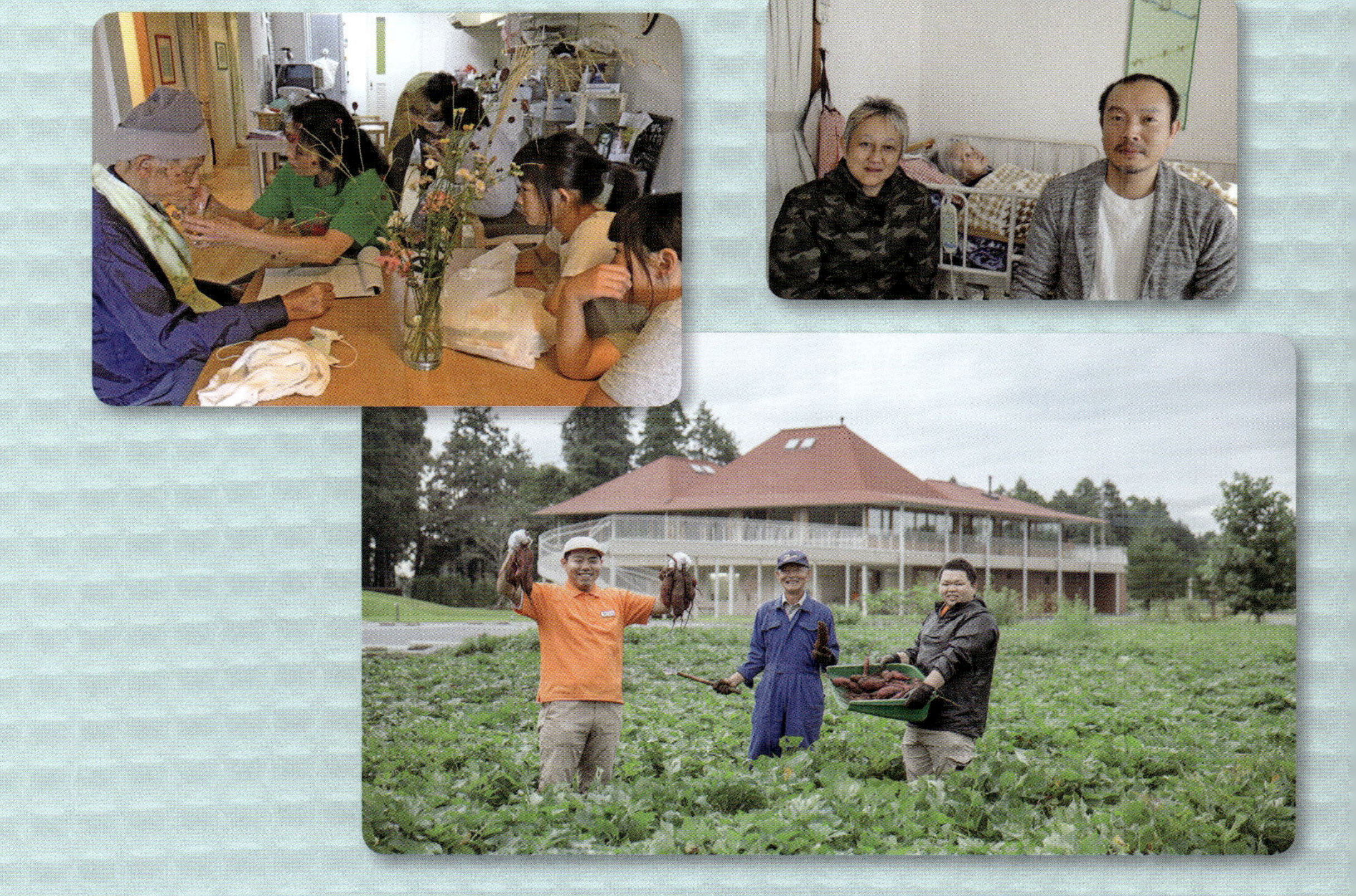

# 社会福祉法人 福祉楽団

## 福祉を起点にして、地域の必要に応え、地域をケアしていく

### 〝商売〟を作り就労支援

成田空港から30分ほど車を走らせた千葉県香取市に、昼時ともなれば行列のできるレストランがある。甘みのある豚のしゃぶしゃぶが人気の「恋する豚研究所」だ。

障害がある人たちが障害者就労継続支援A型（＊1）の福祉事業として働いて、豚肉やハム、ベーコンなどを製造する。その運営母体は社会福祉法人福祉楽団だが、「恋する豚研究所」のブランドで販売を担当するのは、別に設立した株式会社恋する豚研究所。2017年からはサツマイモの栽培を始め、さらに林業に取り組む準備も進めている。農福連携を通した地域づくりの取り組みをするところは増えつつあるが、なかでも福祉楽団はとくにユニークな存在だ。

2001年設立の福祉楽団（当時の法人名は豊和会）が最初に手がけたのは、特別養護老人ホーム「杜（もり）の家」（現・杜の家くりもと。2003年開設）である。現在、理事長を務める飯田大輔さんが、当時、「杜の家」で相談員を務めていた頃のこと。認知症のある地域の女性から電話があった。話を聞くと、どうやら、自分自身も手にけがを負い、娘は精神障害、孫は不登校だという。

「地域にはこうした複数の問題を抱えた人がいますが、その相談をワンストップで受ける窓口はどこにもなかった。それならうちでやればいい。そう考えて、地域の方からの相談を受け、必要に応じて役所等につなぐ、地域担当相談員を施設

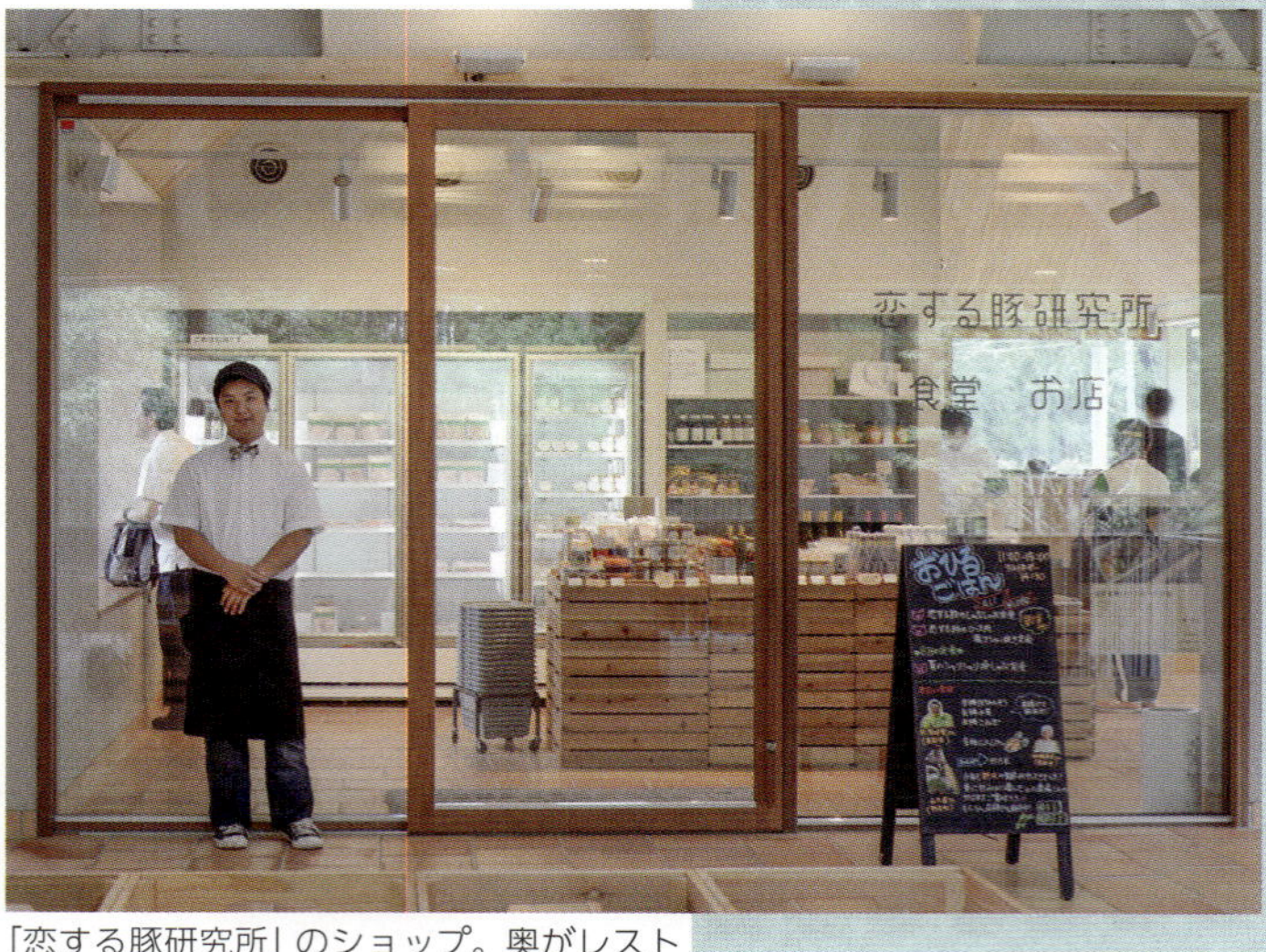

「恋する豚研究所」のショップ。奥がレストラン。大型バスで訪れ、食事と買い物を楽しむ団体客もいる

内に置くことにしました」

相談を受けるようになると、さまざまな地域の課題が耳に入ってきた。地域に引きこもりの子や孤食の高齢者がいる。交通手段がなく、買い物に行けない住民がいる。そんな声から、地域住民を招いて食事を提供する「ごはんの日」の開催や、デイサービスやショートステイの送迎車で近所のスーパーなどを回る、無料の「買い物バス」の運行を始めた。

(上)「恋する豚研究所」では障害者も包丁を使い、精肉の加工に取り組む。外部からは、任せて大丈夫なのかと驚く声もある
(右)「恋する豚研究所」の商品パッケージは、20～30代のおしゃれな女性をターゲットとしたデザイン

「恋する豚研究所」等で障害者の就労支援を始めたのも、働く場を求める障害者が地域にいることを知ったからだ。障害者の就労支援というと、パンやクッキーづくりに取り組むケースをよく聞く。しかし、そうした取り組みで障害者が受け取る賃金は、全国平均で月約1万5000円(＊2)。障害者への働く場の提供だけが目的化し、〝商売〟として成り立っていないケースが多い。

「本来、就労支援は商売を作っていく事業です。一方で、ただ商売を作ればいいということでもありません。意識したのは、地域のなかでの経済循環をどう作れるかです」と飯田さんはいう。

豚肉の加工を事業化したのは、この地域は養豚が盛んで、当時の理事長も手がけていたからだ。事業化にあたり、飯田さんは商品のパッケージデザインをトップデザイナーに依頼し、東京の百貨店でも販売できる商品開発を行った。冒頭で紹介したレストランも含め、「恋する豚研究所」に、「いわゆる福祉」を感じさせるものは何もない。

「消費者に買ってもらうための〝商売〟だからです。目標としていた月10万円の賃金にはまだ届きませんが、中央値で月約8万8000円、平均して月約7万8000円を支払える事業になりました」

事業化して5年あまりの「恋する豚研究所」だが、黒字化にはもう一歩だ。

＊1 障害のある利用者と雇用契約を結び、一般就労を目指して支援する。事業者は利用者に最低賃金以上を支払う必要があり、2015年度の全国の平均賃金は月額約6万8000円。

＊2 障害者就労継続支援B型事業所の2015年度の平均月額賃金。B型事業所とは、障害のある利用者に授産的な作業を提供し、A型就労や一般就労を目指して支援する。賃金は最低賃金に縛られない。

## 懐に入り関係を築く

新たに始めたのが、サツマイモの栽培と林業への取り組みである。これらも、地域課題への対応という側面をもつ。農業は耕作放棄地の解消の一助であり、林

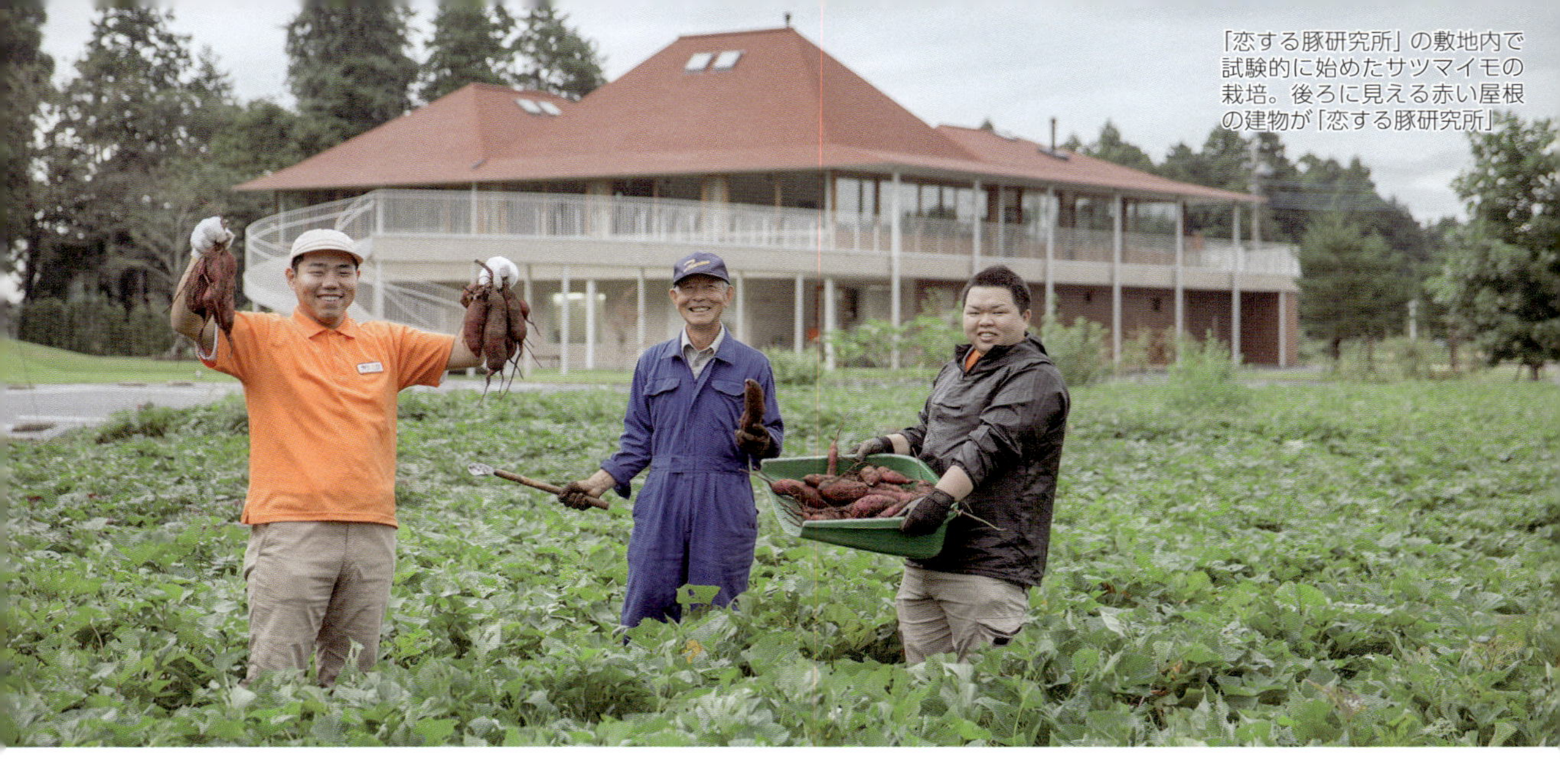

「恋する豚研究所」の敷地内で試験的に始めたサツマイモの栽培。後ろに見える赤い屋根の建物が「恋する豚研究所」

業は、荒れていく周囲の里山に手を入れるためだ。広い視野で全体像をとらえ、複数の課題に対して効果がある対応策を選択するのが、飯田さんのやり方だ。

「小規模の投資で始められる自伐型林業（＊3）を知り、里山保全と就労継続支援B型を結びつけてやってみようと考えました。倒す木を選ぶ、邪魔なものを取り払うなど、作業工程を構造化（分解してわかりやすく示す）することで、障害者や認知症のある人に作業の一部を担ってもらえるようにしていこうと考えています」

現在、農林業の拠点となる建物を「恋する豚研究所」に隣接して建てている。その建築材料は、地主の許可を得て裏山の木を伐採して調達したもの。建築に携わっているのは、地元の大工だ。

「付近の製材所をリサーチしていくなかで、大工さんたちともつながりました。木を伐るところからやってもらっていますから、究極の地産地消ですね」と飯田さん。

この仕事を通して、東京の設計事務所とやりとりをし、建築作業に携わる大工たちも、地元の課題について考え始めているだろうと、飯田さんはいう。

「こうした取り組みをしないと、地域を維持できなくなるという危機感は、理解され始めたのではないでしょうか。まだ、100％とはいかず15％ぐらいでしょうが」

だからこそ、地域でやり続ける姿を見せていくことが大切だ。

「山林の保全管理は無償ですから、伐採した木を家具や薪、木材燃料などとして売る、需要の掘り起こしが必要です。まず、『杜の家くりもと』のデイサー

里山の木を伐採して薪をつくり、燃料として販売するサイクルができれば、そこでまた雇用を生み出すことができる

ビスセンターの給湯と床暖房は、薪ボイラーにしてこの薪で賄うことにしました。また、このあたりは農業が主産業で、農家の栽培用ハウスでは、現在は海外から輸入した重油や灯油を使っている。それを薪を使う薪ボイラーに替えてもらえれば地元で燃料を賄えます」

山林を保全し、その生産物から製造する薪を地元で消費する。そこに雇用も生まれ、地域のなかで循環する経済になる。

この地域の特産であるサツマイモの栽培は、2017年、近隣の農家に教わりながら敷地内で試験的に開始した。今後は、耕作放棄地を借り受けて本格的な栽培に取り組んでいく考えだ。

里山の木を伐り出したり、サツマイモの栽培方法を教わったり、耕作放棄地を借り受けたり。そうしたことがスムーズにできる関係を、福祉楽団は地域住民との間に築いてきている。それは以前から、スタッフが地域に入って畑の手伝いをしたり、山の手入れを手伝ったりしながら、時間を掛けて培ってきているものだ。

「自社のハムやベーコンなどの営業に行くときには、自発的に地域の特産である落花生や干し芋なども持っていって、一緒に営業してくれているようです。それは福祉楽団さんからではなく、落花生や干し芋の生産者の方から聞きました」という、行政職員の声も耳にした。

本来であれば行政がすべきことまでやってくれている。その行政職員は、強くそう感じているという。

*3 小型の重機と軽トラックで間伐に取り組む林業。500万円程度の初期投資で始められるため、取り組みやすい。これまでの林業は、大型重機で一気に木を刈り取る、億単位の投資が必要な「皆伐型林業」が中心だった。

## 場を地域に開いていく

福祉楽団では、3つの特別養護老人ホームのほか、地域に分け入る拠点として、「地域ケアよしかわ」(埼玉県吉川市)、「多古新町ハウス」(*4)(千葉県香取市)をもつ。

「地域ケアよしかわ」は、1970年代に開発されたUR吉川団地の建物の1階にある。訪問介護と居宅介護支援の事業所機能とともに、地域住民が自由に出入りできる場にしようと開設された。しかし当初、高齢者も含め大人たちは、様子を窺うように遠巻きにし、近づこうとしなかった。「地域ケアよしかわ」に立ち上げから関わり、いまは事業部長を務める石間太朗さんはいう。

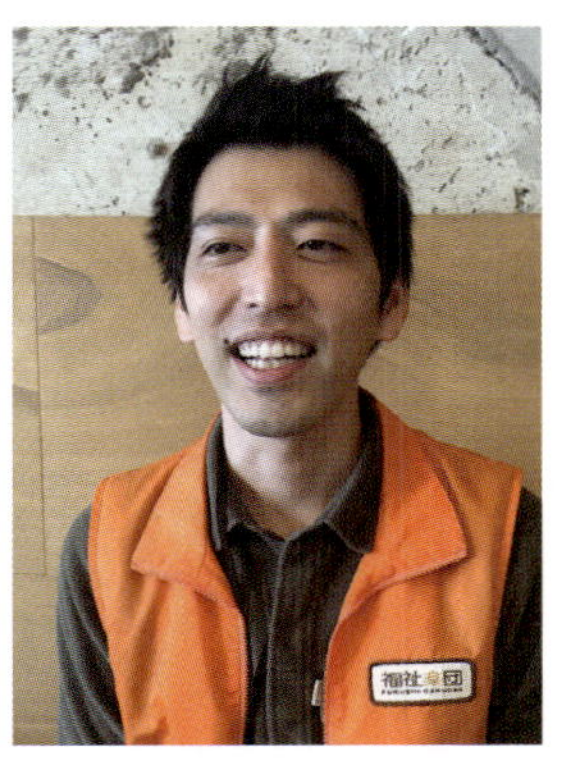
「福祉楽団では、社会福祉法人として得た収益の地域への還元を強く意識していると思います」と石間太朗さんはいう

「ためらいなく来てくれたのは子どもたちでした。トイレを借りに来たり、水を飲みに来たり。すぐ裏手に小学校があるので、毎日のように子どもたちが来るようになりました」

その様子を見ていた地域の民生委員が、夏休みに5日間、「地域ケアよしかわ」

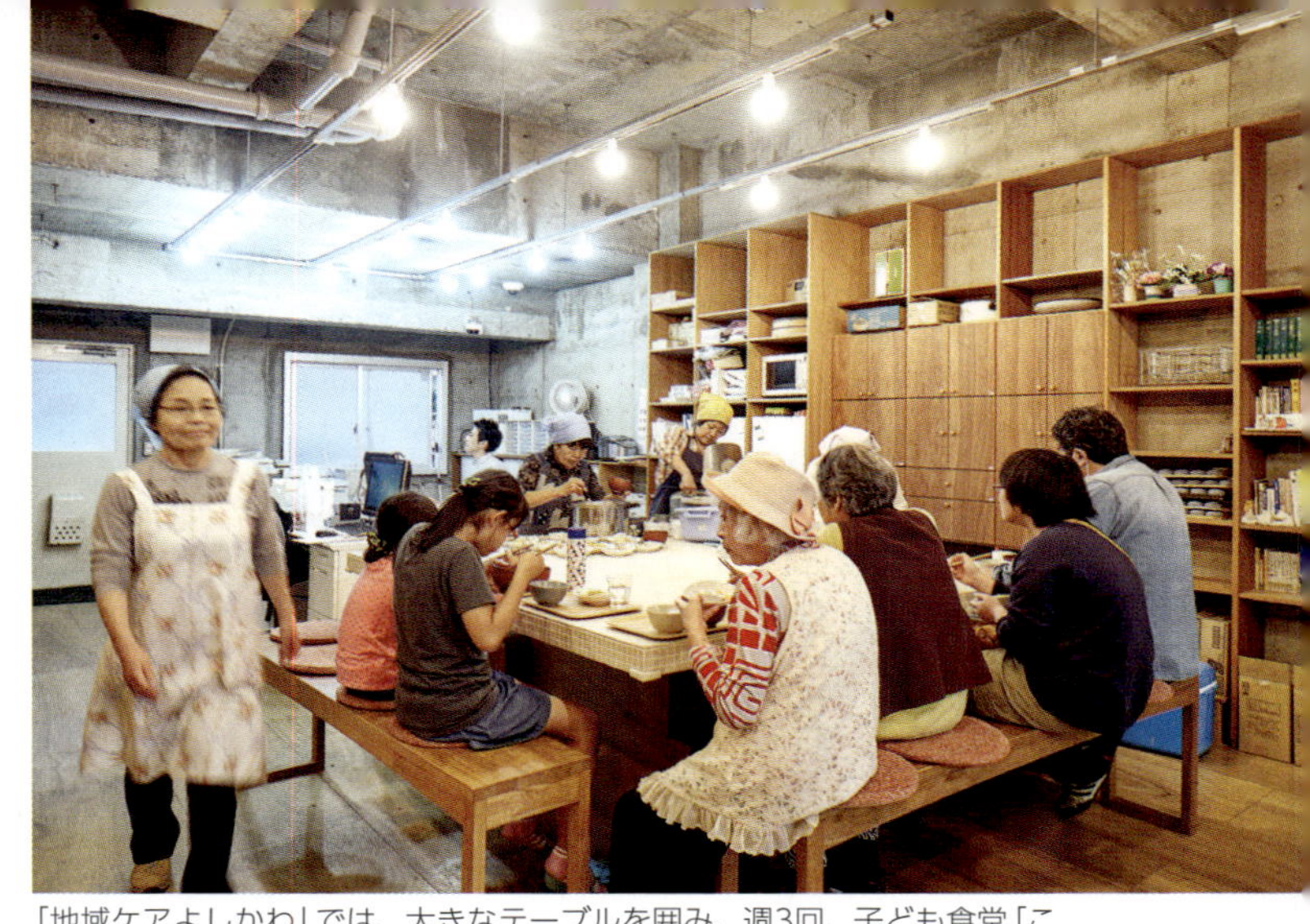

「地域ケアよしかわ」では、大きなテーブルを囲み、週3回、子ども食堂「ころあい」が開かれる。奥が事業所スペース

で遊びと勉強のイベントを教育委員会との共催で開きたいと持ちかけてきた。相変わらず大人はなかなか寄りつかなかったが、このイベントを通して民生委員（＊5）とのつながりができたことが大きかった。

「夏休みの間に来ていた子どもたちと話すと、親から100円を渡されて、昼はこれで何か買って食べなさいと言われた子や、お昼がないという子が目につきましたね。これはけっこう課題だなと思い、夕方にご飯とインスタントの味噌汁だけでも置いてみようかと、民生委員さんに話してみたんです」

　すると話は急展開した。民生委員も、以前から地域の子どもたちの食に関してできることはないかと考えていたため、「子ども食堂」をやろうと話がまとまったのだ。

　長く民生委員を務めてきた女性はいう。

「自分たちだけでは場所もなく、なかなか具体的な行動に移せませんでした。そこに、福祉楽団さんからお話があったんです。できたときからここをいい雰囲気だと思っていたので、使わせていただかない手はないなと…。これまでの仕事の集大成として、子ども食堂に取り組んでいます」

　場所や調理器具、食器は福祉楽団が提供。食材は当初、地元のスーパーに廃棄食材の提供を打診した。しかし、食品衛生上の問題で、どのスーパーからも断られた。

「そこで、地元の農家さんに野菜の提供をお願いしたのですが、これも聞き入れてもらえませんでした。でも、民生委員さんたちに一緒に農家さんを回ってもらったら、快く提供してもらえることになりました。地域につながりをもつ民生委員さんたちのおかげです」と石間さん。

「恋する豚研究所」からも、出荷規格から漏れたハムやベーコンが届く。子ども食堂「ころあい」と名付けて、2015年10月末、月水金の週3回開催でスタートした。

「〝子ども食堂〟と名付けたものの、対象を子どもに限定するつもりはありません。毎回20~30人がきていますが、今はその半数が高齢者」と石間さん。「みんなの食堂」になってきている。

　高齢の参加者は民生委員からの声かけ、吉川市の生活保護担当からの案内な

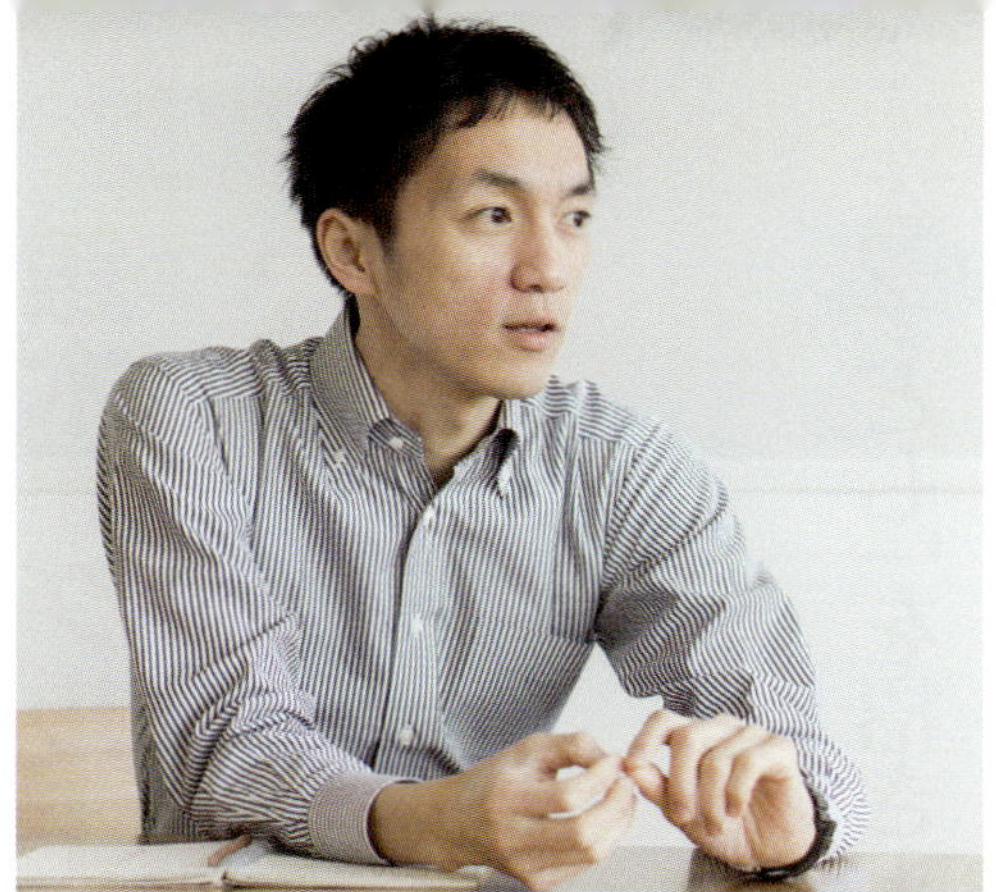

理事長の飯田大輔さんは、農学部を卒業後、社会福祉と看護を学んだ

社会福祉法人 福祉楽団
理事長　飯田大輔
〒287-0105　千葉県香取市沢2459-1
TEL　0478-70-5115

どにより徐々に増えた。ここで顔見知りになり、話をするようになった高齢者たちもいる。一方で、子どもたちの集う場としては、課題も感じていると石間さんはいう。

「子ども食堂の開催以前、よく来ていた子のなかにはまったく来なくなってしまった子もいます。何でもなかった場に〝色〟がつくことで、来にくくなったのでしょうね。誰でも来られる共生の場でありたいと考えていますが、本当に誰でも、というのはなかなか難しいと感じています」

誰でも来られる、地域に開かれた場をつくる。その難しさは、大きな施設の場合、より難しい。それでも、福祉楽団はこれまでの福祉にない発想で、開かれた場づくりに取り組んでいる。

たとえば、「杜の家やしお」（埼玉県八潮市）では、2016年、隣接地に保育所を開設した際、ゲートもフェンスも作らなかった。さらに、保育所側の路地から特別養護老人ホーム正面玄関側の路地まで、敷地内を通り抜けられる通路も設けた。同時に、近隣の学校に通う中高生を呼び込もうと、施設の高齢者から見える場所にバスケットボールのコートも作った。早速、中高生たちが集まるようになり、これからの展開が楽しみだと飯田さんはいう。

「多くの産業が地域から飛び立って事業を展開するのに対し、福祉や農林業などは地域から動くことがありません。地域が元気をなくしているいま、福祉の役割はますます重要になっていくと思います」

だからこそ、「何が求められているか」というごくシンプルな視点から発想し、行動する。福祉を起点としているが、福祉の範囲をはるかに超えていく、そんな取り組み姿勢を福祉楽団は見せてくれている。

（宮下公美子）

＊4　デイサービス、訪問介護、児童デイサービスなどを提供している地域に開かれた拠点。子どもたちへの無料の学習支援「寺子屋」も行っている。

＊5　厚生労働大臣から委嘱されて地域で住民の相談に乗る、無報酬のボランティア。地域の子どもの見守りや子育て世代の相談に乗る児童委員を兼ねている。

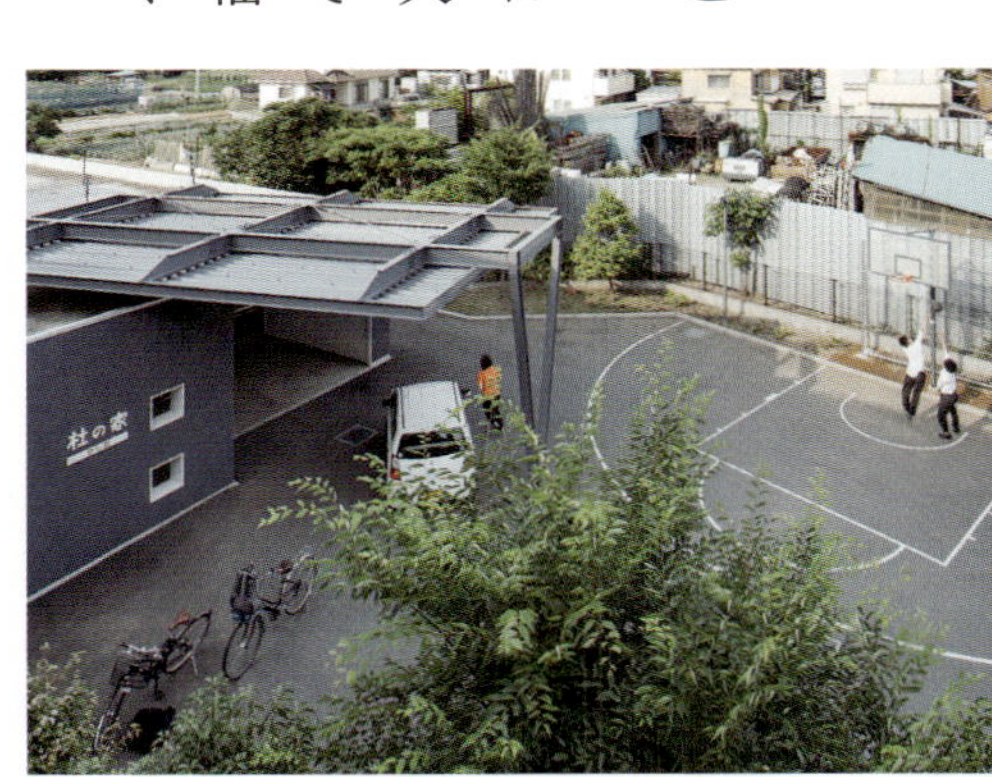

「杜の家やしお」に作られた、バスケットボールコートには近所の中高生が集まってくる。下の広い通路の建物が保育所

# 銀木犀グループ（株式会社　シルバーウッド）

## 「地域のハブ」の子どもとママを招き入れる 地域で孤立しない高齢者住宅

### 「子ども」を招き入れる

株式会社シルバーウッドが率いる「銀木犀」グループは、全国に先駆けて、看取りに対応するサービス付き高齢者向け住宅（サ高住）等を運営している。入居者が安心して最期まで生ききる場にふさわしくするため、地域の人々が自然に共用部分に出入りし、くつろげる居場所を実現している。そのためには、「しかけ」と「発信」、リスクをカバーする繊細な努力をしつづける覚悟が必要だ。

株式会社シルバーウッド代表の下河原忠道さんは、家業の建築業を強みとして、福祉先進地域の北欧のデザインで高齢者住宅を建てた。シンプルで介護向き、おしゃれで優しさを感じさせる。住宅地にこんな建物が建つだけで、周辺の地域の人々の目と興味を引く。それが地域を巻き込むねらいもある。

銀木犀が地域包括ケアの視点から革新的なのは、当初から徹底的に「出入り自由」にこだわったことにある。「サ高住は、賃貸借契約を結ぶ集合住宅。『ケア付き』なだけで、入居者を『管理』する施設ではなく、一般のアパートと同じ。その基本に忠実に運営しています」と、数カ所の

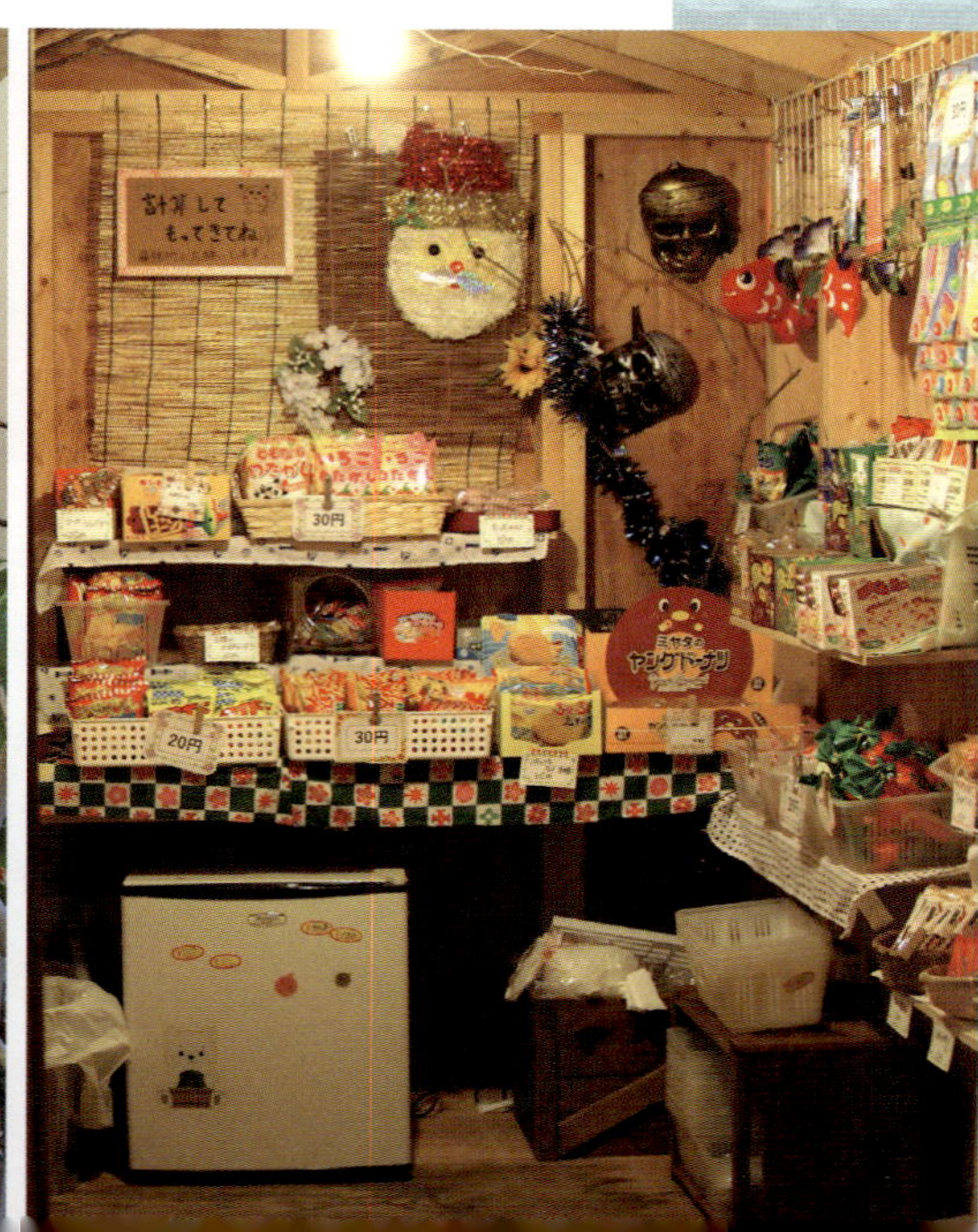

駄菓子屋のレイアウト。左が銀木犀浦安、右が銀木犀鎌ケ谷

銀木犀立ち上げに関わった、現・銀木犀浦安（千葉県）所長の麓（ふもと）慎一郎さんは話す。

入居者は寝坊や食事も自由。出前も可能、外食・外出も自由。そして、外部からむしろ積極的に地域の人を招き入れる。

銀木犀の1階部分は、地域の人々の居場所になるように、コミュニティースペースや食堂エリアを広く居心地よくしつらえる。なかでも「子ども」を招き入れるしかけとして、銀木犀では、鎌ケ谷、富岡（いずれも千葉県）、浦安などのサ高住に駄菓子屋を作った。

放課後4時ごろ、子どもたちが食堂でくつろぐ銀木犀浦安。オープンから1年弱。子どもは居場所にとけこむのが早い

宣伝はほとんどしない。銀木犀東砂（ひがしすな）（東京都江東区）入居者が作った「だがしやあります」の看板やのぼりが、登下校する子どもたちの目にとまる場所に示している程度である。ただ、駄菓子屋に来た子どもたちには、「なかで食べていっていいよ」と声がけをする。さらに子どもの人気商品をなるべく欠品させない。地道な働きかけのようだが、これだけで浦安は月に平均30万円を売り上げる。

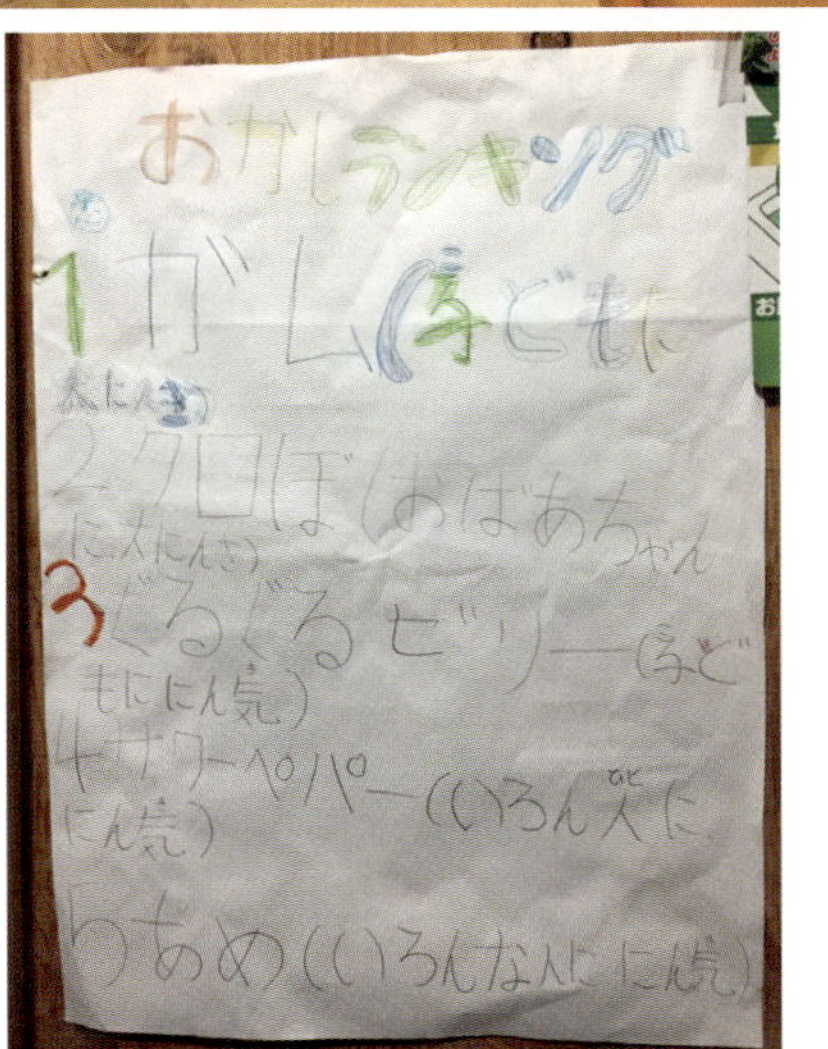

おかしランキング
1 ガム（子どもに大にん気）
2 クロぼ（おばあちゃんに大にん気）
3 ぐるぐるゼリー（子どもににん気）
4 サワーペパー（いろんな人ににん気）
子ども制作による「駄菓子売れ筋ランキング」のPOP

両親・祖父母・兄弟姉妹・友人・先生など、複数の地域ネットワークが一人の子どもを取り巻き、子どもは「地域のハブ」ともいえる。銀木犀鎌ケ谷の近くに住むIくん（9歳）は「下校が同じルートの人は看板で駄菓子屋のことをみんな知っている。他のルートの友達もときどき誘って、家にカバンを置いてから来る。土日もお父さんと来ることがある」と話してくれた。麓さんは「地域の方々と絡むには、子どもたちが一番アクティブ。駄菓子屋はよいツールです」と語る。

## 入居者を巻き込む

駄菓子屋に職員が常駐しているわけではない。銀木犀浦安では入居者の力を借りて仕入・陳列・会計などを行う。入居前の見学時に、入居後のお手伝いを予め

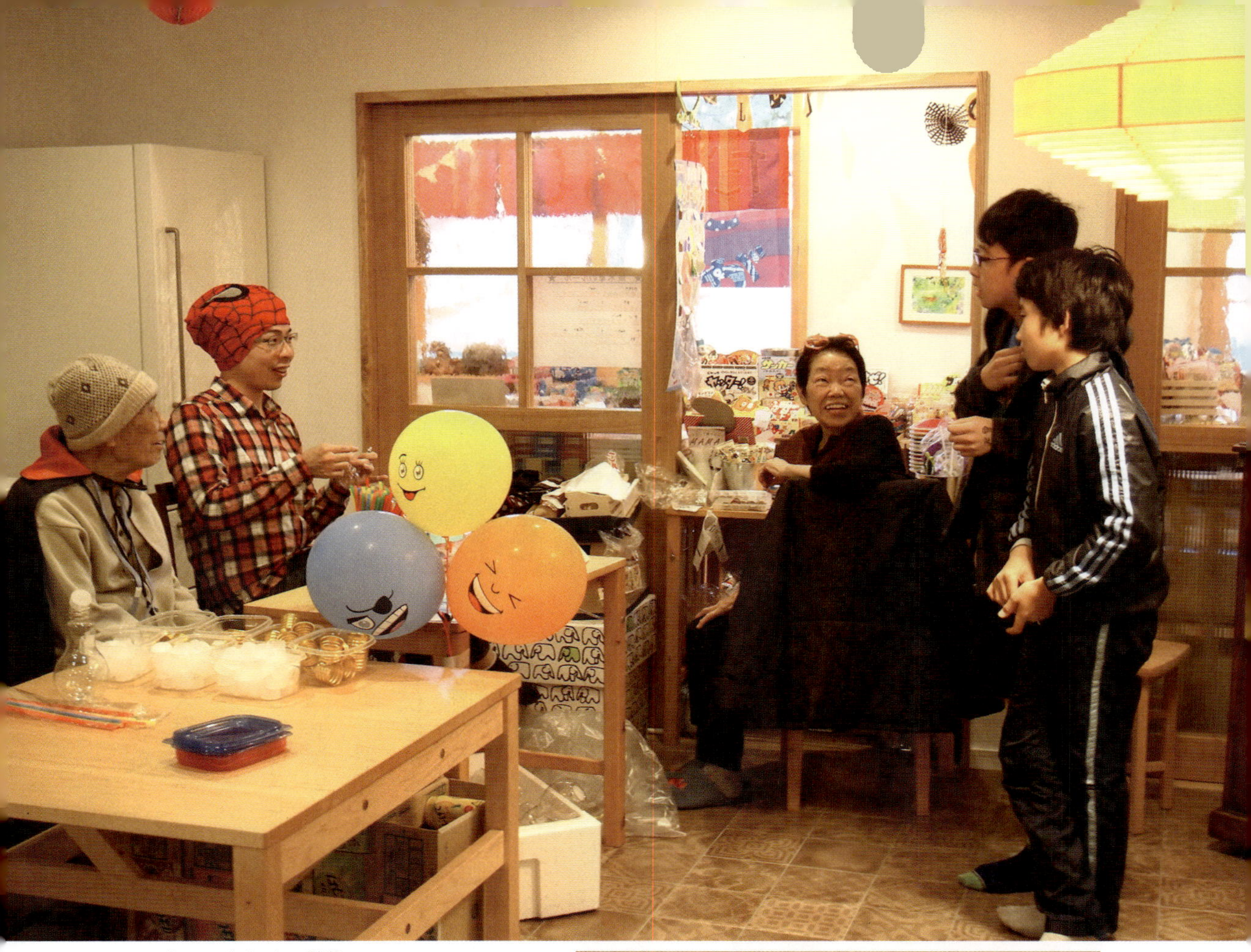

ハロウィンイベント。駄菓子屋の会計・売店の販売を担う入居者さん（仮装中）と、イベントに参加した子どもたちが交流

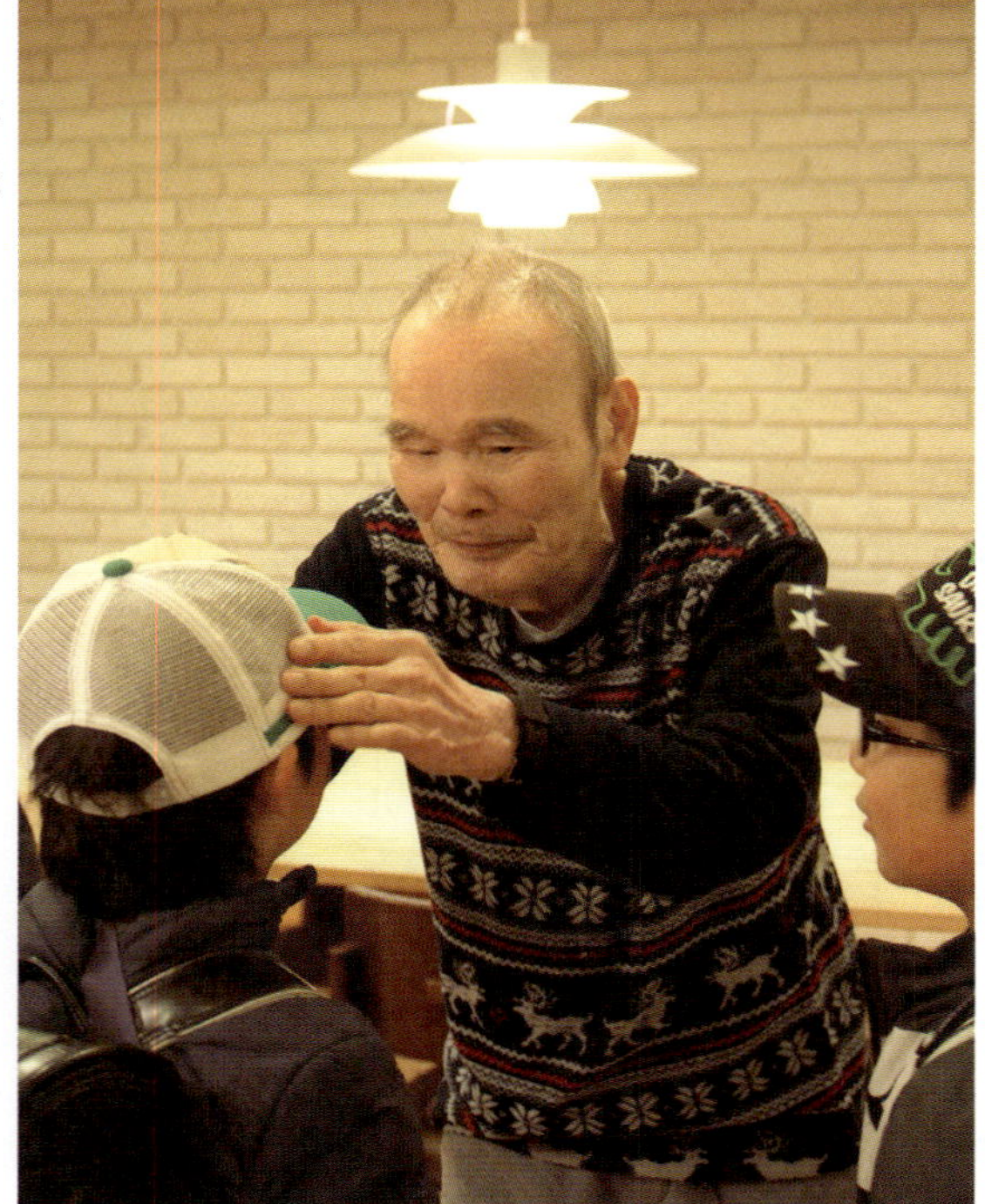

放課後に立ち寄った子どもたちを見て、寄ってきて、頭をなでる入居者さん

打診する。銭湯の番台や商店主などが仕事だった入居者には、会計は馴染みある作業だ。子ども客のピークとなる放課後は特に忙しく、浦安では1人の入居者に1日3～4回、店番を依頼することもあるという。

最近は、入居者だけでなく、近隣住民に店番をお願いすることもある。デイサービスを拒否し引きこもりがちな人が、駄菓子屋の店番を始めてから引きこもらず、記憶保持も改善しつつあるという。

入居者が店番しやすいよう、銀木犀各事業所は工夫をこらす。浦安では、棚ごとに10円商品、20円商品など金額ごとに陳列する。店番の人は、それを覚えたり、子どもと会話しながら会計をする。鎌ケ谷では、「計算してもってきてね」と、子どもたちに計算を任せる。銀木犀鎌ケ谷所長の小嶋美江さんは「うちの子もここで計算が得意になりました」と話す。クレームも来ない。

多様な人が集まると、マナーやルールが衝突するリスクもある。挨拶・ゴミ・靴の並べ方など目立つ点は張り紙で対応

鎌ケ谷では、子どもたちを提供側に取り込む工夫もしている。レイアウトや（字が間違っているものの）POP作成、陳列などを手伝ってくれる。小嶋さんの長男のSくん（10歳）は「店の手伝いは楽しい。お客さんの笑顔が嬉しい」という。

地域の子どもたちは銀木犀で自然に「老い」と「死」の傍らにいる。それを感じる機会を得て、価値観を持ち帰り、地域に広めてくれる。

## ママたちや自治会を招き入れる

日中、地域にいる大切な登場人物には「ママ」もいる。子育て中のお母さんは、なかなか日中いられる場所がなく、孤独になりがちだ。6歳・4歳・0歳の子どもをもつFさん（35歳。銀木犀鎌ケ谷近隣在住）は「自分もくつろげて、子どもも他の人とふれあいながら落ち着いていられる場所があるのはありがたいです。免許のない私には、子どもと歩いて行ける範囲にそういう場所があるのは貴重です」と話す。

Fさんのようなママたちも、幼稚園・小学校・中学校各層のママ友ネットワークへの広がりの可能性をもつ。銀木犀は、このママたちを銀木犀に招き入れるしかけにも力を入れる。乳児を寝かせられる小上がりなどのしつらえをしたり、食堂を利用したダンス教室などママ向けのイベントを開催する。ママたちは、高齢者住宅で入居者の隣に座りながら時間を過

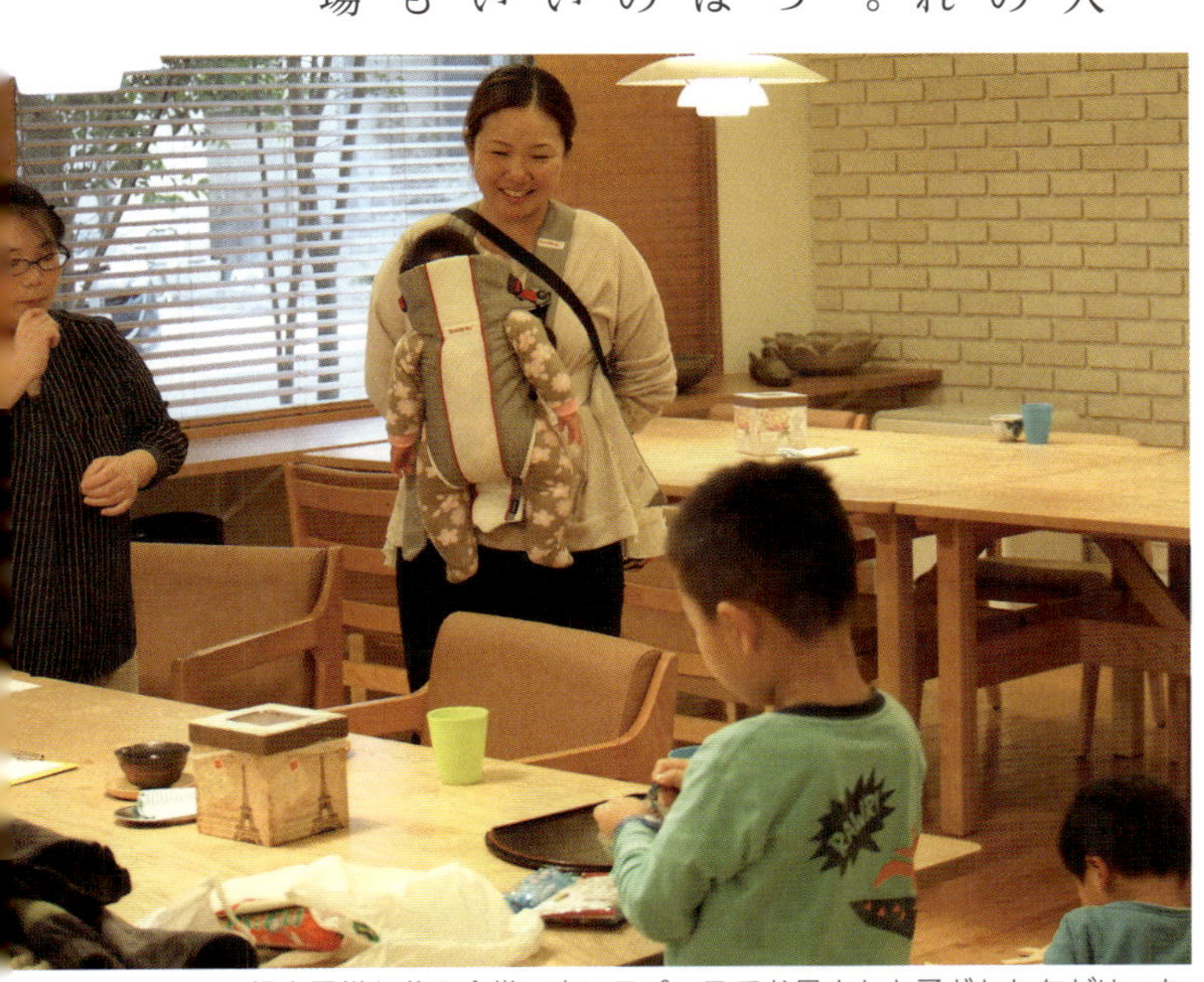

銀木犀鎌ケ谷の食堂。広いスペースでお母さんと子どもたちがゆったり遊べる居心地のいい居場所

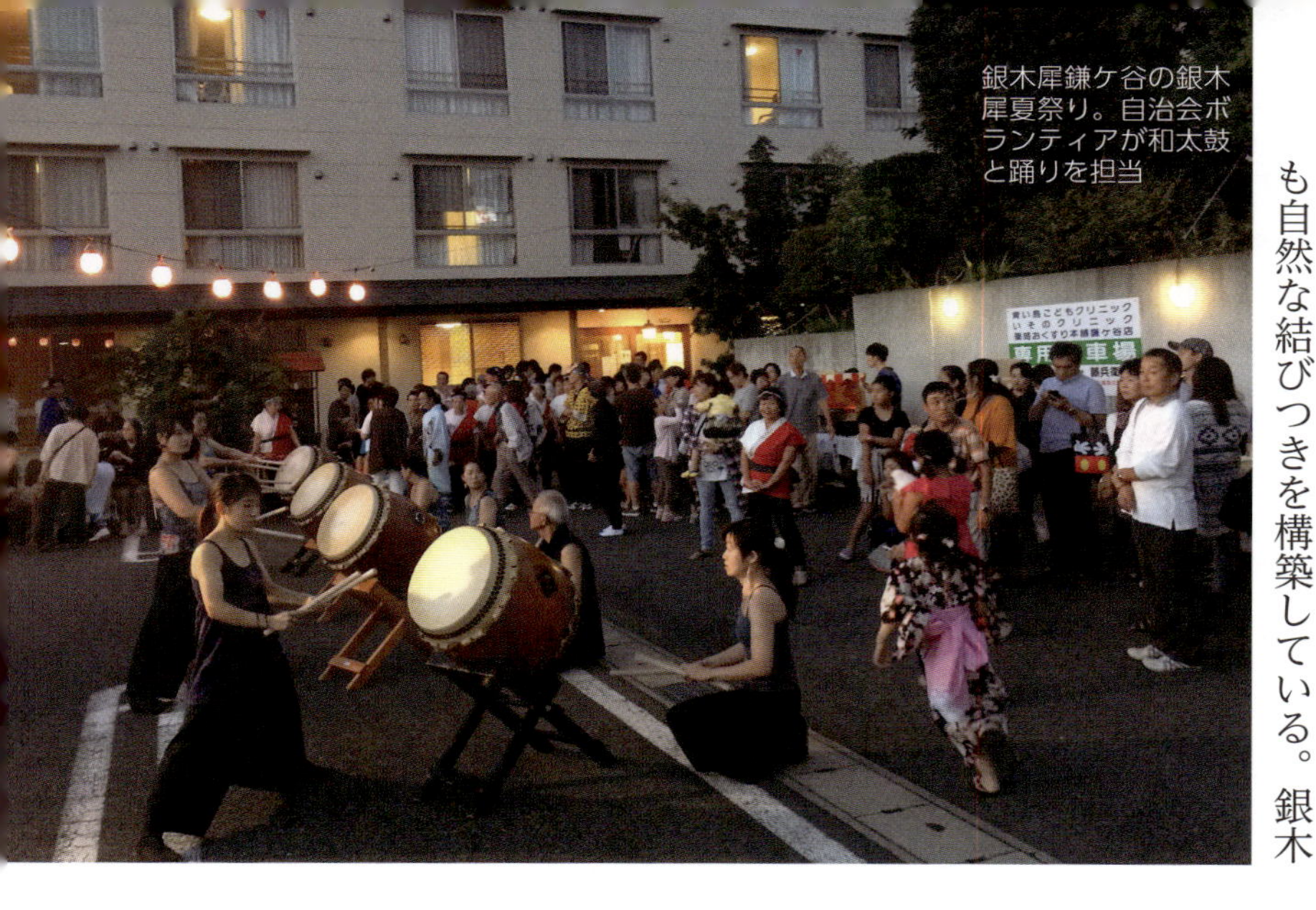
銀木犀鎌ケ谷の銀木犀夏祭り。自治会ボランティアが和太鼓と踊りを担当

ごし、子どもとくつろぐ。入居者やその家族、スタッフなどと自然なふれあいが生まれ、ネットワークが広がる。

また、新規参入の高齢者住宅は地縁組織から浮きがちだが、銀木犀は自治会とも自然な結びつきを構築している。銀木犀鎌ケ谷の場合、開設時に地域自治会に挨拶に行き、出入り自由で、最期まで住み続けられる高齢者住宅が地域に存在することを認識してもらった。すると、自治会員が銀木犀にボランティアに来るなどのつながりができた。2017年の銀木犀主催「銀木犀夏祭り」では、自治会から約50名のボランティアが参加。地域の公文学習塾とも連携し、結果、約500名が参加、300食のフランクが完売した。夏祭り終了後、自治会から提案があり、次年はより早い3月から準備を始め、お互いをよく知るため定期交流会も行われる予定になった。

夏祭りでは駄菓子の詰め合わせ300セットが売れ残った。賞味期限がある大量のお菓子。自治会に「困ってて…」と打ち明けたところ、子ども会で使うからと購入してくれた。所長の小嶋美江さんは「高齢者住宅は、地域とつながれたら、もっとSOSを『発信』していいのでは。そこにきっと知恵があるはず」と話す。

## 出る自由を叶える

多くの高齢者施設が「外出のリスク」「スタッフ不足」で施設玄関を施錠することが多いなか、銀木犀では「入居者が自由に出られる環境」にもこだわる。下河原さんは「誰でもあたりまえにしてきた『外出』が、高齢者施設では奪われがち。認知症の方の場合、施錠されていることが不安につながり、余計に『出たい』

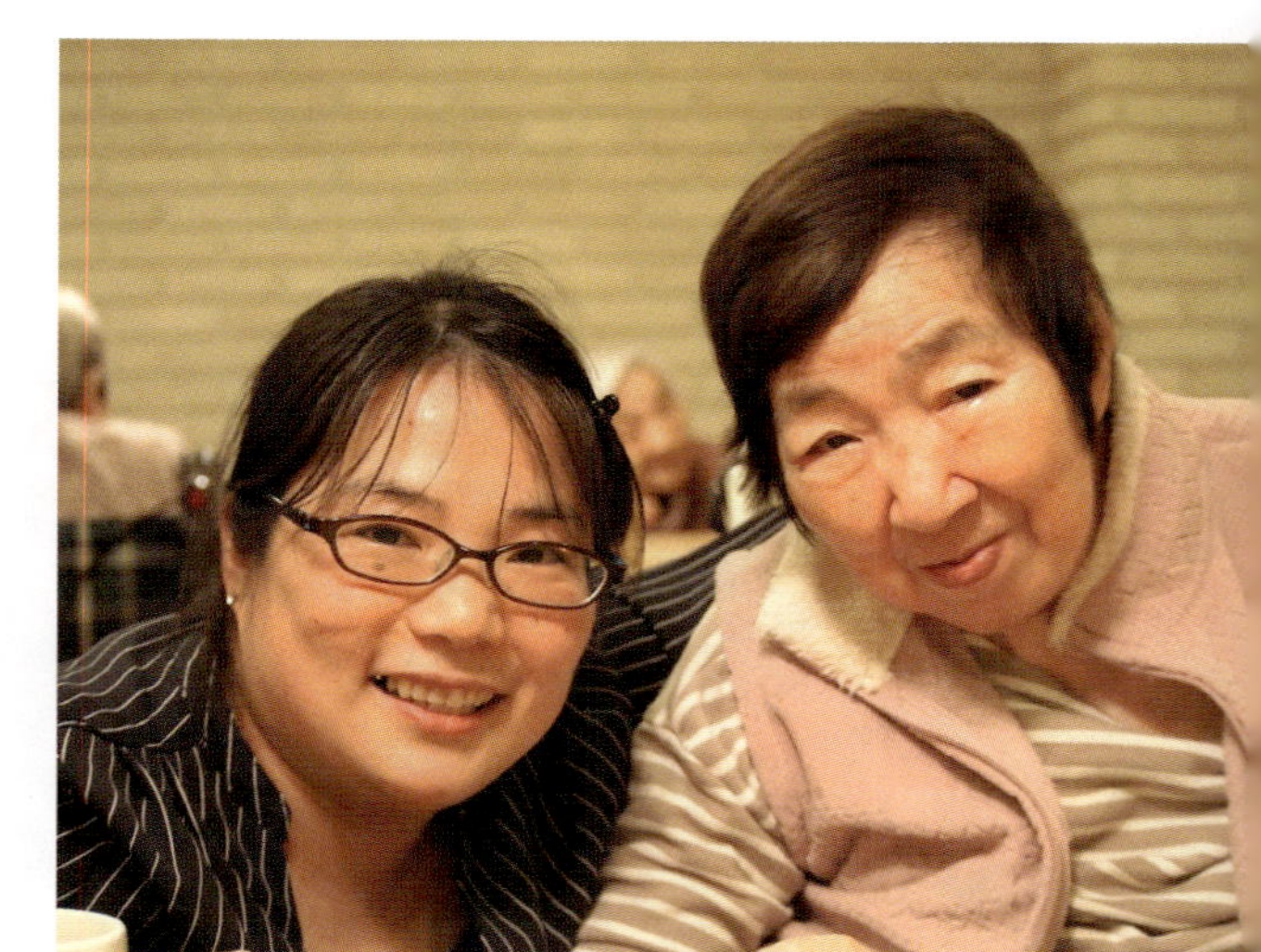
銀木犀鎌ケ谷所長の小嶋美江さん（左）。入居者さんと一緒ににっこり

気持ちを起こしてしまう。自由に出られる安心感が、外出欲求を抑えることも少なくありません」と話す。

以前、銀木犀鎌ケ谷で道迷いリスクのある入居者の外出欲求に対しスタッフと家族で協議し、曜日ごとに、家族・デイサービス・銀木犀スタッフで見守りを分担して対応した。その結果、毎日外出できる状況になったが、外出欲求は月2回程度まで減少したという。

高齢者の住まいをオープンにし、近隣の人が入居者を見知っていることは、開放のリスクを低減させる。銀木犀の入居者が道迷いした際にも、近所の子どもの一人が、「銀木犀のおばあちゃんじゃない?」と気づき、早い発見に至ったこともあるという。

施錠の是非には、現場スタッフにもさまざまな見解がある。銀木犀鎌ケ谷では、スタッフの問題意識や煩悶を管理者がすくい上げ、取り残さないようにしている。そのうえで、スタッフの話し合いに基づくケアで施設の開放を実現している。

銀木犀は、華やかな外観とは反対の地道なしかけで、子ども・ママ・自治会・入居者家族を巻き込み、外から銀木犀という住まいがよく見えるようにしている。安易に閉ざしてしまうのではなく、リスクに細やかに対応する覚悟をもって開放し、「発信」しつづけることで、住まう人々が最期まで、まちの一部として生ききることを叶えようとしている。

（西村舞由子）

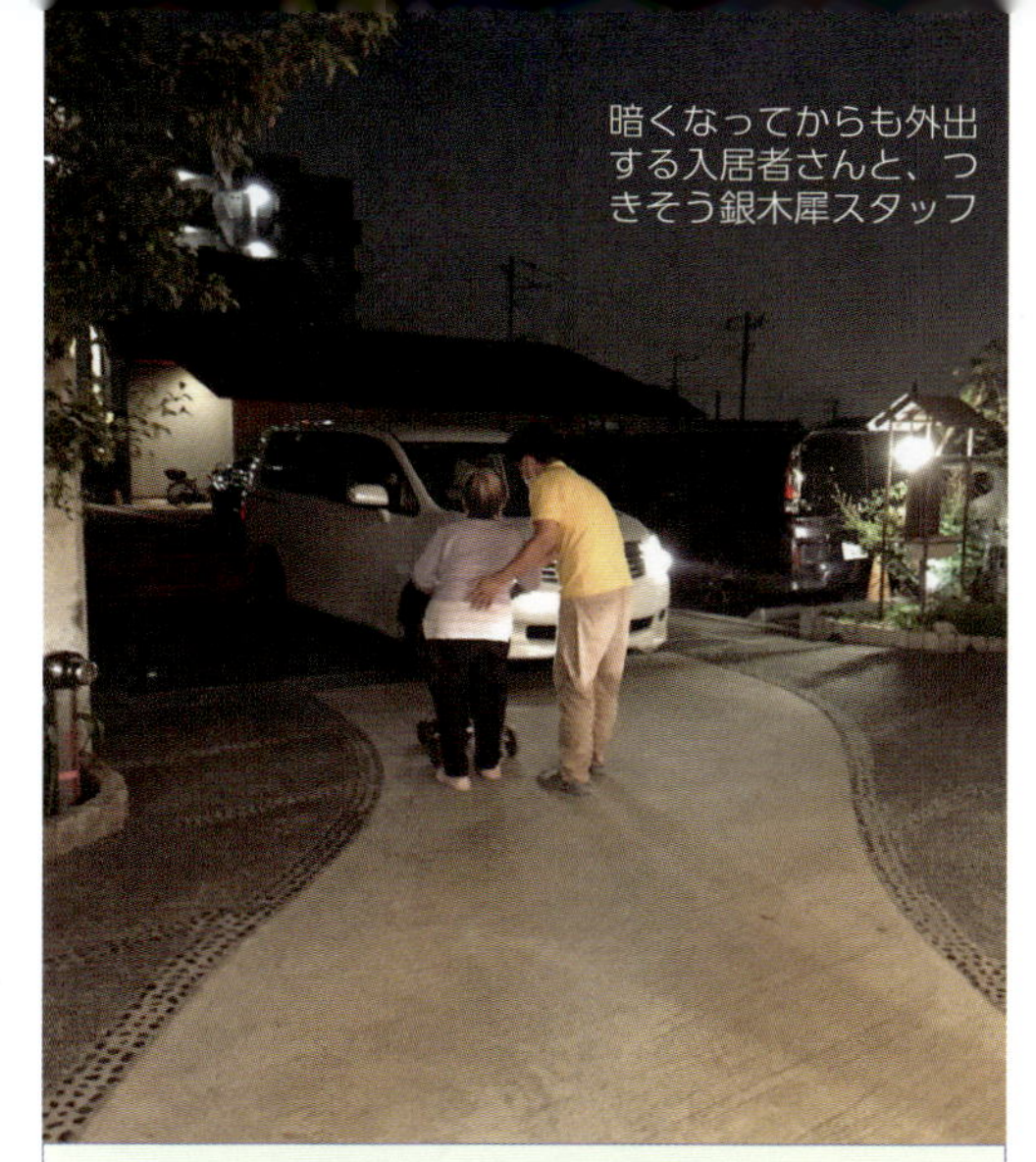
暗くなってからも外出する入居者さんと、つきそう銀木犀スタッフ

**外出欲求のある人への見守りのポイント**
**（銀木犀鎌ケ谷の場合）**

- 一人で出ても問題ない入居者と、注意が必要な入居者を把握しておく。
- スタッフが出入口付近に注意をし、音がしたら目を向け、誰が出入りしているかを確認する。
- 夜間帯などスタッフがごく手薄な時間帯は、施錠せざるを得ないときもある。その時でもチャイムにすぐ出られるように配慮する。
- 問題が生じたときは、必ずスタッフで共有する。必要なら家族とも共有し、協力も視野に入れつつ解決を模索する。

**株式会社 シルバーウッド**

代表取締役　下河原忠道
東京事務所：東京都港区南青山3-2-2
MRビル7F
TEL：03-3401-4001（代表）

**銀木犀〈浦安〉**
所長　麓慎一郎
千葉県浦安市
富士見4-3-1
TEL：047-700-7900

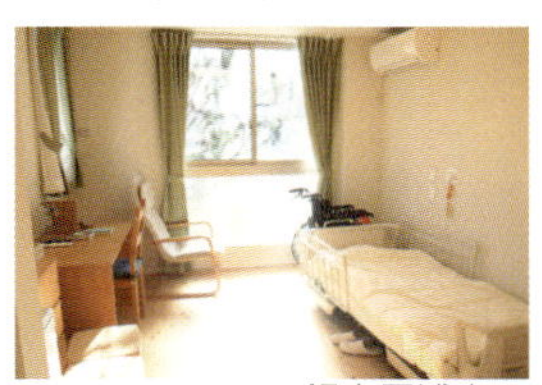
銀木犀浦安の居室の様子

**銀木犀〈鎌ケ谷〉**
所長　小嶋美江
千葉県鎌ヶ谷市南鎌ヶ谷1-5-28
TEL：047-441-6636
2013年11月開設

# おおた高齢者見守りネットワーク（みま〜も）

## 主体的な活動を通してつながりを深め、支え合える関係は、さらに一歩先へ

### 「お客さん」を作らない

東京・大田区で、任意団体として活動する「高齢者見守りネットワーク（みま〜も）」（みま〜も）発足は2008年。JR大森駅からほど近い、地域包括支援センター（包括）入新井センター長（当時）・澤登久雄さんの呼びかけで始まった。

前年に、希望して包括に赴任したが、次々と起こる地域の課題にただ対処する日々。「これでいいのか、と疑問を感じました。地域の高齢者が安心して暮らせるために違うやり方があるのではないかと」。外部の専門職たちとそんな思いを語り、意見を交わすうち、「みま〜も」の原型が見えてきた。

しかし、包括でイメージした活動に取り組むのは難しいと、「みま〜も」は任意団体として発足させ、包括と協力しながら地域づくりに取り組むことにした。8つの協賛企業、事業所とともに出発し、最初に手がけたのは、住民対象の「地域づくりセミナー」だ。月1回、地域の専門職を講師とし、食事や薬など、高齢者に関心のあるテーマで開催。次第に繰り返し参加する住民が増えたが、参加者の中心は70〜80代。老いと向き合うこの世

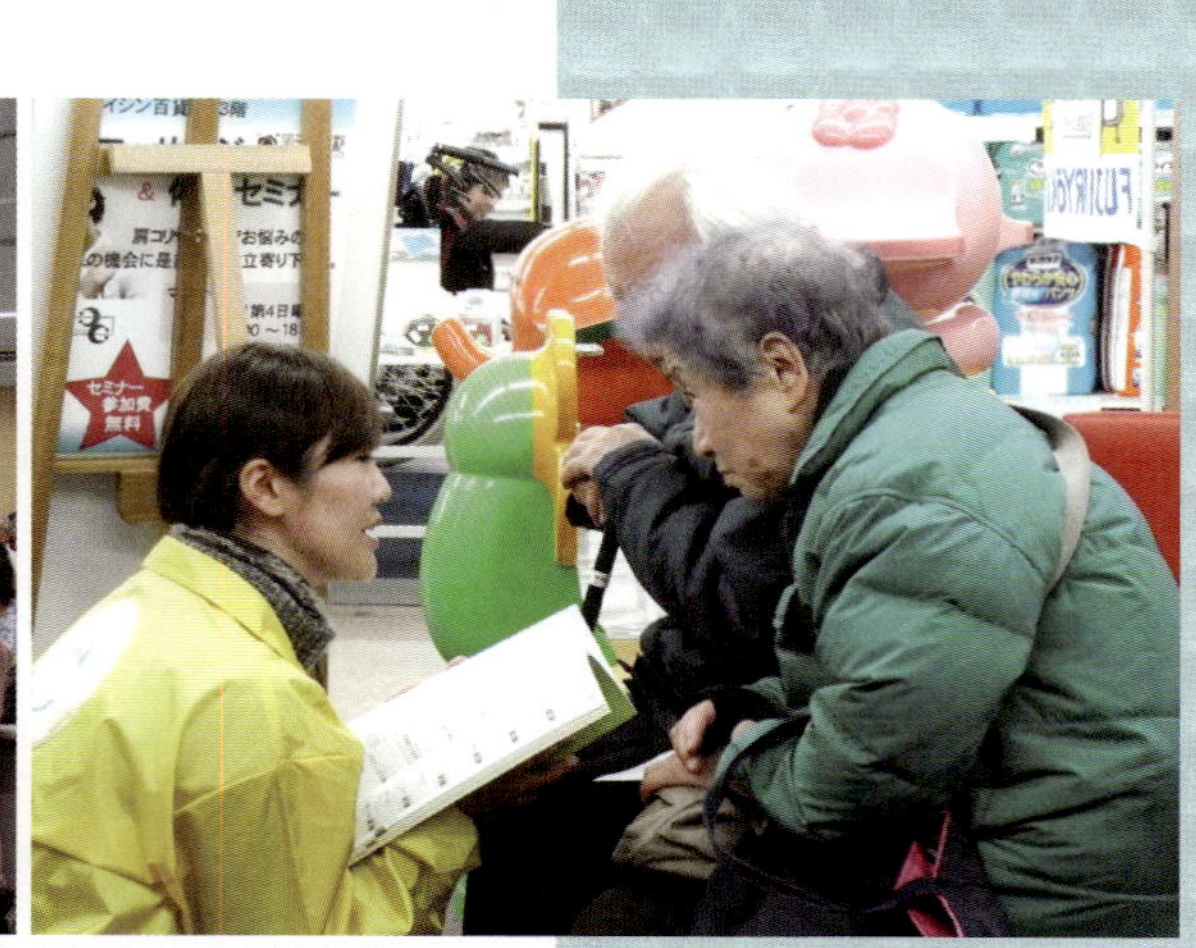

（左）月1回開催の「地域づくりセミナー」には、毎回、100人ほどの住民が参加
（右）セミナー終了後は、参加者がみま〜もスタッフをつかまえ、気軽に相談を持ちかける

代は、セミナーが終わると、事務局を務める「みま～も」スタッフ（協賛事業所等の職員）に、さまざまな相談を持ちかけるようになった。もともと、住民に、何かあったら相談できる専門職が身近にいると伝えたくて始めたセミナーだった。思惑通りだ。

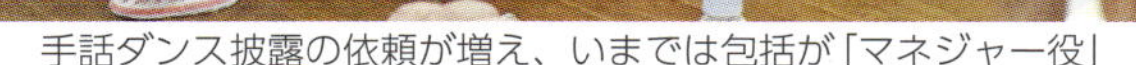

手話ダンス披露の依頼が増え、いまでは包括が「マネジャー役」

次第に澤登さんたちは、セミナーに参加する住民が、やりがいや役割をもてることを見つけたいと考えるようになった。そして始めたのが、「みま～もステーション」だ。商店街の空き店舗を借り受け、改装した「アキナイ山王亭」を無料の休憩所とし、そこを会場に体操、手芸、パソコンなどの講座を開催した。そして住民に呼びかけ、「みま～も」の活動に参加、応援する「みま～もサポーター」の募集も始めた。

「心がけたのは「お客さん」を作らないこと。『みま～も』は参加して終わりではなく、活動が目的。主体的に活動してもらうため、参加には年会費２０００円を徴収しています」

サポーターは２０１７年12月現在、１００人に及ぶ。公園の畑の手入れをしたり、講座に参加するだけでなく、講座で教える側に回ったサポーターもいる。

「趣味の手話ダンスを教えてといわれ、最初は断りましたが何度も頼まれて」と、手話ダンスの講師を務めるサポーターの女性はいう。いまでは教えるだけでなく、受講生と一緒に特別養護老人ホームなどに招かれてダンスを披露するようになった。

## 住民を動かすのは住民

サポーターが中心となっている活動は他にもある。２０１５年6月にスタートした「元気かあさんのミマモリ食堂」だ。限定20食の昼食を、サポーターが調理、接客し、ワンコイン５００円で提供する。毎週金曜日、「アキナイ山王亭」の1階で運営している。

「地域でのつながりが途切れそうな人に足を運んでもらい、再びつながりを結べる場。そんな場を、サポーターさんと一緒に作りたかった」と澤登さん。

ある日、食堂を覗く男性に、「寄って行きなさいよ」とサポーターが声をかけた。忙しいからと一度は立ち去ったその男性は、しばらくすると「来てやったぞ」

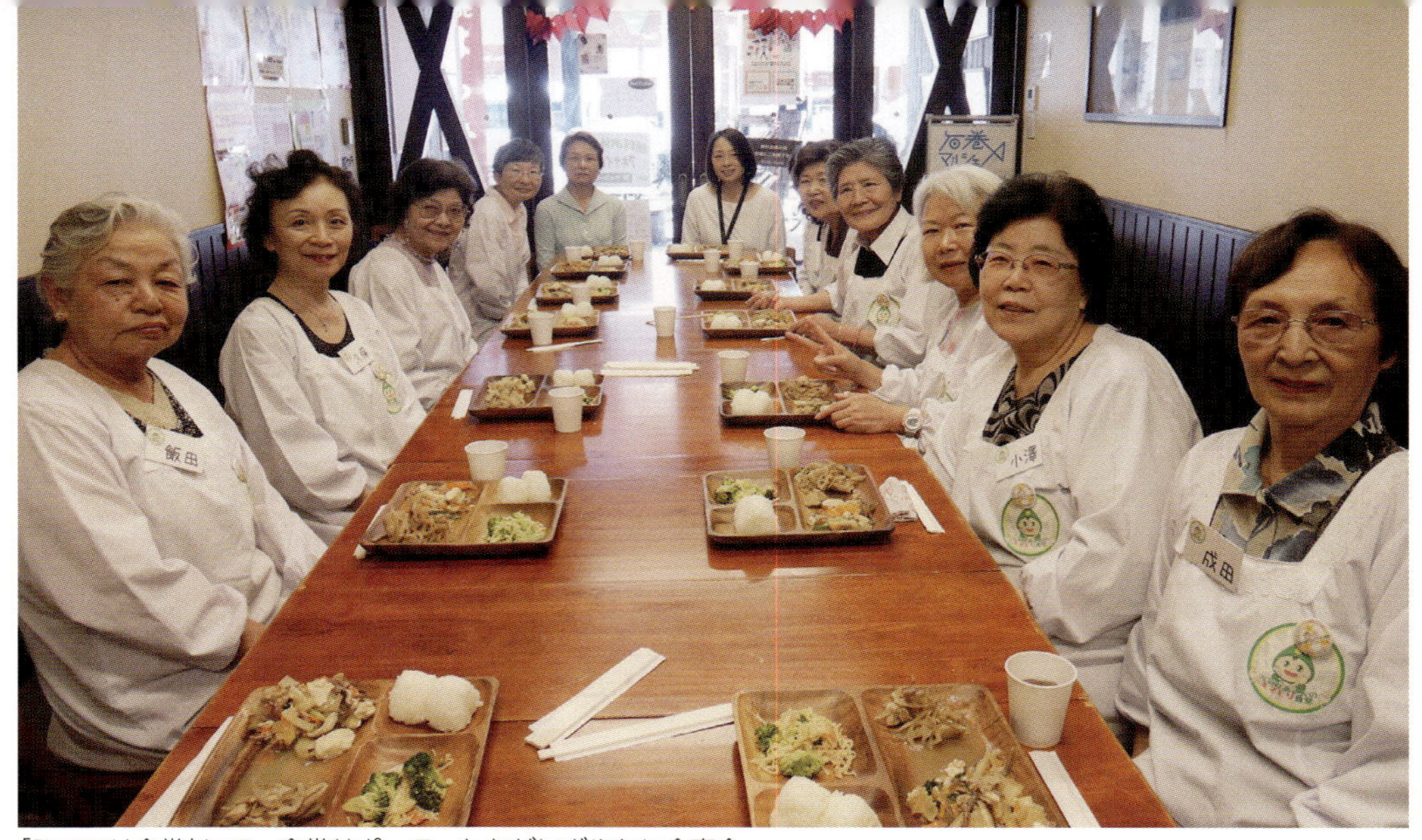

「ミマモリ食堂」にて。食堂サポーターたちがにぎやかに食事会

と戻ってきた。

「そんなふうに心を動かせるのは、同世代や住民同士だから。僕達ではできないなぁと思いました」と澤登さんはいう。サポーターが増えたのも「参加していて楽しい」と、知り合いに声をかけて仲間を増やしていったからだ。

「ミマモリ食堂」の開設では、協賛事業所のひとつ・薬樹株式会社の管理栄養士が衛生管理を担い、サポーターを指導した。いまも毎週の献立を作成している。

「当社には管理栄養士が約100人いますが、なかなか地域の高齢者と接点を持てずにいたんです。それがいまでは、新人の管理栄養士の教育の場にもなっています」と、薬樹の取締役で薬剤師の町田剛さんはいう。

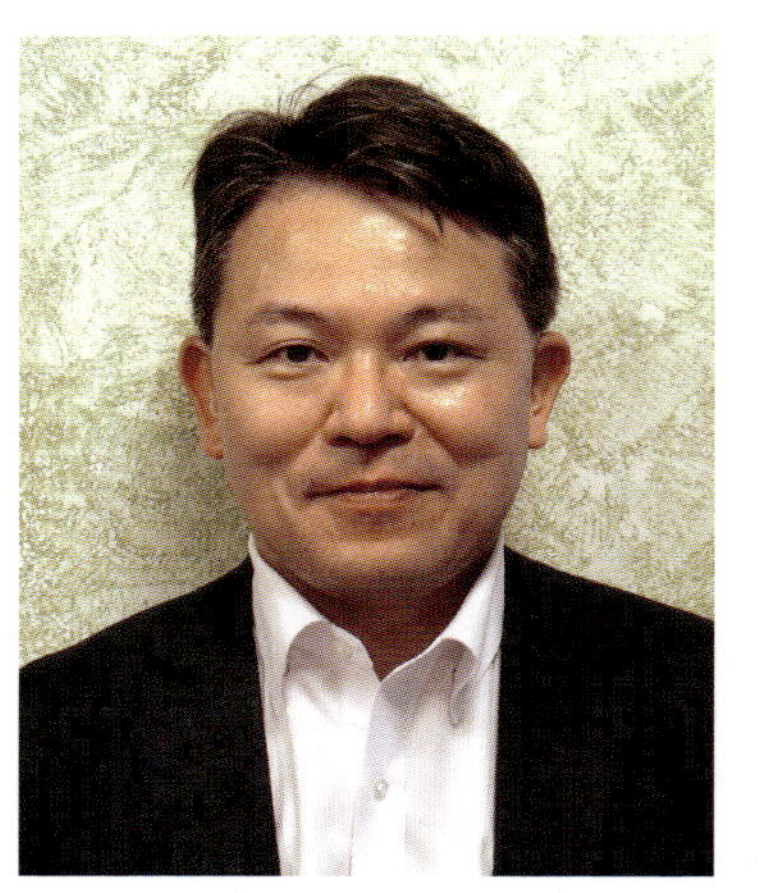
町田剛さんは、「みま～も」は住民と肩書きを取り払った関係を作れる場だという

この薬樹のように、94ある協賛事業所（2017年12月現在）は協賛金を拠出するだけでなく、「汗をかく」ことも求められる。前出の「地域づくりセミナー」は、全協賛事業所で分担し、年1回は事務局を務めるのが決まりだ。講師との打ち合わせ、配付資料の準備、当日の司会など、事務局業務を行うことで、担当する事業所同士の関係は近くなる。

「何かをしようとするとき、たくさんの顔が思い浮かぶようになりました。法人同士の垣根も低くなり、つながりやすさを感じます」と、町田さんはいう。

包括の職員にとっても、「みま～も」の活動は大きな経験になった。発足時から包括職員として関わってきた田口礼子さん（現在は「おおもり語らいの駅」所長）はこう語る。

「自分がプレイヤーにならず、サポーターさんや協賛事業所の方に動いて、作ってもらうこと、コーディネーター役に徹することを強く意識してきました。自分で物事を動かしていく通常の包括の委託業務では、できない経験だったと思います」

## 多世代が行き交う「駅」

9年間の「みま～も」の活動によって、地域の高齢者と元気なうちからのつながりができ、地域で暮らす高齢者の本当のニーズを、専門職がつかめるようにもなった。澤登さんは次なるステップを考えていた。「地域でＳＯＳの声を上げられないのは高齢者に限りません。地域の誰もが支え、支えられる関係をつくるため、多世代が関わる取り組みが必要だと思いました」

そこで、協賛事業所であり澤登さんが所属する牧田総合病院が、「みま～も」と東京都健康長寿医療センター研究所（社会参加と地域保健研究チーム）とともに、地域の居場所づくりの拠点として立ち上げた（２０１７年５月）のが「おおもり語らいの駅」（語らいの駅）。多様な世代が集い、つながり、交流し、旅立っていく「駅」。開設とともに、澤登さんは、より広い視野に立つため「地域ささえあいセンター」（＊1）の長に就任した。

「ここで、『みま～も』で9年かけて培ってきたものをすべて投入します」と澤登さん。まず考えたのが、病院が持つ人的資源の活用だ。医師、看護師、リハビリテーション職、社会福祉士、臨床心理士など、専門職人材の宝庫である。地域ささえあいセンターの約40人のスタッフに、月1回、必ず業務として『語らいの駅』に参加することにした。

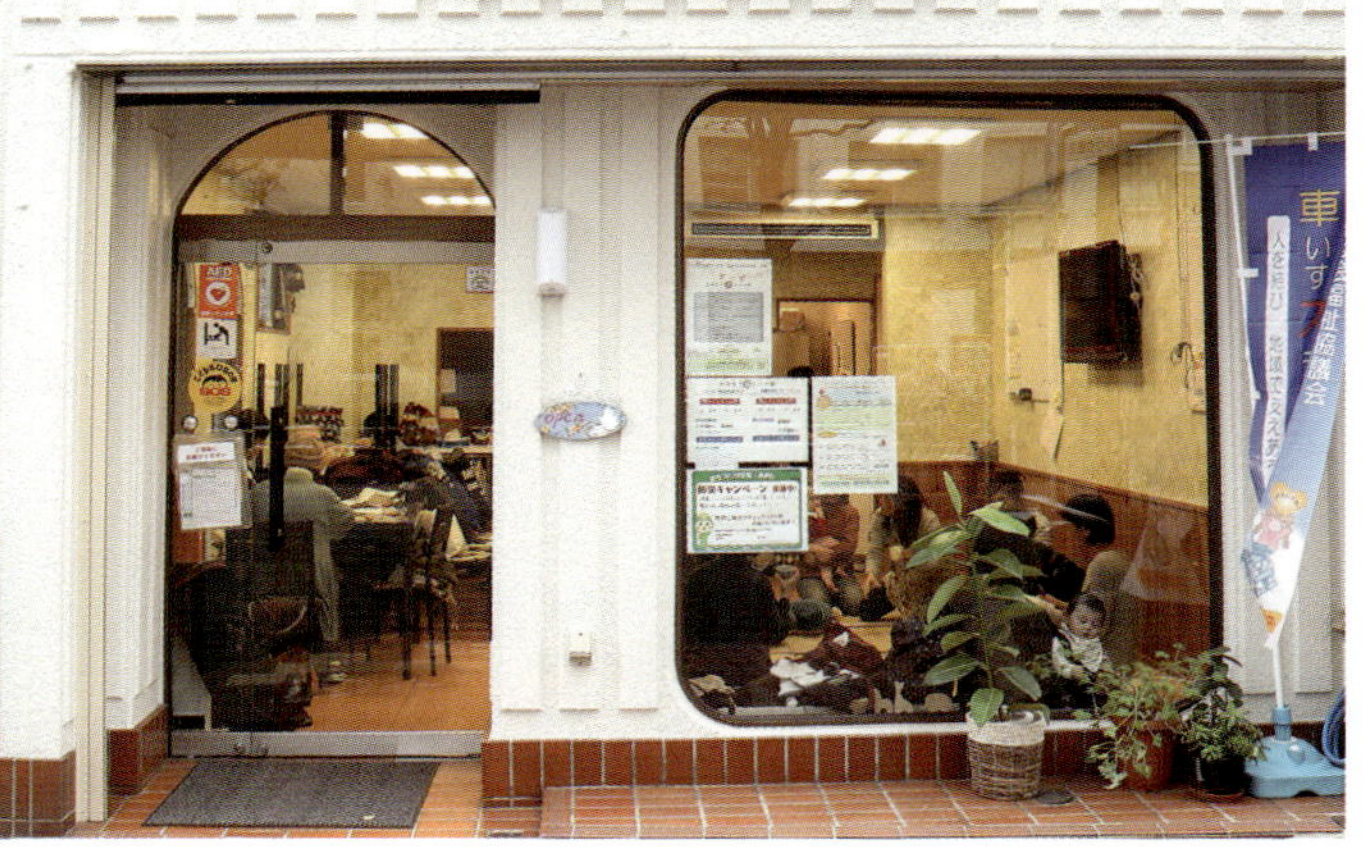


元・散髪店を改装して開設した「おおもり語らいの駅」。左隣の小学校の子どもたちもよく訪れる

「語らいの駅」では、月数回、セミナーを開催。それ以外はカフェタイムとし、のんびりおしゃべりをして過ごせる場

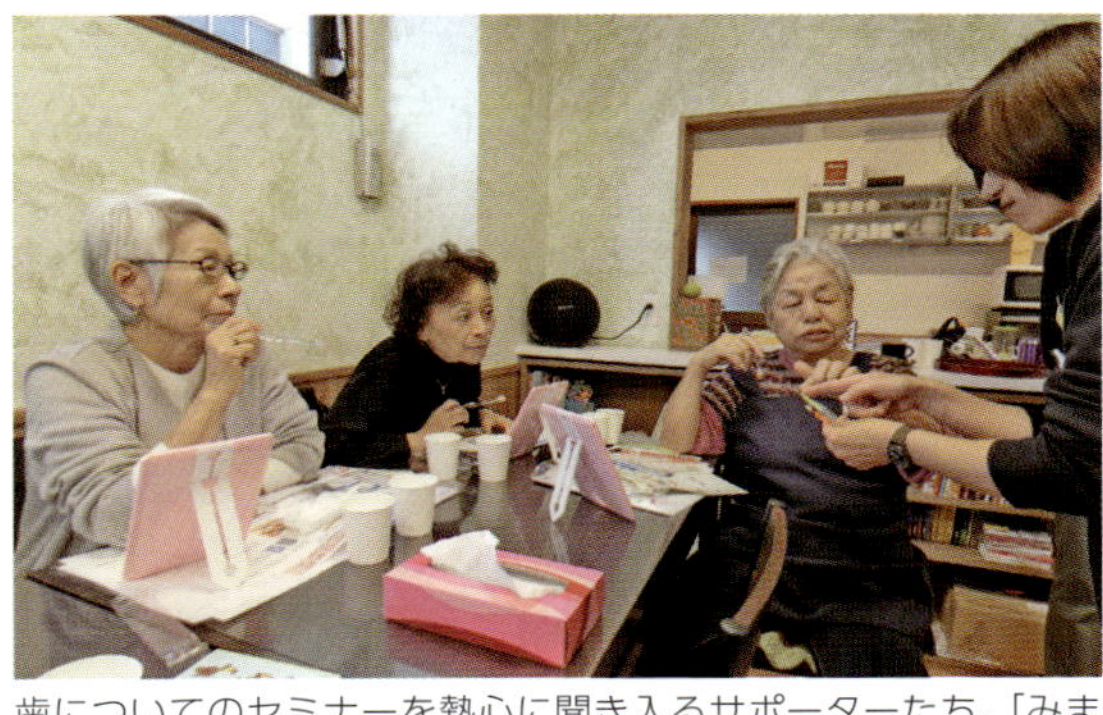

歯についてのセミナーを熱心に聞き入るサポーターたち。「みま～も」の活動は、第二の人生だという

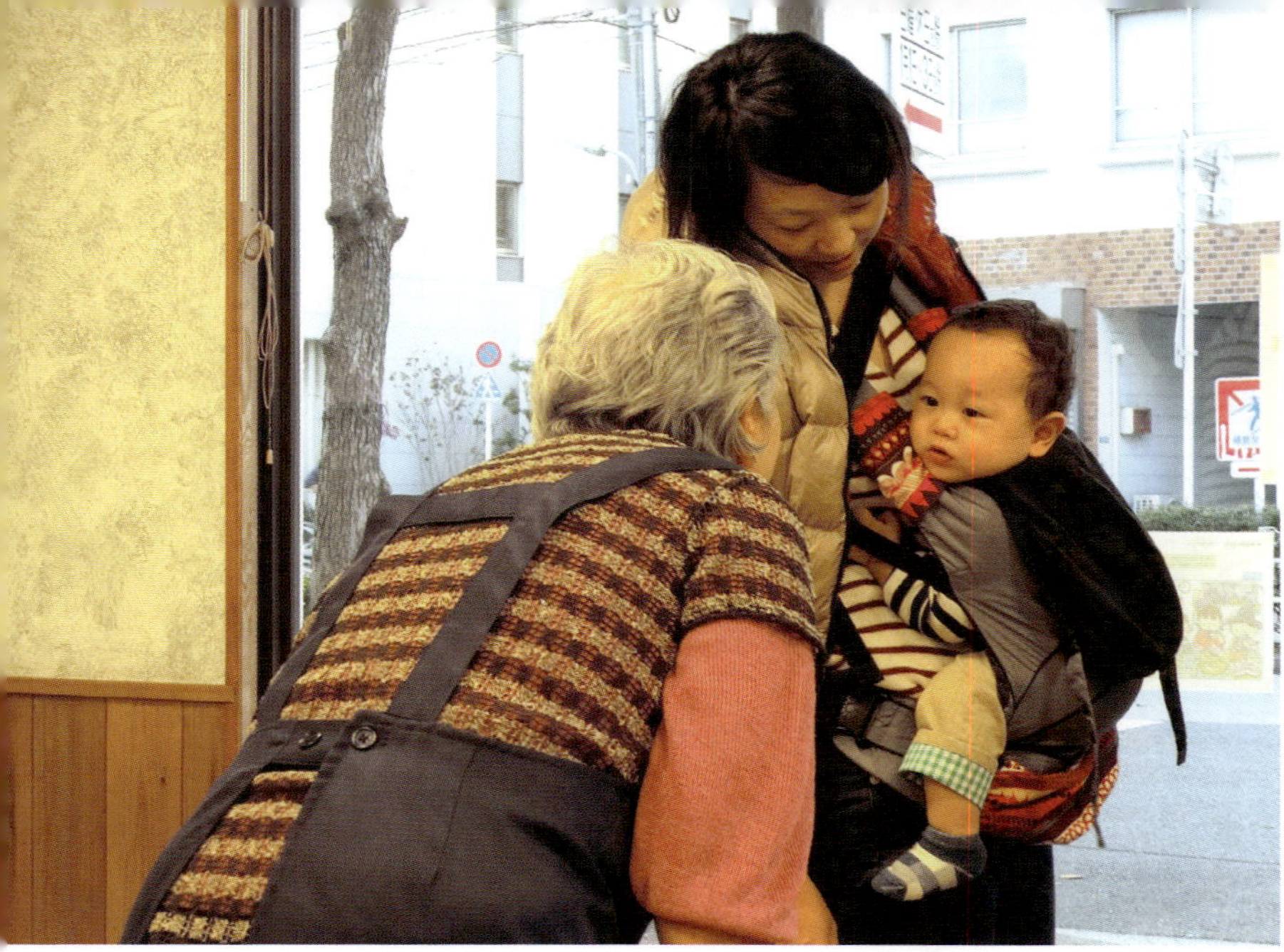

「医師にも月1回、話をしに来てもらっています。脳外科医の理事長には、子どもたちにもわかる脳の話をしてもらいました。専門医がどう話せば一般の人にも伝わるかを考えることは、地域の人たちとのフラットな関係づくりに大きな意味があります」

隣接の小学校の子どもたちから、赤ちゃん連れの母親、高齢者まで、「語らいの駅」には、もくろみ通り、幅広い世代が訪れる。みま～もサポーターも毎日のように顔を出し、訪れた人たちに声をかけ、迎え入れている。子どもたちや赤ちゃん連れの母親たちへの対応には、専門家の力を借りた。保育園を運営している社会福祉法人が「みま～も」の協賛事業所に加わっていたのだ。「その法人に声をかけて、一緒にプログラムを運営しながら、学んでいます」と澤登さん。子育て中の母親は、高齢者以上に孤立、孤独を感じている状況も見えてきた。1～2週に1回は来るという赤ちゃん連れの母親は、「家にいると子どもと2人きり。ここに来れば、ママたちと話すことも、年配の方から子育てのアドバイスを受けることもできます。いい気分転換になりますね」という。

大田区福祉部大森地域福祉課長の勢古勝紀さんは、「語らいの駅」を訪れ、高齢者の元気さに驚いたという。「高齢の方が、若いお母さんたちと話したり、赤ちゃんをあやしたりして、多世代交流の場になっている。これからの長寿社会では、身体を元気にしたら、人の役に立つことで心も元気にする、そんな場が求められていくのかもしれません」

サポーターにとって、子育て中の母親は孫、その子どもはひ孫のように感じられるという

＊1　社会医療法人財団仁医会牧田総合病院　地域支え合いセンターは、医療相談室や大田区地域包括支援センター入新井などを統括する。

## 全国に拡がる「みま～も」

「みま～も」の活動は全国に拡がっている。「みま～も」のシステムを導入した「のれん分け」先は、「みま～もすえよし」（横浜市鶴見区）、「みま～も・かごしま」（かごしま）（鹿児島県鹿児島市）など4地域。「みま～も」を全国に知らしめた「見守りキーホルダー」（＊2）事業を実施している地

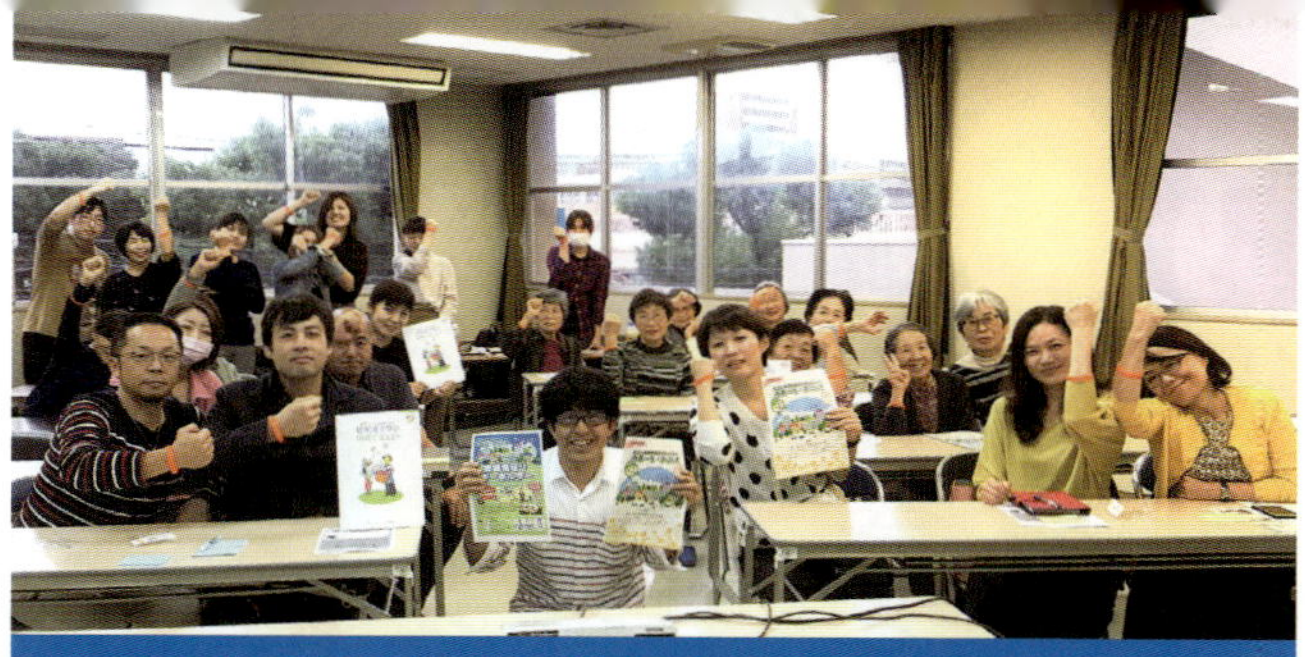

**おおた高齢者見守りネットワーク（みま〜も）**

発起人：牧田総合病院地域支え合いセンター長<br>澤登久雄

代　表：介護付き有料老人ホームNRE大森弥生ハイツ<br>施設長　片山敬一

〒143-0016　東京都大田区大森北1-34-10

TEL：03-3762-4689

「みま〜も・かごしま」の「地域づくりセミナー」のある日の風景

域は、「みま〜も」が把握しているだけでも約40に上る。

「のれん分け」を受けたうちのひとつ「かごしま」は、もともとあった「鹿児島医療介護塾」という専門職を中心とした活動を、「かごしま」に移行（＊3）した。

「専門職の立場から考えると、どうしても状態が悪化した時点からの検討になってしまう。もっと早くから住民にアプローチしたいと考え、2017年4月から『かごしま』の活動を始めました」と、歯科医師の太田博見さん。「鹿児島医療介護塾」、そして、「かごしま」の代表を務める。活動開始後は、毎月開催していた「鹿児島医療介護塾」の定例勉強会を「地域づくりセミナー」として開催することとした。事務局として「かごしま」の運営に携わる水口義夫さんは、その後の変化についてこう語る。

「『地域づくりセミナー』には、これまで参加されなかった地域の方たちが大勢参加してくれます。鹿児島市の施策で立ち上がった3つある活動チームの一つに『かごしま』がリーダー役で参加することにもなり、これからさらに勢いをつけて活動できそうです」

澤登さんは、「みま〜も」の活動が、こうして全国に波及していくことを喜びながら、一方で包括や行政が主体となるケースがまだひとつもないことを嘆く。

「『みま〜も』は包括が積極的に関わることで、推進力を持って活動をしてきました。本来、包括は、地域包括ケアシステム構築の中心になるべき立場。そうありたいと考えている包括職員はたくさんいるはずです」

その思いを、全国どこでも実践していける環境が早く整ってほしい。澤登さんはそう願っている。

（宮下公美子）

「みま〜も」の発起人の澤登久雄さんと、マスコット人形の「みま〜もくん」

＊2　2009年に「みま〜も」が独自に始めた、高齢者の医療情報を共有するシステム。包括で登録すれば、救急搬送時などキーホルダーの登録番号により個人の医療情報を包括から医療機関等に提供。2012年に区の事業となり、2017年12月現在、65歳以上の区民の4人に1人が登録し、キーホルダーを携帯している。

＊3　現在、鹿児島医療介護塾の活動は不定期で開催。

# 小規模多機能ホーム　ぐるんとびー駒寄

## 団地の地の利を活かした地域づくり
## 小規模多機能型居宅介護で地域を巻き込む

### 地域を巻き込み収益も

神奈川県藤沢市大庭(おおば)地区にあるUR都市機構「パークサイド駒寄(こまよせ)」団地の6階。3LDKの1室に、2015年、小規模多機能型居宅介護(小多機)施設である「ぐるんとびー駒寄(ぐるんとびー)」が開設された。UR団地内に開設された小多機は全国初。収益を上げるのが難しいといわれる小多機が、わずか2年間で利用者29名、スタッフ32名(内常勤11名)を抱える規模になり、地域拠点としてまさに急成長中だ。運営する株式会社ぐるんとびー代表取締役の菅原健介さんは家族とともに同団地の5階に移り住み、事業所スタッフや利用者までもが同団地に移住してくる。しかし、菅原さんは「介護をしたいのではない。小多機というツールで自分と家族が安心して暮らせる地域をつくりたい」と話す。ここに地域を巻き込むヒントが隠されている。

ぐるんとびーの理念は「一人ひとりの生活に合わせる」こと。類似の理念を掲げていても、コスト面から真に実現できているとはいいがたい事業所も多い。だが、ぐるんとびーは、理念を実現するためにこそ住民を巻き込み、地域全てを介護施設にしようとする。例えば、ぐるんとびーでいう「通い」は、団地6階に利用者がくることだけを指すのではない。利用者が外出したい地域にともに出向き、入りたい飲食店での外食を支援するのも「通い」だ。要介護になっても、以前からの友達や仲間がいる地域の居場所へつなげ続ける。地域の人々は、はじめは認知症や障害をもつ人への対応に戸惑うが、スタッフが丁寧に支援し「つなぐ」。すると、徐々に地域の人々が介護を理解し、対応を体で覚えてくる。そして多くの場合、「(スタッフがつかなくても)大丈夫」「私たちがみている」といってくれる。

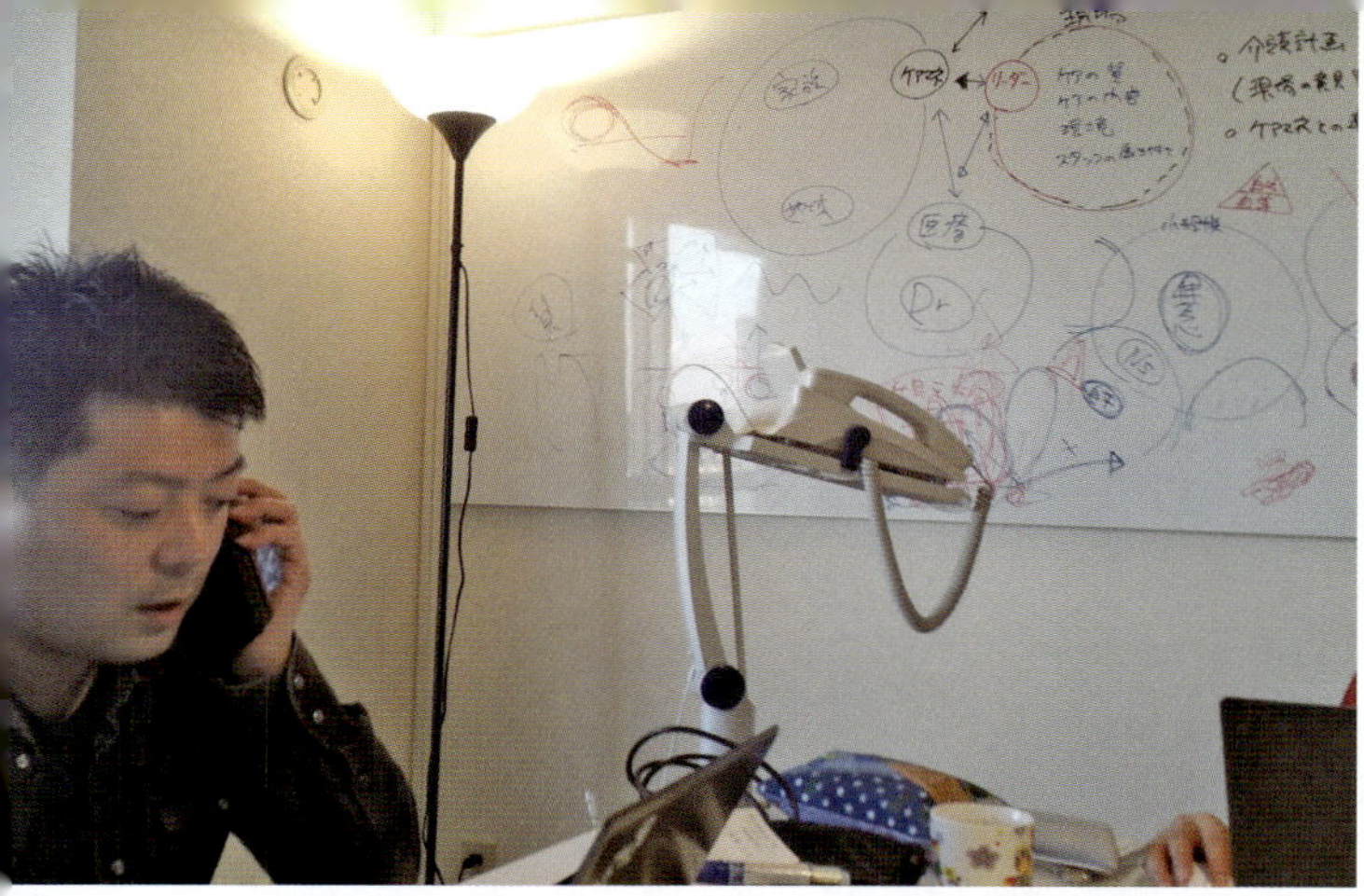

電話での相談にもていねいに対応する菅原健介さん

サービス開始直後はサービス量を手厚くし、利用者が生活するための必要量に併せつつ積極的に地域へ出る。地域を巻き込めば、地域でケアしてくれる人が増える。そのサポートがあれば、スタッフのサービス量は減らせる。小多機は包括報酬制のため、その分、他の利用者へのサービスへ力を回せる。

小多機にくるのは、既存の居宅サービスで支え切れないといわれるケースが多く、受け入れ初期には、しんどいケアを投資するマネジメント力も必要になる。一方、地域へ「つなぎっぱなし」では、その後トラブルがあった場合など、反動で受け入れに拒否的になることもある。つないだ後もフォローするなど、「下支え」も重要だ。

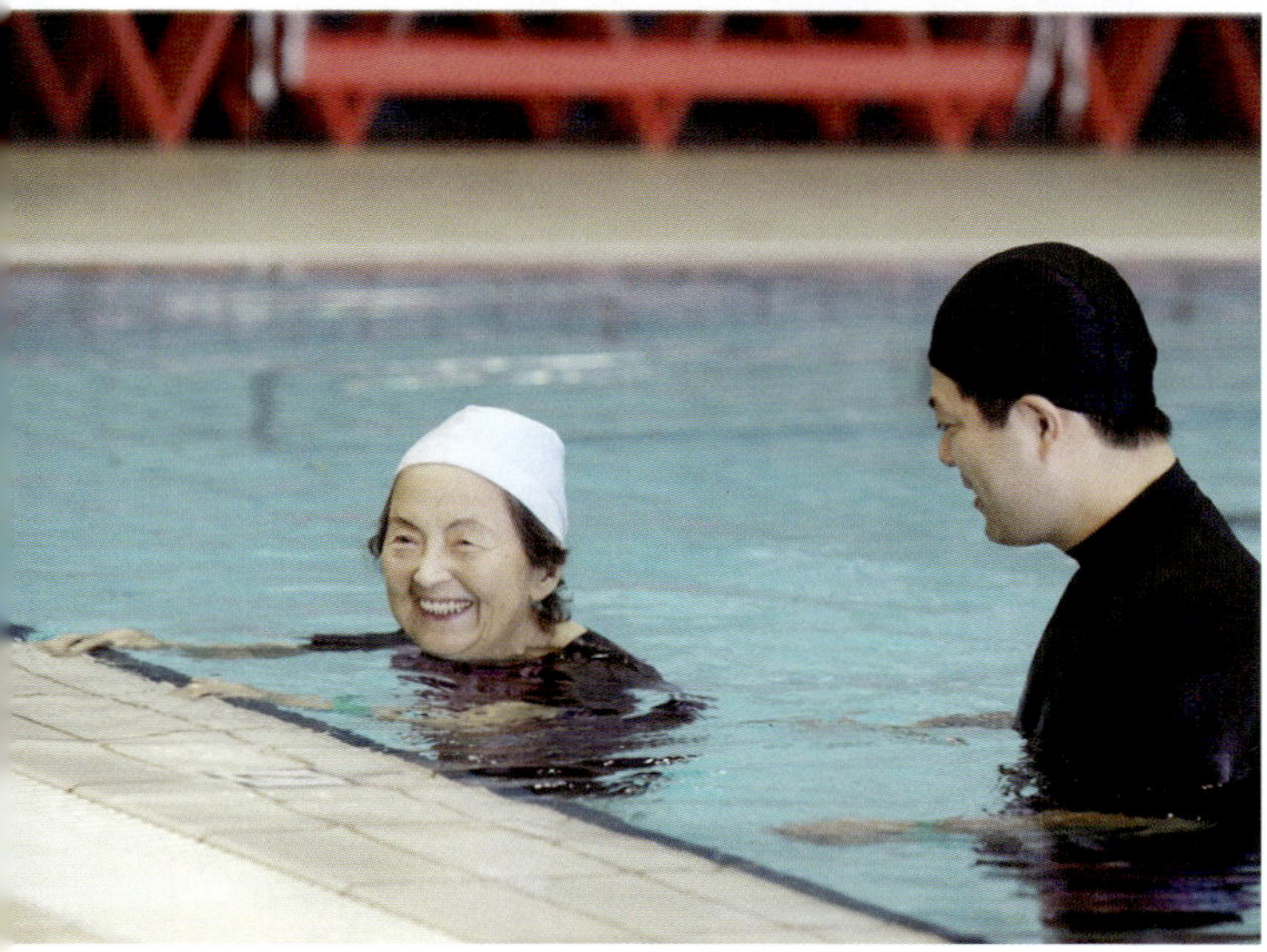

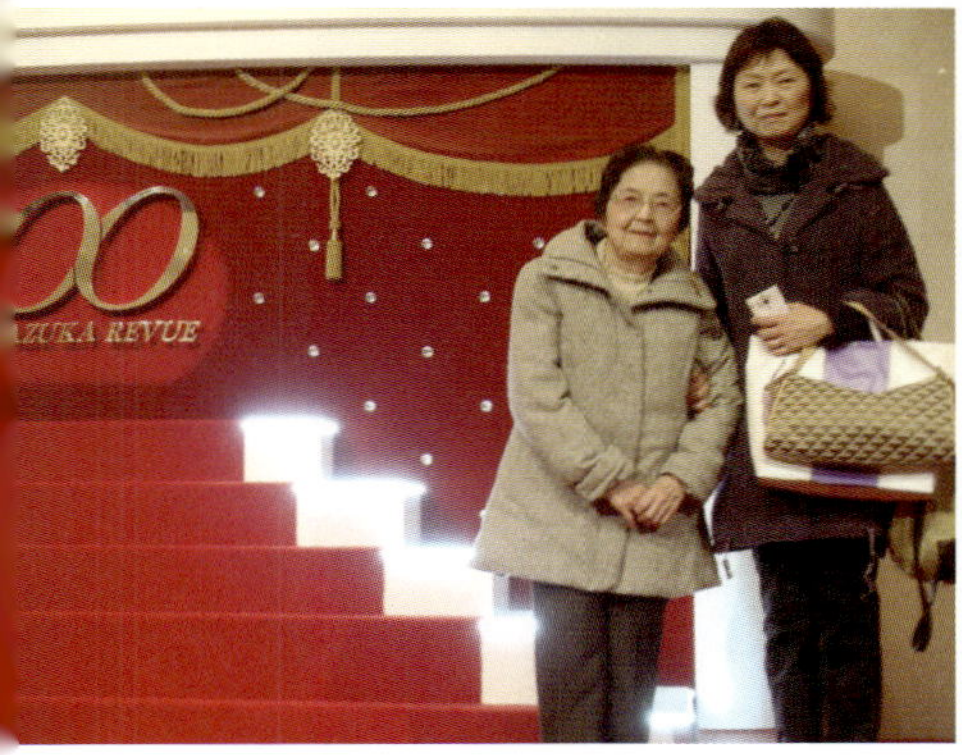

このような地域を巻き込む支援で、ぐるんとぴーの利用者は約4～6割が状態改善しているという。例えば、地域のフラダンス教室に通っていたが、腰痛のため要介護になり断念した女性がいた。しかし、ぐるんとぴーの支援により、腰痛体操の動きを自然に含むフラダンスにして再開すると、腰痛がなくなった。また、世界マスターズ水泳選手権で第3位だった女性が体調が悪化して要介護1になったが、ぐるんとぴーのスタッフの支援で市営プールへ通い、要支援へと状態が改善し、世界大会へ再挑戦している。

このように、通所リハビリテーションでよく行われている一般的な理学療法を繰り返すよりも、「好きなこと」をして自然に元気になる方が、一人ひとりの暮らしに合い、しかも状態の維持改善を促進できる。菅原さんは理学療法士の資格をもつが、『誰か

「再び宝塚を観にいきたい」と市営プールへ通い、要介護3から要介護1に改善。好きなことへのつながりを取り戻すことで元気になる

が助けてくれる』という安心感と、『やりたいこと』が少しあることで、肉体的より精神的にどんどん健康になるように感じます」と語る。その「誰かの助け」「やりたいこと」を、ケアをきっかけに地域が叶えてくれるようセットアップすることが、ぐるんとびーの目指す介護だ。

「包括報酬だから際限なくサービスを利用できる」という利用者の誤解も、小多機の広がりを妨げる一因といわれる。しかし、菅原さんは「小多機は高齢者のわがままをきくサービスではない。『本人中心のケア』とは利用者はなにも我慢をしない、という意味ではないはず。スタッフが疲弊しないようにするのは企業努力。ケアの範囲を越えたわがままを聞くサービス。

## 東日本大震災で意識改革を決意

代表の菅原さんは、独自の平等の理念と豊かさの基準をもつといわれるデンマークで中学高校生活を過ごし、価値観を形成した。地域の重要性に気づいたのは、東日本大震災のときだ。母である菅原由美さんが代表を務める全国訪問ボランティアナースの会「キャンナス」の現地支援コーディネーターを務めた。しかし、当時現地では、いくら必要な資源をつないでもきりがない。外部から支援すればするほど住民同士のつながりは薄くなり、依存的にすらなることもあった。支援者だけが動くのではなく、住民一人ひとりが平時から「目の前に困っている人がいたら助けよう」という意識をもたないと、非常時に助け合えないことを痛感した。結局、菅原さんは精神的に倒れる寸前まで追い込まれ、強制的に被災地から離された。

その後、ナースケア小規模多機能型居宅介護「絆」の運営を経て、住民一人ひとりの意識改革から地域を変えていくことを目指し、ぐるんとびーを立ち上げた。

「あの仕事をもう一度やらずに済むため

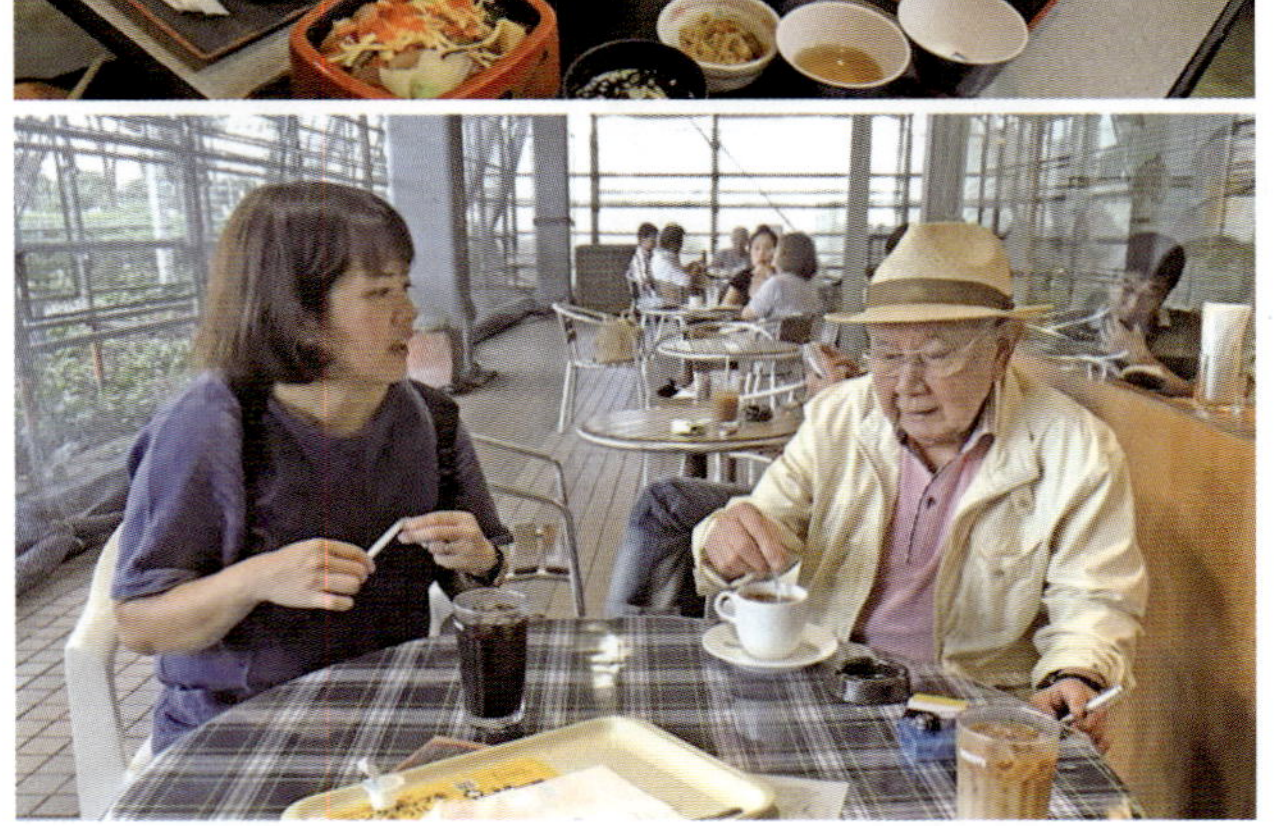

町の中への「通い」。昼は事業所ではなく街中で外食。食後はコーヒーも

に、先行して、地域をぐるんとつなげていかなきゃ」との思いだった。菅原さんは事業所に、デンマークの父といわれる教育者グルントヴィ（＊1）の名をもらい受けた。

＊1　ニコライ・F・S・グルントヴィ。童話作家アンデルセンや哲学者キェルケゴールの同時代人であり、デンマークで尊敬される教育者・哲学者・牧師・詩人。

## スタッフに当事者性を

小多機には、精神疾患を抱えたり、地域の困難事例といわれるケースなどがよく持ち込まれる。「押しつけられた」という感覚では、受け入れ側の精神的負担は大きい。しかし、ぐるんとびーのスタッフは、成熟した「当事者意識」で負担感を緩和する。例えば統合失調症の症状により、あちこちのデイサービスに断られてぐるんとびーに話がきたケースがあった。この利用者は当初、突然車で乗り付けて「前が見えないまま運転した」などといっていた。確認したところ、本当に信号無視などがあり、地域包括支援センターや役所、警察にも相談したが、解決にはつながらない。本来は小多機の役割ではないが、子をもつスタッフも多く、「住民が轢かれるのは時間の問題」「事故が起こったら地域住民として納得ができない」と話し合い、地域の安全のためにその人を引き受けることにした。もし、ぐるんとびーが息切れしたら、別のデイサービスにがんばってもらう。地域で持ち回りしながら、全体として地域の安全を確保する。菅原さんが体得したデンマークの平等の概念、「動ける人が動く」「動ける人が動けない人を非難しない」「地域の悩みはみんなでシェアする」が、ぐるんとびーの運営に表れている。それは、限られた人的資源（包括報酬）で行う小多機のサービスにも親和的だ。

スタッフ自身が地域の当事者であるからこそのモチベーションがある。自治会に加入することを条件に、団地に移住するスタッフに家賃の半額補助をするぐるんとびー独自のシステムは、スタッフが地域当事者としてまちづくりに関わることを積極的に促している。空室の出ているこの団

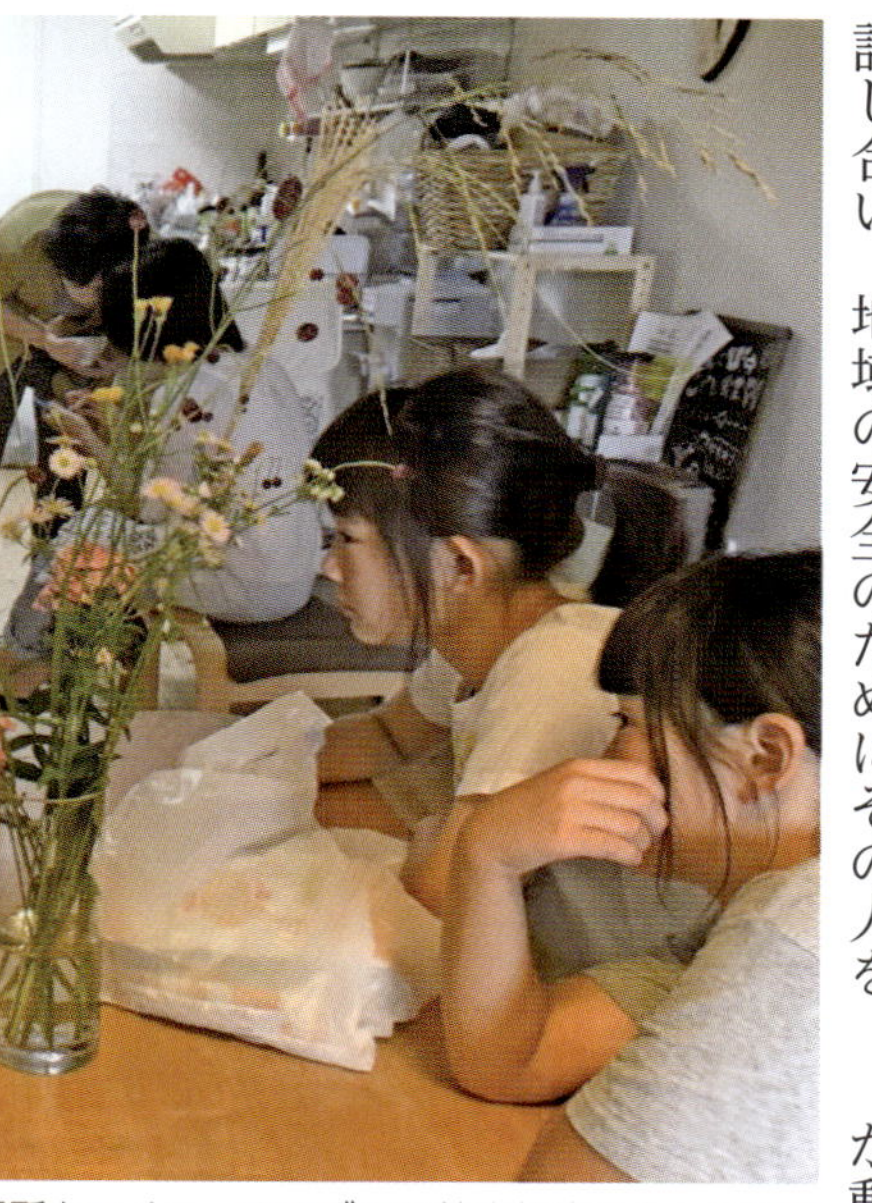

高齢者のやさしさがこどもの居場所をつくる。さまざまな健康状態の人との交流や人生の最期までともに生きる環境が子どもをより深く育てる

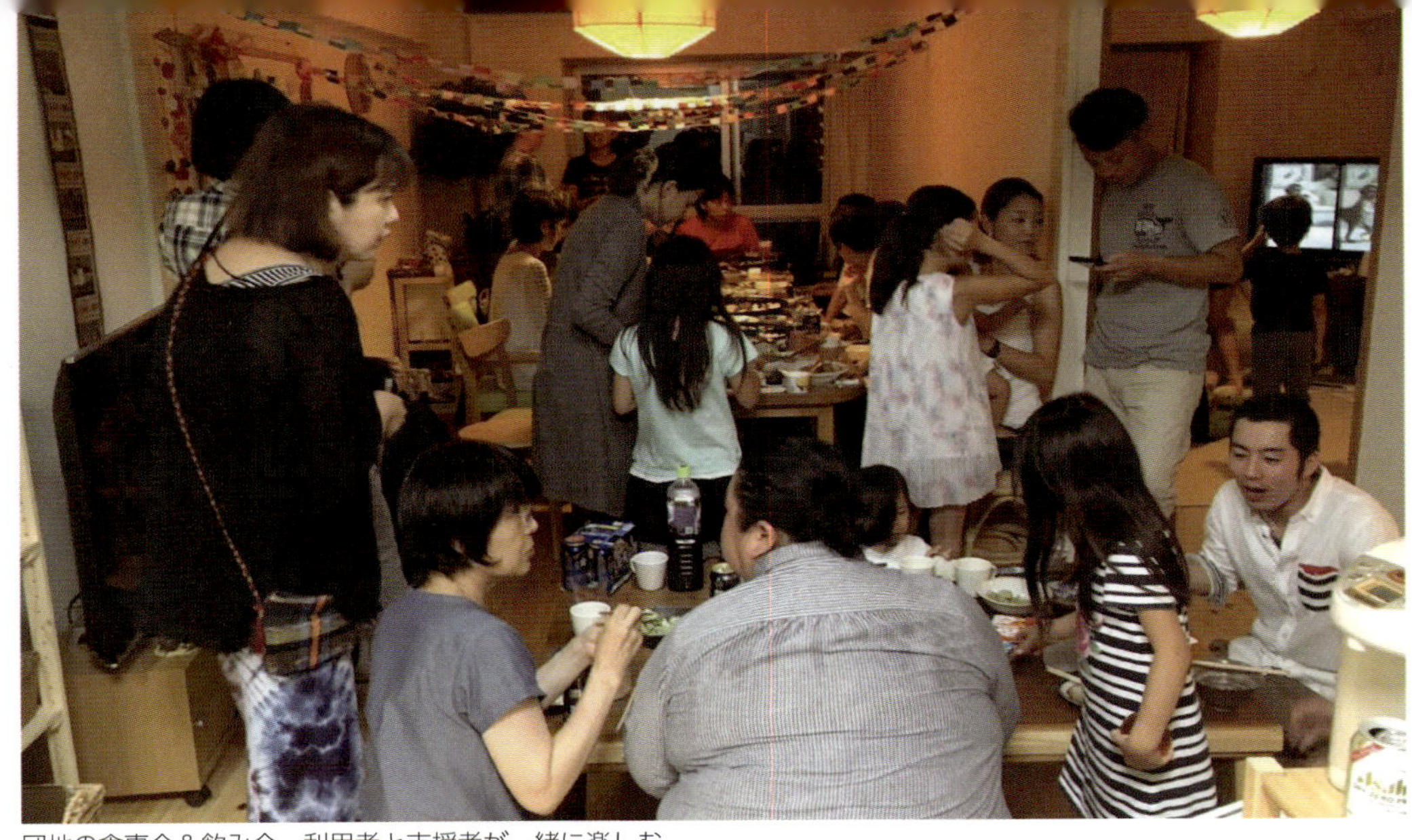

団地の食事会＆飲み会。利用者と支援者が一緒に楽しむ

地に、若い世帯を増やすことにもつながった。

## 団地の地の利でまちづくり

駒寄団地の高齢化率は80％を超える（＊2）。かつては、恵まれたサラリーマン層の入るあこがれの住居だった。だが、各地の自治会・町内会でもみられるように、70代後半～80代の役員・自治会員はこれまでの習慣・やり方にこだわりが強く、また、持ち回りの当番制などいわゆる「均等負担」もあり、若い人々の関わり方を受け入れられない一方、若い世代は入りたがらないこともよくある。

ぐるんとびーは、若いスタッフに積極的に団地の自治会に参加させた。スタッフもその意味を理解し、自発的に飲み会、演奏会、勉強会などの自治会活動を行っている。その結果、「若い人が出てくれる」「毎回一生懸命やってくれる」と自治会メンバーに認められ、若い世代なりの関わり方が受け入れられてきた。団地自治会と共創で、2018年4月には、団地の7階にコミュニティカフェを開き、高齢者雇用を創出する予定だ。

URは、住戸から福祉施設への利用区分切替や消防設備設置などの点でも、小多機を開設しやすい場所とはいえない。家賃も同地域の民間賃貸物件に比べて安くはない。しかし、団地は一つの大きな家族のように対等な住民同士の集まりでもある。自治をしながら地域啓発・教育のできるパッケージとしてのまちづくりに地の利があると、菅原さんは考えている。これを最大限に活かし、ぐるんとびーは団地内の空き部屋を活用して、利用者同士や利用者とスタッフが家賃をシェアするシェアルームや、若い人が高齢者の用事をワンコインで行う「御用聞き」（＊3）など、地域へ発信できるチャレンジを団地の空き部屋で次々に行っている。団地から地域全体を巻き込むねらいだ。

菅原さんは、市内一高齢化率が高い藤

沢市大庭地区（＊4）のまちづくり委員として、様々な職業の地域の若い世代がつながる場「湘南大庭会」を立ち上げた。また、同地区で講演会や説明会を積極的に行い、はじめは「市長が（まちづくりの）ガイドラインをつくってくれるんじゃないの?」と他人事だった住民の意識も変わりつつある。湘南大庭会のメンバーである若手の地元内装業者が自治会長に立候補する地区も出てきた。

＊2　自治会情報による
＊3　東京・板橋の高島平などを中心に活動する株式会社「御用聞き」との連携
＊4　藤沢市調べ（2018年1月1日現在）

## 最適解を導ける住民を

　これから迎える未曾有の超高齢社会で、どんな状態になっても住民が自治できるまちづくりの根幹として、菅原さんは、複数の人の情報と智恵の集合（話し合い）によって、住民自らがそのときどきの「最適解」を導き、現状の「正しさ」に固執せず更新しつづけることにこだわる。例えば、「ぐるんとびー全体会議」を開き、子どもからお年寄りまでみんなで「ぐるんとびーの玄関の正しい靴の並べ方」を話し合う。そのとき、その場所に集まる人々によって、最適解は異なる。みんなの「正しさ」「良さ」を一度棚卸しして、「ここ」での「あたりまえ」「正しさ」をみんなで決める。それにより、より最適になり、より納得できる。

　ぐるんとびーのイベントの場やデイルームには、スタッフの子どもや近所の子どもたちの姿がよくみられる。子どもたちの世界に自然な高齢者介護があり、教え教えられ、ときには死に触れ、またあるときは年齢を越えて話し合う。菅原さんもスタッフも利用者も、子どもが自分で考え、判断し、行動できるように育てたいと考えている。こうして未来に向けて「自分と家族が安心して暮らせる地域」をつくる。

　小多機には、介護をきっかけに地域づくりを担っていく固有の専門性が必要であり、だからこそ「地域密着」なのだ。ぐるんとびーは、小多機というシステムを利用して、団地というコアな場所から、地域住民の力を信じ、グループダイナミクスを起こす「起爆剤」を仕掛けている。

（西村舞由子）

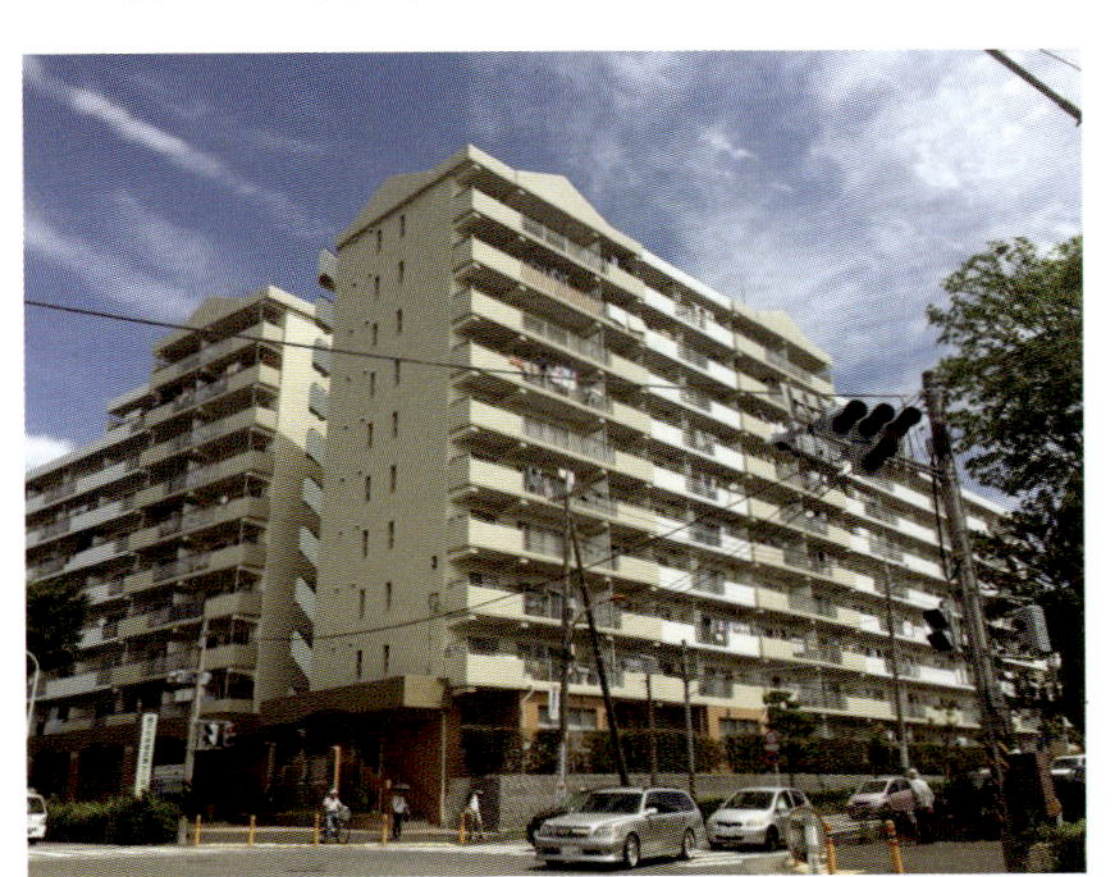

ぐるんとびーの事業所は団地6階のひと部屋を改装。初期費用約200万円。利用者、スタッフが団地の各階に住む

**株式会社 ぐるんとびー**

〒251-0861　神奈川県藤沢市大庭5682-6
パークサイド駒寄3-612
TEL：0466-54-7006（代表）

# 有限会社　わが家

## 小さな村だからできる、福祉から発想した高齢者も子どもも親も「住みたいまち」づくり

### 商業と福祉の複合施設

全国でいちばん村の数の多い長野県。37村のうち、もっとも多い伊那谷では、伊那市と駒ヶ根市のある上伊那に3カ所、飯田市を中心とする下伊那に10カ所の村が点在する。駒ヶ根市に隣接する人口約9100人の宮田村は、昭和の大合併でいったんは駒ヶ根市に合併したが2年間で離れた。合併前は町だったのが離れたあと、村に「格下げ」されたという全国でも珍しい歴史をもっている。村民の7割は合併に反対していたという。

時代は変わり、宮田村は2017年度「住みたい田舎ランキング」（宝島社「田舎暮らしの本」）で、村ランキング全国1位になった。同誌の「子育てしたい田舎75」にも選ばれている。西の駒ヶ岳まで至る深い山地と、東の天竜川の両岸に広がる平野部からなる村の生活半径は約2キロ。コンパクトななかに医療機関や福祉施設、学校があり、生活に便利なことや、手厚い子育て支援制度が評価されている。しかし、問題もある。後継ぎのいない商店が次々とシャッターを閉じていることだ。

その宮田村で15年近く介護事業を展開

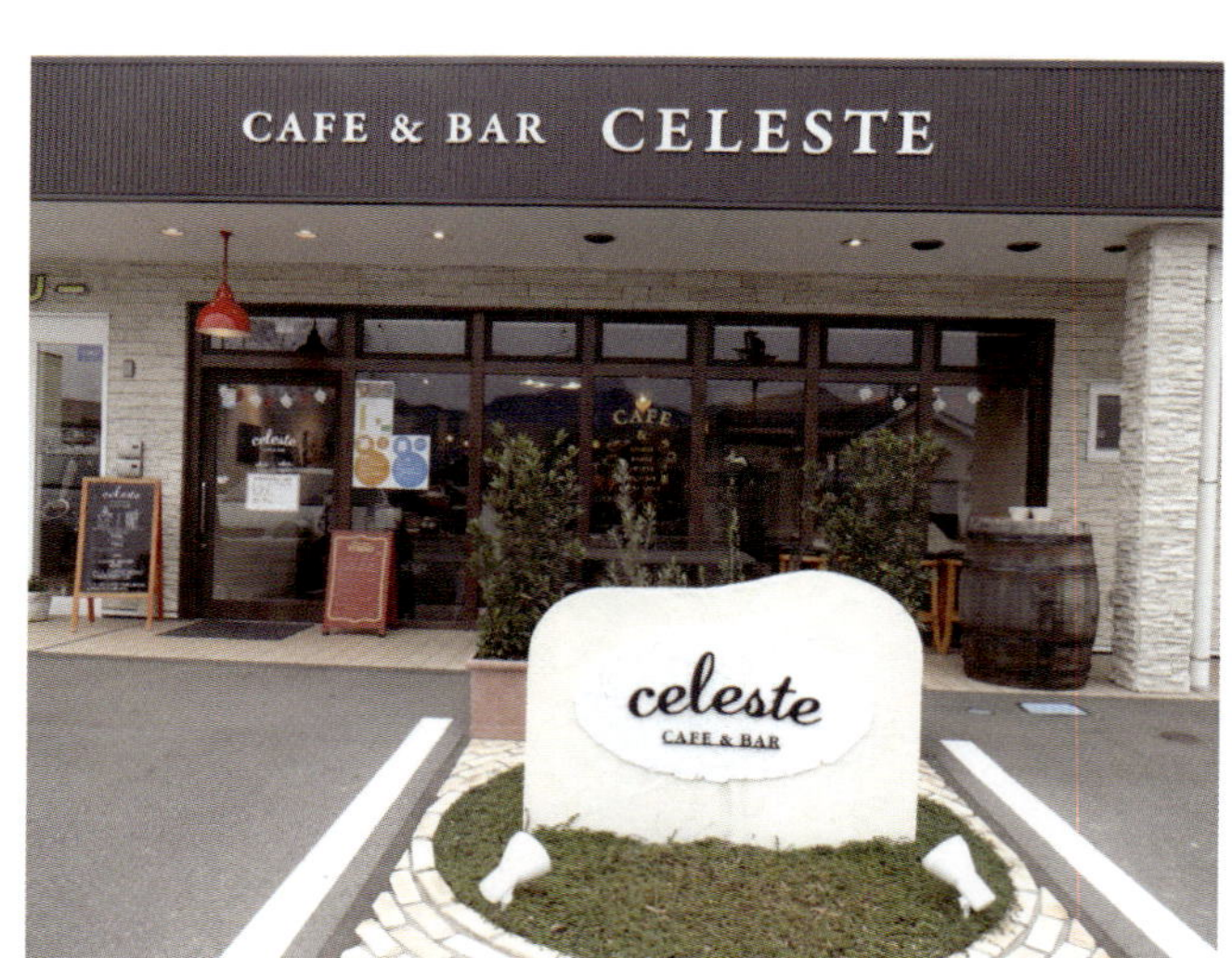

おしゃれなceleste（チェレステ）正面

してきた「有限会社わが家」の大石ひとみさんが、倒産したスーパーの跡地に飲食店などの商業施設と介護施設を組み合わせた複合施設「オヒサマの森」をつくったのは、2013年のこと。一部2階建ての施設は延べ床面積約1130平方メートル。総事業費1億8000万円のうち、約6800万円は国や県の4つの補助事業を活用した。村の目抜き通りに面した東側には、カフェ＆バル「celeste（チェレステ）」、総菜と配食の店「いこいさん」、大型コインランドリー、接骨院、ヨガ教室などが入る複合店舗。西側には宅幼老所「あずま家河原町」と有料老人ホーム「メゾン河原町」がある。

総菜と配食の店いこいさん

おしゃれなカフェ＆バルは、ランチタイムには子育てママや中高年女性、夜は若者や男性でにぎわうスポットとなっている。日用品や駄菓子も置く総菜店は、おかずを買いに来たお年寄りが一息ついたり、学校帰りの子どもたちのたまり場でもある。ここでは1日30～40食の弁当もつくり、昼と夕食に高齢者宅に配達する。

## 福祉の視点で集い場づくり

3年前、「オヒサマの森」を初めて訪ねたとき、びっくりしたのが、大石さんが「お姫さまトイレ」と呼ぶドレッシングルーム付きトイレ。ここは村人が誰でも使える「公衆トイレ」としてつくったという。

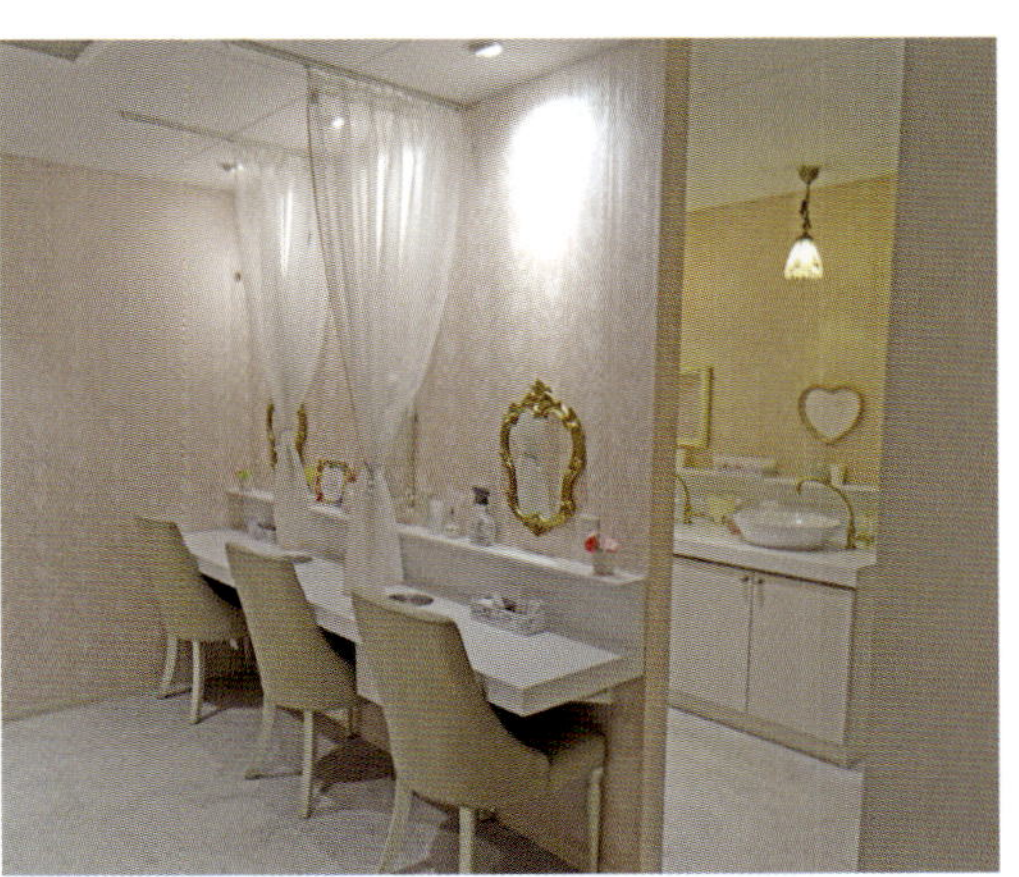

公営とは思えない居心地のいいトイレの化粧台

「スーパーがなくなったら、村の大通りに車の流れがなくなりました。お年寄りは歩いて買い物に行く場所がない。村や商工会が何とかすると思っていたら、誰も手を出さなかった。競売にかけるという噂が聞こえてきたので、じゃ、ウチでやるかと」

大石さんは、かつては車で20分ほど離れた伊那市の特別養護老人ホームに市役所職員として勤めていたが、父が認知症になったのをきっかけに、30代で宮田村に2世帯住宅を建てた。父の認知症が進むにつれ、「自分の勤めるような施設には預けたくない」と思うようになり、市役所を退職して2004年に「宅幼老所わが家」を宮田村に開設。2010年には障害児も利用できる小規模多機能型居宅介護「宅幼老所あずま家」と住宅型有料老人ホーム「すまい処よろず家」も村に開設した。

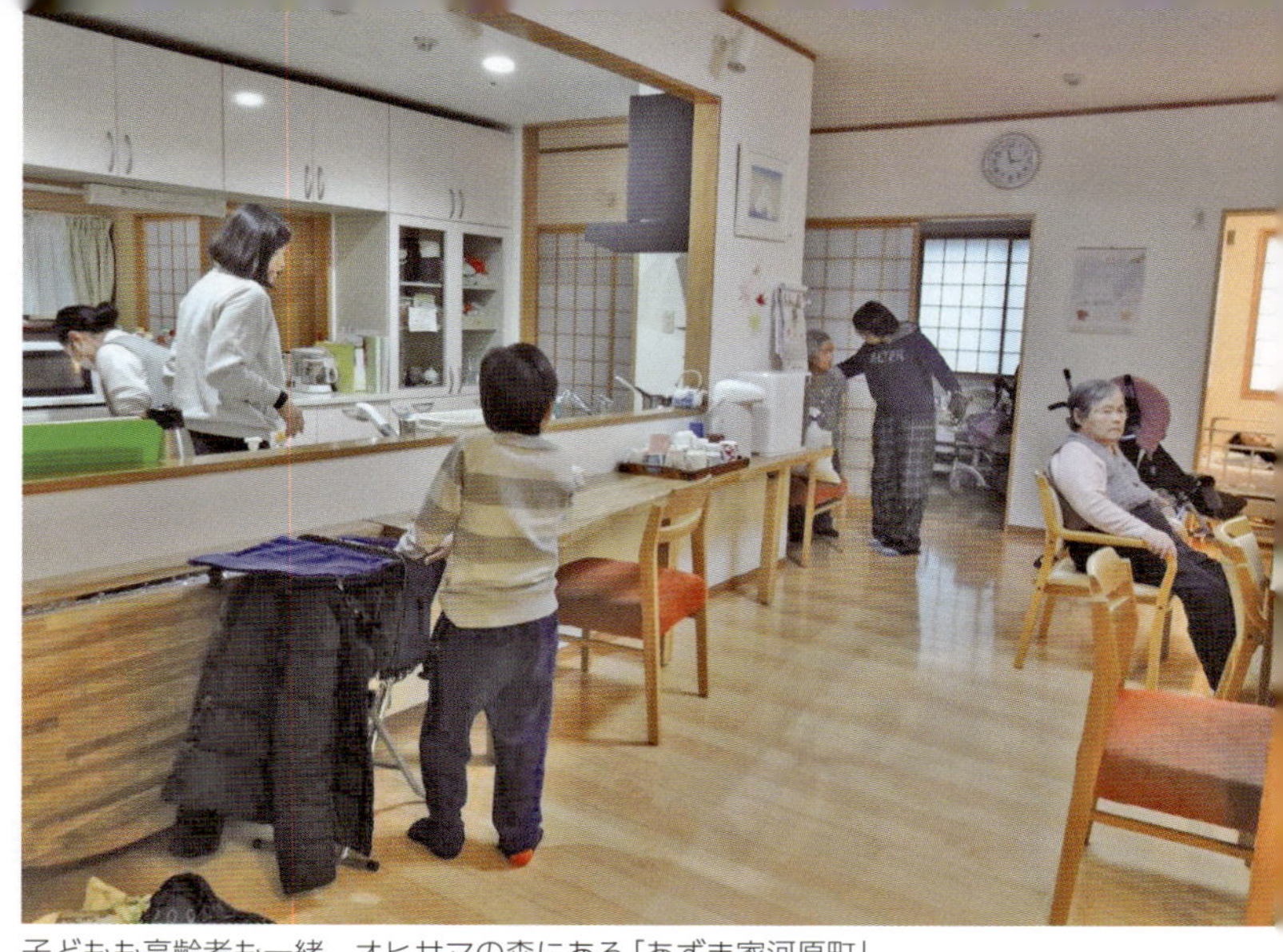
子どもも高齢者も一緒。オヒサマの森にある「あずま家河原町」

福祉の視点で人の集まる拠点を、まちなかにつくりたいという思いは以前からあった。「人は年をとったらまちなかに住む必要がある」というのが大石さんの持論だ。「この村の福祉のよろずやでありたい」を理念に村の介護を担ってきた10年間のなかで、行政との協力関係も築いてきた。

「村は助成金を出すくらいしかしていません。介護施設運営の経験から、まちなか拠点としての複合型施設をつくろうと発想をする人はそれまでいなかった。全国的にも珍しい取り組みなので、活性化に悩む村や町のモデルになっていけばと応援しました」と宮田村役場みらい創造課課長の赤羽和夫さんは話す。

村役場の赤羽課長もわが家の応援団

## 県が後押しする「共生型」

長野県には、認知症グループホームや小規模多機能型居宅介護のモデルとなった「宅老所」の流れが脈々と続いている。宅老所というのは1980年代に始まった「託児所」の「児」を「老」に変えた高齢者の居場所のこと。多くは古民家を改修し、ときには障害のある子どもも含めた少人数の高齢者をあずかり、夜の居場所も提供する。法の規定外だった宅老所は設備、人員などの基準がなかったため、運営主体のNPOや個人が地域のニーズに合わせてサービスを行っていた。

介護保険が始まると宅老所のほとんどはデイサービスに移行したが、長野県は宅老所の地域密着の取り組みを評価。県の単独事業として2002年以降、宅老所に補助金を給付してその取り組みを支援してきた。さらに2005年からは地域共生を先取りした「宅幼老所」の名称に変更。これを含めた県の単独補助事業を2009年に統合し、地域密着の新事業に対する「地域福祉総合助成金交付事業」として、地域福祉の充実を支援している。

大石さんが伊那市の特別養護老人ホームに勤務していたのは、介護保険開始前の措置の時代。施設への入所は役所が決め、利用者側の意向は無視されていた。父親のためにも「人間の尊厳をもっと尊重できるような場所をつくりたい」と考えるようになった大石さんが目指したのは、規制にとらわれず、小規模なサイズで利用者のニーズに合わせた介護ができる「宅老所」だった。村役場に相談に行くと、助成金も出るという。

村人の優しさにも背中を押された。認知症が進み、あちこち「お散歩」に出かけるようになった父を探す大石さんたちに、「あっちで見たよ」と村人は教えてくれた。足の悪い父がいつも歩くコースでは、休めるようにと家の前に椅子を置いてくれる人もいた。

「家族に相談すると、いずれはもらえる退職金を当て込んで家のローンを組んだばかりなのにどうするの、と母には反対され、夫にはあきれられ…」と2年ほど悩んだが、家族を何とか説得し、空き家を借りて宅幼老所「わが家」を開設した。利用者第1号は大石さんの父。当初の利用者は高齢者だけだったが、障害児の預かりを頼まれたのをきっかけに、子どもも預かるようになり、今ではスタッフの子どもも入り混じり、ごちゃまぜが施設の日常となっている。

## 目の前の人を助けたい

「目の前で困っている人」を助けたいと、地域の人たちの相談にのるようになった大石さんの事業所は、いつしか地域の相談窓口になった。小規模多機能型居宅介護「あずま家」で2カ月に1回開かれる「運営推進会議」には介護家族のほか、地域の区長、班長、組長、民生委員、行政職員が参加し、地域の実情を把握できる場になっている。大石さんには福祉のま

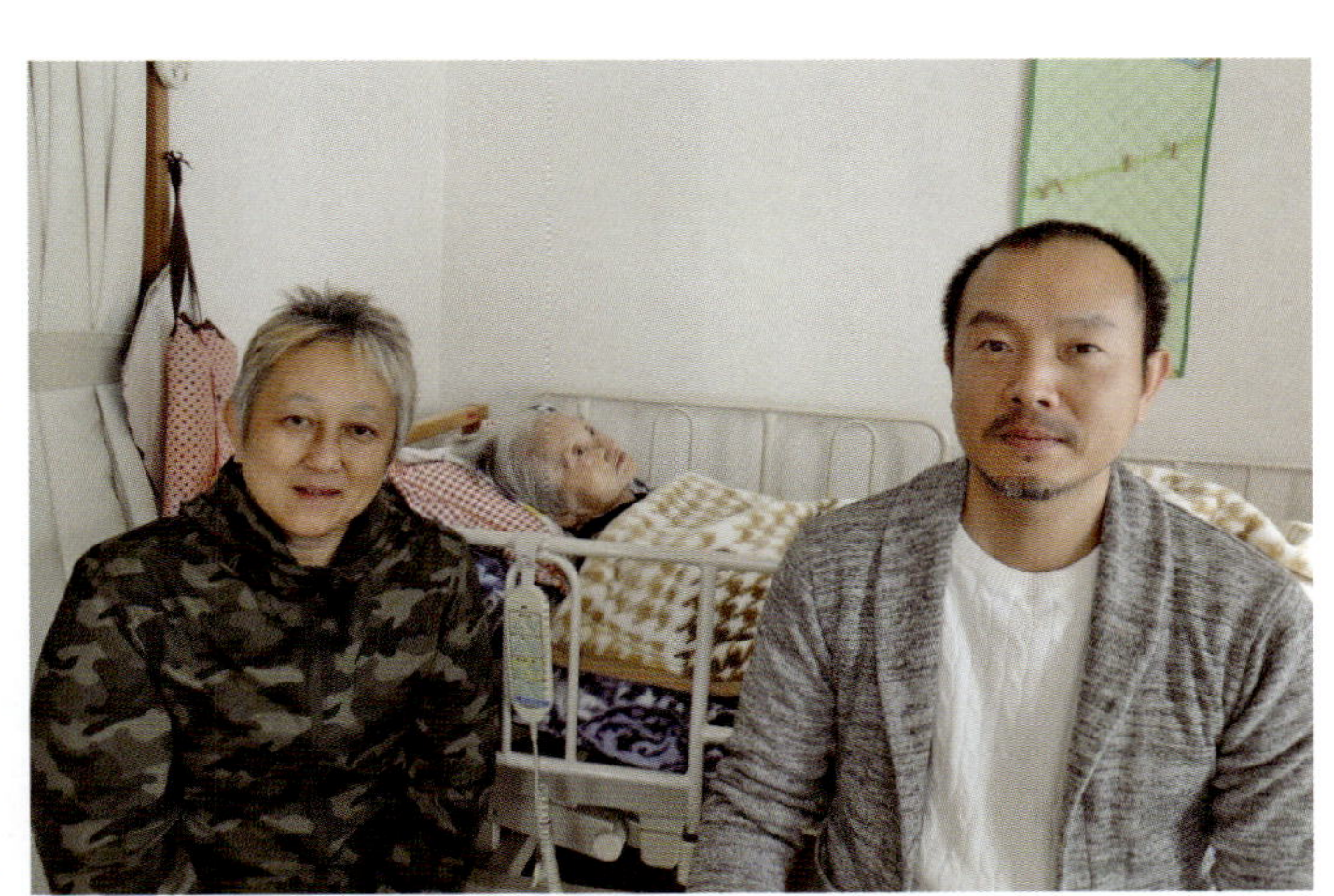

大石さん夫妻。夫の泰嗣さんも事業の大きな戦力。父の介護を担ってきた母（奥）はいまは利用者

ちづくりを共にする〝同士〟が数多くいるが、長年、地域の民生・児童委員を務めている田中さち子さんもそのひとり。「輪の会」というお茶会など、さまざまな活動を一緒に行っている。認知症のある人と一緒に走る全国イベント「RUN伴」では、認知症当事者10人近くを含む約50人が参加した。2019年からは村ぐるみで「RUN伴」をするという。

村の高齢者介護は、社会福祉法人（老健、小規模特養、デイケア、グループホームを併設）、社会福祉協議会（デイサービスと介護事業所）、そして「有限会社わが家」（2つの小規模多機能型居宅介護とデイサービス、訪問介護事業所、2つの住宅型有料老人ホームを運営）の3者が担っている。医療は健康管理から看取りまでを行う「村の赤ひげ先生」斉藤卓雄医師と、3つの訪問看護ステーションが担う。

「最期までガッツリ診てくれる先生と、それをサポートする訪問看護、ウチの小規模多機能が2つあるので、村の在宅看取りは7割くらいになっていると思います」と大石さんは話す。

近隣病院の在宅との連携の動きは遅いが、昭和伊南総合病院の医療ソーシャルワーカーは、何度も在宅側とのカンファレンスを開き、在宅復帰を支援する。小さな村のなかでは、地域包括ケアの医療と介護の連携がしっかり機能している。

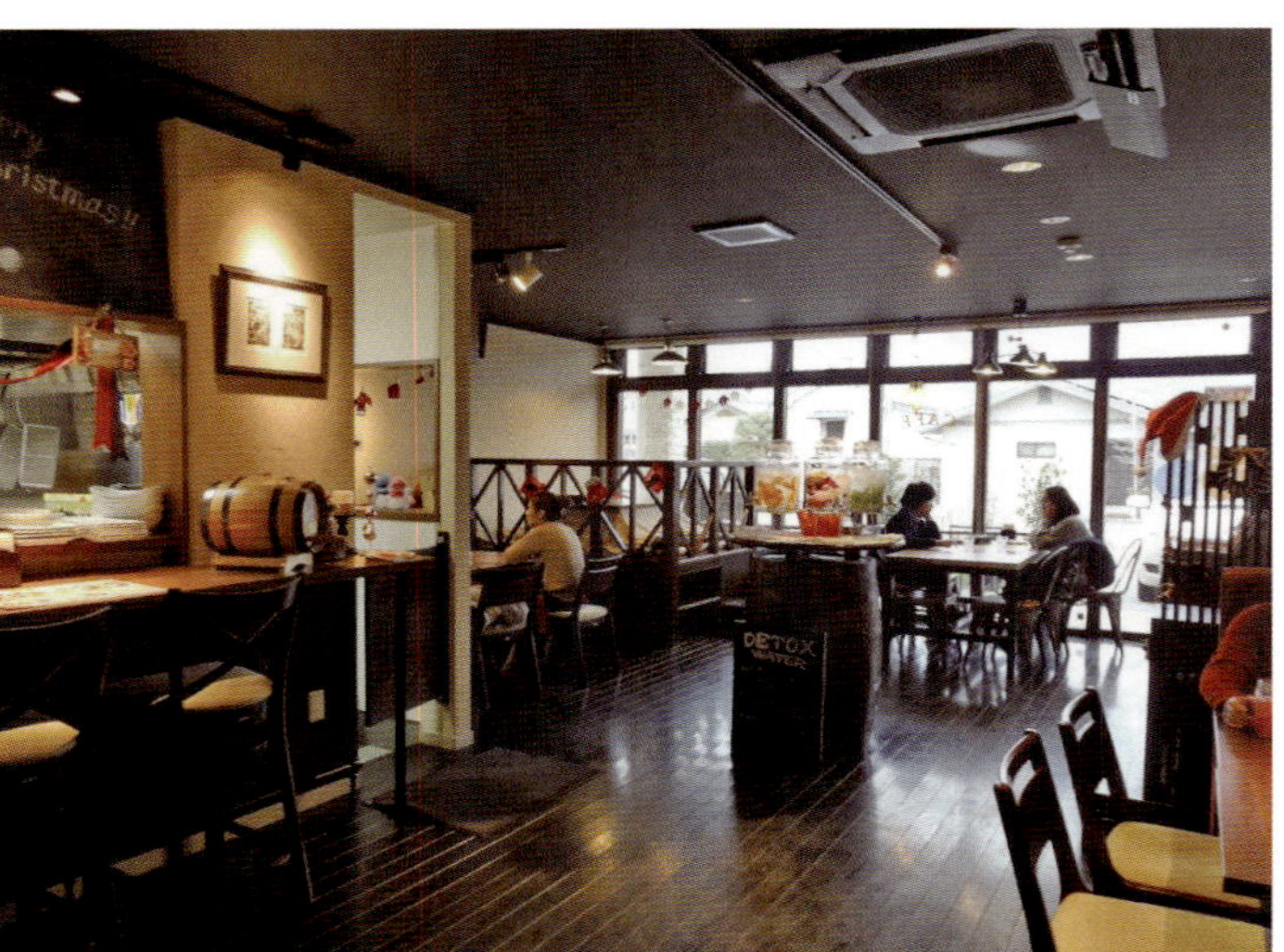

celeste店内の広いフローリングスペース。入口付近にはテーブル席などがある

## 村人が集い活躍する場

いま、宮田村ではシャッターが閉ざ

され、賑わいのなくなったまちなかを活性化するため、国の地方交付金を活用した「まちなか活性化事業」に力を入れている。民間事業者などが出資して設立した法人「MIYADA村人TERRACE（テラス）」の顔として、交流の拠点づくりと運営を村から依頼されたのは、「オヒサマの森」の実績と人脈の広さが買われた大石さんだ。

　商店街の中心にある空き店舗を村が購入し、改装が終わったばかりの2階建ての「村人テラス」には、広いキッチンのあるカフェといくつかのオープンスペースがある。現在はカフェと子どもたちの情操教育塾が2本柱だが、放課後の子どもの居場所から、子育てママのワンデイシェフなどの起業支援、退職者や高齢者の手打ち蕎麦店や各種講座、村の特産品の展示販売やイベントまでを、試行錯誤のなかで企画中だ。村のイメージキャラクターと季節の野菜のデザインが車体に描かれた移動販売車も購入し、ミニデイサービスの場などを回って、高齢者の買い物も支援している。

「宮田らしいカフェにするために、村人テラスでは『給食』を提供したいんです。村の学校給食の材料自給率は60％。全国的にもここまで自給しているところはありません。生産者も誇りをもっているので、親たちも食べられるところがあるといい」と、大石さん。

　住みたい村ランキング全国1に選ばれた宮田村だが、実際に移住してくるのは、東京など首都圏からよりも、近隣市からの30～40代が多い。「国のCCRC（＊）の事業で困るのは、都会から人を連れてきても、誰がその人たちの老後を看るのかということです。宮田版CCRCでは人口過密の都会から人を呼び込むのではなく、今、ここに住んでいる人が活躍できる、住みやすい村づくりをしていきたいですね」と、大石さんらとともに「村人テラス」の整備に汗を流す、村のみらい創造課の保科靖国係長は語る。

　小さな村だからお互いの顔が見える。その強みを生かし、「福祉」と「活気ある村づくり」が力を合わせる試みが、宮田村では進んでいる。

**（中澤まゆみ）**

＊ Continuing Care Retirement Community（継続的なケア付きの高齢者たちの共同体）。日本版は「東京圏をはじめとする高齢者が、自らの希望に応じて地方に移り住み、地域社会において健康でアクティブな生活を送るとともに、医療介護が必要な時には継続的なケアを受けることができるような地域づくり」を目指すとされる

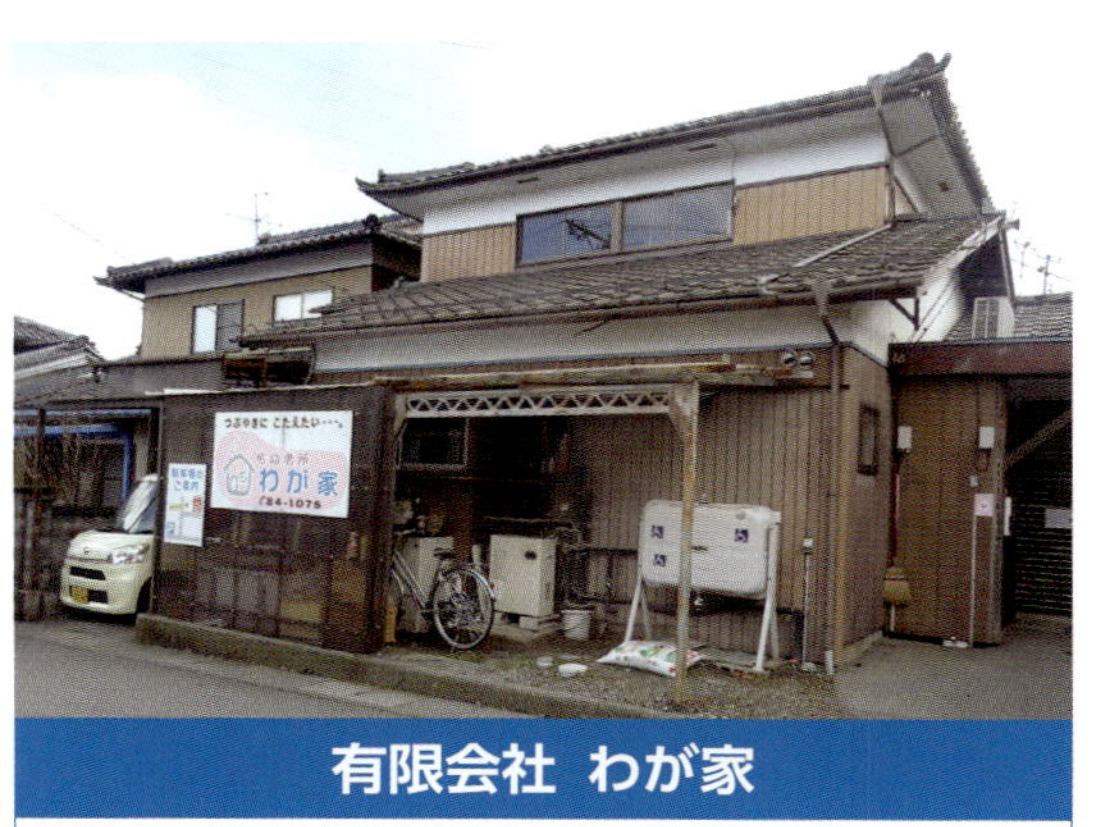


**有限会社 わが家**

代表者　大石ひとみ
〒399-4301長野県上伊那郡宮田村7577-5
従業員数　62名（パート、アルバイト含む）

## ■ 監修者略歴

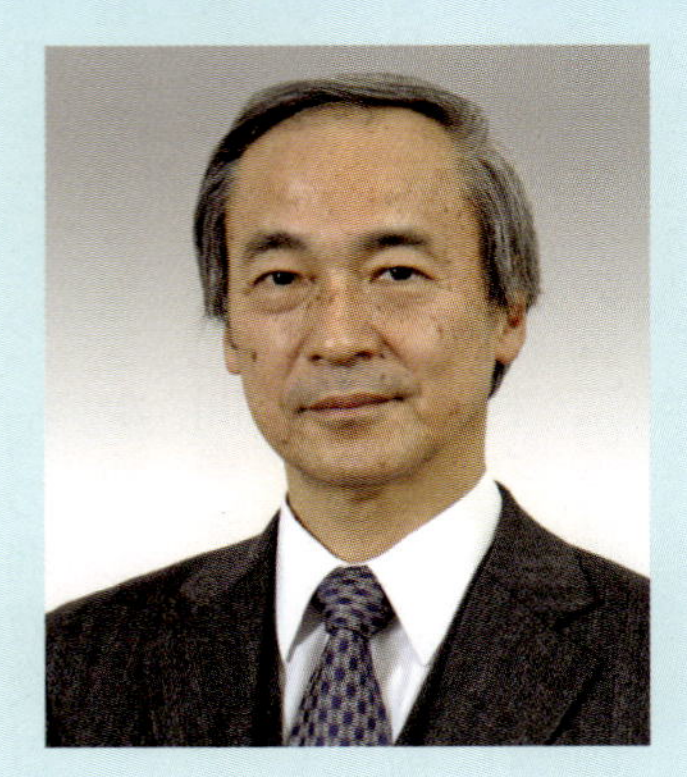

**辻 哲夫**(つじ・てつお)
**東京大学 高齢社会総合研究機構 特任教授**

1947年生まれ。兵庫県出身。東京大学法学部卒業。1971年厚生省(当時)に入省。大臣官房審議官(医療保険・健康政策担当)、厚生労働省年金局長、大臣官房長、保険局長、厚生労働審議官、厚生労働事務次官などを経て、2009年東京大学高齢社会研究機構教授、2011年より現職。

著書は『日本の医療制度改革が目指すもの』(時事通信出版局、2008年)、『地域包括ケアのすすめ:在宅医療推進のための多職種連携の試み』(共著、東京大学出版会、2014年)、『東大がつくった高齢社会の教科書:長寿時代の人生設計と社会創造』(共著、東京大学出版会、2017年)、『まちづくりとしての地域包括ケアシステム』(監修、東京大学出版会、2017年)など多数。

## ■ 編集委員

**鈴木 邦彦** 公益社団法人 日本医師会 常任理事
**新田 國夫** 一般社団法人 全国在宅療養支援診療所連絡会 会長
**丸山 泉** 一般社団法人 日本プライマリ・ケア連合学会 理事長
**中村 春基** 一般社団法人 日本作業療法士協会 会長、リハビリテーション専門職団体協議会 会長
**柴口 里則** 一般社団法人 日本介護支援専門員協会 会長

## ■ 編集協力

**蘆野 吉和** NPO法人 日本ホスピス・在宅ケア研究会 理事長
**吉田 力久** 公益社団法人 日本薬剤師会 常務理事
**齋藤 訓子** 公益社団法人 日本看護協会 副会長
**佐藤 美穂子** 公益財団法人 日本訪問看護財団 常務理事
**城谷 典保** 一般社団法人 日本在宅医療学会 理事長
**佐藤 保** 公益社団法人 日本歯科医師会 副会長
**原 龍馬** 一般社団法人 全国在宅支援歯科診療所連絡会 会長
**平原 佐斗司** 一般社団法人 日本在宅医学会 副代表理事
**大澤 光司** 一般社団法人 全国薬剤師在宅療養支援連絡会 会長
**飯島 勝矢** 一般社団法人 日本老年医学会 代議員
**山口 育子** 認定NPO法人 ささえあい医療人権センターCOML 理事長
**宮田 昌司** 一般社団法人 日本訪問リハビリテーション協会 会長
**武藤 岳人** 公益社団法人 全国老人福祉施設協議会在宅サービス委員会 委員長
**武井 典子** 公益社団法人 日本歯科衛生士会 会長
**長嶺 芳文** 公益社団法人 全日本鍼灸マッサージ師会 業務執行理事

**医療・介護・福祉の地域ネットワークづくり事例集**
**——住民、多職種、行政が協働する包括ケア**

2018年4月25日 第一刷発行

監修者 辻 哲夫
発行者 三浦 信夫
発行所 株式会社素朴社
〒164-0013 東京都中野区弥生町2-8-15 ヴィアックスビル4F
電話:03-6276-8301 FAX:03-6276-8385
振替 00150-2-52889
http://www.sobokusha.jp
E-mail:info@sobokusha.jp

印刷・製本 壮光舎印刷株式会社
編集・制作協力 株式会社芳林社「Better Care」編集部
装丁・デザイン 新宅 全臣


ISBN978-4-903773-29-2 C3047 価格は表紙に表示してあります。